古今名医临证实录丛书

古今名医临证实录丛书

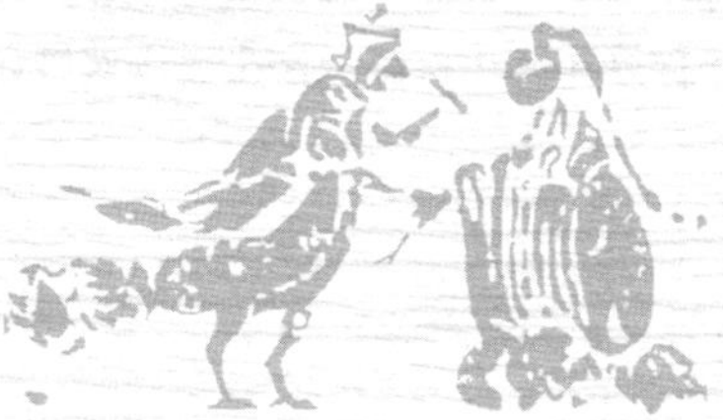

妇科杂病

主　编◎李　禾

编　委（按姓氏笔画排序）

杨逸淦　李　禾　罗　倩

罗俊娜　黄子天　梁飞红

中国医药科技出版社

内容提要

本书为"古今名医临证实录丛书"之一，全书共分为上下两篇，分别收录数十位古代和近现代医家对妇科杂病的证治经验。内容包括医家简介、主要学术思想和主张、医论医话、验方效方及精选验案。全书内容丰富，资料翔实，具有极高的临床应用价值和文献参考价值，能够帮助读者开阔视野，增进学识，适合广大中医学生、中医临床医生、中医爱好者参考。

图书在版编目（CIP）数据

妇科杂病/李禾主编．—北京：中国医药科技出版社，2013.4（2024.11重印）
（古今名医临证实录丛书）
ISBN 978－7－5067－6004－1

Ⅰ.①妇…　Ⅱ.①李…　Ⅲ.①妇科病－中医妇科学－临床医学－经验－中国
Ⅳ.①R271.1

中国版本图书馆 CIP 数据核字（2013）第 042670 号

美术编辑　陈君杞
版式设计　郭小平

出版　中国医药科技出版社
地址　北京市海淀区文慧园北路甲 22 号
邮编　100082
电话　发行：010－62227427　邮购：010－62236938
网址　www.cmstp.com
规格　710×1020mm 1/16
印张　25 1/4
字数　506 千字
版次　2013 年 4 月第 1 版
印次　2024 年 11 月第 2 次印刷
印刷　北京印刷集团有限责任公司
经销　全国各地新华书店
书号　ISBN 978－7－5067－6004－1
定价　59.00 元

《古今名医临证实录丛书》

编委会

出版者的话

古人说“熟读王叔和，不如临证多”。古今名医莫不是在临证中推求理论，提高理论，并且善于解决临床疑难问题者，来源于临证、应用于临床的理法方药也才经得起反复验证。编辑本套丛书的主旨，是将古今名医对疾病的认识与其实际诊治案例结合起来，呈现于读者，是以定名为“古今名医临证实录”。

本丛书共分为 22 册：发热、咳喘证、糖尿病、肿瘤、高血压、冠心病、中风、心律失常、痹证、肾病、肝胆疾病、胃肠病、月经带下病、不孕不育症、妊娠产后病、妇科杂病、儿科病（古代医家和近现代医家）、男科病、皮肤病、睡眠障碍、癫痫。

丛书以历代临床中医名家为纲，分古代医家和近现代医家两大部分。文献的来源，均列于文后。

古代文献的选辑，以明清文献为主，根据病症的不同，适当选录了各朝代医家，如胃肠病选录了金元时期的李杲等等。原则以相关病种享有盛誉的中医临床家的文献为主。现代医家统一选择国家级名老中医、国医大师，或某领域获得业内和社会公认的名老中医。

古代文献中的计量单位，悉遵古制；近代医家部分，因部分医家涉及到医论医话中的行文剂量，故将其计量单位保持了原貌，没有换算为国家法定计量单位。现代医家文献则统一改为国家法定计量单位。

每一医家下设：【医家简介】、【主要学术思想和主张】、【医论医话】、【验方效方】、【精选案例】。一般要求入选的名医均有论、有方、有案，以较完整地反映他对该病的认识和经验。其论不求面面俱到，但求切中要旨，能够启发临床；其方多为有独到运用心得的实用效验方；其案则精选效验显著、案例完整，并能反映医家诊治思想的病例。

本丛书力求全面地反映古今名医的临床经验，其最大特点是理论、方药和案例结合，故堪称全面反映古今名医诊治“实录”。相信本丛书对中医临床各科均能起到很好的参考和指导作用。

中国医药科技出版社
2013 年 1 月

编写说明

中医妇科历来有“经、带、胎、产”四大症之说，除此之外，妇科杂症繁多，本书之作，旨在收集历代医家论治妇科杂病的资料，重在围绝经期综合征及妇科癥瘕。

古代中医虽无“围绝经期综合征”之名，但早有“脏躁”、“癔病”等相关之称，及“妇科癥瘕”、“阴痒”、“阴挺”、“阴脱”、“狐惑病”等“妇科杂病”相关论述则为数不少。至当代名老中医，师法前人，参以己意，每有独到见解，足以执简驭繁，启迪后学。

前人的经验是在其长期的临证中慢慢积累、总结而得，是中医学术的精华，值得后人继承与学习。历代医家辨治妇科杂病的经验同样值得后人整理、总结、学习，本书即为此而作。

本书分为“古代医家”与“近现代医家”两部分。各部分以医家为纲，分别简介各医家情况及主要学术思想和临证特色；各医家对妇科杂病有论之精当者，皆结为【医论医话】及【临证经验】专栏，或直录，或摘录；并设【验方效方】一栏录其方，以备临床所需；同时辑录其医案，汇为【精选验案】一栏，以展示前人诊治妇科杂病具体过程，为后学者范。全书所引内容皆注明出处。每位医家后的题目，则为编者所撰，力图点出其论治本病的主要特点，而非该医家学术的全面概括，所归纳或有不当之处，当以医家本人所论为准。

是书之作，将前人诊治妇科杂病的医话、效方及医案汇编成册，目的在于使前人的经验得以整理、传承，以待来者，亦希翼能为临床医师诊治妇科杂病提供参考。若有同道于此书有所收获，则编者幸甚！亦恳请读者不吝指正，以待他日修订。

编　者

2013 年 1 月

目录

上篇　古代医家

下篇　近现代医家

上篇

古代医家

脏　　躁

许叔微

（通伤寒，存方案，治全科）

【医家简介】

许叔微（1079～1154），字知可，号近泉，宋真州（今江苏仪征县）白沙人。曾为翰林学士，儒而通医。为宋代研究《伤寒论》大家之一，对辨证施治理论多有阐述和补充。他一生著述颇丰，其中《普济本事方》收录方剂三百余首，按病种分列，是许氏数十年医疗经验的结晶，采方简要，理论清晰，有较高的实用价值。《许氏伤寒论著三种》对后世研究仲景学说和《伤寒论》大有帮助。

相关著作：《普济本事方》（又名《类证普济本事方》）、《续本事方》、《伤寒百证歌》、《伤寒发微论》、《伤寒九十论》（汇总为《许氏伤寒论著三种》）、《治法》、《辨证》、《翼伤寒论》、《仲景脉法三十六图》、《千金》、《巢氏病源》等。

【主要学术思想和主张】

许氏认为“伤寒治法，先要明表里虚实。能明此四字，则仲景三百九十七法，可坐而定也。”对《伤寒论》的研究，除理论探讨外，更重视方证结合，论案结合，使之更有利于临床应用借鉴。在其学术思想中较突出的是对脾肾关系的理解，认为肾是一身之根抵，脾胃乃生死之所系，二者之中又当以肾为主，补脾“常须暖补肾气”。这一见解对后世进一步研究脾肾关系和临床应用，很有启发。其诊治妇科疾病的论述与案例较多为后世所重视。

【验方效方】

方一　甘麦大枣汤

［组成］甘草三两，小麦一升，大枣十枚。

［煎服法］水六升，煮取二升，分温三服。

［主治］脏躁证。

［功效］补脾而能治肺病。

（摘自《古今医案按》）

方二　一呷散《魏氏家藏方》

［组成］天南星大者，半两，白僵蚕半两，全蝎7个，去毒。

［主治］卒中，昏不知人，痰气上壅，咽喉作声；喉痹缠喉，一切风痰壅塞，命在须臾者。此治热入血室。

［功效］消豁痰涎。

［制备方法］上生为细末。

［用法用量］每服抄1钱，用生姜自然汁半灯盏许，调药灌之。

（摘自《伤寒九十论》）

【精选验案】

1. 妇人脏躁

案　脾虚肺弱

一妇无故悲泣不止，或谓之有祟，祈禳请祷不应。许学士曰：金匮云：妇人脏躁，喜悲伤欲哭，象如神灵所作，数欠伸者。甘麦大枣汤主之。用其方十四帖而愈。盖悲属肺。经云：在脏为肺，在志为悲。又曰：精气并于肺则悲是也。此方补脾而能治肺病者，虚则补母之义也。

（摘自《古今医案按》）

2. 热入血室

案　中风发热，经水适来

辛亥二月，毗陵学官王仲景妹，始伤寒，七八日。寒，喉中涎响如锯，目瞑不知人，病势极矣。予诊之，询其未寒以前证。母在侧曰：初病四五日，夜间谵语，如见鬼状。予曰：得病之初，正值经候来否：答曰：经水方来，因身热病作而自止。予曰：此热入血室也。仲景云：妇人中风发热，经水适来，昼日明了，夜则谵语，发作有时。此为热入血室。医者不晓，例以热药补之，遂致胸膈不利，三焦不通，涎潮上脘，喘急息高。予曰：病热极矣，先当化其涎，后当除其热，无汗而自解矣。予急以一呷散投之。两时间，涎定得睡，是日遂省人事。自次日以小柴胡汤加生地黄，三投热除，无汗而解。

（摘自《伤寒九十论》）

张子和

（三法六门，祛邪扶正，痰瘀祛，自有子）

【医家简介】

张子和（1151～1231），名从正，字子和，号戴人，享年约80岁。金代睢州考城（今河南兰考县）人。世业医，初于浑源（今山西浑源县）刘从益门下学医，后师从刘完素，精医术，主要学说内容为三法六门，用药多主寒凉，治病每多取效。大定、明昌年间，即以医术名闻天下，至金·兴定时期，金宣宗完颜征召张从正入太医院，然不久，张便辞职归家，以其医学名扬东州郡。常与其门人麻知几、常仲明等各地游历，于游历之时也与门人谈论医术，讲明奥义，辨析至理，将医理传给他的门人弟子。在医学理论上有很多创见，对后世有很大影响，为金元四大家之一，是攻邪派的开山之祖。

编成《儒门事亲》15卷。另著有《伤寒心镜》、《汗下吐法治病撮要》、《三复指迷》、《张氏经验方》等。除前两部尚存外，其余均皆散佚。

【主要学术思想和主张】

张氏主要学说为三法六门。强调病因多为外邪伤正，病以热证、实证为多，疾病分风、寒、暑、湿、燥、火六门。主张祛邪以扶正，邪祛正自安。治病善用汗、吐、下三法，后世称攻下派。但亦注意适时补益，其先攻后补之治法一反滥用温补之时弊。又曾用心理疗法治愈因惊得病的顽症。麻知几等将他平时撰写的论文和临床经验收集起来，辑其草稿，整理其经验，辑为一书，《儒门事亲》。其中有说、有辨、有论、有解、有诫、有笺、有诠、有式、有断、有论、有疏、有述、有衍、有诀。虽名目繁杂，但总不离用攻法的宗旨，对汗吐下三法的运用，从理论到实践都作了详细论述。且书中有很多验案，很有参考价值。

【医论医话】

围绝经期血崩治辨

夫妇人年及五十以上，经血暴下者。妇人经血，终于七七之数，数外暴下，《内经》曰：火主暴速。亦因暴喜暴怒，忧结惊恐之致然也。慎不可作冷病治之，如下峻热之药则死。止可用黄连解毒汤，以清于上；更用莲壳灰、棕毛以渗于下；然后用四物汤加玄胡散，凉血和经之药是也。

（摘自《儒门事亲》）

【验方效方】

黄连解毒汤《外台秘要方》

［组成］黄连三两，黄芩、黄柏各二两，栀子十四枚，擘。

［煎服法］水六升，煎取二升，分二次服。

［功效］泻火解毒。

［主治］一切实热火毒，三焦热盛之证。大热烦躁，口燥咽干，错语，不眠；或热病吐血、衄血；或热甚发斑，身热下痢，湿热黄疸；外科痈疽疔毒，小便赤黄，舌红苔黄，脉数有力。

（摘自《名医类案》）

【精选验案】

案　痰热上扰，喜笑不休

张子和路逢一妇人，喜笑不休，半年矣，诸医治之术穷。张曰：此易治耳。以食盐二两成块，烧令通红，放冷研细，以河水一大碗，煎三五沸，温分三服，须臾探吐，出痰半斗，次服火剂黄连解毒汤，不数日而笑止。

琇按：《素问》：神有余则笑不休，神不足则悲，其有痰者，亦因乎火也。

摘自《名医类案》

陈自明

（妇科大师，大全良方，以案释方）

【医家简介】

陈自明（1190～1270），字良甫，一作良父，自号药隐老人，抚州临川（今属江西）人。中医世家，从小随父学医，通读经书，医术日益精通。嘉熙年间，我国中医妇产科尚不完备，没有专著，医家临证无以为据。时任建康明道书院医学教授的陈自明，认为“医之术难，医妇人尤难，医产中数症，则又险而难”，潜心钻研，遍览医籍，博采众长，结合家传验方进行整理，编成我国史上最早的妇产科专著《妇人大全良方》。全书24卷，集宋以前妇产科医术之大成，其理论观点不继被引用，成为后世妇产科研究之基础。为江西历史上十大名医。

著有《妇人大全良方》、《外科精要》、《管见大全良方》等。

【主要学术思想和主张】

陈氏强调妇女月经的先天来源，突出冲任、天癸与月经的关系，亦重视后天脾胃运化功能对月经的影响。划分妇女的生理发育和病理变化为室女、已婚和七七天癸尽数之后，即青春未婚期、已婚期、绝经期三个阶段以归纳病证。《妇人大全良方》设调经、众疾、求嗣、胎教、妊娠、难产、产后等8门，260余论。每门有病理分析和医治方案，内容丰富，条目清楚，论述简赅，处方精妥。其中妇人乳悬、乳痨、乳硬、带乳、乳位、吹乳诸症有独到见解，对乳岩（癌）的论述尤为精辟，其观察研究先于世界各国。对妇科病证论治，具独特思路，重视情志作用，以血为本。

【验方效方】

方一 大枣汤（《金匮要略》）

［组成］甘草三两，小麦一升，大枣十枚。

［煎服法］上㕮咀，以水六升，煮取三升，去滓，分温三服。

［主治］妇人脏躁，悲伤欲哭，象若神灵，数欠者，皆主之。

［功效］补脾气。

异名：《金匮要略》名甘麦大枣汤；《专治妇人方》，名甘草汤。

（摘自《妇人大全良方》）

方二 排风汤（《和剂局方》）

［组成］白鲜皮、当归去芦，酒浸一宿、肉桂去粗皮、芍药白者、杏仁去皮，尖，麸炒、甘草炒、防风去芦、芎、白术各二两，独活去芦，麻黄去根、节、茯苓去皮，白者，各三两。

［煎服法］上㕮咀，每服三钱。水一盏半，生姜四片，煎成八分，去滓温服，无时候。

［主治］治男子、妇人风虚湿冷，邪气入脏，狂言妄语，精神错乱，及风入五脏等证。

［功效］安心定志，聪耳明目，通脏腑诸风疾。

（摘自《妇人大全良方》）

方三 枳壳散

［组成］枳壳去穰，麸炒，二两，半夏曲、赤芍药各一两，柴胡、黄芩各一两半。

［制作法及服法］上为细末，每服二钱。水一盏，生姜一块，擘破，枣二枚，煎至八分，去滓温服。候五心烦热、及身体壮热、潮热退，方续服。

［主治］妇人手足烦热，夜卧多汗，肌肉黄瘁，经候不调，四肢烦倦，心胸满闷，状如劳气。

（摘自《妇人大全良方》）

方四　乌鸡煎

［组成］吴茱萸、高良姜、白姜、当归、赤芍药、延胡索、破故纸、川椒、生干地黄、刘寄奴、蓬莪术、橘红、青皮、川芎各一两，荷叶灰四两，熟艾二两。

［制作法与服法］上为末，醋煮面糊丸如梧子大，每服三五十丸。

［主治］治妇人百病。

［加减法］月经不通，红花苏木酒下；白带，牡蛎粉调酒下；子宫久冷，白茯苓煎汤下；赤带，建茶清下；血崩，豆淋酒调绵灰下；胎不安，蜜和酒下；肠风，陈米饮调百草霜下；心疼，菖蒲煎酒下；漏胎下血，乌梅温酒下；耳聋，腊点茶下；胎死不动，斑蝥三十个煎酒下；脚、腰痛，当归酒下；胎衣不下，芸苔研水下；头风，薄荷点茶下；血风眼，黑豆甘草汤下；生疮，地黄汤下；身体疼痛，黄芪末调酒下。四肢浮肿，麝香汤下；咳嗽喘满，杏仁桑白皮汤下；腹痛，芍药调酒下；产前后痢白者，干姜汤下；赤者，甘草汤下；赤白杂者，一宜汤下。常服。温酒、醋汤，任下，并空心、食前服。

（摘自《妇人大全良方》）

方五　加减四物汤

［组成］当归，白芍药，川芎陆氏云：川芎减半，生干地黄洗，焙。《养生必用方》熟者，《和剂》亦然。《本草》云：男子宜熟者，女子宜生者，合用生者为是。

［制服法］上等分，为粗末，每服四钱。水一盏半，煎至八分，去滓，取六分清者，带热服，食前。

［主治］治妇人经病，或先或后，或多或少，疼痛不一。腰、足、腹中痛，或崩中漏下，或半产恶露多，或停留不出；妊娠腹痛下血、胎不安，产后块不散；或亡血过多，或恶露不下，服之如神。

［按］张声道云：此方治妇人百疾，只是四物汤加茱萸煎服。若阳脏，少使茱萸；若阴脏，多使茱萸。吴兴周端仁郎中，倾赴省试，照嘱。一邻案出场云：某本医家，凡妇人百病，只是四物汤加茱萸，无不效者。谨以此为报。（徐明仲方加香附子）

若平常血气不调及常服，只用本方。日二三服。

（摘自《妇人大全良方》）

【精选验案】

1. 脏躁

案　循《金匮要略》方，仿许学士案治脏躁

乡先生程虎卿内人黄氏，妊娠四五个月，遇昼则惨戚，悲伤泪下，数欠，如有所凭。医与巫者兼治，皆无益。仆年十四，正在斋中习业，见说此证，而程省元惶惶无计。仆遂告之管先生伯同，说记忆先人曾说，此一证名曰脏躁悲伤，非大枣汤不愈。虎卿借方看之甚喜，对证笑而治，药一投而愈矣。

（摘自《妇人大全良方》）

2. 经行错乱

案　虚极生风，五脏不宁

癸丑春，有一妇人，年四十四五，其证说话气短，足弱，行得数步则口若含霜。七十日内三次经行，遇行则口冷，头目眩晕，足冷则透心冷痛。每行则口中冷，气不相续，有时鼻中热，面赤翕然而热。身体不仁，不能行步，手足不随，不能俯仰，冷痹骨痛，有时悲伤；梦与前夫相随，则上气奄然而极，心惊、志意不定，恍惚多忘，却能食，如此仅一年许。医者投热药则面翕然而热，气满胸中，咽中窒塞，闷厥；投冷药则泻。又一医者以十全汤服之，则发烦躁，心惊而跳。一医者以双和汤服之，觉得面上与腹中甚如火燂，心愈惊，欲吐不吐，大便秘，里急后重。求仆诊之，六脉弦缓，喜见于春，此是可治之疾。未供药间，忽然吐泻，泻后觉肛门如火，虽泻六次、却不多。仆一时识证未尽，且与俞山人降气汤八服。次日诊之，脉差有力，云服药之后，觉鼻中热，心烦闷绝，齿噤。与参苏饮八服，黄连丸二两许。越三日，云服药之后，其疾如故。与茯苓补心汤服之，皆无效。仆以脉证详之，只有排风汤甚对此证。或曰：何以见得是此证？一、能食饮，此风饥也；二、七十日三次经行，此是荣经有风，血得风散也；三、头目眩晕，此肝风也；四、面赤翕然而热，悲伤，此心风也；五、身体不仁，不能行步，梦与前夫相随，此脾风也；六、手足不随，腰痛难以俯仰，冷痹骨疼，此肾风也。诸有此疾，令人心惊，志意不定，恍惚多忘，真排风汤证也。或曰风脉当浮，今脉弦缓微弱，恐非风也。答曰：风无一定之脉，大抵此证虚极生风。然排风汤所用之药有十全大补汤料，亦有平补之意，却不僭燥。共十服。越三日，云服之有效。脉亦瘥胜，只是心中如烟生，似有微热，大便尚秘。此真是风证，再与排风汤十服，兼牛黄清心丸、皂角丸助之。越三日，云服前药一二日，大烦躁，于热诸证悉除。只是足弱不能支持，脉亦弱，予秘传降气汤十服。又越三日，云诸证悉退，只是梦里虚惊，大便滑泄，如食伤相似，奏厕频数，脉尚弱。与五积散数服，加人参、盐煎，兼感应丸即愈。自后云，皆无恙矣。但上重而头眩，不能久立久坐，服与排风汤，则脱然安矣。以此方之药依上法，不可杜撰、臆度处方。

（摘自《妇人大全良方》）

朱丹溪

（集三家长，养阴解郁，善治妇人病）

【医家简介】

朱震亨（1281~1358），字彦修，元代金华人，人称丹溪翁，又称朱丹溪，金元四大家之一。丹溪先习儒学，后改医道，受业于刘完素再传弟子罗知悌，罗氏将刘河间、张从正、李杲诸家之学尽传之。丹溪接受金元诸家之说，结合个人见解和临床所得，加以发挥，提出人身之中“阳常有余，阴常不足”的观点，及“相火妄动”的病机理论，确立“滋阴降火”的治疗原则。临证治疗，效如桴鼓，多有服药即愈、不必复诊之例，故时人誉之为“朱一贴”。弟子众多，方书广传。被后世称为“滋阴派”的创始人。

相关著作：《格致余论》、《局方发挥》、《丹溪心法》、《金匮钩玄》、《医学发明》、《本草衍义补遗》、《素问纠略》。

【主要学术思想和主张】

朱丹溪在研习《素问》、《难经》等经典著作基础上，访求名医，得集金元刘、张、李三家之说为一身，更结合临床所见，以为三家所论，于泻火、攻邪、补中益气诸法之外，尚未备滋阴大法。力倡"阳常有余，阴常不足"之说，申明人体阴气、元精之重要，并据此确立"滋阴降火"的治则，倡导滋阴学说。对杂病创气、血、痰、郁辨证，有独到见解。如恶寒非寒、恶热非热之论，养老、慈幼、茹淡、节饮食、节情欲等论，大都从养阴出发加以阐述。

【医论医话】

1. 六郁

气血冲和，万病不生，一有怫郁，诸病生焉。故人身诸病，多生于郁。苍术、抚芎，总解诸郁，随证加入诸药。

凡郁皆在中焦，以苍术、抚芎开提其气以升之。假如食在气上，提其气则食自降矣。余戴云：郁者，结聚而不得发越也。当升者不得升，当降者不得降，当变化者不得变化也，传化失常。六郁之病见矣。气郁者，胸胁痛，脉沉涩；湿郁者，周身走痛，或关节痛，遇寒则发，脉沉细；痰郁者，动则喘，寸口脉沉滑；热郁者，瞀闷，小便赤，脉沉数；血郁者四肢无力，能食便红，脉沉；食郁者，嗳酸，腹饱不能食，人迎脉平和，气口脉繁盛者是。

（摘自《丹溪心法》）

2. 痰窒咽不下

喉中有物咯不出，咽不下，此是老痰。重者吐之，轻者用栝蒌辈，气实必用荆沥，天花粉大能降膈上热痰。痰在膈间，使人颠狂，或健忘，或风痰，皆用竹沥，亦能养血，与荆沥同功。韭汁治血滞不行、中焦有饮，自然汁冷吃两三银盏，必胸中烦燥不宁后愈。参萸丸能消。

（摘自《丹溪心法》）

3. 健忘

主心脾，宜归脾汤、定志丸。精神短少者，多用安神丸之类，亦有痰迷心窍者。戴云：健忘者，为事有始无终，言谈不知首尾，此为病之名，非比生成愚顽不知世事者也。

（摘自《丹溪治法心要》）

4. 烦躁

大率血少不能润泽，理宜养阴为最，治烦躁不得眠者，六一散加牛黄服之。内伤病似真伤寒，至五七日汗后复热，入夜烦躁唤水者，补中益气汤加附子。内伤病似伤寒，三战后，劳乏烦躁昏倦，四君子汤加当归、黄、知母、麦门冬、五味子。如甚者，脉细数无序，三更后吃水直至天明，此元气虚，用竹叶汤，煎此药，大剂服之。内伤似伤寒，烦躁不绝声，汗后复热，脉细数，五七日不睡，补中益气加人参一两，用竹叶同煎。甚加麦门冬、五味子、知母。火入肺为烦，入肾为躁，俱在于上，皆心火为之。火旺，则金烁水亏，惟火独在，故肺肾合而为烦躁。

（摘自《丹溪治法心要》）

【验方效方】

方一　小龙荟丸

［组成］当归、草龙胆酒洗、山栀炒、黄连炒、川芎各半两，大黄煨，半两，芦荟三

钱，木香一钱。

［加减法］一方有黄芩、柴胡各半两，无大黄、木香。一方有甘草、柴胡、青皮，无当归、栀子。

［煎服法］上为末，入麝香少许，粥糊丸如绿豆大。每服五十丸，姜汤下。仍以琥珀膏贴痛处。

［主治］龙荟丸，泻肝火，治胁痛。亦治有积，因饮食大饱，劳力行房胁痛。

（摘自《丹溪心法》）

方二　导痰汤

［组成］法制硝同莱菔水煮化，去卜，绵滤令结。入腊月，牛胆内风化秤五钱。或只风化硝亦可。又云一两，礞石二两，捶碎，焰硝二两同入小砂罐内，瓦片盖之铁线缚定，盐泥固济，晒干，火红，候冷取出。

［煎服法］上为末，神曲糊丸梧子大。每服三五十丸，白汤下。

［加减法］一方加苍术半两，滑石一两，看病冷热虚实作汤使。一方礞石、南星各一两，无枳实。

（摘自《丹溪心法》）

【精选验案】

案1　痰厥

一妇人十九岁，气实，多怒事不发。一日，忽大叫而欲厥。盖痰闭于上，火起于下而上冲。始用香附五钱，生甘草三钱，川芎七钱，童便姜汁煎服；又用青黛、人中白、香附末为丸。稍愈，不除。后用大吐乃安。吐后用导痰汤加姜炒黄连、香附、生姜煎，下龙荟丸，安。

（摘自《丹溪心法》）

案2　气郁生涎，经脉壅遏，心血绝涩

丹溪治一老妇，性沉多怒，大便下血十余年，食减形困，心摇动，或如烟熏，早起面微浮。血或暂止，则神思清，忤意则复作，百法不治。脉左浮大虚甚，久取滞涩而不匀，右沉涩细弱，寸沉欲绝。此气郁生涎，涎郁胸中，心气不升，经脉壅遏不降，心血绝，不能自养故也。非开涎不足以行气。非气升则血不归隧道。以壮脾药为君。二陈汤加红花、升麻、归身、酒黄连、青皮、贝母、泽泻、黄芪、酒芍药。每帖加附子一片，煎服。四帖后血止，去附，加干葛、丹皮、栀子，而烟熏除。乃去所加药，再加砂仁、炒曲、熟地黄、木香。倍参、术。服半月愈。

（摘自《古今医案按》）

孙文垣

（研究命门三焦相火，首重明证，兼擅全科）

【医家简介】

孙一奎（1522～1619），字文垣，号东宿，别号生生子，安徽休宁县人。师从黄古潭先生，为汪机的再传弟子。孙氏勤学岐黄，为寻师求方，曾先后去湖南、江西、江苏、浙江等地，广询博采。经30年，其学术与临床医术已有非凡造诣，为人决断死生多能应验。临证投剂常使顽固的疾病治愈，从此医名显赫，名士显宦争相交往。为中国明代著名医家，亦新安医学的重要代表。

相关著作：《赤水玄珠》、《医旨绪余》、《孙文垣医案》。后合称为《赤水玄珠全集》。

【主要学术思想和主张】

孙氏认为“以命门为两肾间动气，三焦为原气之别使。动气为生生不息之根，相火有裨助生生不息之功。”反对称命门内寄相火，但确认三焦当为相火，用以反对滥用寒凉之剂滋阴降火，损伤命门动气的弊端。孙氏治病，首重明证。认为“凡证不拘大小轻重，俱有寒、热、虚、实、表、里、气、血”八个字，且病变多有始同而终异的情况，故治法不可执一而无权变。重视三焦元气的保护和治疗，既反对滥用寒凉，又指出了过用辛热、疏导及渗利之剂的危害。其对命门、三焦、相火等中医理论问题进行研究，观点有独到之处。《孙文垣医案》297案中涉及经带胎产杂病各妇科案为55则，面广质高，颇具参考价值。

【验方效方】

二陈汤《太平惠民和剂局方》

［组成］法半夏、陈皮、茯苓、甘草。

［用法］上药㕮咀，每服四钱，用水一盏，生姜七片，乌梅一个，同煎六分，去滓，热服，不拘时候（现代用法：加生姜7片，乌梅1个，水煎温服）。

［主治］多种痰证。

［功效］燥湿化痰、理气和中。

［方解］选取半夏和陈皮均以陈旧者为佳，故名二陈。

［加减］加减变化本方加减化裁，可用于多种痰证。治湿痰，可加苍术、厚朴以增燥湿化痰之力；治热痰，可加胆星、瓜蒌以清热化痰；治寒痰，可加干姜、细辛以温化寒痰；治风痰眩晕，可加天麻、僵蚕以化痰熄风；治食痰，可加莱菔子、麦芽以消食化痰；治郁痰，可加香附、青皮、郁金以解郁化痰；治痰流经络之瘰疬、痰核，可加海藻、昆布、牡蛎以软坚化痰。

（摘自《孙文垣医案》）

【精选验案】

1. 梅核气

案1　气滞痰阻

予堂嫂程氏，喉间有物如脔，咯之不出，咽之不下，梗梗不安，腹中痛且泻，年五十有八矣。乃梅核气症也。腹痛乃新疾，以二陈汤加旋覆花、白术、香附、紫苏、桂皮、浓朴、泽泻四剂。腹痛仍在，泻亦不止，乃用胃苓汤加麦芽、砂仁、香附二帖，痛止泻瘳。仍用二陈汤加浓朴、桂皮、紫苏、旋覆花、细辛、人参煎服，四帖而喉中病去如失。

（摘自《孙文垣医案》）

案2　湿痰阻滞

张溪亭乃眷，喉中梗梗有肉如炙脔，吞之不下，吐之不出，鼻塞头晕，耳常啾啾不安，汗出如雨，心惊胆怯，不敢出门，稍见风即遍身疼，小腹时疼，小水淋涩而疼。脉两寸皆短，两关滑大，右关尤搏指，此梅核气症也。以半夏四钱，浓朴一钱，紫苏叶一钱五分，茯苓一钱三分，姜三片，水煎，食后服。每用此汤调理多效。

（摘自《孙文垣医案》）

2. 脏躁

案　忧伤肺寒

表嫂孀居二十年矣，右瘫不能举动，不出门者三年，今则神情恍惚，口乱语，常悲泣。

诘其故，答曰：自亦不知为何故也。诊之两寸脉短涩，以石菖蒲、远志、当归、茯苓、人参、黄芪、白术、大附子、晚蚕沙、陈皮、粉草，服四剂精神较好于前，但悲泣如旧，夜更泣。予思仲景大枣小麦汤正与此对，即与服之，两帖而瘳。方用大枣十二枚，小麦一合，大甘草炙过三寸，水煎饮之。此忧伤肺脏，脏寒故多泣也。

（摘自《孙文垣医案》）

陈莲舫

（通全精妇，熟经方，晓脉理，中庸渊博）

【医家简介】

陈莲舫（1840～1914），名秉钧，别署庸叟，又号乐余老人，江苏青浦（今上海市）人，晚清江南名医。祖上名医辈出，至莲舫，自称“十九世医陈”。少年习儒，亦随祖父习医。曾任京官，后回归故里，潜心医学。擅长祖传外科，精通临床各科。多次进京应诊视疾，得光绪赏识和敬重。为集世医、儒医、御医于一身的较有影响的名医。

相关著作有《加批时病论》、《纪恩录》（一说马培之著）、《庸庵课徒草》（一说姜天叙著）、《女科秘诀大全》、《十二经分寸歌》（未查见）；其医案经门人整理，有《陈莲舫医案秘钞》、《陈莲舫先生医案》、《莲舫秘旨》等；《名医会诊方案》、《七家会诊张越阶方案》及《清代名医医案精华》等亦载其医案多则。

【主要学术思想和主张】

陈氏为一临床大家，其在内外妇儿等学科上均有独特见解。其女科思想，多体现于《女科秘诀大全》及各类医案中。陈氏强调：女科治病，重在调血；调经当先治病；调经，莫先于顺气开郁，尚须戒耗气，当以实脾养心为调经之要法也；带下病，按色辨因，据因论治；产后大要有：诸禁、三冲、三急、三审、三因之论，产后治法应：先消瘀血、大补气血、兼以消散、驱邪必兼补剂；丁福保评述其：“按语之中庸，用药之渊博，于长沙以下，乃至金元四家、王海藏、张隐庵诸大家之外，别开生面。”

【医论医话】

1. 郁——咽中如有炙脔

《金匮要略》曰：妇人咽中如有炙脔，半夏厚朴汤主之。（即四七汤）

《产宝百问》曰：乃阴阳之气，痰结咽喉，膈间塞噎，状若梅核，妨碍伙食，久而不愈，即成反胃。或胸膈痰结，与气相搏，上逆咽喉之间作聚，状如炙脔之症也，以半夏厚朴汤治之。妇人喜怒悲思优恐怖之气，结成痰涎，状如破絮，或如梅核在咽喉，咯不出，咽不下，此七情所为，或中脘痞满，气不舒快；或痰涎饔盛，上气喘急。或因痰饮中滞，呕逆恶心。

（摘自陈莲舫《女科秘诀大全》）

2. 妇人脏燥善悲伤欲哭

《金匮要略》曰：妇人脏燥，善悲伤欲哭，有如神灵所作，数欠伸，甘麦大枣汤主之。

脏燥者，火盛烁金，肺失其润，心系了戾而然，故用甘草缓心系之急，而润肺燥；大枣行脾胃之津；小麦降肝火之逆，火降则肺不燥，而悲自已也。

（摘自《莲舫秘旨》）

【验方效方】

甘麦大枣汤（《金匮要略》）

［组成］甘草三钱、小麦三合、大枣十枚。

［主治］妇人脏燥善悲伤欲哭。

［方解］甘草缓心系之急，而润肺燥；大枣行脾胃之津；小麦降肝火之逆，火降则肺不燥，而悲自已也。

（摘自《莲舫秘旨》）

【精选验案】

案　围绝经期综合征（阳明脉衰，冲脉力怯）

女四十九岁，天癸当止，谓阳明脉衰，冲脉力怯，不司抬采。诸络之营血聚集血海，按月经行，此向老皆然也。自秋热致伤，客邪亦不甚重，已见带淋。此肌麻血阻，内伤之势渐露，况所患甚于腰腹，明眼医者当推脏阴内损，理必累及八脉，有形之血既去，无形之气掀起飞舞，诸窍百骸攻逼肆虐。即身中之阳气独行，不得真阴来眷恋耳。熟地五味滋收，原无大害，然不入奇经，犹如溃散卒伍自相沙中。偶语耳论古法，介属潜阳咸下，引酸内收，或佐微苦微润。盖肝恶刚喜凉，肾宜温喜暖，古之复方也。

鹿霜、知母、天冬、女贞子、山萸肉、龟板、黄柏、茯神、旱莲草。

（摘自《莲舫秘旨》）

癥瘕积聚

张子和

（三法六门，祛邪扶正，痰瘀祛，自有子）

【医家简介】

详见第3页。

【主要学术思想和主张】

详见第3页。

【医论医话】

五积六聚治同郁断

酒积，目黄口干，葛根、麦冬之类，甚者甘遂、牵牛。

气积，噫气痞塞，木香、槟榔之类，甚者枳壳、牵牛。

涎积，咽如拽锯，朱砂、腻粉之类，甚者瓜蒂、甘遂。

痰积，涕唾稠黏，半夏、南星之类，甚者瓜蒂、藜芦。

癖积，两胁刺痛，三棱、广术之类，甚者甘遂、蝎梢。

水积，足胫胀满，郁李、商陆之类，甚者甘遂、芫花。

血积，打扑肭瘀，产后不月，桃仁、地榆之类，甚者虻虫、水蛭。

肉积，瘤核疠，腻粉、白丁香，砭刺出血，甚者九积皆以气为主，各据所属之状而对治之。今人总此诸药，并为一方，曰：可治诸积，大谬也！吾无此病，焉用此药？吾无彼病，焉用彼药？十羊九牧，何所适从？非徒无益，而又害之。

（摘自《儒门事亲》）

【验方效方】

方一　舟车丸

［组成］大黄二两，甘遂、大戟、芫花、青皮、陈皮各一两，牵牛头末，四两，木香半两。

［煎服法］上为末，水丸如梧子大。每服六七十丸，白汤下。随证加减。

［主治］一切水湿肿病，大腹实胀。

（摘自《儒门事亲》）

方二　瓜蒂散方《金匮要略》

［组成］瓜蒂一枚，熬黄，赤小豆一分，煮。

［煎服法］右二味，杵为散，以香豉七合煮取汁，和散一钱匕，温服之。不吐者，少加之，以快吐为度而止。

［主治］宿食在上脘，当吐之，宜瓜蒂散。

（摘自《儒门事亲》）

【精选验案】

案1 痰积

果园刘子平妻，腹中有块如瓢，十八年矣。经水断绝，诸法无措。戴人令一月之内，涌四次，下六次，所去痰约一二桶。其中不化之物，有如葵菜者，烂鱼肠之状，涌时以木如意盛之，觉病积如刮，渐渐而平。及积之既尽，块痕反洼如臼，略无少损，至是而面有童色，经水既行。若当年少，可以有子。

（摘自《儒门事亲》）

案2 肥气积

阳夏张主簿之妻，病肥气，初如酒杯，大发寒热。十五余年后，因性急悲感，病益甚。惟心下三指许无病，满腹如石片，不能坐卧，针灸匝矣，徒劳力耳。乃敬邀戴人而问之。既至，断之曰：此肥气也。得之季夏戊己日，在左胁下，如覆杯。久不愈，令人发痞。痞者，寒热也。以瓜蒂散投之，五更，黄涎脓水相伴，五六行，凡有积处皆觉痛；后用白术散、当归散、和血流经之药，如斯涌泄，凡三四次而方愈。

（摘自《儒门事亲》）

案3 伏瘕

汴梁曹大使女，年既笄，病血瘕数年。太医宜企贤，以破血等药治之，不愈。企贤曰：除得陈州张戴人方愈。一日，戴承语至汴京，曹大使乃邀戴人问焉。戴人曰：小肠遗热于大肠，为伏瘕，故结硬如块，面黄不月。乃用涌泄之法。数年之疾，不再旬而效，女由是得聘。

（摘自《儒门事亲》）

案4 沉积疑胎

修弓杜匠，其子妇年三十，有孕已岁半矣。每发痛则召侍媪待之，以为将产也。一二日复故，凡数次。乃问戴人。戴人诊其脉涩而小，断之曰：块病也，非孕也。《脉诀》所谓涩脉如刀刮竹形，主丈夫伤精，女人败血。治之之法，有病当泻之。先以舟车丸百余粒；后以调胃承气汤加当归、桃仁，用河水煎，乘热投之；三两日，又以舟车丸、桃仁承气汤泻，青黄脓血，杂然而下，每更衣，以手向下推之揉之则出；后三两日，又用舟车丸，以猪肾散佐之；一二日，又以舟车丸，通经如前，数服，病十去九；俟晴明，当未食时，以针泻三阴交穴。不再旬，块已没矣。此与隔腹视五脏者，复何异哉？

附“是胎非积案”以对照参考：胡王之妻，病脐下积块，呕食面黄，肌瘦而不月。或谓之干血气，治之无效。戴人见之曰：孕也。其人不信，再三求治于戴人。与之平药以应其意，终不肯下毒药。后月到，果胎也。人问何以别之？戴人曰：尺脉洪大也。《素问·阴阳别论》所谓“阴搏阳别”。

（摘自《儒门事亲》）

案5 气滞血瘀，为瘕为沉

夫妇人月事沉滞，数月不行，肌肉不减。《内经》曰：此名为瘕为沉也。沉者，月事沉滞不行也。急宜服桃仁承气汤加当归，大作剂料服，不过三服立愈。后用四物汤补之。更可用《宣明方》槟榔丸。

（摘自《儒门事亲》）

陈自明

（妇科大师，大全良方，以案释方）

【医家简介】

详见第4页。

【主要学术思想和主张】

详见第5页。

【医论医话】

1. 妇人痃癖诸气方论

夫妇人痃癖者，本因邪气积聚而生也。痃者，在腹内近脐左右各有一条筋脉急痛，大者如臂，次者如指，因气而成，如弦之状，名曰痃气也。癖者为僻，侧在两肋之间，有时而痛，故曰癖也。夫痃之与癖，皆阴阳不和，经络否膈，饮食停滞，不得宣流，邪冷之气，搏结不散，得冷则发作疼痛，故曰痃癖者也。

（摘自《妇人大全良方》）

2. 妇人疝瘕方论

夫妇人疝瘕之病者，由饮食不节，寒温不调，气血劳伤，脏腑虚弱，受于风冷，冷入腹内，与血相结所生。疝者，痛也；瘕者，假也。其结聚浮假而痛，推移乃动也。妇人之病有异于丈夫者，或因产后血虚受寒；或因经水往来取冷过度，非独因饮食失节，多挟于血气所成也。诊妇人疝瘕，其脉弦急者生，虚弱小者死。又尺脉涩如浮牢，为血实气虚也。其发腹痛，逆气上行，此为妇人胞中绝伤有恶血，久则结成瘕也。

（摘自《妇人大全良方》）

3. 妇人八瘕方论

夫妇人八瘕者，皆由胞胎生产，月水往来，血脉精气不调之所生也。肾为阴，主开闭，左为胞门，右为子户，主定月水，生子之道。胞门子户，主子精神气所出入，合于中黄门；玉门四边，主持关元，禁闭子精；脐下三寸名曰关元，主藏魂魄。妇人之胞，三焦之腑，常所从止。然妇人经脉，俞络合调，则月水以时来至，故能生子而无病。妇人荣卫经络断绝不通，邪气便得往入合于其脏。若经血未尽而合阴阳，即令妇人血脉挛急，小腹重急、支满，胸胁腰背相引，四肢疼痛，饮食不调，结牢恶血不除，月水不时，或前或后，因生积聚如怀胎状。邪气盛甚，令人恍惚多梦，寒热，四肢不举，阴中生气，肿内生风，甚者害于小便。小腹筑痛、淋沥，面色黄黑，则不复生子。其八瘕者：黄瘕、青瘕、燥瘕、血瘕、脂瘕、狐瘕、蛇瘕、鳖瘕是也。《千金》、《外台》方之详矣。

（摘自《妇人大全良方》）

【验方效方】

方一 乌鸡煎（《大全良方》）

［组成］吴茱萸、高良姜、白姜、当归、赤芍药、延胡索、破故纸、川椒、生干地黄、刘寄奴、蓬莪术、橘红、青皮、川芎各一两，荷叶灰四两，熟艾二两。

［制作法与服法］上为末，醋煮面糊丸如梧子大，每服三五十丸。

［主治］治妇人百病。

［加减法］月经不通，红花苏木酒下；白带，牡蛎粉调酒下；子宫久冷，白茯苓煎汤下；赤带，建茶清下；血崩，豆淋酒调绵灰下；胎不安，蜜和酒下；肠风，陈米饮调百草霜下；心疼，菖蒲煎酒下；漏胎下血，乌梅温酒下；耳聋，腊点茶下；胎死不动，斑蝥三十个煎酒下；脚、腰痛，当归酒下；胎衣不下，芸苔研水下；头风，薄荷点茶下；血风眼，黑豆甘草汤下；生疮，地黄汤下；身体疼痛，黄芪末调酒下。四肢浮肿，麝香汤下；咳嗽喘满，杏仁桑白皮汤下；腹痛，芍药调酒下；产前后痢白者，干姜汤下；赤者，甘草汤下；赤白杂者，一宜汤下。常服，温酒、醋汤，任下，并空心、食前服。

（摘自《妇人大全良方》）

方二 葱白散（《大全良方》）

［组成］川芎、当归、枳壳、厚朴、桂心、干姜、芍药、舶上茴香、青皮、苦楝子、木香、熟地黄、麦芽、三棱、莪术、茯苓、神曲、人参各等份。

［煎服法］上为细末，每服三平钱。水一盏，连根葱白二寸，拍破，盐半钱，煎至七分，温服。内大黄、诃子，宜相度病状。如大便不利，入大黄同煎，却不入盐；如大便自利，入诃子煎。

［主治］专治一切冷气不和，及本脏膀胱气攻冲疼痛。大治妇人产前、后腹痛，胎不安或血刺痛者，兼能治血脏宿冷，百节倦疼，肌体怯弱，劳伤带瘀，久服尽除。但妇人一切疾病，最宜服此。

［功效］行气止痛，活血化瘀。

（摘自《妇人大全良方》）

方三 黑神丸（《大全良方》）

［组成］神曲、茴香各四两，木香、椒炒香，出汗、丁香各半两，槟榔四枚，漆六两，半生，半用汤煮半日，令香。

［煎服法］上除椒、漆，五物皆半生半炒为细末，用前生熟漆和丸如弹子大。茴香末十二两，铺阴地荫干；候外干，并茴香收器中，极干去茴香。肾余育肠、膀胱痃癖及疝坠、五膈、血崩、产后诸血，漏下赤白，并一丸分四服；死胎一丸，皆绵灰酒下；难产炒葵子四十九枚，捣碎，酒煎下一丸。诸疾不过三服，痃气十服，膈气、癥癖五服，血瘕三丸当瘥。

［主治］血瘕。

［功效］温通行气，活血祛瘀。

（摘自《妇人大全良方》）

方四 桃仁煎（《千金》）

［组成］桃仁、大黄各一两，虻虫半两，炒黑，川朴硝二两。

［煎服法］上四味为末，以醇醋二升半，银石器中慢火煎取一升五合；下大黄、桃仁、虻虫等，不住手搅，欲下手丸；下朴硝，更不住手搅，良久出之，丸如梧桐子大。前一日不用吃晚食，五更初用温酒吞下五丸，日午取下如赤豆汁，或如鸡肝、虾蟆衣状。未下再作。如鲜血来即止，续以调血气药补之。（此方出《千金》）。

［主治］治妇人血瘕血积，经候不通。（出《本事方》）

［功效］活血祛瘀，急下通便。

（摘自《妇人大全良方》）

【精选验案】

案1 痃癖

夫痃癖癥瘕，血气兜硬，发歇刺痛，甚则欲死。究而言之，皆血之所为。仆尝治一妇人血气刺痛，极不可忍，甚而死一、二日方省。医巫并治，数年不愈。仆以葱白散、乌鸡丸遂安。

（摘自《妇人大全良方》）

案2 痃癖

又尝治一妇人，血气作楚，如一小盘样，走注刺痛，要一人伏定方少止。亦用此二药（葱白散、乌鸡丸）而愈。寻常小小血气，用此二药亦有奇效，故录于后。（见［常用效方］）

（摘自《妇人大全良方》）

案3 疝瘕

余族子妇病，腹中有大块如杯，每发痛不可忍。时子妇已贵，京下善医者悉，常服其药莫愈。陈应之曰：此血瘕也。投黑神丸三丸，杯气尽消，终身不复作。

（摘自《妇人大全良方》）

案4 疝瘕之一

顷年在毗陵，有一贵官妻，患小便不通，脐腹胀不可忍。众医皆作淋治，如八正散之类。数种皆治不通，痛愈甚。余诊之曰：此血瘕也，非瞑眩药不可去。余用此药（桃仁煎），更初服至日午，疼痛不可忍，遂卧少顷，下血块如拳者数枚，小便如黑豆汁一、二升，痛止得愈。此药治病的切，然猛烈太峻，气虚血弱者更宜斟酌与之。

（摘自《妇人大全良方》）

朱丹溪

（集三家长，养阴解郁，善治妇人病）

【医家简介】

详见第7页。

【主要学术思想和主张】

详见第7页。

【医论医话】

1. 积聚痞块

痞块，在中为痰饮，在右为食积，在左为血块。气不能作块成聚，块乃有形之物也。痰与食积，死血而成也。用醋煮海石、醋煮三棱、莪术、桃仁、红花、五灵脂香附之类为丸，石碱白术汤吞下。瓦楞子能消血块，次消痰。石碱一物，有痰积有块可用洗涤垢腻，又能消食积。治块，当降火消食积，食积即痰也。行死血块，块去须大补。凡积病不可用下药，徒损真气，病亦不去，当用消积药使之融化，则根除矣。凡妇人有块，多是血块。

戴（思恭）云：积聚癥瘕，有积聚成块，不能移动者是癥；或有或无，或上或下，或左或右者是瘕。

（摘自《丹溪心法》）

2. 结痰成块

凡人身上中下有块者多是痰，问其平日好食何物，吐下后，方为药。许学士用苍术治痰成窠囊一边行极妙。痰挟瘀血，遂成窠囊。眩运嘈杂，乃火动其痰，用二陈汤加山栀子、黄连、黄芩之类。噫气吞酸，此食郁有热，火气上动，以黄芩为君，南星、半夏为臣，橘红为使，热多加青黛。痰在胁下，非白芥子不能达；痰在皮里膜外，非姜汁、竹沥不可导达；痰在四肢，非竹沥不开；痰结核在咽喉中，燥不能出入，用化痰药，加咸药软坚之味，瓜蒌仁杏仁、海石、桔梗、连翘，少佐朴硝，以姜汁蜜和丸，噙服之。海粉即海石，热痰能降，湿痰能燥，结痰能软，顽痰能消，可入丸子，末子不可入煎药。枳实泻痰，能冲墙壁。小胃丹治膈上痰热、风痰湿痰肩膊诸痛，能损胃气，食积痰实者用之，不宜多。

（摘自《丹溪心法》）

3. 乳硬

乳房，阳明所经；乳头，厥阴所属。乳子之母，不知调养，怒忿所逆，郁闷所遏，厚味所酿，以致厥阴之气不行，故窍不得通，而汁不得出。阳明之血沸腾，故热甚而化脓。亦有所乳之子，膈有滞痰，口气焮热，含乳而睡，热气所吹，遂生结核。于初起时，便须忍痛，揉令稍软，吮令汁透，自可消散。失此不治，必成痈疖。治法：疏厥阴之滞，以青皮；清阳明之热，细研石膏；行污浊之血，以生甘草之节；消肿导毒，以瓜蒌子，或加没药、青橘叶、皂角刺、金银花、当归。或汤或散，或加减随意消息。然须以少酒佐之，若加以艾火两三壮于肿处，其效尤捷。彼庸工喜于自炫，便用针刀引惹拙痛，良可哀悯！若夫不得于夫，不得于舅姑，忧怒郁闷，昕夕积累，脾气消阻，肝气横逆，遂成隐核，如大棋子，不痛不痒，数十年后，方为疮陷，名曰奶岩。以其疮形嵌凹似岩穴也，不可治矣。若于始生之际，便能消释病根，使心清神安，然后施之以治法，亦有可安之理。予族侄妇年十八时，曾得此病，察其形脉稍实，但性急躁，伉俪自谐，所难者后姑耳！遂以本草单方青皮汤，间以加减四物汤，行以经络之剂，两月而安。

（摘自《格致余论》）

【验方效方】

方一　三圣膏

［组成］煅石、大黄、桂心。

［制用法］未化煅石半斤为末，瓦器中炒令淡红色，提出，火候热稍减。次下大黄末一两，就炉外炒，候热减。下桂心末半两，略炒，入米醋熬搅成黑膏，浓纸摊贴患处。

［主治］痞块在皮里膜外。

注意：须用补气药香附开之，兼二陈汤加补气药，先须断浓味。

（摘自《丹溪心法》）

方二　有孕血块验方1

［组成］香附醋煮，四两，桃仁去皮，白术各一两，海粉醋煮，二两。

［用法］上为末，神曲糊丸。

［主治］妇人血块如盘，有孕难服峻利。

（摘自《丹溪心法》）

方三　产后消血块方1

［组成］滑石三钱，没药二钱，血竭二钱，如无以牡丹皮代之。

［主治］产后血块。

［煎服法］上为末，醋糊丸。

［加减］如恶露不下，以五灵脂为末，神曲丸、白术陈皮汤下。瓦楞子能消。

（摘自《丹溪心法》）

方四　产后消血块方2

［组成］血竭，五灵脂。

［主治］消产后血块，极好。

［煎服法］上为末。

［主治］产后血块，

（摘自《丹溪心法》）

【精选验案】

案1　气虚滞（结块）

朱先生医台州潭浦陈家，用蜀葵根煎汤，去渣，再入人参、白术、青皮、陈皮、甘草梢、牛膝煎成汤，入细研桃仁、玄明粉各少许，热饮之，二服当见块下。如病重者，须补接之，后加减再行。

（摘自《丹溪心法》）

案2　气滞血郁（腹块）

丹溪治一妇，性急多劳，断经一月，小腹有块，偏左如掌大，块起即痛盛，腹渐肿胀，夜发热食减，其脉冬间得虚微短涩，左尤甚。初与白术一斤，和白陈皮半斤，作二十贴煎服，以三圣膏贴块上，经宿块软，再宿，则块近下一寸。旬日食进，痛热减半，又与前药一料，加木通三两，每贴加桃仁九个，而愈。

（摘自《名医类案》）

案3　胃气弱，血郁滞（小腹气块）

一婢，色紫稍肥，性沉多忧。年四十，经不行三月矣。小腹当中，有一气块，初如栗，渐如盏，脉涩，重取却有，按之痛甚，扪之高半寸，与千金硝石丸。四五次，忽乳头黑且汁，恐孕也。朱曰：涩脉无孕，又与三五贴，脉稍虚豁，知药竣矣。令止前药，与四物汤，倍加白术，佐以陈皮三十贴。俟脉完，再与硝石丸数次，块消一晕。止药，又半月，经行痛甚，下黑血半升，内有如椒核者数十粒，已消一半，累求药不与，待其自消。（琇按：即大积大聚，衰大半而止之义。）至经行三次，每下小黑块，乃尽消。凡攻击之药，有病即病受之，邪轻则胃受伤矣。夫胃气，清纯中和者也。惟与五谷肉菜果相宜。药石皆偏胜之气，虽参、芪性亦偏，况攻击者乎？此妇胃气弱，血亦少，若待块尽而却药，则胃气之存者，几希矣。

（摘自《名医类案》）

案4　涩药致败血（胸腹有块）

一妇，因经水过多，每服涩药，致气痛，胸腹有块十三枚，遇夜痛甚，脉涩而弱。此因涩药致败血不行，用蜀葵根煎汤，再煎参、术、青皮、陈皮、甘草稍、牛膝，入玄明粉少许，研桃仁，调热服。二贴连下块二枚，以其病久血耗，不敢顿下，乃去葵根、玄明粉服之，块渐消而愈。

（摘自《名医类案》）

案5　气郁致痞（胸痞有块）

一妇，因哭子后，胸痞，有块如杯，食减，面淡黄黪黑，怠甚，脉弦细虚涩，日晡发寒热，知其热危，补泻兼用，以补中益气汤随时令加减，与东垣痞气丸相间服之。食前用汤，食后用丸，必汤多于丸也。一月，寒热退，食稍进，仍服前药。二月后，忽夜大寒热，至天明始退，其块如失。至晚，手足下半节皆肿，遂停药数日，忽夜手足肿如失。天明，块复有而小一晕，以二陈汤加白术、桔梗、枳实，服半月而安。次年生子。

（摘自《名医类案》）

案6　肝郁气滞（乳下结块）

一妇，年四十余，面白形瘦，性急，因忤意，乳房下贴肋骨间结一块，渐长掩心，微痛膈闷，食减口苦。脉微短涩。知其经亦不行，思其举动如常，尚有胃气，以琥珀膏贴块，以参、术、芎、归，佐以气药，二百余贴，并吞润下丸。脉涩减，渐充。经行紫色，用前汤丸，加醋炒三棱，佐以抑青丸，块消一大半，食进。朱令其止药，待来春木旺区处。次夏，块复作，大于旧。脉平和，略弦。自言食饱后，则块微痛闷，食行却自平。知其因事激也，以前补药加炒芩，佐以木通、生姜，去三棱，吞润下丸，外贴琥珀膏。半月，经行而块散。是肺金为火所铄，木邪胜土，土不能运，清浊相干，旧块轮郭尚在，因气血未尽复，浊气稍留，旧块复起也。补其正气，使肺不受邪，木气平而土气正，浊气行而块散矣。

（摘自《名医类案》）

案7　气滞血郁（妊娠血块）

一妇，血块如盘，有孕，难服峻药。以香附四两（醋煮治气），桃仁一两（去皮尖，治血），海石二两（醋煮，软坚），白术一两（补），神曲糊丸（消）。

（摘自《名医类案》）

案8　气滞痰郁（产后乳痈）

朱丹溪治一妇人，产后患乳痈，用香白芷、连翘、甘草节、当归、赤芍、青皮、荆芥穗各半两，贝母、花粉、桔梗各一钱，瓜蒌半个，作一帖水煎，半饥半饱服，细细呷之。有热加柴胡、黄芩，忌酒肉椒料。敷药用南星、寒水石、皂角、白芷、川贝、草乌、大黄，七味为膏，醋调，鹅翎扫敷肿痛，效。（《治法》）

（摘自《续名医类案》）

案9　肝郁气滞（乳硬症初期）

予族侄妇年十八时，曾得此病（乳硬症），察其形脉稍实，但性急躁，伉俪自谐，所难者后姑耳！遂以本草单方青皮汤，间以加减四物汤，行以经络之剂，两月而安。

（摘自《格致余论》）

薛立斋

（擅温补，重脾肾，精各科）

【医家简介】

薛己（1487～1559），字新甫，号立斋，明代著名医家，江苏吴县（今苏州）人。乃父薛铠是一代名医，擅长儿科，弘治年间，被征为太医院医士，著有《保婴撮要》八卷问世。薛己天资聪颖，过目成诵，幼继父业，精研医学方术，通晓各科，尤以疡科见长。正德初年（1506）补选为太医院院士，九年（1514）擢升为太医院御医，奉侍明武宗朱厚照汤药。十四年（1519）授南京太医院判。嘉靖年间年，升任院使。后辞职回家，致力于著述。

著有《内科摘要》、《外科发挥》、《外科心法》、《外科枢要》、《疠疡节要》、《外科经验方》、《女科撮要》、《正体类要》、《口齿类要》、《本草约言》等十种。另注释《妇人良方大全》、《小儿痘疹方论》等六书。校勘《难经本义》、《伤寒钤法》等六书。

【主要学术思想和主张】

承家学，宗经典，于内、外、妇、儿、口齿、骨伤诸科无所不通，尤精外科。学术上重视脾胃生发之阳气，认为人的诸脏所以能发挥正常生理功能，皆因禀受脾胃所生化的水谷精气。指出“胃为五脏本源，人身之根蒂”，“脾胃气实，则肺得其所养，肺气既盛，水自生焉，水升则火降，水火既济而天地交泰；若脾胃气虚，则其他四脏俱无生气。”临证注重脾肾、命门之辨证，遣方用药上脾肾并重，既重视以四君子、六君子、补中益气汤之类补脾益气，又善用六味丸、八味丸之类补肾填精。对饥饱劳役，脾胃受损的消化不良症状，薛己认为不宜概施消导之品，“伤饥失饱，致损脾胃，非有积滞，乃不足耳”。对于内伤发热，主张用补中益气汤，肾虚精损发热，主张用六味地黄丸治疗，体现了甘温除大热和壮水之主以制阳光的治则。

【医论医话】

1. 乳汁化源

夫乳汁乃气血所化，在上为乳，在下为经，若冲任之脉盛，脾胃之气壮，则乳汁多而浓；衰则淡而少，所乳之子，亦弱而多病。又有屡产无乳，或大便涩滞，乃亡津液也，当滋化源。

（摘自《女科撮要》）

2. 论乳痈乳岩

妇人乳痈，属胆胃二腑热毒，气血壅滞。故初起肿痛，发于肌表，肉色赤，其人表热发热，或发寒热，或憎寒头痛，烦渴引冷，用人参败毒散、神效瓜蒌散、加味逍遥散治之，其自消散。若至数日之间，脓成溃窍，稠脓涌出，脓尽自愈。若气血虚弱，或误用败毒，久不收敛，脓清脉大，则难治。乳岩属肝脾二脏郁怒，气血亏损，故初起小核，结于乳内，肉色如故，其人内热夜热，五心发热，肢体倦瘦，月经不调，用加味归脾汤、加味逍遥散、神效瓜蒌散，多自消散。若荏苒日月渐大，岩色赤，出水腐溃深洞，用前归脾汤等药，可延岁月，若误用攻伐，危殆迫矣。大凡乳症，若因恚怒，宜疏肝清热。痛寒热，宜发表散邪。肿痛甚，宜清肝消毒，并隔蒜灸。不作脓，或脓不溃，补气血为主。不收敛，或脓稀，补脾胃为主。脓出反痛，或发寒热，补气血为主。或晡热内热，补血为主。若饮食少思，或作呕吐，补胃为主。饮食难化，或作泄泻，补脾为主。劳碌肿痛，补气血为主。怒气肿痛，养肝血为主。儿口所吹，须吮通揉散。成痈，治以前法。潮热暮热，亦主前药。大抵男子多由房劳，耗伤肝肾。妇人郁怒，亏损肝脾。治者审之。世以孕妇患此，名曰内吹。然其所致之因则一，惟用药不可犯其胎耳。

（摘自《女科撮要》）

【验方效方】

方一　益气养荣汤《内经拾遗》

［组成］当归、川芎、白芍、熟地、人参、白术、白茯苓、甘草、桔梗、橘皮、贝母、香附、黄芪、柴胡。

［功效］止咳嗽，补气血。

［主治］气血损伤，四肢颈项等处患肿，不问软硬赤白痛否，日晡发热，或溃而不敛者。

［用法用量］水二盅，加生姜三片，大枣二个，煎八分，温服。

（摘自《女科撮要》）

方二　玉露散（《卫生家宝产科备要》）

［组成］茯苓锉，半两，人参去芦，切片，半两，甘草炙，半两，桔梗去芦，切，焙，一两，白芷洗，锉，一两，川芎洗，锉，一两，川大黄湿纸裹，慢火煨熟，锉，一分，当归去芦须，切，一分，芍药三分，洗，锉。

［主治］产后乳脉不行，烦热，或大肠滞涩，肢体疼痛。

［功效］凉膈，压热，下乳。

［制备方法］上为末。

［用法用量］每服二平钱，水一盏，煎至七分，温服，日三次。

［加减］若脏腑泄泻，即除川大黄。

（摘自《女科撮要》）

【精选验案】

1. 乳痛乳岩

案1 带脉为患，乳痛牵脐（乳腺炎）

一妇人内热胁胀，两乳不时作痛，口内不时辛辣，若卧而起急，则脐下牵痛，此带脉为患。用小柴胡加青皮、黄连、山栀二剂而瘥。

（摘自《女科撮要》）

案2 乳痛发热，药针破脓（乳腺炎）

一妇人因怒，左乳作痛发热，表散太过，肿热益甚。用益气养荣汤，数剂热止脓成，不从用针，肿胀热渴。针脓大泄，仍以前汤，月余始愈。此症若脓成未破，有薄皮剥起者，用代针之剂，其脓自出。不若及时用针，不致大溃。若脓血未尽，辄用生肌，反助其邪。慎之！

（摘自《女科撮要》）

案3 脓成胀痛，虚证蜂起（乳腺炎重症）

一妇人脓成胀痛，余欲针之，不从，数日始针，出败脓三四碗许，虚症蜂起，几至危殆，用大补两月余而安。若元气虚弱，不作脓者，用益气养荣汤补之，脓成即针。若肿痛寒热，怠惰食少，或至夜热甚，用补中益气汤兼逍遥散，补之为善。

（摘自《女科撮要》）

案4 乳房肿胀，发热作渴（产妇乳腺炎）

一产妇因乳少，服药通之，致乳房肿胀，发热作渴，以玉露散补之而愈。

（摘自《女科撮要》）

案5 乳肿不痛，发热渐瘦（瘰核）

一妇人左乳内肿如桃，不痛不赤，发热渐瘦。用八珍加香附、远志、青皮、柴胡百余剂，又兼服神效瓜蒌散三十余剂，脓溃而愈。

（摘自《女科撮要》）

案6 多发乳核（乳岩）

一妇人右乳内结三核，年余不消，朝寒暮热，饮食不甘，此乳岩，以益气养荣汤，百余剂，血气渐复，更以木香饼熨之，喜其谨疾，年余而消。

（摘自《女科撮要》）

案7 肝郁脾虚，乳肿作痛

至英内年二十有五，素虚弱，多郁怒。时疫后，脾胃愈虚，饮食愈少，又值气忿，右乳胁下红肿，膺内作痛，用炒麸皮熨之，肿虽少散，内痛益甚，转侧胸中，如物悬坠，遂与加减四物汤。内肿如鹅卵，外大如盘，胸胁背心相引而痛，夜热势甚，时治者皆以攻毒为言，叩诸先生，乃云：此病后脾弱，而复怒伤肝，治法惟主于健脾气，平肝火，则肿自消，而病自愈矣。承惠方以八物加陈皮、黄芪、柴胡、山栀、白芷，服八剂，病减六七，去白芷加青皮、木香、桔梗，又六剂而痊愈。奏功之奇，获效之速，盖出于寻常万万也。感激浓恩，昕夕不忘，录此乞附医案，以诏后之患者，毋为攻毒者之所惑也。晚生尤至英顿首再拜书。

（摘自《女科撮要》）

案8　误治死案

一妇人乳内结核年余，晡热少食，余欲用益气养荣汤治之，彼以为缓，乃服行气之剂，其势愈甚，溃而日出清脓而殁。

（摘自《女科撮要》）

2. 腹部癥瘕

案1　肝脾血气亏损（瘕）

薛立斋治一妇人，经不调，两拗肿胀，小便涩滞，腹中一块作痛，或上攻胁腹，或下攻小腹，发热，晡热恶寒，肌肤消瘦，饮食无味，殊类瘵症，久而不愈。此肝脾血气亏损，用八珍汤、逍遥散、归脾汤，随症互服而愈。

（摘自《续名医类案》）

案2　肺脾气虚，肝肾不足

一妇人性多郁怒，勤于女工，小腹内结一块，或作痛，或痞闷，月经不调。恪服伐脾之剂（今人受此害者尤多），内热寒热，胸膈不利，饮食不甘，形体日瘦，牙龈蚀烂。此脾土不能生肺金，肺金不能生肾水，肾水不能生肝木，当滋化原。用补中益气、六味地黄，至仲春而愈。（必举仲春者，以肝木斯令时也。）

（摘自《续名医类案》）

案3　肝气虚而血弱

薛立斋治一产妇，腹中似有一块，或时作痛而转动，按之不痛（便非实积），面色萎黄，痛则皖白，脉浮而涩，此肝气虚而血弱也。不信，乃服破血行气，痛益盛，转动无常。又认为血鳖，专用破血祛逐之药，痛攻两胁。肚腹尤甚，益信为鳖，确服下虫等药，去血甚多，形气愈虚。肢节间各结小核，隐于肉里，以为鳖子畏药而走于外。薛云：肝脏血而养诸筋，此因肝血复损，筋涸而挛结耳。盖肢节胸项，皆属肝胆部分，养其脾土，补金水以滋肝血，则筋自舒。遂用八珍汤、逍遥散、归脾汤，加减调治而愈。

（摘自《续名医类案》）

案4　血虚气滞

一产妇小腹作痛，有块，脉芤而涩，以四物加延胡索、红花、桃仁、牛膝、木香，治之而愈。

（摘自《续名医类案》）

孙文垣

（研究命门三焦相火，首重明证，兼擅全科）

【医家简介】

详见第9页。

【主要学术思想和主张】

详见第10页。

【验方效方】

方一 积块丸（《赤水玄珠》）

［组成］京三棱、莪术各用醋煨、自然铜、蛇含石各烧红，醋淬七次，各二钱，雄黄、蜈蚣全用，焙燥，各一钱二分，辰砂八分，木香一钱半，铁华粉用糯米醋炒，一钱，芦荟、天竺黄、阿魏、全蝎洗，全用，焙干，各四钱，沉香八分，冰片五分。

［制用法］上药研为极细末，用雄猪胆汁（黑狗胆汁尤妙）炼为丸，如梧桐子大。每服七分至九分，重者一钱，五更时用酒送下。块消即止，不必尽剂。

［功效］攻积杀虫。

［主治］癥瘕积聚痞块，腹中饱胀，或虫积疼痛。

（摘自《孙文垣医案》）

方二 丹溪保和丸（《丹溪心法》）

［组成］白术麸炒，茯苓，陈皮，厚朴姜炙，枳实，枳壳麸炒，香附醋炙，山楂炒，六神曲麸炒，麦芽炒，法半夏。

［主治］用于食积停滞，脘腹胀满，嗳腐吞酸，不欲饮食。

［功能］消食，导滞，和胃。

［方解］山楂消肉化积，神曲消腻化滞，半夏燥湿醒脾。茯苓渗湿和胃。陈皮理气和中。连翘清热和中。莱菔子消痰下气。保和丸用药要点，消食药与降逆药同用，消食之中以通降，使积滞从下而去，通降祛湿以止泄泻而不戕伐，此乃药物合方之妙用。以脘腹胀痛，嗳腐吞酸，厌食为辨证要点。

（摘自《孙文垣医案》）

【精选验案】

1. 腹瘕

案1 血瘕

汪链兄内人，经水久不止，内有紫黑血块。今则胃脘胸腹皆痛，玉户且肿，手足皆冷，绝不知饿，脐腹之下有一块坚如铁。脉左数，右沉涩，此血瘕也。用糖球子五钱，延胡索、五灵脂、香附、麦芽、青皮各一钱，水煎服。夜即痛减其半，手足渐温，后加丹参、川芎、蒲黄、益母草、当归，四帖而痛全止，玉户亦消。再四帖而经调。

（摘自《孙文垣医案》）

案2　食积腹大坚石

富昨汪氏妇，对河程门女也，年仅三八，经不行者半载，腹大如斗，坚如石，时或作痛。里医尽技以治月余，弗瘳。乃举歙友为翼，又治月余，腹转胀急，小水涓滴不通，乃仿予治孙仲暗法，而用温补下元之剂，则胀急欲裂，自经求尽。文学南瀛怜之，荐予，诊其脉两关洪滑鼓指，按之不下，乃有余之候也，症虽重，机可生。询其致病之源，由乃姑治家严而过俭，其母极事姑息，常令女童袖熟鸡、牛舌之类私授之。因食冷物，积而渐成鼓胀。前任事者并不察病源，不审脉候，误作气虚中满治之，因胀而欲裂，宜其然也。乃用积块丸，三下之而胀消积去，后以丹溪保和丸调养一月而愈。积块丸列赤水玄珠第五卷虫蛊后。

（摘自《孙文垣医案》）

2. 乳痈

案1　痰滞

族侄妇范氏，大参老女也。素有痰涎，胸腹痞胀。近因乳肿，大发寒热，欲成痈毒。以加味神效瓜蒌散二帖，寒热虽退而肿不消，用贝母、白芷为臣，瓜蒌为君，赤芍药、当归、连翘为佐，青皮、甘草、柴胡为使，痛虽减而肿仍不消。脉之近数，知已成脓，仍与内托十宣散加金银花、蒲公英两帖而脓溃。因脚上生疮而有浮气，前方去蒲公英、金银花，加薏苡仁、苍耳子，调理全安。

（摘自《孙文垣医案》）

案2　妊中内吹

程玉吾内人，妊已七月，乳忽红肿而痛，洒淅恶寒发热而成内吹。以大瓜蒌四钱为君，当归尾二钱为臣，甘草节、蒲公英、贝母、连翘各一钱二分为佐，青皮、柴胡各八分，橘叶五片为使。水煎饮之两剂而瘳。此方治验不可胜数，缘妇女郁怒肝经为多，故栝蒌、甘草为缓肝之剂，贝母开郁，连翘、蒲公英解毒，柴胡、青皮调气，橘叶引经，当归活血。血活气调毒解热散而肿痛消释也。若将成脓，可加白芷。

（摘自《孙文垣医案》）

叶天士

（重肝脉，兼脾肾，调奇经）

【医家简介】

叶天士（1666～1745），名桂，号香岩，别号南阳先生，晚年号上津老人，江苏吴县（今苏州市）人。叶氏创立温病卫气营血辨证体系，丰富和完善了辨舌验齿、辨斑疹白瘖的温病诊断方法；补充了东垣脾胃论详于脾而略于胃的不足；善用古方，其众多治法药剂，经吴鞠通整理成为广传后世的效验名方。毕生忙于诊务，著作较少，现传《温热论》、《临证指南医案》、《叶氏医案存真》和《未刻本叶氏医案》等，均为门人据其口授或临床笔记编辑整理而成。

【主要学术思想和主张】

创立温病卫气营血辨证论治纲领，为温病学说理论体系的形成奠定基础。继承命门、脾胃学说，发展胃阴学说和甘药培中法。杂病中风辨证，创阳化内风说。提倡久病入络之证宜用辛润通络药物与虫类搜剔治之。善用奇经八脉治疗各科疾病，妇科尤最。认为辨治奇经病证，尤须分清虚实。奇经为病，虚证居多。奇经虚证多由脾胃、肝肾阴血精气受损，精血不能敷布所致。奇经实证，大多数由奇经气血痹阻造成。指出无论补虚治实，均需采用“通因”一法。强调在补益之中结合通调，通其脉络。奇经实证，则须用辛芳走泄之品，缓通脉络，多以虫蚁搜剔，疏达痹阻。虚中夹实，则注重通补兼施。如奇经亏虚，瘀血阻络者，主张既投血肉之品补下焦真元，又取芳香辛通，以期达到“包举形骸，和养脉络”之目的。

【医论医话】

癥瘕

夫癥者，征也。血食凝阻，有形可征，一定而不移；瘕者，假也。脏气结聚，无形成假，推之而可动。昔有七癥八瘕之说，终属强分名目，不若有形无形之辨为明的也。二症病在肝脾，而胃与八脉亦与有责，治之之法，即从诸经，再究其气血之偏胜。气虚则补中以行气，气滞则开郁以宣通，血衰则养营以通络，血瘀则入络以攻痹，此治癥瘕之大略。古方甚多，而葱白丸、乌鸡煎丸，尤为神效。癥瘕之外，更有痃癖、肠覃、石瘕、内疝等症，古人论之已详，兹不必赘。今参先生方案，如营伤气阻者，于益营之中，佐通泄其气；如络虚则胀，气阻则痛者，以辛香苦温入络通降；又如肝胃两病者，以泄肝救胃；肝胃脾同病者，则扶土制木；肝脏之气独郁不宣者，辛香专治于气；血痹络逆失和者，辛香专理其血；病由冲任扰及肝胃之逆乱者，仍从肝胃两经主治，以疏降温通。凡此悉灵机法眼，药不妄投。总之治癥瘕之要，用攻法，宜缓宜曲；用补法，忌涩忌呆。上逆则想肝脏冲病之源头，下垂则究中气阴邪之衰旺。吞酸吐水，必兼刚药；液枯肠结，当祖滋营。再辨脉象之神力，形色之枯泽，致病之因由，则治法自然无误矣。(龚商年)

徐评：案中方论，平正清切，又极和润，无刚燥克削等弊，但有形之疾，多有凝结而不可破者，古人膏丸蒸熨等法，必不可少，此则全未见及，恐沉痼之疾，断不能除也。

（摘自《临证指南医案》）

【验方效方】

○ 回生丹

［组成1］**大黑豆**三升用水浸取壳，用绢袋盛壳，用豆煮熟，去豆不用，将壳晒干，其汁留用，**红花**三两炒黄色，入好酒四碗煎，十余滚，去渣存汁听用，**苏木**三两，河水五碗煎汁，三碗听用，**大黄**一斤为末，**陈米醋**九斤

［制法1］上将大黄末一斤，入净锅，下醋三斤，文火熬，用长木筋不住手搅之，将成膏，再加醋三斤熬之，又加醋三斤，次第加毕，然后下黑豆汁三碗，次下苏木汁，

次下红花汁，熬成大黄膏，取入瓦盆盛之，大黄锅焦亦铲下，入后药同磨。（先成大黄膏）

［组成2］人参二两，川芎、当归、熟地、茯苓、香附、延胡、苍术米泔浸炒、桃仁、蒲黄各一两，乌药二两半，牛膝、地榆、橘红、白芍、羌活、炙甘草、五灵脂、山萸、三棱各五钱，高良姜、木香各四钱，木瓜、青皮、白术各三钱，益母草二两，乳香、没药各二钱，马鞭草五钱，秋葵子三钱。

［制服法2］上三十味，并前黑豆壳，共晒干为细末，入石臼内，下大黄膏，再下炼熟蜜一斤，共捣千捶为丸，每丸重二钱七分，静室阴干二十余日，不可烘晒，干后止重二钱，外以蜡作壳护之，用时去蜡调服。

一方无益母草、马鞭草、秋葵子三味，并不用蜜，醋止用八碗。

（摘自《临证指南医案》）

【精选验案】

案1　气血凝络，脘痛经阻

谭，瘕聚有形高突，痛在胃脘心下，或垂腰少腹，重按既久，痛势稍定。经水后期，色多黄白，此皆冲脉为病，络虚则胀，气阻则痛，非辛香何以入络？苦温可以通降。

延胡索，川楝子，香附，郁金，茯苓，降香汁，茺蔚子，炒山楂，乌药。

又，瘕聚瘤结，痛胀妨食，得食不下，痛甚，今月经阻不至，带淋甚多，病由冲任脉络扰及肝胃之逆乱，若不宣畅经通，日久延为蛊疾矣。

炒桃仁，当归须，延胡索，川楝子，青皮，小茴香，吴茱萸，紫降香，青葱管。

（摘自《临证指南医案》）

案2　木火郁，气滞血瘀

某，脐下瘕形渐大，气塞至心胸及咽喉，饮不解渴，遂气攻至背部，经水百余日不来，小溲得利，大便不爽，气滞血瘀，皆因情志易郁，肝胆相火内灼，冲脉之血欲涸，丹溪谓气有余便是火，口甜，食后痞，用苦辛清降。

胡黄连八分，山栀仁一钱半，南山楂三钱，芦荟一钱，鸡肫皮不落水去垢炙脆五钱。化服回生丹半丸。

（摘自《临证指南医案》）

案3　肾气不摄，经阻腹痛胀

陆（十六），经阻半年，腹形渐大，痛不拒按，溲短便通，据形色脉象，不是用通经丸者，下气还攻于络，有形若癥瘕，炒枯肾气丸。

（摘自《临证指南医案》）

案4　郁伤液涸，阳升痛胀

蒋（四七），天癸将止之年，小腹厥阴部位起瘕，动则满腹胀痛，形坚，或时脊巅掣痛，必有秽痰血筋吐出。此起于郁伤，久则液枯气结，内风阳气烦蒸，则心热痞结咽阻，已属瘤疾，治必无效，倘腹大中满则剧矣。

牡蛎，生地，阿胶，小胡麻，茯苓，豆皮。

（摘自《临证指南医案》）

案5　叶香岩治产后动肝气结块案

一妇产后恼怒，左少腹结一块，每发时少腹胀痛，从上攻下，膈间乳上俱痛，饮食入口即吐，屡治不效。叶香岩用：炒小茴一钱，桂酒炒当归一钱，自制鹿角霜一钱六分，菟丝子一钱六分，生楂肉一钱，川芎一钱水煎，阿魏丸一钱。八剂而愈。次用乌鸡煎丸，原方半料，永不再发。

鸿志按。叶氏此案可治产后瘀积，并堪移治癥瘤之类。《女科医案选粹》

摘自《王渭川妇科治疗经验集》

沈尧封

（博采众长，不泥古法）

【医家简介】

沈文彭，字尧封，浙江嘉善人，为清代乾隆年间名医。沈氏不但精于临床，病人门庭若市（于乾隆五年获制府宗室德赠予“曾饮上池”旌匾悬挂其厅堂），而且学术上颇有造诣。

著有《医经读》、《伤寒论读》、《女科切要》、《治哮证读》、《治杂病读》及《诊视心编》，其后三书未见刊刻问世。

【主要学术思想和主张】

1. 穷研伤寒，颇著成就

《伤寒论读》一书有着鲜明的学术特色。该书所采用的补亡编次、相类编次在较大范围内反映了仲景原意，使后学更能览观伤寒六经辨证的全貌。书中运用病因、证候、气化等多种系统解析六经实质，使六经辨证的具体内容更加明了。沈氏对伤寒论条文的注释更是中肯，主症注释、证候类比注释、腹诊注释、补亡方剂注释等都体现了服务临床的宗旨。

2. 擅长妇科，特抒己见

《女科切要》虽是寥寥10页，但临床指导价值甚高。王士雄加按语、徐正杰补注、张山雷笺疏，可以见其学术思想代代相承，倍受学界青睐。沈氏女科以经典为纲，纬以历代医论，参酌己见，发前人所未发。如对王肯堂、张洁古、李东垣等名家观点亦持有异议，师古不泥，以辨证论治为依归。

【验方效方】

乳岩初起方

坎炁，洗净切薄，焙燥研末，日吃一条，酒下。约二十条效。（此缪德仁治验，半年以内者效。）又狗粪、东丹、独囊蒜，三味捣匀，摊布上，勿用膏药令粘。粘贴微痛，数日可愈。

（摘自《沈氏女科辑要》）

【精选验案】

案　乳岩晚期，人参延命

沈尧封曰：乳岩初起，坚硬不作脓；其成也，肌肉叠起，形似山岩。病起抑郁，不治之证。方书云：桃花开时死，出鲜血者死。余见一妇患此已四年，诊时出鲜血盈盂，以为必死。日服人参钱许，竟不死。明年春桃花大放，仍无恙，直至秋分节候方毙。此妇抑郁不得志，诚是肝病。然不死于春而死于秋，何哉？岂肝病有二：其太过者死于旺时；其不及者，死于衰时耶！此证本属肝病，缪以坎气补肾而愈，亦理之不可解者。

（摘自《沈氏女科辑要》）

陈莲舫

（通全精妇，熟经方，晓脉理，中庸渊博）

【医家简介】

详见第11页。

【主要学术思想和主张】

详见第11页。

【验方效方】

甘麦大枣汤

［组成］甘草三钱，小麦三合，大枣十枚。

［主治］脏躁症，善悲伤欲哭。

［方解］《金匮要略》曰：妇人脏燥，善悲伤欲哭，有如神灵所作，数欠伸，甘麦大枣汤主之。脏燥者，火盛烁金，肺失其润，心系了戾而然，故用甘草缓心系之急，而润肺燥；大枣行脾胃之津；小麦降肝火之逆，火降则肺不燥，而悲自已也。

（摘自陈莲舫《女科秘诀大全》）

【精选验案】

案1　癥瘕（肝肾阴虚，气滞血瘀）

少腹有瘕，微痛且满，左足麻木，心悸不寐。

鹿茸、归身、仲粉、茯苓、小茴香、鹿角霜、甘杞子、沙苑、苁蓉、香附，为末，益母膏捣丸。

案2　癥瘕（产后病及八脉）

女科肝病最多，产后必病及八脉。即如少腹聚瘕，瘕气攻心下必呕吐，逆上则咽喉闭塞。经水半年不至，越日必有寒热。下焦病血分为多，瘕属气聚，癥为血痹。疝在冲脉，阴维阳维混混，医药焉能入奇经。

地鳖虫、延胡索、楂炭、蓬术、生鳖甲、川楝子、桃仁、麝香，益母膏捣丸。

案3　癥瘕（阳气微弱）

病后食减，在胁有形聚瘕，平昔便溏，乃阳气微弱也。

桂枝、厚朴、胡芦巴、茯苓、生白术、草果、生姜。

案4　癥瘕（五液枯槁，阳不交阴）

血崩，损伤未复，操持家政，形质神思未得安宁。上年夏秋漏带淋浊，不特肝肾。脂液告竭，奇经与诸络无血存蓄。气冲犯胃，脘膈刺痛，胁肋高突。更推下焦寒冷，腰围拘束，两足麻木，履地痿软，二便窒塞。五液枯搞，阳不交阴，有关性命。据说尝药一年，从未稍效。有一医者，用沉香降气，不知血枯液燥香燥忌进。至于姜桂，亦非失血所宜。姑以血肉之品，参入人参。若春和温煦，草木藉以资生。

人参、沙苑、芝麻、小茴香、甘杞子、苁蓉、归身、羊内肾。

（以上医案摘自《莲舫秘旨》）

其　　他

陈自明

（妇科大师，大全良方，以案释方）

【医家简介】

详见第4页。

【主要学术思想和主张】

详见第5页。

【医论医话】

1. 阴肿

夫妇人阴肿者，是虚损受风邪所为，胞络虚而有风邪客之。风气乘于阴，与血气相搏，令气否涩，腠理壅闭，不得泄越，故令肿也。

（摘自《妇人大全良方》）

2. 阴痒

夫妇人阴痒者，是虫蚀所为。三虫在于肠胃之间，因脏虚，三虫动作，蚀于阴内。其虫作热，微则为痒，重者乃痛也。

（摘自《妇人大全良方》）

3. 阴冷

妇人胞络劳伤，子脏虚损，风冷客之。冷乘于阴，故令冷也。五加皮浸酒方疗妇人癖瘦阴冷。五加皮、干姜、丹参、蛇床子、熟地黄、杜仲（制，各三两），钟乳粉（四两），天门冬（一两），地骨皮（二两）上细锉，以生绢袋盛，用酒十五升，渍二宿。每服温一中盏，空心、晚食前各一服。

（摘自《妇人大全良方》）

4. 阴挺下脱

夫妇人胞络伤损，子脏虚冷，气下冲则令阴挺出，谓之下脱。亦有因产而用力躽气，而阴下脱者。诊其少阴脉浮动，浮为虚，动为悸，故令下脱也。当归散（《千金翼》）疗妇人阴挺下脱。当归（炒），黄芩（各二两），牡蛎（二两半），猬皮（一两，炙焦），赤芍药（一两半）。上为细末，每服二钱，食前，暖酒调下，米饮亦可。

（摘自《妇人大全良方》）

5. 阴中生疮

《集验方》疗妇人阴中痛，生疮。羊脂（一斤），当归、杏仁、白芷、川芎（各一两）。上五味细切，羊脂和，置甑中蒸之。药成取如大豆一枚，棉裹药，内阴中，日一度。

（摘自《妇人大全良方》）

【验方效方】

方一 菖蒲散

［组成］菖蒲、当归各一两，炒，秦艽三分，吴茱萸半两，制。

［制服法］上为粗末，每服三钱。水一盏，葱白五寸，煎至六分，去滓，空心温服。

［主治］妇人月水涩滞，阴间肿痛。

（摘自《妇人大全良方》）

方二 大黄散

［组成］大黄微炒、黄芩、黄芪炙，各一两，赤芍药、玄参、丹参、山茱萸、蛇床子各半两。

［制作服法］上为细末。食前，温酒调二钱服。

［主治］妇人阴痒。

（摘自《妇人大全良方》）

方三 五加皮浸酒方

［组成］五加皮、干姜、丹参、蛇床子、熟地黄、杜仲制，各三两，钟乳粉四两，天门冬一两，地骨皮二两上细锉，以生绢袋盛，用酒十五升，渍二宿。

［服用法］每服温一中盏，空心、晚食前各一服。

［主治］疗妇人阴冷。

（摘自《妇人大全良方》）

方四 妇人阴中生疮方《集验方》

［组成］羊脂一斤，当归、杏仁、白芷、川芎各一两。

［制服法］上五味细切，羊脂和，置甑中蒸之。药成取如大豆一枚，棉裹药，内阴中，日一度。

［主治］疗妇人阴中痛，生疮。

（摘自《妇人大全良方》

方五 蚺蛇胆散《太平圣惠方》

［组成］蚺蛇胆三，大豆许，黄矾一钱，白矾灰一钱，芦荟一钱，麝香一钱。

［主治］小儿急疳痒，随爪作疮，瞬息大如钱。(此用治阴痒。)

［制备方法］上为细散。

［用法用量］若头面身上有疮，以清泔洗，裛干，敷一大豆许，良久水出即止；如在口齿中，宜频贴之。

（摘自《续名医类案》）

【精选验案】

案 阴蚀

陈良甫家婢患阴蚀，就疮医家疗不瘥。蚀处作两疮，深半寸。良甫于《涓子方》中捡得甘草汤方，仍以自处蚺蛇胆散，不经七日疮乃平复，甚效。凡救十八人，手下即活。遇斯疾者，请流布而传之。

（摘自《续名医类案》）

朱丹溪

（集三家长，养阴解郁，善治妇人病）

【医家简介】

详见第7页。

【主要学术思想和主张】

详见第7页。

【医论医话】

阴肿等杂病

大凡一应杂病，与男子同治。妇人阴肿，用枳实半斤，锉炒令热，故布帛裹熨，冷则易之。阴中恶疮，好硫黄末敷之极妙。湿泡可加铅粉。

又方，枯矾为末敷之。男阴亦用此也。妇人隐处疼痛，炒盐以青布裹熨之。阴冷，用母丁香为末，缝纱囊如小指大，实药末，纳阴中，愈。温中药，蛇床子末，白粉少许和匀，如枣大，绵裹纳之。小便出大便，五苓散分利水谷。梦与鬼交，鹿角末酒调服。妇人发不黑，芭蕉油涂之。妇人风瘙痒瘾疹，痒不止，用苍耳、花果子为末，豆淋酒饮二三钱。

（摘自《丹溪治法心要》）

【验方效方】

方一　补中益气汤

［组成］黄芪劳役病甚可用一钱半，嗽者减去一钱，人参一钱，有嗽去之，甘草炙，一钱。以上三味除燥热肌热之圣药，当归身酒洗，焙干，半钱，以和血脉，柴胡半钱引清气行少阳之气上升腾而复其本位，葛根半钱，如渴用之，不渴不用，一方有白芍半钱，秋冬不用，红花三分　少加黄柏三分，以救肾水，泻伏火上作一服，水煎，午前稍热服。若病日久者，以权立加减法。

［加减］若头痛，加蔓荆子三分；痛甚重懒倦者，乃太阴厥阴头疼，加半夏半钱或一钱，生姜三片；若耳鸣、目黄、颊颔肿，颈肩肘臂外后廉痛、面赤、脉洪大者，加羌活一钱，防风七分，甘草三分，本五分，通其经血，加黄芩、黄连各三分消其肿；嗌痛颔肿，脉洪大，面赤，加黄芩三分，桔梗七分，甘草三分；口干嗌干或渴者，加葛根五分，升胃气上行以润之；心下痞，瞀闷者，加芍药、黄连各一钱；如痞腹胀，加枳实三分，浓朴七分，木香、砂仁各三分；如天寒，加干姜；腹中痛，加白芍药炒半钱，炙甘草三分；如恶寒觉冷痛，加中桂（即桂心）半钱；夏月腹中痛，不恶寒不恶热者，加五分，芍药一钱，甘草五分，以治时热；脐下痛者，加真熟地黄半钱；如胸中滞气，加莲花青皮一分或二分，壅滞可用，气促少气者去之；如身体重疼，乃风湿相搏，加羌活半

钱，风半钱，升麻一钱，柴胡半钱，本根半钱，苍术一钱。如病去，勿再服。若大便秘涩，加当归梢一钱；若久病痰嗽者，去人参，冬月加不去节麻黄，秋凉亦加不去根节麻黄，春月天温，只加佛耳草三分，款花一分，勿加麻黄。若初病之人，虽痰嗽不去人参，必不增添。

久病肺中伏火者，去人参，以防痰嗽增益耳。长夏湿土，客邪大旺，加苍术、白术、泽泻，上下分消其湿热之气。湿热大胜，主食不消，故食减不知谷味，则加曲以消之，加五味子、麦门冬，助人参泻火，益肺气，助秋损也，在三伏中为圣药。胁下急或痛，俱加柴胡、甘草、人参；多唾，或唾白沫，胃口上停寒也，加益智仁；若胃脘当心痛，加草豆仁三分。疲甚之人，参、芪、术有用至一两二两者。

（摘自《丹溪心法》）

方二　四物汤

［组成］当归，川芎，芍药，熟地黄各等份。

［煎服法］上以水煎服。

［主治］冲任虚损，月水不调，脐腹绞痛。

［加减］若经候微少，渐渐不通，手足烦疼，渐瘦，生潮热，脉微数，本方去地黄、芎，加泽兰叶三倍，甘草半分；经候过多，本方去熟地黄，加生地黄，或只加黄芩、白术；经行身热，脉数，头昏，本方加柴胡、黄芩；经行微少，或胀或疼，四肢疼痛，加延胡索、没药、白芷与本方等，淡醋汤调下末子。经候不调，心腹痛，只用川芎、当归二味，名君臣散。气冲经脉，故月事频并，脐下多痛，加芍药；经欲行，脐腹绞痛，加延胡索、槟榔、苦楝，炒木香减半；经水涩少，加葵花、红花；经水适来适断，或有往来寒热，先宜服小柴胡汤，后以四物和之；经候过而作痛，血气俱虚也，宜本方对四君子汤服之。

（摘自《丹溪心法》）

【精选验案】

案1　气虚下陷（阴脱）

［丹溪］一妇人三十余岁，生女二日后，产户一物如手帕，下有帕尖，约重一斤。予思之，此因胎前劳乏，伤气，成肝痿所致。却喜血不甚虚，其时岁暮天寒，恐冷干坏了，急与炙黄芪半钱，人参一钱，白术五分，当归一钱半，升麻五分，三帖，连服之即收上，得汗通身乃安。但下裔沾席处干者落一片，约五六两重，盖脂膜也。食进得眠，诊其脉皆涩，左略弦，视其形却实。与白术、芍药各钱半，陈皮一钱，生姜一片，煎二三帖以养之。

摘自《证治准绳》

案2　气血两虚，中气下陷（阴脱）

一妇人产子后，阴户中下一物如合钵状，有二歧。其夫来求治，予思之，此子宫也，必气血弱而下坠。遂用升麻、当归、黄芪，大料二帖与之，半日后，其夫复来曰：服二次后觉响一声，视之已收阴户讫。但因经宿干着席上，破一片如掌心大在席。某妻在家哭泣，恐伤破不可复生。予思之，此非肠胃，乃胎膏也。肌肉破，尚可复完，若气血充盛，必可生。遂用四物汤加人参，与一百帖。三年后复有子。

治子宫下，用黄芪一钱半，人参一钱，当归七分，升麻三分，甘草二分，作一帖，水一盅，煎至五分，去渣食前服。却用五倍子末泡汤洗。又用末敷之，如此数次，宜多服药，永不下。

（摘自《证治准绳》）

薛立斋
（擅温补，重脾肾，精各科）

【医家简介】

详见第21页。

【主要学术思想和主张】

详见第21页。

【医论医话】

前阴诸疾证治归纳

观诸治验，可见其交骨不开者，用芎归汤加发灰、龟板补而开之；阴门不闭者，用十全大补加五味子补而敛之；子宫不收者，补中益气加醋炒芍药、半夏，补而举之，或助以外治之法。

（摘自《女科撮要》）

【验方效方】

加味芎归汤（《得效》）

［组成］川芎一两，当归一两，自死干龟壳一个，如无，用钻龟废壳亦可，酥炙，生男女者妇人头发一握，烧存性。

［制法］上为散。

［功能］催生兼能下死胎，补气养血，扩张交骨。

［主治］主妇人难产五至七日不下，垂死者，及矮石女子交骨不开者；死胎不下。

［分析］《沈氏经验方》：用龟板滋阴以益肾，发灰补血而消瘀，更加芎、归以调和营卫，行而不窜，补而不壅，能令气血充足而无阻滞之患。保产第一方也。

（摘自《女科撮要》）

【精选验案】

1. 阴痒

案　肝郁脾虚下陷

薛立斋治一妇人，胸膈不利，内热作渴，饮食不甘，肢体倦怠，阴中闷痒，小便赤涩，此郁怒所致。用归脾加山栀、韦、当归、芍药而愈。但内热晡热，用逍遥散，加山栀亦愈。后因劳役发热，患处肿胀，小便仍涩，用补中益气，加山栀、茯苓、丹皮而愈。

（摘自《名医类案》）

2. 阴蚀

案 肝脾亏损，气虚滞陷

一妇人腐溃，脓水淋漓，肿痛寒热，小便赤涩，内热作渴，肢体倦怠，胸胁不利，饮食少思，三月余矣。薛以为肝脾亏损，用补中益气加柴胡、升麻、茯苓各一钱，炒栀二钱，数剂少愈。又与归脾，加山栀、川芎、茯苓，二十余剂，诸症悉退。惟内热尚在，再与逍遥散倍炒栀而愈。

（摘自《名医类案》）

3. 阴脱

案1 肝胆湿热下注

一妇阴中挺出一条，五寸许，闷痛重坠，水出淋漓，小便涩滞。夕与龙胆泻肝汤分利湿热，朝与补中益气汤升补脾气，诸症渐愈。再与归脾，加山栀、茯苓、川芎、黄柏，间服，调理而愈。后因劳役或怒气，下部湿痒，小水不利同，仍用前药而愈。亦有尺许者，亦有生诸虫物者，用此法治之。

（摘自《名医类案》）

案2 肝脾郁结

一妇人阴中突出如菌，四围肿痛，小便频数，内热晡热，似痒似痛。此肝脾郁结之病，盖肝火湿热而肿痛，脾虚下陷而重坠也。先以补中益气加山栀、茯苓、车前、青皮，以清肝火，升脾气，渐愈。更以归脾汤加山栀、茯苓、川芎调理，更以生猪脂和藜芦末，涂之而收。（外治法妙。）

（摘自《名医类案》）

4. 产后阴门不闭

案 气滞湿浊（产后子宫下垂）

一产妇阴门不闭，小便淋沥，腹内一块，攻走胁下，或胀或缩，用加味逍遥散加车前子而愈。

（摘自《名医类案》）

5. 交接出血

案1 肝火伤脾

一妇人每交接，出血作痛，发热，口渴，欲呕。误服寒凉之药，前症益甚，不时作呕，饮食少思，形体日瘦。此症属肝火而药复伤脾所致也，先用六君子，加山栀（旧刻脱山栀，今依原本）、柴胡，脾胃健而诸症愈。又用加味逍遥散而形气复。

（摘自《名医类案》）

案2 肝脾两伤

一妇人每交接，则出血作痛，敷服皆凉血止痛之剂，不时出血甚多。此肝伤而不能藏血，脾伤而不能摄血也。用补中益气，济生归脾二汤而愈。或用熟艾帛裹入阴中。或用乱发、青皮烧灰敷之，而血自止。若出血过多而见他症，但用前药调补肝脾，诸症悉愈。

（摘自《名医类案》）

6. 产门不开

案1　初生难产

地官李孟卿，娶三十五岁稚女为继室，妊娠虑其难产，与加味芎归汤四剂备用，果产门不开，服之顿然分娩。

（摘自《女科撮要》）

案2　下血甚多

西宾费怀德之室，下血甚多，产门不开，两日未生，服前药一剂，实时而产，已后育胎，并无此症。怀德传与服者，无有不效。

（摘自《女科撮要》）

孙文垣

（研究命门三焦相火，首重明证，兼擅全科）

【医家简介】

详见第9页。

【主要学术思想和主张】

详见第10页。

【验方效方】

方一　益元散（《伤寒直格》）

［组成］滑石一两二钱，甘草二钱，辰砂五钱。

［用法］以上三味，朱砂水飞成极细粉；滑石、甘草粉碎成细粉，与上述粉末配研，过筛，混匀，即得。灯心汤调服。用量按比例酌定。孕妇忌服。

［主治］本治暑湿证兼心悸任忡，失眠多梦者。此治双胎难产。

［功效］主要为清心解暑，兼能安神。并具下气利窍摧生之力。

［方解］暑湿所致之病，治当清暑利湿。方中滑石性寒味淡，寒能清热，淡能渗湿，使三焦湿热从小便而出，少佐甘草以和中气，与滑石相配，有甘寒生津之义，使小便利而津液不伤，二药相配，共成清暑利湿之功。另紫苏安胎下气，滑石滑以利窍，亦摧生之良品。

（摘自《孙文垣医案》）

方二　赛百帖人参汤

［组成］未经水煅石干一块，重二三斤者，韭菜二三斤。

［制作使用法］用未经水煅石干一块，重二三斤者，又以韭菜二三斤，煎汤置盆中，将灰干投入，灰开汤沸，看沸声尽，乃滤去灰，带热坐于盆上。先熏后洗，即以热韭菜于患处揉挪。盖石灰能散寒消血，韭菜亦行气消血。一日洗一次，如法洗之。

［主治］初极爽快，洗三日果消软收入。

（摘自《孙文垣医案》）

【精选验案】

1. 产已及户不能下

案　双胞分而一上一下

余侄元素内人，季夏难产，夜过半，急叩予门。起而问之，为产者急矣。曰：然作何状？曰：产已及户不能下，用力则胸膈间有物上冲，痛不可忍。予思少顷，曰：此必双胎，胞已分而一上一下也，及户者在下欲产，在上者以用力而上冲，惟上冲，胸膈故病也。势亦险矣。

乃诸书如《产宝》、《良方》、《胎产须知》与各大方家俱未论及，将何以处？因详思其治法，偶悟必安上，而下始用力产也。即取益元散一两与之，令以紫苏汤送下，嘱必如法，饮药入腹而胸膈痛止，不超时产两女，母亦无恙。予仲子泰来问曰：益元散非产科急剂，何能取效如是？予曰：紫苏安胎下气，滑石滑以利窍，亦摧生之良品。盖医者，意也。予亦以意裁处之耳。此法方书无载，故记之，以备专女科者采而用焉。

（摘自《孙文垣医案》）

2. 阴肿

案　中焦湿痰，下流壅户

迪老之子风林，见予起乃翁疾，乘间语曰，内子包有隐疾，每月汛行，子户傍辍生一肿毒，胀而不痛，过三五日，以银簪烧红针破，出白脓盏余而消，不必帖膏药而生肉，无疤痕。初间用针刺，近只以指掐之，脓即出，但汛行即发，或上下左右而无定所，第不离子户也。于今八年，内外科历治不效，且致不孕，先生学博而思超，幸为筹之。予沉思两日而悟曰：此中焦湿痰，随经水下流，壅于子户也。经下而痰凝，故化为脓，以原非毒，故不痛。用白螺蛳壳火煅存性为君，南星、半夏为臣，柴胡、甘草为佐，面糊为丸，令早晚服之，未终剂而汛行不肿，次年生女。

（摘自《孙文垣医案》）

3. 阴挺、阴脱

案1　肝经湿热（阴挺）

山妇子户中突生一物，初长可三寸，今则五寸许矣。状如坚筋，色赤，大可拱把，胀而且痛，不便起止，憎寒壮热，寝食俱减。羞涩于言，每求自尽。闻先生能为人决疑疗怪，不啻扁、华，特相访而祈一决。予曰：疾成几年？对曰：将百日。予曰：盖凡所谓怪者，耳目无所闻睹，书籍无所注载。今所言者，乃阴挺症也。书有所征，奚足言怪？夫曰：阴挺何自而生？何法而治？几何月日而可愈也？可无妨于生育否？予曰：子户属厥阴肝经，肝属木。肝有湿热，故生阴挺，犹木有湿热而生蕈然。法当以龙胆泻肝汤及橘皮散，当归、黄芩、牡蛎、橘皮、赤芍药为末，每用二钱，空心米饮调下。即而治之，大计月余可消释也。奚生育之有妨哉？其夫合手顶礼于地曰：愿如药王言，敢徼一料。随按法措剂，畀之而去。甫三月，来报云前疾果如所言，消释无痕。兹为汛期一月不至，敢问。予曰：此有身也。夫曰：疾才愈，未必即能受身，恐防他疾。予曰：前恙乃肝经有余之疾，肝为血海。书云：女人血盛则怀胎。据血盛行当先期。今汛逾期，实孕耳，匪病也。

（摘自《孙文垣医案》）

案2　产时受寒，血凝不收（阴脱）

一仆妇，因难产而子宫坠出户外，半月不收，艰于坐卧。家贫不能求药，忧恐成痼。邻妪为访之专门，黄医博氏教之四：此易事也。只须补中益气汤一百帖，每帖要人参三钱，计二斤可收功也。乃夫闻言，即大伸舌，谢之曰：彼家朝佣暮食，无隔宿之储，甑生蛛网者半越月矣，安有人参二斤可服也？惟命是俟耳。妪复向予言之，且告以医博氏之治。予笑语妪曰：审如彼言，贫家则尽俟命矣，又奚医为？此必产时受寒，血凝滞不能敛而收入。症虽名阴脱，未必尽由气虚下脱也。观其善餐，而大小便如常可知矣。予有一法，价廉而功捷，三五日可瘳也。用未经水煅石干一块，重二三斤者，又以韭菜二三斤，煎汤置盆中，将灰干投入，灰开汤沸，看沸声尽，乃滤去灰，带热坐于盆上。先熏后洗，即以热韭菜于患处揉挪。盖石灰能散寒消血，韭菜亦行气消血。一日洗一次，如法洗之。初极爽快，洗三日果消软收入。

此予臆度之方，初不期捷效如是。里中闻之，咸谓此方合命名曰“赛百帖人参汤”云。

（摘自《孙文垣医案》）

4. 阴吹

案　清气不升，浊气下坠

令媳长卿之妇，腹中微疼，经行不流利，喉痛，四肢麻木作战，不知饥饿。右脉洪大如豌豆，以川芎、香附、麦芽、山楂、乌梅、粉草、桔梗、酒芩、防风、荆芥、白术、茯苓四剂而安。次月经水大行，十日不止，以黄芪、阿胶、蒲黄各一钱，白芍药二钱，粉草三分，一帖而止。此后但觉浊气下坠，屁从子户中出，以补中益气汤，加酒炒黄连调养而平。

（摘自《孙文垣医案》）

林珮琴

（宗经典，汇百家，精辨治）

【医家简介】

林珮琴（1771～1839），清代医学家。字云和，号羲桐。丹阳（今属江苏）人。举孝廉。嗜好医学，灯下研读方书，数十年而不倦。虽不以医为业，然治愈病者颇众。晚年请病家送还本人处方，择其要者，著成医案。又仿《张氏医通》例，辑成《类证治裁》八卷（附一卷，1839），以《内经》为本，博采历代医家精论，强调治病重在辨证，列述内科杂证，兼及妇、外等科病证，概述其病因、脉证、治法、方药，并附医案。取材审慎，立论严谨，分类明晰，倍受后世医家重视。

【主要学术思想和主张】

宗经立论，博采诸家，无不“深求之，以通其变；精思之，以会其微；博观约取，触类旁通”，择善而从，大大丰富了《类证治裁》的内容。林氏对大多病证都在发皇古义的基础上加以自己的理论或实践经验的阐述。

论治月经病，分析详尽，辨证准确，分型细致，方药精当，对于临床指导颇佳。对经色经质尤为重视，整体与局部辨证相结合，反映了先生临床观察细致周全、考虑患者体质、辨证用药严谨之特点。用药皆不求异，所用皆为常药，但贵在配伍精妙，药味不多而效专，药性平和而不刚燥。血虚多用四物汤加味，气虚常用四君子汤加味，参芪苓药芍地归芎陈等俱是常用之品。用药气血两顾，体现了以平为期的思想。

【医论医话】

1. 阴冷

妇人阴冷，由风冷客于子脏。宜五加皮酒。其肥盛而阴冷者，多湿痰下流。二术二陈汤加羌活、防风。立斋谓：阴冷属肝经湿热，外乘风冷。若小便涩滞，小腹痞痛，宜龙胆泻肝汤。内伤寒热，经候不调，宜加味逍遥散。

（摘自《类证治裁》）

2. 阴挺

妇人阴中挺出数寸，如菌如芝。因损伤胞络，或临产用力所致，以升补元气为主。补中益气汤。

若肝经湿热，小水涩滞，龙胆泻肝汤。阴虚滑脱，固阴煎、秘元煎。肝脾气郁，归脾汤。服药不效，用一捏金丸。妇人瘕聚，阴中突出如茄子，与男疝同，亦名疝，卧则上升，立则下坠，多因气虚，劳力举重。

宜大补元煎。

（摘自《类证治裁》）

3. 阴蚀

阴中生疮如小蛆，名曰䘌，痛痒如虫行，脓水淋沥。乃七情郁火，伤损肝脾，致湿热下注。其外症突出蛇头，或如鸡冠，肿痛湿痒，溃烂出水；其内症，口干内热，经候不调，饮食无味，体倦发热，胸膈不利，小腹痞胀，赤白带下。其治法，肿痛者，加味四物汤；湿痒者，加味归脾汤；淋涩者，龙胆泻肝汤；溃腐者，加味逍遥散；肿闷脱坠者，补中益气汤加山栀、丹皮。佐以外治法。《肘后方》：杏仁、雄黄、白矾各五钱、麝香二分，为末敷入。

（摘自《类证治裁》）

【验方效方】

螵蛸散（《景岳全书》）

［组成］海螵蛸、人中白、冰片。

［制备方法］上为细末。

［用法用量］先以百草多煎浓汤，乘热熏洗后，以此药掺之；如干者，以麻油或熬熟猪油、或蜜水调敷之。

［方剂主治］湿热破烂、毒水淋漓等疮，或下部紧囊、足股肿痛、下疳诸疮。

（摘自《类证治裁》）

【精选验案】

1. 阴痒

案 1　脾虚生湿

阴中痒，多由肝经湿热，化生虫，微则痒，甚则痛，或脓水淋沥，治宜清肝火。加味逍遥散、龙胆泻肝汤。如小腹胀痛，晡发寒热者，加味小柴胡汤。怒伤肝脾，胸闷阴痒者，加味归脾汤。瘦人阴虚燥痒者，六味丸三钱，合滋肾丸一钱，外用蛇床子、川椒煎汤熏洗。日三次。痒甚必有虫，以甘庶渣烧灰，入冰片擦之，或以猪肝煮熟，纳阴中，引虫出。一妇患此，诸药不效，因食黍米饭粥而愈。

（摘自《类证治裁》）

案2　宫虚湿热（子户痒甚）

夏氏。暑月孕后，小水赤涩，子户痒甚，日晡寒热。此由胞宫虚，感受湿热也。内用龙胆泻肝汤，加赤苓、灯心煎服。外用蛇床子、川椒、白矾、煎汤熏洗。再用杏仁、雄黄、朝脑研末，掺入户内愈。

（摘自《类证治裁》）

案3　湿袭子户

姜氏。孕六月，湿袭子户，小水淋沥作痒，用茅术（生）、五加皮、苦参、当归、蛇床子、川椒，煎汤熏洗，内服导赤散加滑石，愈。

王氏。产后气虚阴脱，两尺空。用补中汤去柴胡，加菟丝子、杜仲、芡实，外用龙骨、牡蛎（俱研细）托之。

（摘自《类证治裁》）

2. 阴挺

案　气虚蕴脓

孔氏。阴挺时流脓水，脉虚涩。内服补阴益气煎加白芍，外用川芎、当归、白芷、熟矾、银花、甘草，煎汤熏洗，拭干，用五倍子研末掺之。

（摘自《类证治裁》）

3. 阴疮

案　气郁毒侵

唐氏。数年经闭，阴疮内溃，晡热食减，头眩口干，肢痛便燥，身面俱发丹毒红晕。据述为根据夫疳毒所染，内服加味四物汤，添金银花、甘草、嫩桑枝。外用忍冬藤、鱼腥草、甘草、苦参，煎汤熏洗，拭干，用海螵蛸、人中白、冰片，名螵蛸散掺之。数次热痛减，红晕消，改加味逍遥散去术，加生熟地黄、麦冬等服，又用青黛、黄柏（研面）、山栀、薄荷（俱研）、麻油调搽。

（摘自《类证治裁》）

4. 交接出血

案

女人交接辄出血作痛，多由阴气薄弱，肾元不固，或阴分有火而然。如肝肾阴虚不摄者，固阴煎。阴分有火者，保阴煎。心脾不摄者，归脾汤。《千金方》用桂心、伏龙肝各五钱，为末酒下。交接违理出血，用乱发、青布，烧灰敷之，立止。或以赤石脂末渗之，或以五倍子末掺之。一妇交接出血，辄面黄如蜡，终身不育。

（摘自《类证治裁》）

下篇

近现代医家

围绝经期综合征

施今墨

（北名医，善合方，用对药，献验方，精全科，擅妇病）

【医家简介】

施今墨（1881～1969），浙江萧山县人，原名毓黔，字奖生，我国近代著名中医临床家、教育家、改革家，北京四大名医之一。13 岁从其舅父河南安阳名医李可亭学医，曾追随黄兴先生，参加辛亥革命。后弃政从医。毕生致力于中医事业的发展，提倡中西医结合，培养大批中医人才。长期从事中医临床，治愈了许多疑难重症，先后献出了上百验方，被国家收藏。其中治胃溃疡、十二指肠溃疡、高血压、神经衰弱、肝硬变、肝脾肿大、气管炎等十大验方被制为成药，畅销海内外。创办华北国医学院，并办中医院及中药制药厂。在中医界抗争史上作出过突出贡献，在国内外享有很高声望。

相关著作：《施今墨对药》、《施今墨临床经验集》、《施今墨对药临床经验集》、《祝选施今墨医案》、《施今墨医案解读》 等。

【主要学术思想和主张】

施今墨先生博古通今，兼擅中西。发现古方中有许多起关键作用的药物，往往成对出现，或一寒一热，或一升一降，或一气一血，或一散一收……，有的互相配合、增强疗效，有的互相制约、防止偏胜。非常符合中医“阴平阳秘”、“以平为期”的原则，起到正反双向调节的作用。提出了施今墨对药理论。临证时善于将古今名方验方参合应用，达到了收放自如的境界，遣方用药自成一格，药品搭配极有法度，证药相对，药量适当，丝丝入扣。善用大方治顽疾，小方救重病。善用西医仪器设备助诊，始终坚持中医辨证论治。疗效卓著，名声大噪。

【医论医话】

癔病

癔病者，即所谓脏躁病，于神经衰弱篇中已论之，然妇女患此病者，殊非鲜见，并有其特殊病理。

妇女患本病与脑及子宫之关系密切。任脉主胞宫，督脉起于下极之一俞，至风府入于脑内，任督两脉上下周循，故治癔病，一面治脑，一面治子宫，并需以藁本、川芎、白芷、丁香，诸药沟通之。甘麦大枣汤为治此病之主方，然尚须合以百合知母地黄汤。黄连阿胶鸡子黄汤，或柴胡加龙骨牡蛎汤等疗效始显。

癔病有奔豚逆上之象者，似有物堵于喉间，咳之不出，咽之不下，有谓之曰：梅核气，昔日西医有谓之曰：歇斯底里者。结合辨证，选用苓桂术甘汤、吴茱萸汤、小柴胡龙骨牡蛎等方均有疗效，若为气结不舒，七气汤易效。

（摘自祝谌予《施今墨临床经验集》）

【精选验案】

1. 围绝经期综合征

案1　肾气亏虚月经过多

龙某某，女，53岁。

年逾五旬，经水未断，反而淋漓不绝，量不多，有白带，全身酸软，头晕腰疼，患者不能服汤药，要求以丸药治之。舌苔薄白，六脉细弱。

辨证立法：更年之期，月经断绝是属正常，反而淋漓不绝者，本体素虚，气血不足，统摄无力也。拟调理冲任，补其本元治之。

处方：每日早服人参归脾丸10g，午服紫河车粉3g，晚服强心丹12粒。

二诊：服药10日后，诸证均减，血已少，白带不多，头晕心跳好转，精神亦佳，仍以丸药治之。

处方：每日早服参茸卫生丸1丸。午服强心丹12粒。晚服玉液金丹1丸。

三诊：服丸药20日经水已止，白带微量，腰痛头晕均大见好，精神较佳，两胁有时窜痛，心跳气短较前好转。

处方：每日早服逍遥丸6g，午服强心丹8粒。晚服参苓白术丸10g。

四诊：前诊3次，共服药2个月，诸证皆失，要求巩固疗效，防止再发。

处方：每日早服紫河车粉3g，晚服参茸卫生丸1丸。

［按］ 本案为围绝经期而经水淋漓不断之病，全以丸药治疗，效果良好，补其本元，调其血脉，服药六十日而痊愈。

（摘自祝谌予《施今墨临床经验集》）

案2　心肝脾虚崩下

高某某，女，47岁。

近一年来，经期不准，忽前忽后，忽多忽少。本月来潮二十余日未净，量多且有血块，背痛腰酸，头晕耳鸣，心跳气短，食欲不振，四肢无力。

舌苔薄白，脉象虚弱。

辨证立法：时届更年之期，忽呈崩下之症，血气大伤，统摄无力。血不达于四肢则酸软倦怠；上不荣于头脑则头晕耳鸣；心血不足则气短心跳；肝不藏血，脾不统血，经期延绵二十余日。心肝脾皆为掌管阴血之脏，治此三脏，当可恢复。

处方：野党参10g，野于术6g，炙甘草5g，炒远志10g，土杭芍10g，柏子仁10g，山萸炭15g，莲房炭12g，鹿角胶10g，川续断6g，沙蒺藜10g，春砂仁5g，川杜仲6g，白蒺藜10g，生地、熟地各10g，五味子6g，五倍子6g。

二诊：前方服四剂，血已渐少，精神好转，食欲增，酸楚减，睡眠甚安，心跳头昏显著减轻，仍有少量血块。

原方去莲房炭，加玫瑰花、月季花各5g，再服4剂。

三诊：血已止，症状除，但昨日突然眩晕，恶心，检血压为80/60mmHg，遂又觉心跳，仍是血不上荣之症，拟补虚养血法。

处方：党参10g，当归身6g，明天麻5g，白薇6g，鹿角胶6g，阿胶珠10g，远志6g，沙蒺藜10g，生龙骨10g，狗脊15g；白蒺藜10g，生牡蛎10g，菖蒲5g，野于术5g。

［按］更年之期，月经多不正常，无足为虑，但下血过多则成病态。心主血，肝藏血，脾统血，主治三脏血可止。体力日复。

本案患者在诸症消失之后，突然血压低降，更可说明是虚证矣。补虚养血，当为正治。

（摘自祝谌予《施今墨临床经验集》）

案3　经绝血滞案

邢某某，女，49岁。

月经于本年初断绝。此后即时觉周身酸楚，倦怠不适；头痛，乳房痛，且有硬核，大便燥，食睡尚佳。舌苔正常，脉象弦涩。

辨证立法：更年之期，月经闭止，时见营血不调之症，故周身酸楚疼痛，拟用活血通络法为治。

处方：酒川芎5g，酒当归10g，制乳没各6g，桂枝1.5g，薤白10g，豨莶草10g，柴胡5g，全瓜蒌20g，炮甲珠10g，杭白芍10g，炙甘草3g，山慈菇10g。

三诊：服药二剂，除周身酸楚见效外，余症依旧，拟前方加一力，并施软坚散结以治乳房硬核。

处方：桂枝1.5g，薤白10g，酒川芎5g，柴胡5g，全瓜蒌20g，酒当归10g，杭白芍6g，生鹿角12g，炮甲珠10g，片姜黄6g，白蒺藜12g，白僵蚕5g，山慈菇10g，制乳没各6g，炙甘草3g，蔓荆子6g。

三诊：服药颇效，遂连服八剂，头已不痛，全身感觉舒畅，乳房痛减，硬核尚未见消，大便一日一次，已不结燥。用前方加五倍量配制丸剂。早晚各服10g，冀其痊可。

［按］《产宝方序论》曰："大率治病，先论其所主，男子调其气，女子调其血。气血者，人之神也。然妇人以血为基本，苟能谨于调护，则血气宣行，其神自清"。此语虽非金科玉律，然妇女之病多偏于血，亦有其实际意义。尤以围绝经期后，月经闭止，所生各种症状，详辨其证，多从理血著手则效，本方以瓜蒌散加柴、桂、姜黄、川芎通调血脉、活瘀散结，生鹿角、炮甲珠、山慈菇治硬核甚效，血气宣行，诸症均除也。

（摘自祝谌予《施今墨临床经验集》）

案4　老年肾盛带下案

曲某某，女，69岁。

天癸已断20年，近岁带下日甚，时红时白，经年不绝，颇以为苦。腰酸楚，全身乏力，大便结，小便失禁，食少，睡不安。

舌苔滑白，六脉濡弱。

辨证立法：年将七旬，脉现濡弱，气血虚损之象，任脉主胞胎，其为病，带下瘕聚。围绝经期后时患带下者，任脉不充之故耳。腰为肾府，肾司二便，肾气虚则腰酸楚而二便失常，拟补肾固气养血法为治。

处方：砂仁5g，川杜仲10g，五味子5g，大熟地10g，川续断10g，五倍子5g，覆盆子10g，益智仁5g，山萸肉12g，炒远志10g，鹿角胶6g，米党参10g，桑螵蛸10g，生白果

12 枚，炙甘草 3g，阿胶珠 10g。

二诊：服药十剂，带下大为减少，全身亦感有力，小便失禁好转，大便则尚干燥，年事已高，气血非一时可恢复。服药既效，可作常用方，并加服参茸卫生丸，每日 1 丸服之。

［按］ 前世医家论带下云：赤者热入小肠，白者热入大肠，由是带下赤白皆为热证。实际亦不尽然，施师治此高年老妇，审脉察证是全属虚象，故从补肾固气养血着手，收效甚速。若属肿瘤引起带下者，则须另作考虑。

（摘自祝谌予《施今墨临床经验集》）

王渭川

（熟经典，重辨证擅虫药）

【医家简介】

王渭川（1898～1988），男，号鲁同，江苏省丹徒县人。出身名医世家。中医内、外、妇科均造诣精深。科研成果“银甲合剂”、“银甲丸”治疗盆腔炎、子宫内膜炎、尿道炎、宫颈糜烂等妇科下焦慢性炎症，获国家卫生部通报嘉奖。善治疑难杂症。自拟益黄八针散、益鹤四君子汤、桑蛰四物汤以治疗月经紊乱，均为当今妇科名方。《中国现代著名医学家丛书》列之为中国现代成就最突出、最有影响的中医学家之一。曾任四川省万县医务工作协会执行委员兼学术部长，四川省中医学会常务理事，成都市中医学会妇科分会副主任，成都中医学院妇科教研室副主任，成都中医学院附属医院妇科主任等职。

相关著作：《王渭川临床经验选》、《王渭川妇科治疗经验集》、《金匾心释》、《王渭川疑难病症治验选》、《红斑狼疮的中医治疗》等。教材：《中国医学发展史概况》、《中医妇科学》等。

【主要学术思想和主张】

王渭川妇科临证强调辨证论治，以经、带、胎、产为目，提出四大纲证，创立六法，通治四十二病证。根据月经的期、量、色、质，结合病人体质，综合分析，确定证型，再据证法遣方。善治疑难杂症，不孕及男性精液不液化症。喜用虫类药攻坚破积、活血化瘀，如全蝎、蜈蚣、僵蚕、白花蛇、地鳖虫、九香虫、水蛭、蛇虫等；善用对药。

【医论医话】

脏躁

脏躁，相当于现代所说的癔病。最早见于《金匮要略》，其说：在妇人脏躁，喜悲伤，欲哭，象如神灵所作，数欠伸。”本病男女皆可患，惟多发于妇女，故附于此。其病状千变万化，可以和任何器官的疾病相象。如《金匮要略》所述“喜悲伤，欲哭，数欠伸”，已可略状其形。尤其在“象如神灵所作”六字，已可包括各种不同类型的精神失常的证状。

癔病的主要特点，就是精神病人所述的病状，和实际器官的检查情形不相一致。别人如果同情他，病状就加重，不理睬他，就会减轻。因此，尽管它的病状是千变万化，仍是不难辨认的。

在治疗方面，《金匮要略》以甘麦大枣汤主之，据《证类普济本事方》说："尽剂而愈，称为绝妙。"《薛氏医案》的经验是："用淡竹茹汤为主，佐以八珍汤而安。"

（摘自《王渭川妇科治疗经验集》）

【验方效方】

一贯煎加减（王渭川验方）

［组成］沙参10g，生地12g，炒川楝10g，生白芍12g，当归10g，枸杞9g，银柴胡10g，川贝母10g，青葙子24g，青龙齿24g，珍珠母24g，钩藤30g，槟榔6g，鸡内金10g，广藿香6g。

［主治］阴虚阳亢型脏躁。

［治则］滋养肝肾，佐以潜阳。

［用法］一周6剂，连服2周。

（摘自《王渭川妇科治疗经验集》）

【精选验案】

案　脏躁（阴虚阳亢）

陈某某，女，46岁。

初诊：1975年6月20日。

症状：由于长子因游泳死，忧思郁结，失眠，少食，耳鸣。耗伤营阴，遂致阴不潜阳，阳气偏亢。月经紊乱，已历数月，渐至量少或数月一行，点点滴滴已等于无。面容极端愁苦，心乱失眠，悲伤即哭，爱人百般劝慰，亲友相问，概不理睬。有时彻夜不眠，开门外出，须臾返回，闷闷无语，已历数月之久。家人亲友苦劝就医不去。忽喜长女产子抱外孙，次子又考进中学读书，因而转忧为喜，其夫乘机带来就诊。脉弦细而数，舌红绛。

诊断：脏躁。

辨证：阴虚阳亢。

治则：滋养肝肾，佐以潜阳。

自制方：一贯煎加减（王渭川验方）

沙参10g，生地12g，炒川楝10g，生白芍12g，当归10g，枸杞9g，银柴胡10g，川贝母10g，青葙子24g，青龙齿24g，珍珠母24g，钩藤30g，槟榔6g，鸡内金10g，广藿香6g。

一周6剂，连服2周。

疗效：病情好转，接近正常。

二诊：7月16日。

症状：服上方12剂后，愁苦忧思大减，食欲首先好转，能眠。往时心悸自汗，头眩，咽干全面减轻。其功效有如此显著者，半由药物育阴潜阳所致，半由忧郁自转作用。医生不可以贪天之功以为己有。

方中生地、归身养阴益血，川贝母、枸杞滋养肝肾；生白芍补血敛汗，川楝子、银柴胡轻疏肝，而重柔肝，青龙齿、珍珠等侧重潜阳。使阴平阳秘，精神乃治。《内经》尚有自汗，苔薄，舌淡红，脉弦缓。自制方：

炒川楝 10g，生白芍 12g，鸡内金 10g，淮山药 24g，金樱子 60g，佛手 6g。

嘱常服。

疗效：8 月 20 日其爱人带外孙来治腹泻，问其患者病情。他说：吃了半个月药后，已正常操劳，没有时间服药，早已停药了。月经已净，体质转壮，脱离病象，而告痊愈。

（摘自《王渭川妇科治疗经验集》）

王慎轩

（首求因，治本病，调奇经，疏情志，药轻灵）

【医家简介】

王慎轩（1900～1984），男，浙江绍兴人。1916 年于上海中医专门学校师从沪上名医丁甘仁、曹颖甫、黄体仁等学医。1924 年迁居苏州，设立了女科诊所，以女科著称于江浙沪。1926 年创办了“苏州女科医社”（后称“苏州国医学社”、“苏州国医学校”），主办发行《苏州国医杂志》、《妇女医学杂志》，大力宣传和普及中医药学。曾执教于江苏中医学校（南京中医药大学前身）和北京中医学院（现北京中医药大学）。

相关著作：《胎产病理学》。其医案医话被收入《近代江南四家医案医话选》。

【主要学术思想和主张】

王慎轩先生治疗妇科常见病，强调要辨证求因，审因论治，在脏腑、经络、气血之生理关系的基础上分析病理变化，并注重分析患者的病史，凡是因其他病证累及者，宜先治其他病。用药时，必加入调理奇经的药物；对香燥之剂，则力戒不可过用。在治疗崩漏时，王慎轩先生不拘于古人之法，而是详辨症候，以正确施治。其学术思想的一个特点是提出女子多气少血、气机不畅是妇科百病的致病原因。根据妇女的生理特点和病理变化，在治疗上极为重视患者的精神因素，遣方用药变化多异，轻灵圆活。

【医论医话】

脏躁

脏躁之证，多因忧郁悲哀太过，心脾肝三脏俱伤，心脾津血衰少，不能涵养肝脏，以致肝阳上扰，心神不安，发生哭笑无常等情志异常的肝经急迫症状。甘麦大枣汤即以小麦大枣甘草俱为甘药，以缓肝急，正合《内经》“肝苦急，急食甘以缓之”之意，故为历代相传的经典方。王师治疗此证，亦以此方为主，但临床所见多是症情复杂，数脏合病，或虚实夹杂，寒热交错，故治疗上亦当随机而变。如肝郁脾虚兼挟痰热证者，则当用陈良甫之淡竹茹汤（甘麦大枣汤加竹茹、半夏、茯苓），以清化痰热，又有因肝郁气滞太甚以致血瘀者，则兼用大黄、桃仁等清泻瘀血药。王清任治急躁瞀闷、夜不安卧、满床乱滚的患者用血府逐瘀汤者亦即此意。

（摘自《近代江南四家医案医话选》）

【验方效方】

方一 四七汤（《太平惠民和剂局方》）

［组成］半夏150g，茯苓120g，紫苏叶60g，厚朴90g。

［用法］上㕮咀。每服12g，用水220ml，生姜7片，枣1个，煎至140ml，去滓热服，不拘时候。若因思虑过度，阴阳不分，清浊相干，小便白浊，用此药下青州白丸子，最为切当。妇人恶阻，尤宜服之。

［功用］行气散结，化痰降逆。

［主治］七情之气，结成痰涎，状如破絮，或如梅核，在咽喉之间，咯不出，咽不下，或中脘痞满，气不舒快，或痰涎壅盛，上气喘急，或因痰饮中结，呕逆恶心。

方二 六物汤（《妇人良方》引陈氏方）

［别名］胶艾六合汤。

［组成］四物汤加阿胶、艾叶。

［主治］痢疾，腹痛难忍；及妊娠伤寒汗下后，血漏不止，血痢不止，胎气损者。

（以上处方摘自《近代江南四家医案医话选》）

【精选验案】

案1 脏躁（肝热挟痰，瘀阻心窍）

韩，每届经期，欠伸频作，或悲伤欲哭，或嘻笑无常，不能自主，经期一月二至，经量递少，经色紫黑成块，经前少腹胀痛连及腰腿，带多黄白，溲行頻数而黄，面色无华，苍白微黄，瞳神放大，精神郁闷，舌苔薄黄腻，脉象弦细滑乱。此乃肝气郁结，稍从热化，脾虚生湿酿痰，肝热挟痰瘀阻于心窍而为哭笑不能自主，脏躁之症由此而生。迩值经潮将至之际，先宜平肝阳，缓肝急，清痰热，祛湿化瘀，以冀轻减经期发生脏躁、痛经诸症也。

灵磁石30g，海蛤粉15g，生竹茹9g，陈皮6g，炒枳壳1.5g，旋覆花6g，清半夏9g，生麦芽15g，红枣7个，炙甘草3g，车前子15g，茺蔚子15g。

外用：双针内关穴，并嘱每晚临睡前，自以手掌擦热，按摩两足心即涌泉穴各50次。

二诊：前日经来，哭笑无常等脏躁症已不发作，少腹胀痛亦微，下瘀已减，经量略多，苔黄已淡，腻亦减，脉弦略平，细滑不调。值此经行之期，荣血益见衰少，今宜养血平肝，化痰和胃。

生丹参15g，当归末3g，川芎4.5g，灵磁石30g，蚌蛤壳30g，炒枣仁6g，炒枳实4.5g，旋覆花6g，陈皮1.5g，清半夏9g，炙甘草3g。

三诊：经行8日，虽少未断，经期腹痛已止，但白带甚多，舌苔白腻，脉弦较平，迟滑不调，拟四七、二陈加减。

清半夏9g，橘红4.5g，炒枳实4.5g，生川朴4.5g，紫苏9g，炒香附6g，砂仁末1.5g。

（摘自《近代江南四家医案医话选》）

案2　脏躁（肝气郁结，心脾痰热）

徐，病已三年有余，始因烦劳过度而为心悸烦躁，夜寐不安，继因伤明（朋）悲郁复增痉挛抽搐，气粗痰鸣，意识模糊，甚则日发数次，日渐加重，经期尤甚，颜面发痒，自汗盗汗，神疲力乏，胸闷泛恶，白带甚多，经前少腹疼痛，下瘀成块，瘀下则痛减，苔薄白黄腻，舌尖碎痛，脉象弦细结。先宜解肝郁，缓肝急，益心脾，化痰热。

白金丸6g，竹沥90g，海蛤粉15g，炙甘草9g，淮小麦21g，红枣10个。

外用：双针内关穴，授气功数息法。

二诊：胸闷泛恶已轻，心悸烦躁亦微，精力较振，痉挛不发，带多亦少，腑行不畅，余症脉舌如前。每届经期，病必剧发。迩值经期将临，宜于前法再加祛瘀调经，冀期减免剧发也。前方加大黄䗪虫丸3g，清晨食前二小时开水送服。外用：针法同前。

三诊：心悸烦躁已平，夜寐亦已安宁，口舌碎痛已除，胸闷泛恶亦瘥，自汗大减，带下亦少，前夜经行，痉挛诸症已不发作，少腹疼痛亦已轻微，颜面发痒，眼目干燥，夜有盗汗，腑行燥结，脉象弦结较平，细而不畅。投剂合度，毋庸更章，仍服前方。

（摘自《近代江南四家医案医话选》）

案3　脏躁（忧郁肝逆，湿瘀痰热）

郭，忧郁起病，已延3年，头眩胀重，肩背疼痛，心悸神呆或哭笑无常，或默默无语，或烦躁妄行，或安静嗜卧，胃痛嗳酸，大便干涩难解，黄白带下甚多，舌苔黄白腻，脉象弦涩结。治宜解肝郁，化湿散瘀，清痰热，平肝阳，拟六物汤加平肝祛瘀药。

清半夏9g，橘红4.5g，陈胆星6g，旋覆花6g，川郁金6g，灵磁石21g，生川军6g，桃仁泥6g，炙地龙6g，炒枳实4.5g，远志肉3g，生甘草3g，九节菖蒲3g。

二诊：进前药后，头胀眩重已减，肩背、胃痛均轻，心悸较宁，神呆亦轻，哭笑诸症近日不发，带多已少，大便亦通，但尚欠畅，夜寐不安。投剂颇觉合度，仍守原法加减。前方去远志、郁金，加全瓜蒌21g，朱茯神9g。

三诊：前症均减，日前曾因惊恐稍现悲哭，但较前已极轻减矣。惟因此又增心悸惊惕，但夜寐不安、舌苔白腻已减，脉结较平，弦涩依然。再守前方加入淡竹茹汤，以注重清痰热，益心脾。前方去橘红、菖蒲，加生竹茹9g，淮小麦9g，红枣3枚，橘白4.5g。

（摘自《近代江南四家医案医话选》）

朱小南、朱南荪

（乙癸同源，肝肾为纲；重视奇经，善用对药）

【医家简介】

朱小南（1901～1974），男，原名鹤鸣。江苏南通人，邑名医朱南山长子，随父习医于上海。统治内、外、妇、儿各科，中年以擅治妇科而著称。临床善治崩漏，痛经，不孕，子痛等证。1936年助父创办新中国医学院，先后任副正院长。组织“鸣社”，研讨学术和昌明医学。建国后，参加上海市公费医疗第五门诊部工作，兼任上海中医学会妇科组组长，中华医学会妇产科分会委员。主要学术著作有《中国妇产科史》、《朱小南医案医话医论》等。发表论文多篇。

朱南荪（1921～），朱南山孙女，朱小南长女。上海中医学院教授、主任医师。“朱氏妇科”第三代传人。完成了《朱小南妇科经验选》、《朱小南医案、医话、医论》的刊印，使肇始于南山公、奠基于小南先生的朱南荪妇科得以形成，在医林中一帜独树。1991年全国首批名老中医。《妇科手册》（星火计划丛书）、《中医妇科临床手册》的主编和副主编。主要著作：《朱南荪膏方经验选》。《中华名中医治病囊秘——朱南荪卷》、《海派中医妇科膏方选》、《海派名老中医养生之道》、《名中医——朱南荪卷》等。

【主要学术思想和主张】

朱南山是朱氏妇科创始人，其《妇科十问口诀》奠定了朱氏妇科的基础。朱小南继承父业，博采诸名家经验，重视冲任督带等奇经八脉的探讨研究，分虚实以辨证。主张治病务求其本，以调脏腑之气为重，而调肝尤为首要。善治崩漏、痛经、不孕等症。并自创多首妇科验方。

朱南荪从事中医妇科50余年，既继承了祖业，也融合汲取了西医学的理论和方法。认为乙癸同源，肝肾为纲。总结朱氏妇科善用药对，组方简捷，或二味成对，或三、四味成组，药精不杂，丝丝入扣的特点。擅于分期治疗急慢性盆腔炎、以活血化瘀法治疗子宫内膜异位症。

【医论医话】

1. 脏躁

脏躁症之名，首先见于《金匮要略》：“妇人脏躁，悲伤欲哭，象如神灵所作，数欠伸。”系情志刺激，肝郁心伤，阴液不足，虚火上炎所致。

本症症状颇复杂，有频频呵欠的，有心惊胆怯者，有喃喃自语者，有坐立不安者，形形色色，不一而作。归纳而言，可分两类：一种为感觉减退，如视而不见，听而不闻，记忆力减退。另一种为感觉亢进，如哭笑无常，情绪言过敏，时易激动等。治疗前者宜甘草丸（《千金方》方：甘草、远志、菖蒲、人参、麦冬、干姜、茯苓、泽泻、肉桂、大枣），加五味子；后者宜甘麦大枣汤（《金匮要略》方：甘草、小麦、大枣），加甘松香、淡竹茹、焦山栀、陈皮。

（摘自《朱小南妇科经验选》）

2. 炙脔症

炙脔症最早记述为《金匮要略·妇人杂病脉症并治》，谓：“妇人咽中如有炙脔，半夏厚朴汤（半夏、厚朴、茯苓、生姜、苏叶）主之。”《千金方》加以形容：“咽中帖帖如有炙脔，吐之不出，吞之不下是也。”后人又称其为梅核气，乃以感觉取名，因咽中如有梅核堵塞，咽不下，吐不出。此属情志病，由精神抑郁，多思善虑，肝郁胃呆，气阻咽梗，而罹其疾。《王氏易简方》解释为：“妇人情志执者，不能宽解，多被七气所伤，遂致气填胸膺，或如梅核，上塞咽喉，甚者满闷欲绝，产妇尤多此证，服半夏厚朴汤，间以香附子药，久服取效。”

（摘自《朱小南妇科经验选》）

【验方效方】

方一 怡情更年汤

［组成］紫草30g，女贞子12g，墨旱莲12g，桑葚12g，巴戟天12g，肉苁蓉12g，玄参12g，首乌藤15g，合欢皮12g，淮小麦30g，炙甘草6g。

［主治］围绝经期综合征属肾虚肝旺者。症见心烦易怒，烘热出汗，胸闷心悸，失眠多梦，舌质暗红，脉细弦带数。

［方解］时值更年，肾气衰退，精血不足，阴阳失和，本方以滋养肝肾之阴的二至丸为主，加巴戟天、肉苁蓉、桑椹子加强滋补肝肾之力，紫草、玄参清肝降火，淮小麦、炙甘草健脾养心除烦，首乌藤、合欢皮解郁怡神。经前乳胀，加夏枯草12g，生牡蛎30g（先煎）等；汗出甚者，多加瘪桃干15g，糯稻根15g，麻黄根10g；血压高，头目眩晕者，加潼白、蒺藜（各）12g，钩藤12g（后下），或天麻9g。

（摘自《中医妇科名家经验心悟·朱南荪》）

方二 健壮补力膏

［组成］太子参、菟丝子、覆盆子、金樱子、桑寄生、五味子、石龙芮、仙鹤草。

［主治］肝肾不足，冲任虚损之崩漏、带下、闭经、月经不调、不孕症、胎漏等症。

［方解］肾者主蛰，封藏之本；肝藏血，罢极之本，肝肾乃冲任之本。肝肾虚损，则精血滑脱，带下绵绵，神疲嗜卧。本膏中太子参补气力薄，虚人为宜；菟丝子、覆盆子、金樱子、五味子补肝肾，摄精气，固冲任；桑寄生补肝肾，强筋骨；石龙芮前人用于治疗脱疖肿毒、瘰疬病结核等症，予以补肾强壮之用；仙鹤草补涩之帖，属强壮性止血药，寒、热、虚、实之出血皆可用之。诸药配制成膏，药性温而不燥，补而不腻，是虚损的日常滋补之帖。

（摘自《朱小南妇科经验选》）

方三 越鞠丸（《丹溪心法》）

［组成］香附、苍术、川芎、神曲、栀子

［制法］上药各等分为末，水泛为丸，如绿豆大。

［用法用量］每服6～9g，温水送下。亦常用作汤剂，水煎服。

［主治］气血痰火湿食等郁，胸膈痞闷，脘腹胀痛，吞酸呕吐，饮食不化。此治素有内热口燥、咽梗而有郁热之梅核气症。

［功能］行气解郁。

［方解］别名，芎术丸。以香附、郁金、合欢皮等宽胸开郁、化愁为欢；枳壳等破气散结；砂仁、佩兰等健脾悦胃；栀、蒿等清热散郁。

（摘自《朱小南妇科经验选》）

【精选验案】

1. 脏躁症

案 情志郁结，阴亏心虚

方某，38岁，已婚，工人。患者曾生2胎，经水迟早不一。近数月来，因心中抑郁，复受惊吓，以致夜寐不安，日间倦怠，时多呵欠，精神紧张，偶有响声则心悸惊慌，胃口时好时坏，有时胸闷泛恶，喜怒无常。

1959年冬季就诊。据述业已数周未曾熟睡，头脑中似有人说话，心跳异常，周身病苦。乃多方安慰，增强其信心。脉细弦，舌质红苔薄黄。情志郁结，阴亏心虚。治用养心滋阴法。

处方：炒枣仁9g，淮小麦9g，茯神9g，远志6g，当归6g，芍药6g，麦冬6g，甘松香2.4g，淡竹茹9g，焦山栀9g，陈皮6g。

上方服4剂后，夜寐已安，情绪稳定，症已痊愈。

（摘自《朱小南妇科经验选》）

2. 炙脔症（梅核气）

案　肝郁痰阻

余某，51岁，已婚。10年前因崩漏不止，施行子宫切除手术，因情绪不欢，胸宇不宽，食欲不振，日久后咽物时自觉咽喉中如粘附一小块肉片状，不上不下，妨碍吞食，颇感难堪。乃于1960年1月间前来就诊。

初诊：1月5日。时常头眩失眠，咽梗如有炙脔，心绪不佳，脉象细数，舌苔薄黄。此乃气郁结于咽嗌，近代所谓梅核气者是也。治宜宣郁散结。

处方：香附9g，郁金9g，川芎4.5g，炒枳壳4.5g，佩兰根6g，合欢皮9g，带壳砂仁2.4g，后下，焦栀子9g，青蒿9g，乌梅1枚，炙甘草2.4g。

二诊：1月7日。服药后咽梗气阻稍瘥，仍感咽喉干燥，心烦不安，脾气急躁。此乃气郁化热。治宜疏肝清热。

处方：柴胡2.4g，黄芩6g，青蒿9g，木香2.4g，枳壳4.5g，苏梗2.4g，砂仁2.4g，后下，合欢皮9g，乌梅1枚，炙甘草2.4g，荷梗2尺，去刺。

三诊：1月11日。据述前日内热口燥，胸中有气上冲，心烦不安，今日稍好。胃不和则气上逆。治宜开郁降逆。

处方：旋覆梗4.5g，包，柴胡2.4g，青蒿9g，合欢皮9g，炒枳壳4.5g，姜半夏6g，全瓜蒌9g，薤白头6g，新会皮6g，焦谷芽9g，荷梗2尺，去刺。

四诊：1月18日。服药调治后，胸宇宽畅，咽部已无炙脔之感。面色萎黄。治拟养血扶土。

处方：柴胡4.5g，当归9g，白芍6g，枳壳4.5g，郁金15g，青蒿9g，旋覆梗4.5g，包，合欢皮9g，全瓜蒌9g，佩兰6g，苏梗6g。

服药后症遂痊愈。

[按] 本症系自觉症状，检验时并无实物。治疗以开郁宽胸，健脾散结为主。半夏厚朴汤偏于温，宜用于气郁而胃寒者。临证间，本症以素有内热口燥者较多，则应以越鞠丸（朱丹溪方：香附、苍术、川芎、神曲、栀子）较宜。本例即为咽梗而有郁热者，初诊以香附、郁金、合欢皮等宽胸开郁、化愁为欢；枳壳等破气散结；砂仁、佩兰等健脾悦胃；栀、蒿等清热散郁。二诊肝热症状显著，加用柴胡、黄芩以清疏肝经郁热，荷梗以通气宽胸。三诊时胃脘不舒，有气上逆，乃加旋覆梗、姜半夏以降逆，薤白头以开胸泄气。郁热解，气结消，咽梗症状消失。四诊用养血疏肝，健脾通气以善其后，症乃痊愈。

（摘自《朱小南妇科经验选》）

韩百灵

（肝肾学说，异病同治）

【医家简介】

韩百灵（1909～2010），男，辽宁省台安县人。少年课读五经，并随父兄习医，攻读经典，儒而通医。13岁拜当地名医臧鸿儒学习，18岁投师吉林名医王三化研习妇科，1925年随兄韩秀实习医，1930年自设“百灵”诊所，行医于哈尔滨市。至今业医80余年，擅治妇科疾病，兼及内、儿科，尤善于治疗崩漏、滑胎、不孕等症。主持研究的“计算机仿真韩百灵教授诊治妇女不孕症”程序、各验方研制课题获奖多项。为黑龙江中医学院妇科教授，曾任黑龙江中医学院妇科主任，国家首届妇科硕士生、博士生导师，全国首批老中医药专家学术经验继承工作指导老师。建国初期即为黑龙江四大名医，后被尊称八大妇科名家之一。在中医妇科界，同行专家赞之为“妇科泰斗”。著名中医专家邓铁涛尊其为“妇科一代宗师”。

相关著作：《百灵妇科》、《中国百年百名中医临床家·韩百灵》、《百灵临床论文集》；主编《妇产科学》、《中医妇科学》等教材。撰有医话多篇，收入《北方医话》。

【主要学术思想和主张】

先生在学术上创立了“肝肾学说”，提出“养肾之阴，敛肝之阳，壮水之主，以制阳光”的根本法则。发展了“同因异病、异病同治”理论，自创经验方50余个，广泛运用于临床，国内外影响甚远。

【医论医话】

1. 肝肾学说

韩老认为：肝肾的关系密不可分，不失为“母子之脏，水火之宅”，肝肾之间，息息相通，相互制约，协调平衡。故在病理方面伤则俱伤，耗则俱耗，必然相互影响，互为因果。如：肾阴不足，可引起肝阴不足，若“水为涵木”即可导致肝阳偏亢；反之肝血不足可导致肾精亏损，肝火过盛可下劫肾阴，而形成肾阴不足的病理变化。在妇科疾病中，经带胎产乳杂诸多病证，皆可因肝肾失调而引起。——韩老每每临证，对凡由肝肾阴虚所引起的诸多病证，均以滋补肝肾为主，提出“养肾之阴，敛肝之阳，壮水之主，以制阳光”的根本法则。积累数十年的临床经验，创制了数首验方。以其著名的“百灵育阴汤”为例，方中诸药皆入肝肾两经，与其“肝肾学说”相得益彰，丝丝入扣。以该方加减，统筹治疗由肝肾阴虚而引起的经带胎产乳杂诸疾，均收到显著效果。

（摘自《百灵妇科》）

2. 同因异病、异病同治

韩老启蒙于《金匮要略》，受学于名医王化三老先生，认为疾病的发生和发展、治疗和转归是相互联系的，不是孤立的，而是运动的，二乾是对立统一的整体。同中有别，注意个性；异中求同，寻其共性。——他认为中医证候虽千变万化，但总有其规律可循，妇女在生理上，因经孕产乳伤于血，在病理上也就容易产生气血两虚；在七情方面，女子性多忧思，情志不遂，气机不畅，气病及血，易致气滞血瘀；脾为后天气血生化之源，肾为先天之本，内寄真火，气血不足，命火虚衰，则发生脾肾阳虚；肝藏血，肾藏精，精血亏耗，则多有肝肾阴虚发生。

（摘自《百灵妇科》）

3. 脏躁

妇人有时心烦不宁，精神不快，无故凄惨悲哀，频作欠伸，为脏躁。

发病原因为劳思过度，损伤心脾，心虚神无所主，脾虚气血无生，心脾两虚，肺金失养，肃降失常，水精失布，因而导致肾阴不足，肝失濡养，心气虚涣，阴阳互不相济而产生神志失常，无故悲哀。

尤在径说："所谓邪哭使魂魄不安者，血气少而属于心也。数欠伸者，经云：肾为欠，为嚏。又肾病者，善数欠，颜黑。盖五志生火，动必关心脏，阴即伤穷、必及肾也。小麦为肝之谷，而善养心气甘草、大枣，甘润生阴，所以滋脏气而止其躁也。"

（摘自《百灵妇科》）

【验方效方】

方一 韩氏百灵育阴汤

［组成］熟地20g，山萸肉15g，川断20g，海螵蛸20g，龟板20g，阿胶15g。

［功效］调补肝肾，滋阴养血

［方解］方中以熟地、山萸肉滋阴补血，山药健脾补虚，滋阴固肾，治诸虚百损，疗五劳七伤。海螵蛸、牡蛎、龟板为介类有情之品，合白芍共奏补肾益精、潜纳虚阳，养血敛困之效。川断、寄生、杜仲补肝肾，调血脉。阿胶滋阴补血，全方配伍严谨。

［加减］对月经先期，量少，质稠，色鲜红，腹无胀痛者，宜百灵育阴汤加地骨皮15g，丹皮15g，以养阴清热治之。对月经过多，色鲜红，无块，小腹空坠者，宜百灵育阴汤加旱莲草20g，炒地榆50g，以凉血止血固冲之。

对月经后期、量少、色红、小腹隐痛、不拒按者，宜百灵育阴汤，减川断、寄生，加当归20g，何首乌15g，怀牛膝15g，以补血调经，引血下行。

对月经过少，点滴而下，色红，腹无胀痛者，宜百灵育阴汤加当归15g，以补血调冲任。对经闭，经水由少至闭止不行者，宜百灵育阴汤加当归20g，川芎15g，怀牛膝15g，以养血调经，引血下行。

对于崩漏，经水淋漓不断，色鲜红，质黏稠者，宜百灵育阴汤，加炒地榆50g，旱莲草20g以凉血止血。

（摘自《百灵妇科》）

方二 补阳益气汤

［组成］熟地20g，山药15g，白术15g，巴戟天20g，菟丝子20g，川断20g，寄生20g，附子10g，肉桂10g，黄芪20g。

［功效］补阳益气，健脾益肾。

［方解］方中以白术、山药健脾益气，培补后天。《本草经》云：“山药益肾气健胃并补先后二天。”《药性赋》记载：“菟丝子治疗男子女人虚冷，填精益髓，去腰痛膝冷。”川断、寄生补肝肾，强筋骨。附子温肾助阳。肉桂温中补阳，散寒止痛。再以熟地养阴补血，黄芪补气升阳，一阴一阳，合之诸药，使之达到阴中求阳，阳中求阴之功效。张景岳曰：“善补阴者，必阴中求阳，则阳得阴助，而生化无穷。”诸药配伍，补阳益气，健脾益肾。

［加减］对于月经病、经漏，或突然大下、色淡质稀者，宜用补阳益气汤，加炒杜仲20g，地榆炭50g，以补脾益肾，固冲止血。对于月经后期，量少色淡者，宜用补阳益气汤，加当归20g，怀牛膝15g，以益肾健脾养血调经。而对于闭经不行，腹无胀痛者，宜用主方，并加补骨脂20g，鹿角胶15g，香附20g，以血肉有情之品，使其阳生阴长而经水自调。

对于痛经，小腹疼痛，喜温喜按，得热痛减，血色淡，血质稀薄者，宜在主方基础上加艾叶20g，吴茱萸15g以温通血脉，散寒止痛。对于经行泄泻，腹痛肠鸣，喜温喜按者，宜在主方基础上加党参15g，茯苓20g，薏苡仁20g，以温阳扶脾，渗湿止泻。

对于经断前后诸证，宜用补阳益气汤，补益脾肾。对于带下病，带下量多，色白或如血，气味腥臭者，宜用主方并加茯苓20g，芡实20g，龙骨20g，牡蛎20g，以温肾健脾，固涩止带。

对于妊娠病，胎动不安，滑胎，宜服主方，若流血尚未损及胎儿者加炒地榆50g，牡蛎20g，以固冲安胎止血。对于妊娠肿胀，宜用主方并加茯苓20g，大腹皮15g，陈皮15g，补骨脂15g以温肾助阳，健脾行水。对于妊娠小便不通，小便不利，甚则点滴不出，小腹胀痛，宜用主方加桂枝15g，以温阳化气行水。对于胎萎不长者，宜用主方并加鹿胶15g，枸杞子15g，以益精血，补肾气。

对于产后病，产后小便失禁或小便频数者，宜在主方基础上加覆盆子15g，益智仁20g，桑螵蛸20g，以益肾固摄止尿。

对于妇人不孕，脾肾两虚，气血不足或命火虚衰，脾失健运，痰湿内生，脂膜阻络不能摄精成孕者，宜久服主方，以补益脾肾，填精助孕。

（摘自《百灵妇科》）

方三　益气养血汤

［组成］人参10g，黄芪20g，熟地20g，白芍20g，当归15g，白术15g，茯苓15g，远志15g，五味子15g，甘草10g。

［功效］益气养血敛阴。

［方解］方中用人参大补元气。《本经》记载：“人参主补五脏，安精神，定魂魄，止惊悸。”黄芪补气升阳，益气固表。白术、茯苓、甘草益气健脾和中。熟地、白芍、当归养血补血，《本草纲目》记载：“熟地……生精血，补五脏内伤不足，通血脉，利耳目，黑须发，男子五劳七伤，女子伤中胞漏，经候不调，胎产百病。”《珍珠囊》中云：“熟地补气血，滋肾水，益真阴。”五味子、远志益气生津，补肾宁心，宁神益智。全方

共奏益气养血敛阴之效。

［加减］对于月经病，月经过多，崩漏，色淡，质稀，甚至突然大下不止，小腹微痛不拒按者，宜用主方，加阿胶15g（烊化），海螵蛸20g，炒地榆50g以养血固冲止血。

对于月经后期，月经过少，色淡质稀，小腹空痛喜按者，宜用主方并加枸杞子20g，女贞子15g，黄精15g以补血填精。对于经闭日久者，宜用主方加龟板20g，怀牛膝20g填精血，通血脉。对于痛经，经期腹痛，绵绵不断，喜按，或经量少、色淡者，宜用主方加桂枝15g，重用白芍以补气温中，缓急止痛。

对于妊娠病，妊娠腹痛，胎动不安而出现胎元不固，腰痛，阴道流血者，宜用主方加川断20g，寄生20g，重用白芍以养血安胎，缓急止痛。若流血者加陈阿胶15g（冲服），炒杜仲20g，炒地榆50g，以补气养血，安胎止血。

对于产后病，产后血晕，四肢厥逆，昏不识人者，宜用主方加鹿角胶20g，煅龙牡各20g，以助真阳，升提固脱、并加荆芥穗15g清头明目，泽兰15g辛散芳香以利醒神。对于产后腹痛，宜主方加阿胶15g，枸杞子20g以养血益阴。

对于产后恶露淋漓不止，血色浅淡，血质清稀，小腹空坠，绵绵作痛者，宜方主加升麻10g（蜜炙）以升阳举陷，加阿胶15g补血止血。

对于产后发热、汗出者，宜用主方去人参、白术，加生地15g，丹皮15g，地骨皮20g以清热凉血滋阴。

对于产后身痛，宜用主方加狗脊20g，怀牛膝15g，川断20g，寄生20g以补肾养血，强筋健骨，加秦艽15g通络止痛。

对于产后缺乳，甚至全无，而乳大且软者，宜用主方加王不留行15g，白通草10g，桔梗15g以疏通经络，载药上行，气血充足，经络畅通，则乳汁自生。

对于妇女不孕，经行量少或经行后期，色淡质稀者，宜用主方加龟板20g，枸杞子20g以滋阴生血，填精助孕。

对于脏躁、哭笑无常、频频呵欠者，宜用主方去人参、黄芪，加浮小麦15g，大枣5枚以养心补脾安神定志。

（摘自《百灵妇科》）

方四 调气活血汤

［组成］当归15g，白芍15g，丹皮15g，川楝子15g，枳实15g，甘草10g，柴胡10g，川牛膝15g，生地15g，青皮15g。

［功效］调肝理气，活血散瘀。

［方解］方中以当归、生地、白芍养血补血，平抑肝阳。丹皮、牛膝活血散瘀，川楝子行气止痛，枳实行气散结消痞。《别录》记载：“枳实除胸胁痰癖，……消胀满，……逆气，胁风痛，安胃气。”青皮疏肝破气。《珍珠囊》云：“青皮破坚癖，散滞气……治左胁肝经积气。”《本草纲目》中说：“青皮治胸膈气逆，胁痛，小腹疝气。消乳肿，疏肝胆，泻肺气。”甘草调和诸药。全方配伍共奏调肝理气，活血散瘀之效。

［加减］对于月经病，气滞血瘀崩漏，或月经涩滞难下，量少，色紫暗，或突然大下血块，小腹坠胀疼痛者，宜调气活血汤加川芎15g，红花15g以行血逐瘀。若小腹刺

痛者加延胡索以行瘀止痛。若小腹胀痛者加乌药以行气除胀。若血瘀难下，大便秘者，加少量大黄以行瘀血，涤肠垢。若突然大下血块，血色由深变浅者，加沙地榆50g，蒲黄炭20g以塞其流，此乃标本兼顾之法。若气滞血瘀致月经后期，血色深红，量涩少者，以调气活血汤加川芎行血调经。气滞血瘀致月经衍期，血量温少，色紫暗，乳房胀痛者，用调气活血汤加王不留行，通草以通络疏肝。若气滞血瘀致发痛经，少腹刺痛拒按，血量涩少，色紫暗者，宜用调气活血汤加川芎、桃仁以行瘀止痛。对于气滞血瘀经闭，月经延至数月不通，乳房及少腹胀痛者，宜用调气活血汤加乌药、川芎以行气活血通经。

对于妊娠病，气滞血瘀致妊娠腹痛者，用调气活血汤。减川牛膝以调肝理气而不伤胎。气滞血瘀妊娠浮肿，孕后三四月之间体胀，下肢及两足浮肿，皮色苍厚不变者，宜调气活血汤加天仙藤、紫苏以疏通气机而肿自除。韩氏还特别指出应用理气活血法治疗妊娠病，必须辨证准确，做到胆欲大而心欲细，智欲圆而行欲方。《内经》云："有故无殒亦无殒也。"有病则病受其药，但应衰其大半而止之，不可太过。对于产后病，气滞血瘀而致产后恶露不下，或下点滴，色紫暗，少腹硬痛拒按者，宜用调气活血汤加生蒲黄、赤芍、川芎以行恶露。若气滞血瘀致产后恶露不绝，迁延日久，或量多如崩，色暗有块，小腹痛而拒按者，宜用调气活血汤中加生蒲黄、川芎以逐瘀血，止恶露。

对于气滞血瘀致产后血晕，产后恶露涩少，或点滴而下，色紫暗，少腹硬痛拒按，甚至瘀血上攻而心烦乱如狂，卒然昏倒不省人事者，宜调气活血汤加赤芍、干漆、生蒲黄、川芎以行血逐瘀，宁心醒神。若气滞血瘀致产后胁痛，不得转侧，恶露涩少，色紫暗者、宜用调气活血汤加郁金、延胡索以疏肝解郁。若气滞血瘀致产后遍身疼痛，其痛时游走不定，时而固定不移，脉络色青，关节尤痛甚，昼轻夜重者，宜用调气活血汤加桂枝、木瓜、大艽、川芎以活血通络。若气滞血瘀致产后发热，恶露涩少，色紫暗，小腹硬痛拒按者，宜用调气活血汤加丹皮、红花以通络除热。若气滞血瘀致产后小便不通，或点滴难出，小腹胀急难忍者，宜用调气活血汤加滑石、车前子以通利水道。若气滞血瘀致产后乳汁不通，乳房胀痛者，宜用调气活血汤加王不留、通草、皂刺以通乳络。

对于气滞血瘀而致癥瘕，腹内积块，推之不移，揉之不散者，宜用调气活血汤加三棱、莪术、鳖甲以行气活血，软坚散结。对于气滞血瘀致不孕症，素性抑郁或急躁多怒，肝失条达，脉道不通，月经先后不定，婚后3年以上不孕者，宜用调气活血汤加王不留行、通草、皂刺以调肝理气通络。

韩氏认为以上由于气滞血瘀而致17种妇科疾病，皆属同因异病之范畴，临床中只要辨证准确，选用调气活血汤灵活加减，其疗效会非常突出。

（摘自《百灵妇科》）

方五 甘麦大枣汤（《金匮要略》）

［组成］甘草9g，小麦12g，大枣10枚。

［主治］心脾两虚之脏躁症。经常忧思凄惨，无故善悲，频作欠伸，烦躁不安，失眠健忘，善惊，面色浅淡，舌质干淡，脉象虚细。

［治则］养心理脾安神。

方六　六味地黄丸加味（《小儿药证直诀》）

［组成］六味地黄丸，加白芍、麦冬、五味子以滋阴安神。

［主治］肝肾阴盛之脏躁。头准耳鸣、健忘、腰痛、足跟痛、频作欠伸、潮热盗汗、手足心热，面红颧赤、舌红、口干不欲饮，脉象弦细数。

［治则］滋阴养肝补肾。

（摘自《百灵妇科》）

【精选验案】

案1　绝经前后诸症——月经先期（肝肾阴虚，脾胃失和）

李某，女，47岁，干部，1979年10月3日初诊。

病史：2年来月经常先期，血压偏高，时感头晕目眩，颈面烘热，胸闷气短，烦躁易怒，不能自制，咽干口苦，脘痞纳呆，倦怠乏力，便秘溲黄，西医诊为“围绝经期综合征”，经用激素治疗效果不佳。时值经期，量多色鲜红，舌质淡红略胖，舌苔薄黄少津，脉沉细而弦。

辨证：肝肾阴虚，木郁化火，脾胃失和。

治法：滋阴泻火，平肝和胃。

方药：钩藤15g，白蒺藜15g，焦栀子15g，龙胆草10g，玄参15g，麦冬15g，石菖蒲15g，厚朴10g，焦三仙各10g，茯苓15g，何首乌15g，丹参15g，甘草5g。5剂，水煎服，日1剂，早晚分服。

10月9日二诊：服药后，烦躁潮热发作减少，睡眠略有改善，月经已止，行经6天。现仍纳少，食后泛恶，左侧胸胁痛楚，舌渐润，脉象同前。再依前法，原方减去丹参、玄参、加半夏10g，竹茹15g以降逆止呕；加姜黄10g，以活络止痛。给予4剂，服法同上。再诊时又按上方连服10剂。

10月30日四诊：烦躁潮热已多日未发作，睡眠尚可，纳食渐增。昨日月经来潮，头晕目眩，肢面浮肿，腹部胀痛，舌淡红苔薄白，脉沉细弦。治以养血调经。当归15g，鸡血藤15g，川芎10g，赤芍15g，川楝子10g，延胡索10g，香附15g，台乌药10g，半夏10g，砂仁10g，夜交藤20g，女贞子15g，甘草5g。4剂，服法同前。

11月3日六诊：月经已止，头晕已除，烦躁潮热未发，惟肿势未消，略有便秘，拟以补益肝肾，健脾渗湿之法。女贞子10g，旱莲草10g，枸杞子9g，茯苓12g，白术9g，半夏9g，陈皮15g，厚朴10g，汉防己15g，神曲15g，刘寄奴15g。7剂，隔日1剂，水煎服。上方加减共服20剂，浮肿尽消，诸证悉减。予二至丸，嘱每日睡前20粒。

［按］本例头晕目眩，烦躁易怒，时发潮热，便秘尿黄，乃因肝肾阴虚，肝火上炎，肝阳亢盛，故以玄参、麦冬、龙胆草、栀子、钩藤、蒺藜等滋阴泻火，平肝潜阳为主；肝肾既虚，肝失濡养则疏泄无权，横逆犯胃，故见脘痞纳差，食后泛恶，以半夏、竹茹、厚朴、焦三仙等理气宽中，和胃降逆；阴血不能上奉，则心脉失养，行血无力，络道不畅，故见胸闷，寐少梦多，给予夜交藤，合欢花等安神益智，茯苓交通心肾，石菖蒲，姜黄舒脉通络定痛，凡此皆属“急则治其标”的对症疗法。六诊则益肝肾、健脾胃，且嘱而至丸缓调继后，乃缓治其本、巩固疗效的长远之计。

（摘自《百灵妇科》）

案2 绝经前后诸症——经期紊乱量多（心脾两虚）

江某，女，48岁，干部，1980年5月31日初诊。

病史：3年前经期紊乱，或三月一潮，或五月一至，经来如注，色红有块。血压偏高但不稳定，胸闷，心电图正常。平素头晕少寐，多梦，心悸，下肢微肿，不思饮食，脘痞不舒，大便或溏或软，小溲偶有不畅。脉沉细，舌尖红，舌苔薄腻。

辨证：脾虚统摄失权，心失所养之心脾两虚经断前后诸证。

治法：补脾益气，养心安神。

方药：茯苓15g，白术15g，佩兰10g，陈皮10g，鸡血藤10g，何首乌10g，合欢花10g，丹参15g，姜黄10g，艾叶10g，冬葵子10g。6剂，水煎服，日1剂，早晚分服。

二诊：头晕已减，血压140/80mmHg，寐和纳增，胸闷亦减轻，小便畅下，肢肿已消，舌质略红，脉沉弦。已获效机，再步前位。丹参20g，姜黄10g，赤芍10g，女贞子10g，旱莲草10g，茯苓15g，夜交藤15g，合欢花10g，陈皮10g，川芎10g，神曲10g。6剂，煎服法同上。

三诊：头晕未作，血压稳定，余证均有减轻，舌苔薄白，脉弦缓。治以和胃调中、通脉养心、滋补肝肾法。夜交藤15g，合欢花10g，节菖蒲10g，丹参10g，姜黄10g，川弓10g，延胡索10g，枳壳15g，神曲15g，女贞子10g，旱莲草10g。6剂。服上药后，夜寐得酣，胸闷亦无，知饥能纳，二便如常，腰酸偶有，血压稳定。后改用二至丸15粒，日2次服。以资巩固。

［按］本例经期紊乱，量多有块，乃心脾两虚，冲任失调所致。心血不足，则深部内敛，故见心悸，少寐；脾不健运，水湿下注，见纳少，腹胀，便溏溲短，下肢浮肿；肝肾阴虚，上下失滋，遂见头晕目眩，腰背酸软。治用茯苓、白术、佩兰、陈皮等芳香行气，健脾和中；鸡血藤、何首乌、合欢花等养心安神兼能舒通络；丹参、赤芍、姜黄、石菖蒲等活血化瘀，通脉止痛，少佐冬葵子利尿，使"浊阴出下窍"；又加女贞子、旱莲花补肝肾，而调补冲任。

韩老强调，带下病虽有五色之分，但临床上以白带、黄带、赤白带较为常见，赤带、青带、黑带则少见，五色带更为少见。如时下而多，恶臭难闻，此乃危险之证也，应经行全面检查，以排除盆腔、生殖器恶性肿瘤。若排泄半精半血或流出如胶似膘之物，此为白淫，是有精窍而来，此乃过贪房事，肾气虚败，精元不固所致；若流出物色如米泔，伴有小便不利，谓之白浊。是由膀胱而来，皆非胞中带下病也。此外，由于子宫内痈流出脓血，亦非带下病，临证时定要详视病证，切不可妄投止带之药。

（摘自《百灵妇科》）

裘笑梅

（名师传承，送子观音，验方成药）

【医家简介】

裘笑梅（1910~2001），女，浙江杭州人。因自幼体虚多病，辍学就医。初随其父，继拜名医清华为师，于崇德医药局持牌坐堂。初为儿妇科，后专事妇科，治验丰富，更擅治崩漏、痛经、先兆流产、习惯性流产、子痫和不孕症等疾患，享有“送子观音”美誉。其验方开发的“妇乐冲剂”、“内异散”、“妇益冲剂”制剂，常年畅销不衰。数十首自拟新方研究，分获各类国家、省部级奖励。为国内著名的中医妇科专家、首批全国名老中医学术经验继承工作指导老师，开创裘氏妇科，嫡传弟子盛玉凤等近10位，带教国内外100多位学生。

相关著作：《叶熙春》妇科部分、《裘笑梅妇科临床经验选编》、《裘氏妇科临证医案精萃》、《中国百年百名中医临床家·裘笑梅》等。论文40余篇。

【主要学术思想和主张】

裘笑梅先生“孜孜以求，持之以恒。深思力索于四诊八纲三部九侯之中，融会剖析于五脏六腑十二经络之间。穷探钻研素问、灵枢、金匮、本草，埋头苦读李、朱、刘、薛诸家学说。”提出①重视生化之源脾胃的调理。②倡导治肝六法以充沛血海。③推崇先天之本肾以论治。④强调活血祛瘀为治血法则。⑤痛经明辨虚实，崩漏分清标本；根据妇科疾病谱的时代变化，研制出各种治疗妇科疑难杂病的自拟新方28首。

【医论医话】

1. 调理脾胃在妇科临床上的应用

在应用滋阴养血方药时，要适当佐以理气或助消化的药物，如：陈皮、枳壳、山渣、神曲、谷芽、麦芽、鸡内金、佛手柑之类，刚柔相济，动静结合，使之补而不滞，滋而不腻，故无碍胃之弊，以利于消化吸收。应用清热药物，亦要防止寒凉太过，克伐胃气，我在实践中摸索出蛇舌草、土茯苓、半枝莲等清热药物性味平和，既能清热，又不伤脾胃，临床乐于采用。对于慢性病的治疗，更须重视脾胃，因为久病多虚，通过调理脾胃调动了机体内在的能动性，常可改善体质，增强机休的抗病能力，同时又为其他治疗方法的应用创造有利条件，促使疾病向好的方向转化。同样，对于疾病的恢复期，调理脾胃亦为重要的治疗方法，常能收到事半功倍之效。

（摘自《裘笑梅妇科临床经验选》）

2. 治肝常用法则在妇科临床上的应用

肝为五脏之一，是贮藏血液的主要器官，有调节血量的功能。肝主疏泄，主身之筋膜，开窍于目，其华在爪。肝喜条达，是指肝气贵于疏畅通达而不宜郁结，肝郁则病变横生，肝为风木之脏，内寄相火，其性至刚，极易变动。肝的生理功能失常，不仅引起肝的本脏病变，如肝气、肝火、肝阳、肝风等，而且还可扰心、犯肺、乘脾、及肾，引起其他脏腑的病变。临床所见杂病中，肝病十居六七，所以有人称“肝为五脏六腑之贼”，寓意是很深的。

肝与妇女的生理、病理关系极为密切。由于肝藏血，全身各部化生的血液，除营养周身外，皆藏于肝，其余部分下注冲脉（血海）；从经络循行来看，冲脉起于会阴，挟脐上行，而足厥阴经脉亦绕阴器，行抵少腹，故与冲脉相连，肝血充分足则血海盈满，月经能以时下。又因肝主疏泄，性喜条达，肝气舒畅，血脉流通，则经血按期来潮。若肝的上述功能失常，在妇女可引起经、孕、产、育方面的多种病变。正因为肝与女子的生理、病理关系至密，故有“肝为女子先天”之称。……治疗肝病的常用法则在妇科临床上的应用，结合个人体验，简述如下：疏肝法、泻肝法、镇肝法、养肝法、滋肝法、温肝法、

（摘自《裘笑梅妇科临床经验选》）

3. 脏躁

脏躁以神志烦乱，悲伤欲哭为主，伴随月经周期性发作。临床上常常在青春期紧张症、围绝经期综合征，及产后阴血亏损的患者中见到此类症状。《金匮要略·妇人杂病脉证并治》载：“妇人脏躁，喜悲伤欲哭，象如神灵所作，数欠伸，甘麦大枣汤主之。”本病的原因，主要由于阴血亏耗，不能濡养五脏，五志之火内动，心神不宁，因此在治疗上以甘润滋养为主。临床所见，若肾虚肝旺，以心悸，怔忡，失眠较剧，合用二齿安神丸，心脾两亏者，合用归脾汤，若肝郁化火而致经前烦躁易怒，甚则神志失常，大便干结，舌红，则以龙胆泻肝汤或当归龙荟丸为主。

（摘自《裘氏妇科临证医案精萃》）

【验方效方】

二齿安神汤（验方）

［组成］紫贝齿 15g、青龙齿 15g、灵磁石 30g、辰砂 12g、琥珀末 1.2～1.5g，冲入、紫丹参 15g、九节菖蒲 2.4g、仙半夏 6g。

［用法］水煎服。

［功用］镇惊安神，涤痰开窍。

［主治］经前期紧张症，围绝经期综合征。

［方解］本方以贝齿、龙齿为主，入心肝二经，镇惊安神；配灵磁石咸能润下，重可去怯，性禀冲和，无猛悍之气，更有补肾益精、潜阳纳气之功；合琥珀、辰砂镇惊安神；丹参养血活血，更入营痛开心窍，半夏除痰浊。诸药合和，共奏镇惊安神，涤痰开窍之效。

［应用体会］二齿安神汤有镇惊安神，涤痰开窍之功，对于肝阳偏亢、心神不宁或挟痰浊蒙蔽心窍而致的惊悸、不寐，甚则癫狂等证有较好的疗效。作者多用于经前紧张症、围绝经期综合征等病。

（摘自《裘笑梅妇科临床经验选》）

【精选验案】

1. 围绝经期月经过多

案 1　气虚血少

吴某某，46 岁。初诊（1987 年 3 月 3 日）经多如崩 40 天，面浮肢肿苍白，心悸怔忡，头晕目眩，四肢无力，病历年余。舌质淡偏燥，两脉沉细面软。治用补气摄血为先。

别直参 6g，煎汁代茶，黄芪炭 15g，升麻炭 9g，陈棕炭 10g，地榆炭 10g，槐米炭 20g，川断炭 10g，狗脊炭 10g，黄芩炭 6g，川柏炭 6g，补骨脂 10g，赤石脂 9g，香附炭 9g。

二诊：投以独参汤，配合补气摄血，经水已止。无腹胀，惟感胸闷隐痛，放射背

部，常有嗳气，面浮，困倦，纳减，心悸。舌质淡红，苔薄白。治用前意出入。

炒潞参 10g，清炙芪 12g，煨升麻 6g，炒杜仲 15g，绿梅 3g，白芍 9g，与绿梅拌炒入药，炒扁豆 10g，炒枳壳 9g，炙麦冬 9g，北五味 6g，佛手花 6g，北沙参 9g，生地榆 10g。

三诊：腰酸头晕，心悸肢软，两下肢酸楚下坠。胸闷嗳气已除。脉沉细，舌质淡红。治用归脾汤化裁。

清炙芪 9g，炒潞参 9g，炒枣仁 9g，制远志 6g，茯神 9g，炒杜仲 10g，桑寄生 10g，煅龙牡各 15g，马齿苋 9g，藿香 9g，忍冬藤 10g。

（摘自《裘氏妇科临证医案精萃》）

案 2　气阴两虚

袁某某，52 岁。初诊（1957 年 4 月 27 日）绝经期，经汛数月而转，转则量多如注，二三天后转少淋沥拖日，致成贫血。头晕目眩，心悸，腰酸，末次经 4 月 20 日，未清。舌质偏绛，两脉沉细。治用养阴清热，补肾固涩。

炒生地 15g，煅龙骨、煅牡蛎各 15g，旱莲草 15g，冬桑叶 15g，川断 10g，狗脊 10g，炒杜仲 12g，制玉竹 10g，制黄精 10g，茯神 9g。

二诊：药后经净，平时常有齿衄，肌肤常现紫斑，头晕困倦，眠食尚可。舌质偏绛，脉沉细。治用养阴补肾。

制玉竹 10g，制黄精 10g，淮山药 15g，陈萸肉 10g，炙黄芪 9g，炒潞参 10g，炒白术 9g，茯苓 9g，川断炭 10g，狗脊炭 10g。

（摘自《裘氏妇科临证医案精萃》）

案 3　阴虚火旺

洪某某，49 岁。初诊（1985 年 6 月 6 日）经量颇多如注，净后 8 天又转。末次经 5 月 25 日，未净，色鲜红，伴血块，腰酸若折。病延 3 载。舌质淡红，脉细缓。治用清热补肾固涩，佐以祛瘀。

紫石英 20g，代赭石 10g，贯众炭 9g，赤石脂 9g，补骨脂 9g，川断炭 12g，狗脊炭 12g，煅牡蛎 30g，仙鹤草 30g，川柏炭 6g，黄芩炭 6g，忍冬藤炭 9g。

二诊：投以震灵丹化裁，经净。头晕目眩，心悸耳鸣，夜寐多梦，潮热自汗，四肢麻木。舌质淡红，两脉弦细。改用镇惊安神，清热平肝。

灵磁石 30g，先煎，紫贝齿 15g，先煎，青龙齿 15g，先煎，茯苓 10g，柏子仁 9g，炒枣仁 10g，黄芩 6g，合欢皮 9g，淮小麦 30g，炙甘草 3g，红枣 12g。

[按]《素问·上古天真论》说：“七七任脉虚，太冲脉衰少，天癸竭。”说明妇女在 49 岁左右，正是冲任脉功能逐渐衰退的一个过渡时期，机体阴阳平衡失调。例一主要表现为肾气虚，固摄无权，故以独参汤大补元气，加以补肾摄血。血止后，患者又现胸闷、嗳气、面浮、困倦等气湿互阻之症，故在益气补肾基拙上，佐以行气化湿健脾。最后气行湿除，患者表现出一派气血两亏症状，故以归脾汤收功。例二是由于肾阴不足，阴虚生热，热扰血室而致月经过多。先以验方生地龙牡汤为主，养阴补肾清热止血。二诊时，经血已止，稍佐以益气之品，是寄“无阳则阴无以生，无阴则阳无以化”之意，在补肾阴之时，加入补气之品，促进阴平阳秘，阴阳平衡。例三经崩日久，冲任

虚损。投以震灵丹化裁，清热补肾祛瘀止血。经净后，患者表现为一派阴虚肝旺之象，此为虚中夹实，故不能一味单补肾阴，须平肝潜阳同时进行。

（摘自《裘氏妇科临证医案精萃》）

2. 脏躁

案1　经前期紧张症（肝火炽盛，心神受扰）

李某某，25岁。

初诊（1983年4月8日）：患者正值行经第一天，与男友发生两性关系，而致经闭不行，精神紧张，患得患失，烦躁易怒，心神恍惚，更衣难下。舌质红绛，苔黄腻，脉弦细。证属七情伤肝，肝火炽盛，心神受扰。治宜泻肝胆之火。

龙胆草9g，芦荟9g，炒当归10g，焦山栀9g，川芎9g，柴胡9g，炒黄芩9g，川连4.5g，泽泻9g，紫贝齿30g，先煎，青龙齿15g，先煎，灵磁石30g，先煎。

复诊（4月10日）：药后大便已解，情绪较前安宁，舌红，脉弦。再宗前意继服5剂。患者情绪稳定，夜来失眠，经汛下行，量中，色紫暗。改用二齿安神汤合甘麦大枣汤。

灵磁石30g，先煎，紫贝齿15g，先煎，青龙齿15g，先煎，川连4.5g，黄芩9g，制远志5g，炒枣仁9g，炒当归9g，淮小麦30g，红枣12g，炙甘草3g，琥珀末1.2g，睡前吞。

服药7剂，诸恙基本消失。嘱其保持情绪舒畅。

［按］ 肝火燔灼，气火上逆，心神不宁，用龙胆泻肝汤意在荡涤肝胆之实火以调冲任，复入二齿安神汤镇心安神，甘麦大枣汤滋养心脾。药达中肯，乃获捷效。

（摘自《裘氏妇科临证医案精萃》）

案2　经前期紧张症（血不养肝，肝急风动）

宋某某，28岁。

初诊（1983年1月17日）：室女每在经前后1周抽搐昏厥，频发不休。病延十载，头痛而胀，神烦易怒，心悸少寐。末次经1月5日。脉弦细，舌质偏淡红。治用养血平肝，健脾宁心。

太子参20g，辰茯苓9g，归身12g，制远志6g，炒枣仁12g，灵磁石30g，先煎，青龙齿12g，先煎，紫贝齿15g，先煎，丹参20g，琥珀末1.5g，冲，百益镇惊丹1粒，睡前服。

二诊：经转2月7日，此届抽搐未作，惟感头痛神烦，夜寐不安。舌质淡红，脉弦细。治用前方合甘麦大枣汤。

嘱患者每在经前10天服药，解放思想，开朗达观。半年后家属告知病未复发。

（摘自《裘氏妇科临证医案精萃》）

案3　经前期紧张症（肝气上逆，扰于清窍）

傅某某，22岁。

初诊（1955年3月18日）：室女月经先期，每遇经前幻音起伏不休，患得患失，失眠多梦，口干味苦。舌质艳红，苔薄白，脉细弦。治拟泻心汤化裁。

炒川连6g，焦山栀6g，龙胆草9g，黄芩6g，川柏6g，茯神9g，煅石决明20g，先煎，青龙齿15g，先煎，当归9g，茺蔚子9g，琥珀末1.5g，冲入，马宝粉3g，吞。

二诊（3月23日）：药后夜寐较安，头晕耳鸣，伴有幻音，食欲已振，经汛将届。舌质艳红，苔薄干燥，脉细缓。治用前意增删。

炒川连6g，绿梅3g，白芍9g，与绿梅拌炒入药，煅石决明15g，瓜蒌仁10g，薤白头9g，九菖蒲5g，辰茯苓9g，当归9g，泽兰9g，茺蔚子9g，淮小麦30g，炙甘草3g，红枣12g，琥珀末1.5g，冲入。

三诊（4月4日）：药后经转3月29日，量偏多，夹小血块，色鲜红，4天净。夜寐已安，头晕幻音皆除。面色少华，舌质偏红，苔薄，脉细缓。治用清热健脾安神。

炒川连3g，黄芩6g，炒枳壳6g，辰茯苓9g，淮山药12g，红枣12g，炒白术9g，鲜芦根9g，淮小麦30g，炙甘草3g，合欢皮9g，炒白芍12g。

以上三方交替在经前后服用数月，患者耳鸣、幻音未现，夜能安睡，经汛正常。

[按] 女子善怀忧郁，经前脏腑功能失调是本病主要病因。案2为月经前后癫痫发作。中医认为“诸风掉眩，皆属于肝”。月经前后冲任脉盛，血虚肝旺，肝阳偏亢，引动内风；经后则阴血虚亏，血不养肝，肝急风动。《内经》中有“心者，君主之官，神明出焉”的记载。变化不则谓之神，品物流行谓之明，神明具有一切感觉和运动的意义。人类的思维、意识都是由“心”主宰，故称心为君主之官，“心藏神”“心神合一”。癫病日久全由于虚，而肝风易去，心虚难以骤复，外界六淫之侵，内伤七情之感，使心气虚者，偶遭拂逆，便有复发之虑。治用养血平肝宁心，用归脾汤է缓宁心，养血安神；紫贝齿、青龙齿入心肝两经，合百益镇惊丹平肝潜阳，镇惊安神；琥珀、丹参养血活血安神；甘麦、大枣甘润滋补，以益心脾。案3属于肝郁化火，肝阳上亢，肝气上逆，扰于清窍，则见头晕耳鸣，幻音起伏；肝火灼伤津液，则见口干味苦；行热引起血热，则月经先期；肝阴不足，血不养心，则失眠多梦。方用泻心汤荡涤肝经实火，龙者、石决明平肝潜阳，马宝粉、琥珀镇静安神；当归，茯神养血宁心，茺蔚子引血下行。二诊时入瓜蒌、薤白宽中理气开胸，炙甘草、淮小麦、大枣宁心安神；泽兰活血调经；使经水畅行，免于泻心汤等苦寒碍经之弊。经转后，再以淮山药、红枣、白术健脾养血，白芍、芩、连清热柔肝，使肝热清，肝阳平，肝血充，肝气顺，则经前诸症均消，经期转正。

（摘自《裘氏妇科临证医案精萃》）

案4　围绝经期综合征（阴血不足，肝郁气滞，逆窜经络）

黄某某，54岁。

初诊（1984年9月1日）：断经4年，常感胸闷气，背部作胀，少腹似有气窜，右侧为主，放射臀部，下肢酸软，舌质偏绛，两脉沉细。治用宽中理气，瓜蒌薤白汤化裁：

瓜蒌仁9g，薤白头6g，九菖蒲6g，制远志6g，炒枣仁9g，佛手9g，宣木瓜9g，绿梅3g，白芍9g，与绿梅拌炒入药，川楝子9g，延胡索9g，青陈皮各3g。

二诊诸恙悉减，舌质转润，脉细缓。治用上方去青陈皮，加川断、狗脊、扁豆花。

（摘自《裘氏妇科临证医案精萃》）

案5 围绝经期综合征（阴虚内热，津液不敷）

董某某，44岁。

初诊（1984年9月7日）经汛失调，末次经8月7日，间歇点滴色紫，至今未净。上次经7月18日至7月28日。腰酸腹胀，情绪急躁，大便不畅。舌质偏绛艳红，苔薄，脉弦细。治用三黄忍冬藤汤化裁。

制军炭10g，黄芩炭6g，克炒川柏6g，生地榆12g，丹皮9g，茜草9g，当归炭6g，忍冬藤10g，马齿苋10g，木贼草9g，炒贯众10g。

二诊（9月12日）：药后9月7日经量增多两天，后转点滴未清，腰酸腹胀，头昏痛。舌质偏绛，脉沉细。治用生地龙牡汤化裁。

冬桑叶12g，煅牡蛎30g，煅龙骨15g，旱莲草15g，黄芩炭6g，炙樗皮9g，石榴皮10g，荆芥炭6g，川断炭10g，狗脊炭10g，生地炭15g，火麻仁9g。

三诊（9月20日）：经淋已清。口干喉燥，失眠多梦，神烦意躁，腰膝酸软。舌质红干燥，脉沉细。改用养阴补肾，以调冲任。

制玉竹10g，制首乌10g，制黄精10g，淮山药10g，杜仲9g，桑寄生10g，太子参20g，潼蒺藜10g，炒知母9g，鲜石斛10g，茯神9g，淮小麦30g，炙甘草3g，红枣12g。

四诊：病情大有好转，舌质转润，两脉细缓。治从前意化裁，以资巩固。上方继续服用20余剂，诸症未现。

[按] 围绝经期综合征，除月经异常外，常伴有不同程度的头晕头痛，心悸怔忡，五心烦热，失眠多梦，肢麻躁汗，腰膝酸软等。症状参差出现，有的迁延数年。《素问·上古天真论》说："七七任脉虚，太冲脉衰少，天癸竭。"说明妇女在49岁左右，正是冲任脉逐渐衰退的过渡时期，机体阴阳平衡失调。本病可分为阴虚肝旺、肝郁气滞及脾肾不足等型。案1属于肝郁气滞，阴血不足，气不顺行，逆窜经络，故胸闷腹胀，血不养络则下肢酸软。治疗以瓜蒌薤白白酒汤宽胸开结理气行气，川楝子、延胡索、青陈皮疏肝理气，枣仁、木瓜、白芍养血柔筋疏肝，后以川断、狗脊补肝肾强筋骨，以治其本。案2属于阴虚内热，经汛失调是由于患者素体阴亏，津液不敷，久而伤于肝肾，不能摄纳冲任，致经淋数月难净，兼以湿火内扰，故见情意急躁，大便不畅。先用三黄忍冬藤汤清热化湿，再用生地龙牡汤养阴清热补肾止血，药到病除。最后以甘麦大枣汤为主，配以补肾健脾养心之剂，阴阳平衡，精神乃治。

（摘自《裘氏妇科临证医案精萃》）

案6 围绝经期综合征（肾气渐衰，心营不足）

王某某，45岁。

初诊（1979年9月4日）：近半年经律紊乱，常感心悸烦躁，夜来失眠，头晕目眩，神倦胸闷，甚则悲伤欲哭。证属肾气渐衰，心营不足。治用养血宁心安神。

紫丹参24g，琥珀末1.2g，冲，辰茯神12g，灵磁石30g，先煎，青龙齿15g，先煎，紫贝齿30g，先煎，九菖蒲3g，淮小麦30g，红枣15g，炙甘草6g。

二诊（9月22日）：心悸减轻，寐梦少，略安睡，胸闷尚存。治守原法加生脉饮。

三诊（10月1日）：叠投养血宁心安神之剂，心悸若失，胸闷烦躁已除，夜寐已安，自云悲伤欲哭之状已消。脉细缓，舌质润，苔薄。原法踵步，治疗月余，诸症痊愈。

［按］年居绝经，阴亏火旺，心肾失养，时心悸失眠，情绪烦躁，善怒，甚则悲伤欲哭，方用二齿安神汤为主，合甘麦大枣汤，旨在养心神，开心窍，镇惊而守其神。嗣后入生脉饮以生阴津，终获痊愈。

（摘自《裘氏妇科临证医案精萃》）

案7　围绝经期综合征（肾衰肝亢，心营不足，心神不宁）

许某某，47岁。

初诊（1983年9月24日）：患者月经紊乱半年，末次经9月7日。自觉头晕目眩，心悸怔忡，情烦意躁，夜来失眠，烘热自汗，经前症状加重，病延3月。苔薄，舌质红，脉细弦。证属肾气渐衰，肝阳偏亢，心营不足，心神不宁。治宜镇惊安神，养血宁心。方用妇宁胶丸，每日服3次，每次4粒。半月后，复诊诸恙明显好转。连服1月半，患者自觉精神爽，寐安，烘热自汗已除，但有时尚有胸闷、头晕症状，嘱其再继服半月至症状完全消失。

［按］妇宁胶丸，主治经前期紧张症、围绝经期综合征，乃从数十年的临床经验结晶二齿安神汤研制而成，药效卓捷，携带方便，深受病家欢迎。

（摘自《裘氏妇科临证医案精萃》）

案8　围绝经期综合征（木火炽感，心神受扰）

患者苏某某，43岁。1979年9月26日初诊。经汛数月而转，精神紧张，患得患失，夜来失眠，心神恍惚，更衣难下，形似脏躁。二脉弦数，舌质艳红。西医诊断为围绝经期综合征。本例辨证是木火炽感，心神受扰。治用龙胆泻肝汤合甘麦大枣汤化裁：龙胆草10g，川连4.5g，远志5g，黄芩9g，泽泻9g，紫贝齿30g，青龙齿15g，焦栀子9g，灵磁石30g，柴胡4.5g，淮小麦30g，红枣15g，琥珀末1.2g（吞），炙甘草3g。5剂。

1979年10月3日二诊：药后夜寐转好，情绪较安宁，大便通畅。脉弦，舌红。再用原方增减，连服7剂后，诸恙基本消失。

［按］木火燔灼，心神不宁，用龙胆泻肝汤寒凉直折，配合甘麦大枣汤滋养心脾，复入龙齿、磁石、紫贝、琥珀镇心安神，药中鹄的，乃获捷效。

（摘自《裘笑梅妇科临床经验选》）

刘云鹏

（为学旁征博引，治病辨证求因）

【医家简介】

刘云鹏，男，湖北长阳人，生于五代世医之家。幼承庭训，熟背经典，学宗仲景，旁通叶吴，擅用伤寒温病诸法，治疗妇科急性热病，屡起危急于倾刻。20世纪40年代被誉为沙市八大名医之一。1954年赴北京中医学校深造，面聆施今墨、朱颜等先贤教诲。1956年创建沙市中医院，任首任院长，1958年创办沙市中医学校并兼任校长。2007

年被中国中医药学会授予全国知名妇科专家称号。现为湖北荆州市中医院主任医师，全国首批继承老中医药专家学术经验指导老师，享受国务院政府特殊津贴专家。

相关著作：《妇科治验》、《中医临床家刘云鹏》。

【主要学术思想和主张】

刘老早年秉承家传，宗叶、吴诸家学说，善治湿热病。后着意研究妇科，对经、孕诸疾形成了独特的学术思想。提出妇科调肝十一法、治脾九法、补肾五法，在医界广泛流传。其学术特点：①调肝为主，疏肝为先。奉行刘完素“天癸既行，皆从厥阴论之”学说。②调理冲任，活血化瘀。认为经、产、杂病调治失当，则气滞、寒凝、出血等均可致瘀。③燮理阴阳，脾肾为本。④师法温病，祛邪为先。邪祛正自安。⑤诊重舌脉，治必有方。以舌脉为辨证的关键，施治之权衡。⑥衷中参西，学而不厌。取长补短。

【医论医话】

1. 围绝经期综合征

围绝经期妇女指45～55岁这段年龄期的妇女，它标志着成年期的结束，并向老年阶段的过渡。围绝经期综合征，并非妇女所特有，但因男子此期出现较晚，且多数无明显症状，在不知不觉之中度过。由于此期女子下丘脑－垂体－卵巢轴的功能逐步衰退，体内不稳定状态，极易产生躯体及心理上的不适应，此期各种家庭社会问题又极易对妇女身心造成巨大的伤害，如下岗、子女升学、就业问题、爱人外遇、婆媳关系不和、躯体其他疾病等等，往往在围绝经期发生致病作用，使自主神经兴奋或抑制过度而更进一步发生紊乱，故出现一系列生理及心理症状。如月经紊乱（月经频至、稀发、先后不定期或崩漏等）、头痛、头昏、耳鸣、失眠多梦、心悸、胸闷气短、倦怠乏力、四肢麻木、潮热汗出、浮肿便溏、焦虑、恐惧烦躁、抑郁偏执等。

其病理表现为：①水不涵木，肝火偏旺。②脾失健运，木旺克土。③劳伤心脾，气阴两伤。

（摘自《中医临床家刘云鹏》）

2. 心理疗法

由于当今科学的发展，对人体知识的不断提高，生物－社会－心理医学模式的转变及其研究的不断深化，愈来愈加意识到心理（喜怒忧思悲恐惊）家庭社会等诸多因素，在疾病的发生、发展变化及康复过程之中起着举足轻重的作用。本病之治疗同样如此，单凭药力尚感不足，结合恰当的心理治疗及护理往往事半而功倍。因精神状况好坏将直接影响症状的轻重，所以在治疗中须分析影响此病的心理因素。如精神压力、生活状况、家庭问题、夫妻感情、性格特征、行为特征等，以便做好社会－心理方而的疏导工作，帮助病人从精神上战胜疾病。

因良好的心理因素对疾病有一定的治疗及恢复作用。这就需要我们每位医护人员根据病人不同的心理状况采用分析、解释、暗示、转移情志等措施，劝导病人豁达开朗。培养病人的身心自我调节能力，如便个人修养，让病人懂得情志致病的道理和以情胜情，移情易性，解释开导，抒情从欲的辨证思想，尽量使自己保持内外环境的平衡。向病人进行科普宣传，以便让社会对围绝经期妇女有所理解、谅解和同情，使社会各方面、家庭成员对围绝经期妇女予以照顾，让病人能在一个宽容、理解、和谐、愉快的环境中生活，这对围绝经期症状的减轻和病状表现时间缩短起着良好的作用。

（摘自《中医临床家刘云鹏》）

【验方效方】

方一 知柏地黄丸

［组成］知母 9g，黄柏 9g，熟地 15g，山萸 12g，山药 15g，泽泻 9g，丹皮 9g，茯苓 9g。

加减法：月经量少加熟地至 20g，生地 20g，阿胶（兑）12g，当归 10g，白芍 10g，以补血；腰酸腿软加杜仲 12g，怀牛膝 12g，续断 12g，桑寄生 15g，以补肾；头昏耳鸣，潮热汗出，选加龟板 15g，白薇 9g，龙骨 30g，牡蛎 30g，浮小麦 30g 等，以育阴潜阳；手足心热，口干，加女贞子 15g，旱莲草 15g，元参 12g，麦冬 9g 等，以养阴润燥；多梦少寐加酸枣仁 15g，夜交藤 30g，柏子仁 15g 等，以养心安神。若热象不显，吾师认为系“阴虚阳浮”，宜育阴潜阳，不必泻火，以上方去知母、黄柏，即六味地黄丸。

（摘自《中医临床家刘云鹏》）

方二 逍遥散加减

［组成］柴胡 9g，当归 12g，白芍 9g，白术 12g，茯苓 9g，甘草 3g。

［主治］围绝经期综合征，肝郁脾虚型。临床表现为：胸闷，气短，太息，月经提前或推后，量多少不定，经期前后浮肿，纳少便溏，带下色白。舌红苔黄，脉沉弦。

［功效］疏肝健脾。

加减法：肝郁化火，烦躁易怒，加炒栀子 9g，丹皮 9g，黄芩 9g，以泻火平肝；失眠多梦，加酸枣仁 15g，夜交藤 30g，合欢皮 30g，以养心安神；纳少便溏，加山药 15g，扁豆 15g，以健脾渗湿；浮肿甚者，加茯苓皮 12g，大腹皮 9g，陈皮 9g，生姜皮 9g，桑白皮 15g，以利湿消肿；气虚者加党参 15g，合四君子汤健脾益气；血虚者加熟地 10g，川芎 10g，合四物汤补血；胸闷乳胀加郁金 9g，香附 12g，以理气开郁。

（摘自《中医临床家刘云鹏》）

方三 生脉散加味（附甘麦大枣汤）

［组成］党参 2g，麦冬 10g，五味子 6g。

［主治］围绝经期综合征，气阴两伤型。思虑过度，劳伤心脾，耗损气阴，阴精亏虚，脏腑失养，或思虑过度，耗损气阴。其临床表现为，心悸气短，不能入寐，烦躁汗出，视物模糊，口干，纳少，便结，溲黄，甚至悲伤欲哭，月经先后不定期或已绝经，舌红偏淡，苔薄黄，脉细数。

［功效］益气养阴润燥，佐以养心安神。

加减法：悲伤欲哭，精神恍惚，加甘草 10g，小麦 30g，大枣 12 枚，以化生津血，名甘麦大枣汤。口干失眠加知母 9g，茯苓 10g，酸枣仁 15g，夜交藤 30g，以清热安神；心悸怔忡，加柏子仁 15g，远志 9g，煅龙牡各 30g，以益智宁心；精虚血少，加生熟地各 15g，枸杞 15g，以养血生精。

（摘自《中医临床家刘云鹏》）

【精选验案】

1. 绝经前腰背痛

案1　肝肾阴虚，虚火上炎

侯某，女，58岁。

初诊：2005年6月3日。绝经2年余，腰背疼痛1个月余，伴左眼视物有黑影。患者近1个月来感腰背疼痛不适，伴夜晚汗出口干，时感五心烦热，左眼视物时有黑影，双乳时有胀痛，纳可，二便调，舌红，苔灰薄，脉搏75次/分。既往史：3年前因乳腺纤维瘤行切除术，有血小板减少病史。证属肝肾阴虚，虚火上炎。治以滋肾养阴，平肝明目，杞菊地黄丸口服，一贯煎加味。北沙参12g、麦冬15g、当归15g、生地15g、枸杞子12g、川楝子9g、桑叶9g、菊花9g、磁石30g、太子参20g、玄参15g、丹参20g，7剂。

二诊：2003年11月17日。服上药后左眼黑影变淡，汗出好转，口干及五心烦热好转。仍感左乳痛，腰背痛，舌红，苔薄，齿痕，脉搏76次/分。守上方加蒲公英30g、白芍30g，7剂。

2005年6月因他病就诊时诉服上方诸症消失。

［**按**］绝经前后诸症，为临床比较常见的妇科疾病，常因个人心理因素，体质强弱不同而有异。《素问·上古天真论》："七七任脉虚，太冲脉衰少，天癸竭，地道不通。"认为妇女四十九岁左右，即绝经前后，肾气渐衰，肾精不足，冲任脉虚，天癸将竭。此时由于某些因素的影响，肾之阴阳平衡失调，脏腑功能紊乱，就可产生一系列症状和体征。患者绝经2年，五心烦热，身热，夜汗出，腰背疼痛，视物异常，乃肝肾阴虚，虚火上炎所致，故予中成药杞菊地黄丸口服以滋肾养阴，平肝明目。另予一贯煎加味养肝阴，方中重用生地为君，滋阴养血以补肝肾，以当归、麦冬、沙参、枸杞子为臣，配合君药滋阴养血生津以柔肝，更用少量川楝子疏泄肝气为佐使，共奏滋阴柔肝疏肝之效，加入桑叶、菊花以清肝明目，磁石以聪耳明目，潜阳安神，太子参、玄参、丹参益气生津活血。服药7剂，诸症好转，惟左乳掣痛，腰背痛，故仍守上方加蒲公英、白芍以养阴柔肝，散结止痛，水火既济，阴阳平衡，病自愈。

（摘自刘云鹏《妇科治验》）

案2　肝肾阴虚

李某，女，50岁。

初诊：2005年10月13日。绝经一年半，心烦、盗汗2年。患者近2年来出现盗汗、心烦，失眠，全身无力，精神差，纳可，二便调，舌红，苔灰黄，脉沉软，脉搏68次/分。证属肝肾阴虚。拟当归六黄汤合甘麦大枣汤加味治疗。当归6g、黄芩6g、黄柏6g、熟地6g、黄芪12g、黄连6g、甘草6g、麦冬9g、大枣12g、煅龙牡30g，7剂。

二诊：2005年10月20日。诉失眠、盗汗较前好转，仍心烦乏力，尿急，尿频，夜尿次数多，一夜3～4次，纳可，大便正常，舌红，苔灰，脉缓，脉搏62次/分。拟丹栀逍遥散合大补阴丸加味。柴胡9g、当归9g、白芍9g、白术9g、茯苓9g、甘草3g、牡丹皮9g、炒栀子9g、黄柏9g、知母9g、熟地9g、炙龟板15g、浮小麦30g、大枣12g、煅龙牡各30g、夜交藤30g、酸枣仁15g、木香9g，14剂。

三诊：2005年11月17日。服上方后现已无盗汗，腰略疼，白带少，无异味，心情烦躁，口略干，睡眠欠佳，小便频，无尿痛，大便正常。拟大补阴丸加味。黄柏9g、知母9g、熟地9g、炙龟板15g、煅龙牡各30g、远志9g、酸枣仁15g、茯神15g、牛膝12g、木瓜9g、车前子9g、莲子9g，14剂。

［按］ 该患者绝经一年余，盗汗，心烦，失眠为阴虚火旺之症，女子七七肾气亏虚，天癸欲绝，而肝肾同源，故肾阴虚必导致肝阴虚，治当以肝肾并治为宜。方用当归六黄汤合甘麦大枣汤加味，方中当归、生地、熟地入肝肾而滋阴养血，黄连、黄芩、黄柏泻火除烦，黄芪益气固表止汗，小麦养心，甘草、大枣干润滋补缓急，养心脾，加煅龙牡以收敛止虚汗，全方滋阴泻火，宁心健脾，以柔润之品滋阴涵阳，使阴阳协调，相火潜，其病自愈，服上方后诸症好转，但出现尿频尿急，夜尿增多，考虑为肝郁气滞，气郁化火，郁于下焦，影响膀胱气化功能，而致小便异常，故予丹栀逍遥散加味以疏肝扶脾，清利湿热，并合大补阴丸以滋阴降火，药后小便改善，故继以大补阴丸以善其后。

（摘自刘云鹏《妇科治验》）

案3　脾虚不运，心失所养

江某，女，50岁。

初诊：2005年12月26日。头晕，心慌，汗多，口干，纳差，便溏，寐差，夜尿频，精神紧张，舌红，苔黄，齿痕，脉搏74次/分。证属脾虚不运，心失所养。治宜健脾养血，归脾汤加味。党参15g、白术12g、茯苓10g、炙远志12g、当归12g、黄芪20g、酸枣仁15g、木香10g、甘草6g、煅龙牡各30g、夜交藤30g、浮小麦30g、大枣10g、法半夏10g、陈皮10g、益智仁15g、乌药10g、桑螵蛸12g、小茴香10g，14剂。

二诊：2006年1月5日，症状明显减轻，仍寐差，尿频，舌暗红，苔黄厚，齿痕，脉搏72次/分。陈皮10g、法半夏10g、茯神10g、甘草6g、枳实10g、竹茹10g、炙远志10g、酸枣仁15g、柴胡10g、当归10g、白芍15g、白术12g、黄芩10g。

［按］ 绝经前后诸症中医大多责之以肾之阴阳偏盛偏衰，本病刘老仍以辨证为基础，据其头晕心慌、腹泻纳差、难寐等诸症辨其为脾虚，不能上输精微于心，心血失养；夜尿频多，为肾阳虚不固，治以健脾养血加温肾收涩之品即效，二诊时上症明显好转，血压偏高，舌黯红、苔黄厚、齿痕又为脾虚生痰、痰热内扰之侯，继以温胆汤加养血安神之品收功。

（摘自刘云鹏《妇科治验》）

2. 围绝经期综合征

案1　阴虚火旺，火扰神明，胃失和降

杨某，女，51岁。

初诊：1992年5月12日。月经量少，腰膝酸软，头昏头痛，时呃逆，面烘热，汗出，易激动，失眠，烦躁，五心烦热，眼涩干燥，舌暗红苔灰，脉细数。

诊断：围绝经期综合征。证属阴虚火旺，火扰神明，胃失和降。

治则：滋阴降火，潜镇安神，佐以理气和胃。

方药：知柏地黄汤加味。浮小麦30g，知母9g，黄柏9g，熟地15g，夜交藤30g，泽泻9g，山药9g，枣皮12g，五味子9g，牛膝15g，白薇9g，天麻15g，龙骨、牡蛎各30g，丹皮9g，川芎9g，大枣12g，茯苓9g，丹参15g，陈皮9g，10剂，浓煎服。

二诊：1992年5月28日。眼干、口渴、五心烦热未止，余症均有所减轻。舌暗红，苔黄，脉细软（88次/分），守上方去陈皮、天麻，加麦冬15g，龟板15g，枸杞15g。7剂，浓煎服。

三诊：1992年6月8日。服上方，诸症好转，舌红苔薄黄，脉弦软（78次/分），守上方去知、柏，服7剂。

随访：一半年后随访，有时觉眼睛干涩，嘱常服杞菊地黄丸等。

[按] 本例患者已过“七七”之年，正是任脉虚，太冲脉衰少，天癸将竭之年，此时五脏皆有偏衰，但往往以肾为先。肾虚而见腰酸软，肾阴不足故五心烦热；虚阳上浮故面烘热汗出；水不涵木，肝阳上亢，故头昏、易激动、烦躁；目失濡润，故干涩；肝火扰心，故心神不安。本方加龙牡敛汗，合天麻更能镇肝潜阳，止头痛；加陈皮、川芎理气和胃而除呃逆。药后唯眼干、口潜、五心潮热未除，系阴虚未复。故去陈皮、天麻，加麦冬养胃、生津止渴，加龟板、枸杞补肾填补真阴。三诊诸症除，潜火去，故去知、柏，继续补肾养阴，潜阳安神而安。

（摘自《中医临床家刘云鹏》）

案2　肝郁气滞、脾虚肢肿

李某，女，45岁。

初诊：1998年2月8日。患者自下岗后近半年来月经周期3～4/23～50天，量少，色淡，经前乳房略胀。平素胸闷，气短，喜太息，胃脘不适，纳少便溏，小便短频，末次月经2月3日至2月6日，诊时月经已净2天，面目及四肢浮肿，口苦失眠多梦，苔灰黄微腻，脉沉弦（78次/分）。

诊断：围绝经期综合征。证属肝郁气滞、脾虚肢肿。

治则；疏肝郁脾，利湿清热。

方药：逍遥散加减。柴胡9g，当归9g，白术10g，甘草3g，白芍9g，山药15g，扁豆15g，桑白皮15g，姜皮9g，大腹皮9g，云苓皮15g，陈皮9g，黄芩9g，丹皮9g，合欢皮9g，酸枣仁15g。

二诊：1998年2月16日。药后上症减轻，浮肿减，无明显胸闷、气短、太息等症，口略苦，睡眠稍好转，纳食增加，大便可。舌红苔灰黄，脉弦（脉搏78次分）。效不更方，守前方7剂。

三诊：1998年2月25日。纳可，二便调，余症好转。舌红苔灰，脉弦软。守上方去五皮饮、丹皮、黄芩，7剂，浓煎服。

四诊：1998年3月4日。月经已净3天，无经前不适，经量略多，3天净，经净后寐差，无浮肿，舌红，苔灰薄，脉弦软（脉搏78次/分），守前方7剂，浓煎服。

随访：月经按期来潮，量略多，诸症消失。

[按] 本例患者曾自述，因长期精神负担过重，致性情抑郁，抑久伤肝，肝失条达，

致月经先后不定期、量少，经前乳胀、胁胀、喜太息、胸闷。木郁克土，脾失健运，胃失和降，故胃脘不适、纳少；脾虚则水湿内生，故面目及四肢浮肿、小便短频、便溏；郁久化火故口苦；热扰心神，故失眠多梦、舌红苔灰黄微腻、脉沉弦。均属肝郁脾虚，湿邪内停之症。宜疏肝健脾，利湿清热，方用逍遥散加山药、扁豆，疏肝健脾；合五皮饮加强健脾利水作用；配丹皮、黄芩治火热内扰之口苦；配合欢皮、酸枣仁解郁安神。用药7剂，诸症缓解，纳可，二便调畅，惟寐差，舌红，苔转薄灰，脉弦软。三诊时湿热之邪已除，去丹皮、黄芩、五皮饮，继以疏肝健脾、解郁安神，巩固疗效。患者月经按时来潮，量增多，诸症消失。常于治疗同时配合心理疗法，务使患者心情舒畅，不烦不躁，治疗效果满意。

（摘自《中医临床家刘云鹏》）

案3　气阴两亏，心神不宁

梁某，女，48岁。初诊：1993年6月29日。

患者3年来月经周期紊乱，量少质稀。近来心悸怔忡，气短神疲，自汗乏力，彻夜不眠，时时精神恍惚，悲伤欲哭，口干，舌红偏淡苔薄，脉细数（脉搏90次/分）。经检查，心电图正常。

诊断：围绝经期综合征。证属气阴两伤，心神不宁。

治则：益气养阴，养心安神。

方药：生脉散合甘麦大枣汤加减。党参20g，麦冬10g，五味子6g，大枣12g，夜交藤30g，甘草10g，枣仁15g，知母9g，小麦30g，柏子仁15g，龙骨、牡蛎各30g，远志15g，云茯苓10g，生地、熟地各15g。10剂，水煎服。

二诊：1993年7月11日。药后诸症大有好转，惟胃略胀。

处方：生地、熟地各减至9g，加木香6g，此方续服3个月，霍然痊愈。

续访：月经已绝，再次体检无恙。

［按］患者心悸怔忡，气绝神疲，自汗乏力，系气阴不足，心失所养之故。心神不宁，则彻夜不眠。心在志为喜，肺主悲，今心失所养，无以主神志而精神恍惚。肺津虚无以润燥而悲伤欲哭。气虚失固，阴不内守而自汗乏力，阴故不足，血海空虚，冲任不调而经期紊乱。量少质稀，方用生脉散合甘麦大枣续加知母、生熟地养血滋阴，加酸枣仁、柏子仁、远志、夜交藤养心安神，加龙骨、牡蛎镇惊安神、敛汗益阴，加云苓健脾宁心安神。药后胃略胀，生地腻呆滞脾胃之气之力，故减生地、熟地各至9g，加木香6g；醒脾胃之气，助运化，后续服3个月而痊愈。

（摘自《中医临床家刘云鹏》）

刘奉五

（经病分漏闭，治肝有八法，验方十六病）

【医家简介】

刘奉五（1911～1977），名同育，字奉五，男，北京市人。早年从名医韩一斋学医，究心钻研妇人病，24 岁在京悬壶应诊，曾受孔伯华之邀，任教于北平国医学院。建国后，任教于北京中医进修学校、北京市中医学校；行医于北京第二医学院、北京中医医院，任中医师、妇科副主任。长年悬壶实践，颇多创见。对妇科病证的辨证施治有独特的用药规律。总结治疗崩漏、闭经、不孕、痛经、妊娠恶阻、先兆流产、羊水过多以及产后病等 16 个病的经验用方，沿用至今。

相关著作：《刘奉五妇科经验》。

【主要学术思想和主张】

主张妇人病应责诸肝、肾、脾三经及冲任二脉。将月经失调分类为漏经类月经失调及闭经类月经失调等。形成了自己常用的经验方和经验用药，如瓜石汤、四二五合方、凉血衄汤、清肝利湿汤、安胃饮、清眩平肝汤、解毒内消汤等。治病颇有效验。提出治肝八法，包括舒肝调气、清肝泄火、清肝平肝、抑肝潜阳、镇肝熄风、养血柔肝、化阴缓肝、暖肝温经。治血八法，包括活血化瘀法、破瘀散结法、养血活血法、清热凉血法、养阴化燥法、温经散寒法、益气养血法、滋阴养血法。此外，根据金水相生之理而拟订补肺益肾法等。《刘奉五妇科经验》一书是其临床经验的很好总结。

【医论医话】

1. 经前期紧张症

经前期紧张症，系指在经前 7～10 天开始出现烦躁，易激动，头疼，失眠，头晕，乳房胀痛，胃纳不佳，胸闷胁胀，下腹不适，浮肿，腹泻等症状。而月经来潮后，症状自行消退。病因尚不完全明确。往往与植物神经系统功能紊乱、性激素紊乱有关。古医书中尚无系统的阐述。一般均分散在经前吐衄、经前便血、经前发烧、经前身疼、经前泄泻等证之中，属于妇科经期杂病。刘老医生根据临床体会，初步认为，此类证候的发生，与经前期脏腑功能失调有关，主要是肝郁气滞。肝郁乳络阻滞，则乳房发胀。肝气横逆犯脾，则可影响脾胃功能或表现为脾虚肝旺而致痛必泄泻，或表现为脾虚水湿不化而致浮肿。肝气久郁可以化火，或表现肝阳上亢而致头痛，或热人血络则便血、衄血、倒经等。若脾虚失运日久，气血化生无源，也可以出现气血两虚诸证。一般在经前期发生。他认为，经前冲任脉盛诸证。一般在经前期发生。他认为，经前冲任脉盛，气血充而血流急，多易导致经脉壅滞不通，易于诱发上述症候，而经血一来，冲任气血通调，症状自除。

（摘自《刘奉五妇科经验》）

2. 围绝经期综合征

围绝经期综合征，除月经异常（如月经频至，月经稀发、月经先后不定期或崩漏等）外，尚有不同程度的全身症状，如头晕、头痛、心悸、心烦易怒、倦怠乏力等。上述症状往往参差出现，有时迁延 2～3 年之久。《素问·上古天真论》说："七七任脉虚，太冲脉衰少，天癸竭"，说明妇女在 49 岁左右，正是冲任脉功能逐渐衰退的一个过渡时期，机体阴阳平衡失调奋失调。刘老医生认为本病可分为阴虚肝旺和脾肾不足两型。前者多为虚中夹实；后者则纯属虚证。阴虚肝旺型较势多见，且以头晕，头痛，心烦急躁，胸满胁胀；多梦少寐，口干、手足心热，耳鸣，心悸，潮热汗出（甚则血压升高），舌尖红，脉弦细数为主证。治疗上多以滋阴平肝为法，常用经验方清眩平肝汤。脾肾不足型多表现为月经先后不定期，经量忽多忽少或淋漓不止，或数月不行，头晕，目眩，腰痛，肢寒，纳少，乏力，口淡，浮肿，便溏，夜尿量多，舌质淡，苔薄白，脉沉细无力。治疗上多以健脾补肾为法，常用的药为：山药、莲子肉、菟丝子、川断、熟地。覆盆子、白术、茯苓、仙灵脾、仙茅等。若脾虚较为明显，除上述症状外，兼有全身浮肿，月经淋漓不断者，可用归脾汤加防风、羌活。若为崩漏大出血者，可加黄芪、棕榈炭、侧柏炭、阿胶。若月经闭止或后错日久，而出现烦急躁汗，舌红，脉弦滑时，仍可用经验方瓜石汤治疗。

（摘自《刘奉五妇科经验》）

3. 治汗大法

病理性汗出取决于“本病”的病因和病理。所以治汗时要考虑到“标本缓急”、“轻重先后”的关系，而不能单纯为“治汗”而治汗。对于实证类的汗，宜清、宜泄；对于虚证类的汗，宜收、宜补。

（1）清法：主要针对“实汗”、“热汗。即所谓“热则清之”的法则。例如，对于阳明经证所引起的大汗，重用生石膏以清气、清胃热。对于血分热盛而引起的汗出，当用黄芩、黄连、黄柏等苦寒泄火之剂，以清血分之热。对于阴分的伏热、则用生地、白芍、丹皮以凉血清热。

（2）泄法：主要针对脏腑实热所引起的“实汗”，即所谓“实则泻之”的法则。例如：泄肝火以敛肝气，常用龙胆草、芦荟之类。泄胃肠以解燥热，常用大黄、芒硝通腑以导热外出。

（3）收法：主要针对腠理不固，浮阳溢散之虚汗。即所谓“散则收之”的法则。此为治标之法。常用的药物如浮小麦、龙骨、牡蛎、五味子、大枣、诃子等。

（4）补法：主要针对气、血、阴、阳诸虚，卫外不固所引起的虚汗。即所谓“虚则补之”的法则。例如：用参、芪补气，补肺固表，使气达表，肺气充沛以固卫外，多用酸枣仁、浮小麦，补心固液，益心气收心液，重用白术，补脾助肺固表，补脾又能除湿，以制湿邪外溢之汗出；用熟地补肾阴，或以桂、附补肾阳，补肾以收下注之湿而治疗。若欲补阴以抑阳则用生地、白芍。

另外，柴胡、防风、桂枝也可用于一般止汗。柴胡佐人参能治中气不足的汗出，防风佐生芪可治表虚自汗，桂枝佐白调和营卫，也可以固表止汗，都是临床常用的治汗药组。

（摘自《刘奉五妇科经验》）

【验方效方】

清眩平肝汤

［组成］当归9g，川芎4.5g，白芍12g，生地12g，桑叶9g，菊花9g，黄芩9g，女贞子9g，旱莲草9g，红花9g，牛膝9g。

［功能］滋肾养肝，清热平肝，活血调经。

［主治］妇女围绝经期综合征、经前期紧张症等，属于肝肾阴虚、肝阳亢盛，见有

头晕、头痛（或血压升高）、烦躁者。

（摘自《刘奉五妇科经验》）

【精选验案】

1. 经前期紧张症

案1　肝郁气滞，血虚络阻

单某，女，32岁。初诊日期：1973年7月5日。

主诉：经前头晕，乳房胀，小腹胀已2年。

现病史：近2年来，每于经前7~10天，即开始头晕，乳房发胀，小腹胀，手足发麻，而且极容易感冒怕冷。睡眠尚可，经后即渐恢复，每次月经前均如此，曾经妇科检查，未见异常。末次月经为6月13日。

舌象：苔微黄。脉象：弦细。

西医诊断：经前期紧张症。

中医辨证：肝郁气滞，血虚络阻。

治法：养血疏肝，理气通络。

方药：当归9g，白芍12g，川芎6g，柴胡4.5g，黄芩9g，甘草6g，山药15g，白术9g，茯苓12g，猪苓12g，泽泻12g，路路通9g，络石藤12g，马尾连9g。

治疗经过：7月13日，服上方9剂，月经于今日来潮，经前期自服药后，未出现上述症状，近期症状改善。

（摘自《刘奉五妇科经验》）

案2　脾虚肝旺，湿热内蕴

翟某，女，27岁。初诊日期：1972年6月18日。

主诉：经前腹泻3~4年。

现病史：患者既往月经周期正常，色淡、质稀，经期小腹剧痛，有血块。近3~4年来，每于经前5~7天，即出现腹泻下利，每日3次，腹痛必泻，泻后痛减，饮食欠佳。面色晄白，结婚2年未孕。

舌象：舌色淡。脉象：沉缓。

西医诊断：经前期紧张症。

中医辨证：脾虚肝旺，湿热内蕴。

治法：健脾抑肝，清热除湿。

方药：焦白术9g　茯苓15g，防风6g，陈皮6g，白芍12g　黄芩9g　甘草6g，川断9g，菟丝子9g。

治疗经过：8月29日复诊，上方服10余剂，月经于8月18日来潮，经前泄利未作，大便成形，日解一次。1972年12月曾经随访称，自上次治疗后一直未出现经前泄利现象，月经正常。

（摘自《刘奉五妇科经验》）

案3　气血两虚，风邪久羁

苏某，女，25岁。出诊日期：1973年7月9日。

主诉：经前乳房胀痛，头痛已4年。

现病史：经前头痛已4年之久，月经周期正常，量不多，色红，经前1周即开始乳房胀痛，头痛。追忆4年前因经前期受风后而诱发，经期伴有腰腹胀痛。曾经妇科检查无异常发现。

舌象：苔薄白。脉象：沉弦缓。

西医诊断：经前期紧张症。

中医辨证：气血两虚，风邪久羁。

治法：益气养血，散风通络。

方药：藁本9g，白芷6g，防风6g，蔓荆子12g，当归9g，川芎4.5g，白蒺藜12g，木贼草9g。

治疗经过：7月26日复诊，本方曾服12剂，7月16日来经一次，经前头痛等症未作。

（摘自《刘奉五妇科经验》）

案4　肝郁化火，阴虚阳亢

杜某，女，30岁。出诊日期：1974年1月31日。

主述：心慌气短，经前期头晕，头痛半年余。

现病史：近半年来，每遇经前期即感头晕头痛，心慌气短，恶心，胸憋闷而痛，口干喜冷饮，烦躁易怒，四肢倦怠无力，血压忽高忽低（收缩压波动在120~180mmHg，舒张压波动在80~120mmHg）。因血压过高，曾昏倒过两次。行经过后，症状随之减轻。月经周期提前3~7天，色黑红，量中等，经期有时腰酸痛，经前期不能坚持工作

检查：一般情况尚好。心电图正常，窦性心动过速。肝功能正常，眼底正常，腹部X线摄片正常。

舌象：舌尖红，苔黄腻。脉象：弦滑。

西医诊断：①经前期紧张症。②不除外嗜铬细胞瘤。

中医辨证：肝郁化火，阴虚阳亢

治法：养阴清热，凉血平肝

方药：桑叶9g，菊花9g，黄芩9g，马尾连9g，生白芍9g，生地12g，瓜蒌15g，丹皮9g，栀子9g，牛膝9g，女贞子9g，旱莲草9g。

3月10日，上方服3剂后，头晕头痛，心慌烦躁、失眠、胸闷均减轻。上方去瓜蒌，加阿胶珠15g。4月13日复诊时嘱，每遇月经前几天，即开始服上方3~6剂，头晕头痛、心慌、气短等症状均减轻，胸憋痛也减轻，血压维持在110~130/70~90mmHg，精神转佳，能上全日班，月经周期正常。

（摘自《刘奉五妇科经验》）

案5　肝郁气滞，寒客冲任

罗某，女，42岁。出诊日期：1975年8月22日。

主诉：月经前期剧烈腹痛1年余。

现病史：患者既往有盆腔炎史10余年，经治疗未愈。1969年妊娠并行人工流产术，

术后大出血，因而症状加重。下腹经常抽痛、发凉，热敷后疼痛减轻。近1年来，月经稀发，3～4个月来潮一次，量少。月经前，半个月即开始有剧烈的下腹疼痛，疼重时晕倒，不能坚持工作，行经后则腹痛消失，自觉身热（体温正常），头晕，恶心，口干苦，心烦急，燥汗出，纳少，大便溏。

舌象：舌色暗红。脉象：沉弦滑。

中医辨证：肝郁气滞，寒客冲任。

治法：疏肝解郁，温经散寒。

方药：柴胡4.5g，半夏9g，陈皮6g，赤芍6g，当归9g，黄芩9g，制香附9g，延胡索9g，川楝子9g，没药3g，枳壳6g，木香4.5g，五灵脂9g。

8月28日，服上方5剂后，症状无改善，自觉身热，腿软。脉、苔同前。进一步辨证，属于肝郁气滞，胃肠蕴热，改用疏肝解郁，清热和胃为法。

方药如下。

柴胡6g，黄芩9g，半夏9g，甘草4.5g，大黄3g，白芍12g，桑叶9g，菊花9g，竹茹9g，橘皮6g，生姜3片，大枣3枚。

9月6日，服上方5剂后，头晕、恶心及身热诸证减轻，但从前天起又加重，纳少，大便溏，上方去竹茹，加栀子9g，连翘9g，龙胆草3g。

9月20日，服上方5剂后，症状大减，头晕、恶心身热均轻，但大便仍稀，上方去生姜、大枣，加益母草15g。

9月27日，服上方5剂后，月经于9月21日来潮，量很少，色黑红，质稠，行经4天。经前腹痛完全消失，经期轻微腹痛，尚能坚持工作。其他症状均较轻，继服原方以巩固疗效。

（摘自《刘奉五妇科经验》）

2. 围绝经期综合征

案1　阴虚肝旺

苏某，女，48岁。初诊日期：1972年3月22日。

主述：头晕、头痛半年。

现病史：患者每遇经期头疼头晕不能起床，恶心，思冷饮，胃院胀闷，大便干，小便黄，月经周期尚正常。血压170/100mmHg。

舌象：舌色暗红。脉象：弦缓。

西医诊断：围绝经期综合征。

中医辨证：阴虚肝旺。

治法：养阴清热平肝。

方药：桑叶9g，菊花9g，黄芩9g，女贞子9g，旱莲草9g，麦冬9g，生地9g，白芍9g，牛膝12g，瓜蒌30g。

治疗经过：3月27日，服上方3剂后，经行，上述症状消失，血压132/80mmHg。继服3剂巩固疗效。

（摘自《刘奉五妇科经验》）

案2　阴虚肝旺，血分蕴热

高某，女，49岁。初诊日期：1974年3月22日。

主诉：头晕、头胀，心烦躁汗，2年余。

现病史：2年多以来经常有头晕、头胀、心慌、气短、心烦躁汗，右上肢麻木，伴有月经先期、量多、色红有大血块。检查血压180/120mmHg，妇科检查：子宫约孕8周大。

舌象：舌质暗红。脉象：弦滑

西医诊断：①围绝经期综合征。②子宫肌瘤。

中医辨证：阴虚肝旺，血分蕴热。

治法：养阴清热，凉血平肝。

方药：桑叶9g，菊花9g，黄芩9g，生地12g，白芍12g，麦冬9g，女贞子9g，旱莲草9g，生牡蛎30g，生龙齿30g，阿胶块15g。

治疗经过：1974年4月19日，服上方20余剂后，症状好转，经期提前3～4天，血量减少1/3。血压160/90mmHg。嘱配芩心丸，每几日服9g，以巩固疗效。

（摘自《刘奉五妇科经验》）

案3　阴虚肝旺

付某，女，48岁。初诊日期：1974年4月3日。

主诉：头晕头胀，月经提前已2年。

现病史：近两年来头痛头胀，心烦急躁，腿软，月经提前。偶有月行2次。劳累后行经日久，有时长达18天。末次月经为3月15日，平时白带量多，血压170～160/110～100mmHg。血红蛋白检查92g/L。

舌象：舌色暗红，脉象：弦滑。

西医诊断：围绝经期综合征。

中医辨证：阴虚肝旺。

治法：养阴，清热，平肝。

方药：桑叶9g，菊花9g，黄芩9g，当归6g，川芎4.5g，生地12g，白芍15g，女贞子9g，旱莲草12g，天麦冬各9g，瞿麦12g，萆薢12g，车前子9g。

治疗经过：4月10日，服药7剂后，诸症减轻。月经于4月21日（后错6天）来潮，行经7天，量稍减少。上方去车前子、瞿麦、萆薢加椿根白皮、煅牡蛎。

4月24日，服上方14剂后，头晕消失，腿肿减轻，白带减少，复查血红蛋白100g/L。上方加强补阴血之力继服。

方药如下。

当归9g，生地12g，白芍15g，川芎4.5g，女贞子12g，旱莲草9g，黄芩9g，天麦冬各9g，椿根白皮9g，煅牡蛎30g。

5月20日，服上方26剂，复查血红蛋白110g/L，血压130～110/90mmHg。下肢稍有浮肿，嘱配芩心丸，每日服9g，以巩固疗效。

（摘自《刘奉五妇科经验》）

案4　脾肾不足，血虚湿阻

祝某，女，46岁，初诊日期：1974年3月3日。

主诉：全身肿痛1年。

现病史：1年来，月经前后全身浮肿，乏力，身痛。月经先期、量多、色淡，心慌心跳，纳食不香，大便干。

舌象：舌质淡，苔白腻。脉象：滑略数，沉取无力。

西医诊断：围绝经期综合征。

中医辨证：脾肾不足，血虚湿阻。

治法：补气养血，健脾除湿。

方药：黄芪15g，当归9g，白术12g，茯苓12g，桂圆肉15g，远志9g，羌活4.5g，防风4.5g，炒枣仁9g。

治疗经过：3月26日，服药3剂后，浮肿减轻，心慌气短等其他症状也减轻。仍有大便干。上方佐以温肾润燥之剂，方药如下。

黄芪15g，当归9g，白术12g，茯苓12g，桂圆肉15g，远志9g，肉苁蓉15g，火麻仁6g，鸡血藤30g。

共服药13剂，药后诸证好转，4月14日，经来色正，量较上次减少，浮肿乏力已消失，症状改善。

（摘自《刘奉五妇科经验》）

3. 绝经后阴道出血

案1　血热肝旺，冲任不固

金某，女，53岁。初诊日期：1974年2月28日。

主诉：绝经后1年余，阴道大量流血3天。

现病史：既往月经周期正常，现已绝经1年余。于今年2月26日阴道大量流血持续3天，色红，伴有头晕，腰酸无力，胸闷烦急，流血前有乳房胀痛及鼻衄现象。曾经某医院妇科检查，未见异常，防癌宫颈刮片阴性。诊为绝经后阴道出血原因待查。

舌象：舌质暗淡，苔薄黄。脉象：沉弦滑。

西医诊断：绝经后阴道出血原因待查。

中医辨证：血热肝旺，冲任不固。

治法：清热平肝，凉血固冲。

方药：黄芩9g，马尾连9g，生地15g，丹皮6g，菊花9g，女贞子9g，旱莲草9g，生牡蛎30g，阿胶块15g，烊化，侧柏叶9g。

治疗经过：3月3日，服药2剂后血量大减，胸闷烦急已解，头晕减轻，频频叹气，四肢酸软无力，小腹胀，排气后则舒。舌暗淡，脉弦滑。方药如下。

青蒿6g，地骨皮9g，黄芩9g，丹皮6g，椿根白皮9g，生白芍9g，旱莲草9g，女贞子9g，生牡蛎30g，木香6g，阿胶块15g，侧柏炭9g。

3月11日服上方5剂后阴道出血已止，诸症减轻。上方去青蒿、地骨皮、丹皮、椿根白皮、侧柏炭，加当归9g，柴胡9g继服。

3月21日，3天来又出现头晕，腰酸，烦急，乳胀，与前次出血前症状类似，舌暗淡，苔薄白，脉滑。再以清热平肝，凉血固冲之法，方药如下：

黄芩9g，马尾连9g，白芍9g，生地15g，菊花9g，女贞子9g，旱莲草9g，生牡蛎30g，阿胶块15g，烊化，椿根白皮9g。

3月29日，药后烦急，乳胀已解，未见阴道出血，仍感头痛，腰酸，舌淡略暗，苔薄黄，脉沉弦滑。上方去椿根白皮，加桑叶9g，桑寄生15g，再进7剂。

4月6日，观察月余未再出血，症状消失。嘱服芩心丸，以巩固疗效。追访1年半以上未再见有阴道出血。

（摘自《刘奉五妇科经验》）

案2 阴虚肝旺，冲任不固

侯某，女，50岁。初诊日期：1974年2月15日。

主诉：月经紊乱9个月。

现病史：患者自1973年5月停经后，于1974年1月13日，突然月经来潮，量多、色红，行经9天。2月14日月经又来潮，量多、色红有块，心悸而烦，五心烦热，腰酸，小腹坠胀记忆力减退。妇科检查未现异常，宫颈活检未见癌变。

舌象：舌质暗红。脉象：沉弦。

西医诊断：绝经后阴道出血原因待查。

中医辨证：阴虚肝旺，冲任不固。

治法：平肝固冲，养阴清热。

方药：黄芩9g，马尾连9g，生地12g，生白芍12g，女贞子9g，旱莲草9g，川断9g，菟丝子9g，阿胶块15g，烊化，椿根白皮9g，煅牡蛎30g，珍珠母30g。

治疗经过：2月26日，上方服6剂后，诸证减轻，继服前方。3月14日，月经来潮，行经7天，量较前减少，血块减少，舌脉同前，继服前方，诸症基本消失。嘱服芩心丸以断经。

（摘自《刘奉五妇科经验》）

哈荔田

（知常达变以调肝脾肾，尤重调气）

【医家简介】

哈荔田（1911～1989），男，河北保定人。回族。中医药学家、教育家。出身中医世家，早年师从国医泰斗施今墨，三四十年代便享誉津门，在中医诊治和理论研究上造诣颇深，尤擅长妇科。参与创立天津首家公立联合诊所、天津中医学院。其医术之精、医德之高，交口称赞，蜚声中外，临终之前还坚持为群众义诊。天津中医药大学为其立塑像以纪念。

相关著作：《哈荔田妇科医案医话选》、《中医妇科验方》、《扶正固本与临床》、《中医临床家·哈荔田》。

【主要学术思想和主张】

哈氏理论源于《内经》、《伤寒论》、《金匮要略》，尤推崇尤氏《伤寒贯珠集》、《金匮心典》。倡读中医经典著作，古为今用，博采众长，融会贯通。临床中讲求圆机活法，即守其常，又达其变。注重肝脾肾，认为调治妇女病需重视三者关系。尤重脾胃，提出“胃气乃是脾胃功能之概括”；佐用调气，提出“气血动静”理论，认为气实则多郁，气虚多兼滞，气寒则多凝，气热见流急不顺。用药注重灵动，每喜佐用适当之气分药，以调畅气机，运行气血，调和脏腑；然理气药总属香窜耗散之品，临床运用务要随机以处，用当其时，选药恰当，方能补虚而无留滞之弊，荡邪而无窠臼之虑，得桴鼓之效。重视腹诊、外治法在妇科中的应用。总的精神在于补不足，泻有余，以补偏救弊，调和阴阳。

【医论医话】

围绝经期综合征

《素问·上古天真论》记载：“女子七岁肾气盛，齿更发长……七七任脉虚，太冲脉衰少，天癸竭……”这就明确了人体少、长、壮、老的生命发展自然规律，指出了人之所以能生长、发育、繁衍主要取决于肾气，肾气在整个生命活动中是极为重要的。因此，妇女到了围绝经期，肾气渐衰是自然的生理变化，在这一时期妇女易于患病，如果排除其他器质性疾病之后，多数妇女其症状并不严重，也不会影响身体健康，即使出现围绝经期综合征，亦多属于功能性的，系机体阴阳平衡失调所致，俟过渡到老年期，自身予以调节后，症状即行消失。西医学认为，此系卵巢功能减退，引起内分泌系统功能失调，给机体带来的一系列改变，其病因在卵巢。若卵巢分泌的雌激素能逐渐减退，使机体有充分时间自行调整，则围绝经期症状就可减轻，或不出现。

中医学认为其病变在肾，是天癸竭、冲任脉衰少所造成的，临床上以虚证为多见。因此，在治疗上以补肾填精，调理冲任为其大法。俾肾阴、肾阳趋于平衡，则其病乃愈。

（摘自哈荔田《扶正固本与临床》）

【验方效方】

方一　二仙汤（《中医方剂临床手册》）

［组成］仙灵脾12g，仙茅12g，巴戟天9g，当归9g，黄柏6g，知母6g。

［用法］水煎服。

［功用］温肾阳，补肾精，泻肾火，调冲任。

［主治］围绝经期综合征，高血压病，闭经及其他慢性疾病见有肾阴、肾阳不足而虚火上炎者。以头痛头晕，心悸自汗，筋惕肉瞤，阵发性面部潮红等为辨证要点。

［方义］本方是根据临床冲任不调之证而制定的经验方。长期反复的或不能代偿的冲任不调，能使肾阴肾阳虚弱，致使水不涵木，肝阳上亢。肝阳上亢则更使肾水不足而冲任更趋不调。治宜温肾阳、补肾精、泻肾火，调冲任。方中仙灵脾、仙茅、巴戟天温肾阳，补肾精，黄柏、知母滋肾阴，泻肾火，当归温润养血，调理冲任。诸药合方，共奏温养苦泄之功，冲任得调，诸证得除。

［临床应用］

（1）本方对高血压病，特别是围绝经期冲任不调引起的高血压病有良好疗效。不仅有近期疗效，远期疗效也较肯定。上海中医药大学曾用臭梧桐、二仙汤、降压灵及中药复方、四组对照治疗高血压病323例，连续观察4年以上，结果以臭梧桐与二仙汤疗效较优。

（2）本方对围绝经期精神病，单纯型精神病及垂体前叶功能减退引起的精神病均有一定疗效。李东海介绍用本方治疗单纯型精神病屡获良效。

（3）其他如围绝经期综合征、肾炎、肾盂肾炎、闭经等属肾虚火旺者，亦可用本方加减治疗。

［现代药理研究］本方在不同动物实验证明，对神经型、肾型及睾丸切除型高血压有显著的降压作用，且无耐药性及毒性反应；并能增加冠脉血流量，有性激素样作用，能调节子宫功能；还有镇静、解热、抗菌、抗炎及增强免疫功能等药理作用。

（摘自哈荔田《扶正固本与临床》）

方二　安老汤加减

［组成］党参、白术、黄芪、当归、熟地、山茱萸、百合、香附、茯苓、甘草。

［主治］围绝经期综合征。气血双亏型：面部虚浮，神疲体倦，食少无味，心悸气短，头晕耳鸣，腰背酸痛，经血持续不断，色淡质清，舌淡而胖，边有齿痕，苔薄，脉细弱或细涩。

［功效］益气养血。

（摘自哈荔田《扶正固本与临床》）

【精选验案】

1. 围绝经期综合征

案1　肝肾阴虚，木郁化火，脾胃失和（月事先期）

崔某某，女，46岁，干部，1978年11月3日初诊。2年来月事先期，血压偏高，时感头晕目眩，颈面烘热，胸膺闷痛，烦躁易怒，不能自制，咽干口苦，脘痞纳呆，倦怠乏力，便秘溲黄，西医诊为围绝经期综合征，经用激素治疗，效果不彰。刻值经期，量多色鲜，舌质淡红略胖，舌苔薄黄少津，脉来沉细而弦。此属肝肾阴虚，木郁化火，脾胃失和，治拟滋阴泻火，平肝和胃。

处方：嫩钩藤、白蒺藜各10g，焦栀仁、龙胆草各6g，润玄参10g，麦冬9g，天仙藤、石菖蒲各9g，紫厚朴6g，焦三仙8g，云茯苓12g，首乌藤9g，紫丹参15g，远志6g，磁朱丸3g，吞服。5剂，水煎服。

二诊（11月9日）药后，烦躁潮热发作减少，睡眠略有改善，月汛已止，带经6天。刻仍纳少，食后泛恶左侧胸胁疼楚，舌渐润，脉象同前。再依前法，原方丹参减为9g，去元参，加清半夏9g，淡竹茹7g以降逆止呕；加片姜黄8g以活络止痛，予4剂，水煎服。（连服2剂停一天）。

三诊至四诊：继依上方出入。

五诊（11月30日）躁烦潮热已多日未作，睡眠向和，纳食渐增。昨日经潮，头晕目眩，肢面浮肿，腹部胀痛，舌淡红苔薄白，脉沉细弦。拟先养血调经为治。

处方：秦当归、鸡血藤各12g，川芎片6g，赤芍药10g，川楝子9g，延胡索3g，香附米9g，台乌药6g，清半夏10g，砂仁米1.5g，粉甘草6g，夜交藤12g，女贞子9g，朱灯心1.5g，4剂，水煎服。

六诊（12月3日）月经已止，头晕已除，烦躁潮热未发，惟肿势未消，大恭不畅，拟补益肝肾，健脾渗湿为法。

处方：女贞子、旱莲草、甘枸杞、云茯苓、炒白术、冬葵子、清半夏各9g，广陈皮6g，厚朴花9g，汉防己9g，炒神曲9g，刘寄奴9g。7剂，隔日一剂。水煎服。上方出入共服20余剂，浮肿尽消，诸症悉减，予二至丸2瓶，嘱每日睡前服20粒。

［按］本例头晕目眩、烦躁易怒、时发潮热，便秘溲黄，乃因肝肾阴虚，肝火上炎，肝阳亢盛，故以元参、寸冬、胆草、栀子、钩藤、蒺藜、磁朱丸等滋阴泻火，平肝潜降为主。肝肾既虚，肝火涵养则疏泄无权，横逆犯胃，故见脘痞纳呆、食后泛恶，因予清夏、竹茹、紫朴、焦三仙等理气宽中，和胃降逆；阴血不能上奉，则心脉失养，行血无力，络道不畅，故见胸前区闷痛，寐少梦多，因予夜交藤、合欢花安神益智，云茯苓交通心肾，天仙藤、节菖蒲、片姜黄舒脉通络定痛，凡此皆属“急则治标”的对症疗法。六诊则益肝肾、健脾胃，且拟二至丸缓调继后，以为缓治其本，巩固疗效的长远之计。

（摘自《哈荔田妇科医案医话选》）

案2　肝肾亏损，虚阳外越，心血不足

赵某某，女，45岁，教师，1978年8月27日初诊。头晕目眩，频发潮热，入夜尤甚，溱溱汗出，时而烦躁易怒，时而悲伤欲哭，心悸少寐，腰酸背楚，月经后期，量少有块，血压偏高，下肢偶见浮肿，上述诸症，期将逾年，西医曾做阴道细胞检查，为激素水平轻度低下，诊为围绝经期综合征。按脉沉缓，舌红苔薄，根部苔腻，证属肝肾亏损，虚阳外越，心血不足，治拟滋补肝肾，凉营固表法。

处方：杭白芍10g，女贞子、旱莲草、炒杜仲、桑寄生各9g，东白薇10g，浮小麦24g，生牡蛎30g，五味子3g，云茯苓9g，粉甘草、远志各6g。4剂，水煎服。

二诊（9月1日）：上方服后头晕轻减，潮热偶发，浮肿已退，纳谷渐增，惟仍寐差自汗，脉沉缓，根道腻苔已退，再步原法出入。

处方：东白薇15g，杭白芍10g，炒杜仲、桑寄生各9g，五味子4.5g，浮小麦、生牡蛎各30g，首乌藤12g，炒枣仁9g，嫩钩藤10g，炒白术、云茯苓各9g，粉甘草6g，紫丹参15g。6剂，水煎服。

三诊（9月24日）：前方又服6剂，诸症悉除，食眠俱佳，脉缓略弦，舌润苔薄。于9月18日经事来潮，周期近常，色量均可，未见血块。予二至丸2瓶，嘱每日下午服20粒，香砂养胃丸15付，每日上午服1剂，均用白水送下。

［按］本例肝肾阴虚，相火失于潜藏，故见腰背酸楚，头晕目眩，潮热频发，自汗盗汗；又以肾水不能上济心脉，君火不宁，故有心悸少寐，烦躁不安，悲伤欲哭等症；肝肾阴虚，冲任血少，经行滞涩，故见月经后期，量少有块。方用女贞子、旱莲草、炒杜仲、桑寄生、五味子等滋补肝肾，壮水之主；东白薇、粉丹皮、杭白芍等凉营泻热，

以安心君；浮小麦、炙甘草、生牡蛎、云茯苓等敛阴止汗、益气固表，且牡蛎咸寒质重，生用更能平肝潜降、镇纳浮阳、安神镇静。

本案与案1比较，虽俱属肝肾阴虚，但彼为肝胆热盛，见有胁痛口苦，便秘溲黄，此则君相火动，而有潮热盗汗，悲伤欲哭，虚实之间判然有别，治亦标本主次迥然不同，故案1以滋阴泻火为主，此则滋阴潜藏为主，临证辨析不可不详。

（摘自《哈荔田妇科医案医话选》）

案3　心脾两虚，肝肾不足

葛某，女，48岁，干部，1978年4月13日初诊。绝经五月余，头晕心悸，入夜潮热，卧则辗转不眠，寐则倜然易惊，交睫汗出，醒则汗收，腰酸神疲，食不甘味，大便溏薄，日二三行，口干不欲饮，舌质淡红，舌苔薄白，脉沉细弱。西医诊为绝经期综合征，此系心脾两虚，肝肾不足，治拟两补心脾，兼益肝肾。

处方：太子参12g，炒白术、云茯苓各9g，淮山药12g，炒枣仁、远志肉、桂元肉、女贞子、麦冬、糯稻根各9g，生白果10枚，连皮打、香佩兰6g，五味子、合欢花各4.5g，5剂，水煎服。

二诊（4月19日）：药后饮食睡眠较前好转，潮热心悸发作亦轻，液汗大减，大便日一次，初硬后溏，惟仍腰酸神疲，间或肢麻。再拟原法酌加滋养肝肾之味。

处方：太子参、云茯苓、淮山药、桑寄生各12g，炒白术、女贞子、旱莲草、炒枣仁、首乌藤各9g，远志肉、香佩兰各6g，黑桑葚、糯稻根各9g，广陈皮5g，6剂，水煎服。服上方15剂，夜寐得酣，食思已振，潮热盗汗已止，略感腰酸乏力，予人参归脾丸20付，嘱每日上午一剂，二至丸2瓶每日下午20粒，均用白水送下，以为善后之计。

[按] 本例年在七七，天癸已竭，症见头晕腰酸，潮热盗汗，间或肢麻，诸系肝肾阴虚，阳无所附，营阴外邪，筋脉失养之故；心悸少寐，惕然易惊，食少便溏，则系心脾两虚，神不守舍，纳运失司之征。治用参、术、苓、山药等健脾益气以滋化源；枣仁、远志、元肉、交滕、欢花等强心益智以安神宅；女贞子、旱莲草、桑寄生、麦冬等滋补肝肾，以涵虚焰。此例治意，重在两补心脾、兼益肝肾，大凡属于心脾两虚者，较为适宜。

（摘自《哈荔田妇科医案医话选》）

案4　心脾不足，肝肾两虚

张某某，女，47，干部，1978年5月31日初诊。3年来经期紊乱。或三月一潮，或五月一至，经来如注，色红有块。血压偏高但不稳定，胸前时感闷痛憋气，心电图大致正常。头晕少寐，睡中梦多，腰酸乏力，下肢微肿，食思不振，脘痞不舒，大便或溏或软，小溲偶有不畅，脉沉弦，时有间歇，舌尖红，舌苔薄腻，证属心脾不足，肝肾两虚，治拟补脾胃、养心神，兼益肝肾为法。

处方：云茯苓12g，炒白术9g，香佩兰、广陈皮各6g，鸡血藤、首乌藤各9g，合欢花6g，紫丹参18g，分心木、片姜黄各4.5g，青桔叶、冬葵子各9g，竹叶3g。6剂，水煎服。

二诊（6月11日）：头晕已减，血压140/80mmHg，寐和纳增，胸痛亦轻，小便畅下，肢肿已消，舌质略红，脉沉弦，未见间歇。已获效机，再步前法。

处方：紫丹参21g，片姜黄9g，赤芍药、女贞子、旱莲草各9g，云茯苓、夜交藤各12g，合欢花、广陈皮、川芎片各6g，炒神曲9g。6剂，水煎服。

三诊（6月20日）：头晕未作，血压稳定，余症亦继有减轻。诊脉弦缓，舌苔薄白。再予和胃调中，通脉养心，滋补肝肾法。

处方：夜交藤9g，合欢花6g，节菖蒲9g，紫丹参21g，片姜黄6g，川芎片9g，延胡索3g，炒枳壳、炒神曲各9g，千佛手4.5g，女贞子、旱莲草各9g。6剂，水煎服。

四诊（6月27日）：夜寐得酣，胸痛若失，知饥能纳，二便如常，腰酸偶有，血压稳定在140～150/80～90mmHg间。

处方：每日上午服妇科金丹1剂（或妇科千珍片4片），每晚服二至丸15粒，以资巩固。

［按］ 本例经期紊乱，量多有块，乃心脾两虚，冲任失调所致。心血不足，则神不敛内，故见心悸、少寐、多梦；脾运不健，水湿下注，因见纳少、腹胀、便溏溲短，下肢浮肿；肝肾阴虚，上下失滋，遂见头晕目眩，腰背酸软。治用茯苓、白术、佩兰、陈皮等芳香快气，健脾和中；鸡血藤、首乌藤、合欢花等养心安神兼能舒郁通络；丹参、赤芍、姜黄、菖蒲、桔叶等活血化瘀，通脉止痛。少佐冬葵子利尿，使“浊阴出下窍”，又加女贞子、旱莲草补肝肾，而调补冲任。本案与例三之病机同中有异，彼之虚为主，治以补为先；此则虚夹实。治以通为补。故为通为补。故为治本病心脾两虚型之又一法也。

（摘自《哈荔田妇科医案医话选》）

案5 脾肺两虚，心失所养

曾某，女，49岁，干部，1973年5月19日初诊。绝经年余，头痛目晕，血压170/106mmHg，胸次闷感，偶有胁痛，心电图示ST段偏低。心悸失眠，纳谷不馨，腹胀便溏，颜面虚浮，咳喘咽干、痰多不爽。素有慢性支气管炎、慢性肠炎。脉象沉弦，舌质红、根部苔腻。此脾肺两虚、心失所养，先拟润肺止咳、渗湿崇土、养心安神为治。

处方：南沙参15g，南百合、款冬花各9g，佛耳草6g，化橘红4.5g，云茯苓12g，冬瓜皮9g，福泽泻6g，炒枣仁12g，远志肉、首乌藤各9g。6剂，水煎服。

二诊（6月7日）：咳喘大减，痰量渐少，腻苔得化，面肿已消，睡眠向安，惟腰酸如故，腹泻依然，日二三行，胸次不宽。此脾虚及肾，土不制水，转予健脾益肾、清肃肺金。

处方：炒白术、苍术炭、云茯苓各9g，炮姜炭2.1g，淮山药9g，女贞子、旱莲草、南沙参各9g，佛耳草、广陈皮各6g，紫厚朴3g。6剂，水煎服。

三诊（12月6日）：上方服至十数剂，诸症悉解，血压稳定于正常范围，遂自行停药。迩来因与人言语龃龉，情怀怫逆，遂感胸脘胀闷，食后泛恶，腹胀便稀。切脉沉弦，阅苔薄白，根部淡黄略腻，血压140/92mmHg。此木郁侮土，升降失司，拟疏肝理气，调和脾胃为治。

处方：醋柴胡、广木香各3g，台乌药、姜厚朴、川荜茇各6g，炒白术、云茯苓、清半夏各9g，姜竹茹、炮姜炭各6g，粉甘草3g。每煎两次，合匀，分3次服下。4剂，水煎服。

四诊（12月15日）：药后胸胁痛解，腹泻得止，拟予丸剂缓调，以善其后。二至丸两瓶，每日下午服20粒，加味逍遥丸10剂，每日上午服1剂，均白水送下。

［按］本例久泻久咳，两致脾肺两虚。脾虚纳运失司，则食欲不振，腹胀便溏；肺虚宣化无权，气不化津，则咳喘咽干、痰黏不爽、胸闷面浮。脾肺既虚，则营血化源匮乏，心失血养，故心悸不眠；肝血不充，故头晕胁痛。初诊以沙参、款冬花、佛耳草、橘红等润肺化痰，止咳平喘；云苓、泽泻、冬瓜皮等，利水渗湿，以复脾运；枣仁、远志、首乌藤等安神养心，以舒心脉，方中百合，甘苦微寒，伍沙参则润肺止咳，伍枣仁则清心安神，且能健脾益肾，一专多能，用于本病，斡旋上下，甚至洽情。二诊补脾肾，三诊和肝脾，继之以丸剂善后，法随证变，步步深入，皆随病机以赴，遂能愈病。

（摘自《哈荔田妇科医案医话选》）

案6　脾肾两虚，心气亏损

刘某某，女，47岁，教员，1978年11月10日初诊。两年来月事超前，量多色淡，身面浮肿，腰膝酸痛，经期前后尤为明显。头晕头疼，血压偏高，心悸不宁，胸闷气短，动辄尤甚，素有风心病史。食少腹胀，下利清谷，溲清而短，四末不温。此次月经于11月8日，提前九天而至，刻仍下血量多，淋漓不已，舌质胖淡，苔白而腻，脉象弦滑，时有结象，证属脾肾两虚，心气亏损，治以补脾肾，固冲任，兼以胜湿为法。

处方：角霜各10g，海螵蛸、威灵仙、冬葵子各9g，炙甘草7g。6剂，水煎服。

二诊（11月27日）：月经已止，带经10天。心悸轻前，浮肿略消，纳谷略畅，胸闷太息方舒，大便尚不成形，脉结之象略稳，舌质已渐津润。虽得小效，仍须继守原法。

处方：太子参、云茯苓各15g，炒白术、柏子仁各9g，桑寄生、鹿角霜各10g，威灵仙、冬葵子各9g，紫厚朴、炙甘草各6g，福泽泻、瞿麦穗各9g。6剂，水煎服。

三诊（12月5日）：昨日经潮，提前4天，量也较前为少，色淡红无块。心悸气短、浮肿均较既往为轻，纳谷渐畅，胸闷亦减，脉间歇之象偶见。再予两顾脾肾法。

处方：太子参、云茯苓各15g，淡猪苓、炒白术、炒杜仲、桑寄生、金狗脊去毛、女贞子各9g，鹿角霜12g，五味子、香附米、炙甘草、紫丹参各6g。3～6剂，水煎服。嘱先服3剂，如有效可续服3剂。

四诊（12月15日）：经期已过，此次经行七天，经量较上月减少1/3。气短心慌均已平顺，肢肿已消，面尚虚浮，脉来平和，结象未见。虽获效机，久虚难复，宜固守原法、锲而不舍。

处方：太子参15g，云茯苓、炒白术各12g，女贞子、旱莲草、炒杜仲、汉防己、冬葵子各9g，节菖蒲8g，紫丹参12g，千佛手6g，炒神曲10g，炙甘草7g。6剂，隔日一剂，水煎服。

五诊（3月12日）：前方共服21剂，诸症悉解，经期趋常，惟风心病过劳及躁急时有发作。此次于3月4日经潮，因操劳过力，迄今下血量多，淋漓不已，腰酸乏力，腹中亏痛，所谓“劳则气耗”，脉又现弦细不匀，舌苔尚润。亟宜养血固冲，庶免崩漏之虞。

处方：杭白芍12g，炒杜仲、桑寄生、川续断、山萸肉、海螵蛸各9g，金狗脊去毛，12g，淮山药20g，炒地榆15g，川茜草、远志肉各9g，五味子、五倍子、粉甘草各7g。3剂，水煎服。

六诊（3月17日）：下血虽止，心慌、气短、浮肿诸症又作，脉弦细不匀尚未现结象，舌苔尚润，但病势均较既往为轻。治以健脾利湿，强心益肾法。

处方：太子参18g，云茯苓15g，淮山药18g，炒白术10g，车前子9g，布包，葶苈子2g，布包，女贞子、旱莲草、广寄生、冬葵子各9g，汉防已8g，远志肉9g，炙甘草、干水葱各6g。6剂，水煎服。

七诊（3月29日）：心慌气短已平，肢面浮肿亦消，惟腹胀便稀，腰腿酸软，稍事劳作仍感憋气。原法出入再予，冀得余蕴悉平，疗效巩固。

处方：太子参20g，云茯苓12g，炒白术、福泽泻各9g，葶苈子2g，车前子9g，布包，汉防已8g，苍术炭9g，台乌药6g，炒杜仲10g，桑寄生、川续断各9g，远志肉、炙甘草各7g。6剂，水煎服。连服2剂停一天。嘱药后继服丸剂缓调，予柏子养心丹15剂，归脾丸15剂，二至丸2瓶（每瓶15粒），每日早、午、晚分服。

［按］本例脾肾两虚，统藏失职，冲任不固，因而月事超前，量多不止。食少腹胀，下利清谷，乃脾虚不运，清阳不升，即《内经》“清气在下则生飧泄，浊气在上则生䐜胀”之谓；头晕腰酸，周身浮肿、肢冷溲短，乃肾阳虚乏，髓海不充，气不化水、关闸不利，即《内经》“肾为胃之关，关门不利，故聚水以从其类”之谓。治用参、苓、术、草健脾益气，川断、寄生、杜仲、鹿角霜温肾填精，俾统藏复职，冲任得固，则血自止，肿自消也。再加冬葵子利尿，使溺长而湿去；威灵仙蠲痹，俾络通而痛止。本案素有风心病，心气久损，复因脾肾两虚，精不上奉，故有心跳气短，动辄为甚，药用柏仁、远志，配伍参、草等益心气、安神志，俾得心脉下顾，已调冲任。此后即守此大法，锲而不舍，遂使经期超常，诸症逐一而解。其间虽因经期过劳，小有反复，但也很快得以缓解。

本案与例五比较，一为脾肺虚，一为脾肾虚，故彼用润肺化痰，利湿崇土法，偏于祛邪，此例素有风心病则以温补脾肾、益气行水，偏于扶正，表明围绝经期综合征的治疗，应随病机以处，圆机活法，不可泥守一方一法。而应此多变之症。

（摘自《哈荔田妇科医案医话选》）

2. 脏躁

案　气郁肝胆，痰盛交阻，心肾不交，肝胃不和

贾某某，女，21岁，未婚，1973年10月25日初诊。

一年前因与人争吵，愤懑不解，从此常感脘闷不舒，胸胁刺痛，头痛作晕，夜寐不实。近来头疼胁痛加重，并发作项强肢搐，视物不清，但移时自解。通夜不眠，呵欠频作，泛恶欲呕，或无端自笑，或烦躁欲泣，每在行经期间烦躁尤甚，以至到处乱跑。询之月经或迟或早，食欲时强时弱，小便频数，大便如常，舌见瘀斑，苔白略腻，按脉弦细。辨为气郁肝胆，痰盛交阻，心肾不交，肝胃不和，治拟养心安神，平肝和胃，活血化瘀法。

处方：杭白芍12g，粉甘草4.5g，白蒺藜、蔓荆子各9g，清半夏12g，姜竹茹、香佩兰、片姜黄各9g，紫丹参18g，夜交藤、炒枣仁、广寄生各12g，远志肉9g。先服5剂，如无不良反映，续服5剂。水煎服。

二诊（11月4日）：诸症均见好转，睡眠亦较安宁，二便正常，食欲有加，性仍烦躁，易于激动，治拟利肝胆，兼益心肾。

处方：杭白芍12g，秦当归、云茯苓、白蒺藜、淡竹茹各9g，醋柴胡3g，薄荷梗4.5g，淮小麦20g，大枣6枚，远志、粉甘草各6g，桑寄生12g，炒枣仁9g，首乌藤12g。5～10剂，煎服法同前。

三诊（1974年1月10日）：前方服后，月事来潮，经中烦躁诸症未见发作。嘱每日上午服加味逍遥丸1剂，临睡服朱砂安神丸1剂，连服20天。

[按] 脏躁一证，以青年妇女较为多见，多因肝气郁结，五志火动，阴血亏耗，五脏失润所致，治法宜甘润之剂，养心扶脾，兼益肾阴为主，一般多用甘麦大枣汤加减。如《金匮要略》说："妇人脏躁，悲伤欲哭，象如神灵所作，数欠伸，甘麦大枣汤主之。"本例头晕头疼项强肢搐，泛恶欲呕，乃因肝阳亢盛，筋脉失养，肝胃不和之故，胸胁刺痛，乃肝郁不舒，络脉瘀阻所致；喜怒不时，悲泣失寐，小便频数，则因心肾不交，阴虚火动所致。《内经》说："肝气虚则恐，实则怒。心气虚则悲，实则笑不休。"故本例病机，有郁怒不解，痰瘀交阻，心肾不交，肝阳尤盛，属本虚标实之证。初诊予养心安神，两和肝胃，豁痰化瘀之剂，方中枣仁、夜交藤、远志安心神；白芍、甘草酸甘化阴，协蒺藜以柔肝降逆；丹参、姜黄活血止痛，以通心气，清夏、竹茹清热化痰，以和胃气；又加寄生补肾涩精，上济心火，全方意在调和脏腑之有余不足，使五脏安和，情志即可复归正常。二诊以逍遥散合甘麦大枣汤加寄生等，功能益心脾、滋肝肾；然而益虚而不予大补，祛邪而不用攻逐，俾能脏腑调畅，归于安和，症状自然缓解。

（摘自《哈荔田妇科医案医话选》）

黄绳武

（从肝脾肾论治，行温润添精法）

【医家简介】

黄绳武，男，湖北黄陂人。中医妇科专家。1935年毕业于湖北国医专科学校，后留校任教。1938年开业行医。建国后，历任湖北中医学院附属医院妇科主任、副院长、教授。中国民主同盟盟员。擅长中医妇科。善治月经不调、痛经、胎动不安、不孕症及各个虚损疾患。主编有《中医妇科学》、《中国医学百科全书·中医妇科分卷》，著有《傅青主女科评注》。

【主要学术思想和主张】

认为妇科病是因气、血、肾、肝、脾等功能失调，又导致冲、任损伤而发生。辨证注重观察脏腑、气血的功能状态，突出冲任二脉的作用，以肝、脾、肾立论。治有重点，调经种子注重肝肾，带下病从肝脾着手，妊娠病从脾肾论治。提出“温润添精法”及治方。

【医论医话】

（1）对于温病来说，是存得一分阴液，就有一分生机，那么对于妇科病，可以说是顾护了精血，就是顾护了正气。

（2）寒水之地不生草木，重阴之渊不长鱼龙。

（3）无病善防，提高体质；有病驱邪，慎毋伤正。

（4）组方重法不泥方，用药原则上：一是最忌庞杂，处方精要，使药力专一；二是熟悉药物性味，对同类药物的微妙差异要有自己的临床体会。用药如用兵，主攻方向虽明确，但用药不当亦不能取胜。必须知能善任，才能药到病除。

（摘自《黄绳武妇科经验集》）

【精选验案】

1. 绝经前后风疹

案　肝肾不足，风邪袭表

容某某，女，53岁，初诊：1983年8月26日。

全身皮疹反复发作4年，加重1年。

全身斑疹块反复发作，发作前自觉烘热，继而出现类似风团状斑疹，从头部渐至全身，高出皮肤，色红，瘙痒异常，时作时止，发作无时，入夜尤甚，无明显食物异常及粉尘刺激史。平时胸闷心慌，气短，烦躁，白带量多，无气味。1971年因“子宫肌瘤”在武医进行子宫全切术。因皮疹发作时瘙痒难忍，曾先后到许多医院皮肤科就诊，均凉血疏风之药，终无明显疗效。

检查可见：手背部可见明显抓痕，呈条索状，色红，高出皮肤，边界清晰，下肢轻度凹陷性水肿；舌质暗淡，苔薄黄欠润，脉缓无力。

此肝肾不足，风邪袭表。治宜滋养肝肾，解毒散风。

生地20g，麦冬15g，白芍15g，牡丹皮10g，玄参15g，天花粉15g，黑豆30g，甘草6g，益母草10g，丹参12g。

二诊：1983年9月23日。

服药后皮疹全部消退，人觉轻松，精神爽快。近几天阴唇有点发痒，舌质暗淡，苔薄黄欠润，脉弦细。

上方加白薇10g。

三诊：1983年10月11日。

身上皮疹未发，下肢浮肿消退，饮食增加，无不适，舌淡，苔薄，脉细。

继服上方。

（摘自《黄绳武妇科经验集》）

2. 绝经前后燥热

案　肝肾不足，君相火旺

李某某，女，54岁，初诊：1985年6月25日。

自1981年作盆腔包块切除术后，术后感染经抗感染治疗好转，先仅感下腹部发热，继而全身发热发躁，有热自里向外蒸腾感，遇太阳后热更甚，平时不敢近火，夏天不敢再太阳下行走，夏重冬轻；伴烘热汗出，手足心发热似火烧，两手心脚心溃烂，红赤不肿，不渗液，只有热痛感；头昏胀痛，带便干结，小便黄，口中发木，颜面浮肿，口干苦喜冷饮，现已绝经近3年。观其形体消瘦，两手心杯口大溃疡面，表皮已脱落，红赤，不肿，无渗液。舌尖红，苔白腻，脉细数。

此肝肾不足，君相火旺。治宜滋肾养肝，补水泻火。

地骨皮15g，牡丹皮10g，生地24g，白芍15g，黄柏10g，知母12g，麦冬15g，五味子4.5g，炒栀子10g，通草6g。

二诊：1985年7月11日。

服药后下腹部及全身烧灼感明显减轻，已能做饭，并能在太阳下行走，头痛亦明显减轻，睡眠好转，颜面已不肿，手足心红赤溃烂处已结痂，余症均明显减轻。舌质淡，苔薄欠润，脉细。

继服上方善后。

（摘自《黄绳武妇科经验集》）

3. 绝经前后郁证

案　情志伤阴

周某某，女，50岁，初诊：1985年10月12日。

月经失调4月余。今年6月份小孩游泳淹死后，即忧郁成疾，6月份后即闭经3月余。末次月经9月10日来潮，这次月经量多，色红，经行小腹坠痛，至今30余天不净，打止血针亦无效。心情烦躁，周身乏力，整夜不能入睡，时时欲哭，不能自止，不能起床，二便尚可，以往月经正常。诉说病史时，愁容满面，泪流不止。曾先后服中药20余剂，观所用方均逍遥散加减。舌质偏暗，苔薄，脉细。

此情志伤阴。治拟滋肾培土调肝。

生熟地30g，白芍15g，旱莲草24g，太子参15g，甘草6g，丹参12g，百合20g。

二诊：1985年11月1日。

服上方3剂，阴道出血干净，服5剂后精神情绪明显好转，食欲增加，服药后矢气多，稍劳累全身大力，舌脉同上。

继服上方。

三诊：1985年12月5日。

服上方近30剂，月经已恢复正常，心情舒畅，近来工作比较忙，但无疲劳感，要求继服上方一段时间以巩固病情。

（摘自《黄绳武妇科经验集》）

4. 绝经前后颧赤发热

案　肝郁脾虚

胡某某，女，50岁，初诊：1985年4月4日。

两颧红肿，发热3~4年，近一周加重。红赤发热起疹，甚时结成红色硬痂，并伴两目发赤，咽干喜冷饮，大便干结，小便黄，并有愈来愈重趋势。今年 4 月份即出现上述症状，近 1 周来两颧红肿，热似火烤，小便深黄，视力下降，腹部胀气。曾多次到皮肤科就诊无明显疗效。查血沉、红细胞沉降率 45mm/h。舌质红，苔薄白欠润，脉弦细。

石决明 30g，桑叶 10g，地骨皮 12g，白芍 12g，生地 15g，川牛膝 30g，丹参 15g，山药 15g，车前草 12g，龟板 20g。

二诊：1985 年 5 月 2 日。

服药后面部红肿明显好转，大便正常，腹部胀气好转，但仍感两目发花，手足心热，有时关节疼痛，有慢性关节炎病史，舌质正常，苔薄，脉弦细。

上方加桑枝 15g、木瓜 10g。

三诊：1985 年 11 月 8 日。

经用上药治疗月余，1985 年夏季再未发面肿，两目红赤烧灼等症，精神亦明显好转，查红细胞沉降率正常。

（摘自《黄绳武妇科经验集》）

5. 老年泌尿系感染发热

案　阴虚湿热

江某某，女，76 岁，初诊：1985 年 8 月 29 日。

每月一次发热近年余。每月 8 号开始发热，有时高达 39.5℃以上，先兆有咽痛，唇角烂，胸闷心慌，小便色黄且解之不畅。伴口干、口苦甚，喜饮水，纳差，厌油，喜吃稀食、胃中有灼热感，并伴下肢浮肿，胸部以上汗出烦躁，左胸胀痛，时有早搏，睡眠差，血压正常。曾用抗生素、激素、中药治疗均无明显疗效。舌质红，苔黄腻，脉弦数。已绝经 10 年。

玄参 20g，地骨皮 12g，麦冬 15g，竹茹 10g，青盐 1g，丹参 20g，生地 20g，牡丹皮 10g，怀牛膝 15g，远志 6g。

二诊：1985 年 9 月 18 日。

服药后 9 月 8 日未再发热，口干口苦好转，小便通畅，今日饮食不慎，大便稍稀，腹胀，舌红，苔腻，脉弦。

继服上方加橘红 9g、鸡内金 10g。

三诊：1985 年 10 月 25 日。

服上方后，中间 50 余天未发热，自 10 月 8 日开始体温 37.5℃，发热前两天口糜，咽痛，小便灼热不畅。查小便，红细胞、脓球均少许，中段尿培养有大肠杆菌生长，最高体温 39℃以上。每天下午 4 点钟先手脚发冷，继而发热，晚上 11 点即热退。用大剂量抗生素静脉滴注，于 10 月 13 日热退，曾怀疑白塞病，做口腔溃面细菌培养阴性。现一般感觉尚好，仅咽部有点充血，舌质红，苔中心腻，脉细弦。

生地 20g，牡丹皮 10g，黄柏 10g，六一散 30g，板蓝根 30g，地骨皮 15g，白薇 10g，玄参 15g，土茯苓 30g，乌梅 10g，芦根 30g。

四诊：1985 年 12 月 25 日。

服药后近两月未再发热，现一般感觉好，小便通畅，近来有时咳嗽有黄痰，舌红，苔白，脉缓和。

上方加沙参5g浓煎熬膏服用，以善其后。

（摘自《黄绳武妇科经验集》）

6. 老年经断复来

案　肝肾阴虚

黄某某，女，53岁，初诊：1982年10月28日。

患者1980年绝经，1981年7月阴道又有少量出血，持续数月干净。今年一年未见出血，近两周来阴道又有出血，量少，色红，有点气味，点滴难尽。白带量不多，平时胸胁胀闷，腹胀，呃逆频作，善叹息，口干喜饮，乍寒乍热，小便黄，睡眠差。有子宫脱垂病史近20余年。妇检：除子宫Ⅱ度脱垂外未见异常，宫颈刮片、超声波检查均未发现异常。舌质红，苔薄黄，脉细弦。

柴胡6g，炒荆芥4.5g，黄柏10g，贯众炭12g，白芍15g，甘草6g，白术10g，川楝子10g，生地15g，芡实15g，益母草12g，旱莲草15g。

二诊：1982年12月2日。

服上药10余剂，血已完全干净，诸症均减轻，但仍时有胸胁胀，多食则腹胀尤甚。舌淡，苔薄，脉细。

继服上方加枳壳10g。

服上药20余剂。诸症消失，一直未再见阴道出血。

（摘自《黄绳武妇科经验集》）

7. 绝经前后脏躁

案　肝肾不足，热扰心神

袁某某，女，53岁，初诊：1983年11月12日。

自去年开始出现郁闷，焦虑，沉默不语，悲伤欲哭，甚至不愿外出见人。颜面潮红，心慌，烦躁，坐卧不安，失眠，有时接连几个晚上不能入睡；伴头昏耳鸣胸闷，上身麻木，肢软无力，烦躁汗出，汗后畏冷，口麻无味，纳谷不香，时作呃逆，口干不欲饮，大便干，小便黄；已绝经4个多月，舌质淡，苔薄，脉细。曾生4胎，自然流产2胎，人流3胎。

此肝肾不足，热扰心神。治宜补肝肾阴虚不足，泻心火亢盛有余。

小麦30g，大枣4枚，甘草6g，百合24g，生地20g，柏子仁10g，五味子6g，麦冬15g，石决明30g，丹参15g，琥珀4.5g，夜交藤30g，牡丹皮10g。

服上方5剂症状改善不明显，服10剂后，郁闷、悲伤、烦躁减轻，服15剂后诸症均有所减轻，嘱其再服10余剂以巩固疗效。

（摘自《黄绳武妇科经验集》）

8. 绝经前后诸证

案　气血两虚，脾肾不足

叶某某，女，47岁，入院日期：1983年10月。

患者阴道出血月余未净，收入住院。近3年来月经先期，常一月两行，经期长达半月，量多，用纸3～7刀，1982年5月至今因此病一直在家休息。本次月经于8月21日来潮，至今月余未净，开始量多如崩，前10天用纸8刀，近日量逐渐减少，淋漓不尽，经色开始红，后渐转暗红，近日为咖啡色，无明显血块；伴腰酸痛喜按，左下腹痛，头昏，心慌，怕冷，四肢酸软乏力，时汗出，纳少乏味，口干喜冷饮，但不多饮，大便两日一行，有欲解不出之感，睡眠差，两目干涩而胀，双下肢浮肿；舌淡胖，脉沉细。妇检：子宫稍大。孕5产4人流1，已结扎。查小便：有蛋白、红细胞少许。

原用方：

党参12g，炙黄芪15g，白术12g，当归身10g，白芍12g，枸杞子12g，炙甘草3g，龙眼肉12g，广木香4.5g，连皮茯苓15g，川断12g，熟地20g。

服上药后曾止血4天，后又开始出血。

分析：上面的治疗方法是对的，患者47岁，是围绝经期月经失调；失血后，头昏、心慌、怕冷是气血两虚，脾肾不足；脉细，舌淡，舌体胖为虚证。此病例为气血两虚，又在出血，连皮茯苓用15g重了，又配了广木香，下行力太大了，连皮茯苓比茯苓的作用强，把连皮茯苓改为茯苓12g即可；主要是脾肾两虚，再加山萸肉15g养肝肾精血；熟地太壅滞所以不用；炙甘草可加重到4.5g；血虚心慌加炒枣仁10g；查小便，有红细胞、蛋白少许，说明有炎症，可加芡实、黑豆补肾消蛋白；不用广木香，用去白陈皮，健脾和中，利水消肿，化湿行水在中焦，不会饮血下行。对出血的病人，用淡渗的药要慎重，茯苓不要随便用，连皮茯苓用于急性水肿，连皮茯苓配猪苓作用更强，而这里是虚证。气血两虚，浮肿是虚性浮肿，是由出血多引起的。

重整方如下：

党参12g，炙黄芪15g，白术12g，当归身10g，白芍12g，枸杞子12g，炙甘草4.5g，茯苓12g，川断12g，炒枣仁10g，芡实12g，黑豆30g。

（摘自《黄绳武妇科经验集》）

祝谌予

（调气血，和脾胃，理肝肾，固冲任）

【医家简介】

祝谌予（1914～1999），男，北京市人，著名中西医结合专家，中医教育家，一代中医泰斗。拜师于京城四大名医之一——施今墨门下四载，攻读经典。1943年毕业于日本金泽医科大学。行医60年，既谙中医经方，兼通西医诊治方案；既治内外妇儿各科，尤擅糖尿病、脾胃病、妇科病等疑难病症，医术精湛。1962年始整理施今墨临床经验，完成《施今墨临床经验集》、《施氏药对》等书稿。学生名徒众多，1992年国家首批遴选为全国名老中医。

相关著作：《祝选施今墨医案》、《施今墨临床经验集》；其学生整理有《祝谌予验案精选》、《祝谌予临证验案精选》、《中国百年百名中医临床家丛书·祝谌予》、《祝谌予临证用方选粹》、《名老中医经验集——祝谌予》、《祝谌予临床经验辑要》、《祝谌予临床经验集》等。发表学术论文60余篇。

【主要学术思想和主张】

祝氏看病两种思路，不单纯中医，也不单纯西医，把两种思路很自然地结合起来。临证主张中医辨证与西医辨病相结合；遣方用药既根据中药的性味归经，又参考中药药理研究成果。尤其推崇仲景之学，遵古而不泥古，敢于创新，创验方“过敏煎”。善组药对，善用古方化裁治疗现代常见病、疑难病，如活血祛瘀法治疗糖尿病，临床常获良效。擅治妇科疾病，提出“调气血、和脾胃、理肝肾、固冲任”为治疗妇女经、带、胎、产疾病的原则；如用疏肝散结法治痛经，养血平肝法治围绝经期综合征，补肾活血法治不孕症等，符合临床实际，行之有效。擅治妇科痛经、崩漏、不孕症、围绝经期综合征。

【医论医话】

1. 围绝经期综合征的分型辨治

妇女围绝经期综合征是由于卵巢功能减退，雌激素分泌减少而产生的月经紊乱和植物性功能失调等一系列临床表现，中医常将其归属于郁证、脏躁及绝经前后诸证进行辨证治疗。妇女年届七七，肾气渐衰，天癸将竭，冲任不足，加之情志因素，常可导致阴阳失调和脏腑功能紊乱。祝师一般分四型辨证论治：①血虚肝旺、阴虚阳亢型：烘热汗出，日数十次，眩晕耳鸣，五心烦热，口干舌燥，腰膝酸软，舌红，脉细弦者，宜用芩连四物汤加女贞子、旱莲草、桑叶、菊花、钩藤、生牡蛎、五味子等养血平肝，滋阴潜阳。②心脾两虚、心神失养型：无故悲伤，情志抑郁，喜静怕乱，乏力食少，恍惚多梦，心悸易惊，舌淡，脉细弱者，宜用甘麦大枣汤加菖蒲、远志、茯苓、枣仁、五味子等两益心脾，安神定志。③阴阳俱虚、冲任不足型：头晕耳鸣，面红火升，烘热汗出，腰膝畏冷，尿清便溏，血压波动，舌淡，脉沉细者，宜用二仙汤或桂枝加龙骨牡蛎汤为主，温肾阳、调冲任、降虚火。④痰热内蕴，扰动心神：口苦泛恶，胸闷脘痞，失眠多梦，胆小易惊，甚至幻听幻视，苔腻脉滑者，宜用十味温胆汤加丹参、黄连、夏枯草、白薇等清化热痰，安神定志。

（摘自《祝谌予临证验案精选》）

2. 围绝经期综合征治法用药

产生本证（围绝经期综合征）的原因，是由于年老肾气衰弱而引起。先是肾阴不足，以后导致肝阴不足，肝阳亢盛，属肝肾两亏，阴阳失调之证。本证的治疗多以补肝肾、调阴阳论治。以前多用桂枝加龙骨牡蛎汤，近年来对偏于肾虚者用二仙汤（仙茅、仙灵脾、巴戟天、当归、知母、黄柏，无仙茅、巴戟天时可用补骨脂代用）；对偏于肝旺者，用芩连四物汤加味（加女贞子、旱莲草、菊花、桑叶）。年龄超过50岁，又非子宫肌瘤，而仍未绝经者，可用《金匮》温经汤断经，方中桂枝可改为肉桂。

（摘自《祝谌予临床经验集》）

【验方效方】

芩连四物加味汤

［药物组成］黄芩10g、黄连5g、当归10g、生地、熟地各10g、川芎10g、白芍10g、

桑叶 10g、菊花 10g、女贞子 10g、旱莲草 10g、生牡蛎 30g，先煎。

［用法］每日 1 剂，水煎服。

［功用］养血平肝，调和冲任。

［适应证］妇女围绝经期综合征属于血虚肝旺，冲任失调者，症见烘热汗出，每日数次，心烦易怒，口咽干燥，失眠多梦，头晕耳鸣，腰酸膝软，舌淡或红，脉细弦。

（摘自《名老中医经验集·祝谌予》）

【精选验案】

案　围绝经期综合征（心肝血虚，心神失养，肝郁化火，肝风内动）

周某，女性，48 岁，工人。

1992 年 2 月 28 日初诊。主诉：发作性全身颤动、烘热汗出半年。患者 10 余年来每于生气后即抑郁、头痛，持续数日。去年 9 月始发作性全身颤动，剧烈时无法行走，伴胸闷心烦，悲伤欲哭。烘热汗出，面红升火，每日达十数次。曾在本院神经科诊断为围绝经期反应、焦虑状态，予阿普唑仑、地西泮、更年康及小剂量雌激素治疗改善不著，近 1 月有加重之趋。月经前后不定，经量偏少，1 周干净。

现症：情绪低落，悲伤哭泣，喜静怕乱，恐惧感，时或全身颤动，不能自控。胸闷心烦，时时太息。口干思饮，烘热汗出，每日十数次，手足心热。舌淡红，苔白腻，脉细弦。辨证立法：心肝血虚，心神失养，肝郁化火，肝风内动。治宜养血安神，清热凉肝，滋阴熄风，方用芩连四物汤合甘麦大枣汤加味。

处方：黄芩 10g，黄连 6g，当归 10g，白芍 10g，生地 10g，川芎 10g，桑叶 10g，菊花 10g，女贞子 10g，旱莲草 10g，钩藤 10g，炙甘草 10g，生麦芽 30g，大枣 10 枚。每日 1 剂，水煎服。

治疗经过：二诊（3 月 16 日）：服药 14 剂，心烦心悸大减，情绪较畅，未再悲伤哭泣，烘热汗出好转，偶有手抖。仍胸闷不畅，乏力恐惧，失眠多梦。舌淡红，苔薄白，脉细滑。守方去炙甘草、生麦芽、大枣加白蒺藜 10g，首乌藤 15g，炒枣仁 5g，五味子 10g，再服 14 剂。

三诊（4 月 24 日）：诸证均减，3 月 25 日行经，经前数日症状仍有反复，腰背酸痛。此肝肾两虚，血不养心之证，仍守前法。原方去钩藤、白茯苓、首乌藤、枣仁、五味子加枸杞子 10g，川断 15g，桑寄生 20g，肉苁蓉 20g，再服 14 剂。

四诊（5 月 8 日）：4 月 26 日经至，9 天净，情绪较佳。现胸闷、乏力、左手偶颤，舌红，苔薄白，脉细数。仍宗前法调治。

处方：黄芩 10g，黄连 5g，当归 10g，白芍 10g，生地 10g，川芎 10g，桑叶 10g，菊花 10g，女贞子 10g，旱莲草 10g，桔梗 10g，枳壳 10g，生黄芪 30g，黄柏 10g，熟地 10g，五味子 10g，白头翁 30g，14 剂。

五诊（6 月 12 日）：诸证告愈，嘱早服加味逍遥丸 1 袋；晚服杞菊地黄丸 1 丸，巩固疗效。

［按］本案素有肝郁，日久化火伤阴，而致心神失养，血不养筋，故见悲伤哭泣、

烘热汗出、肢体颤动等症状，祝师以芩连四物汤养血清热，甘麦大枣汤缓急润燥为主方，加桑叶、菊花、钩藤，平肝潜阳；女贞子、旱莲草滋阴补肾；白蒺藜、首乌藤、枣仁、五味子宁心安神；白头翁熄风定颤，收效显著。方中小麦，祝师常用生麦芽代，即能消热除烦，升发少阳清气，又可缓急开胃，促进消化功能。

（摘自《祝谌予临证验案精选》）

罗元恺

（崇景岳，传岭南，重脾肾，创验方）

【医家简介】

罗元恺（1914～1995），男，广东南海县人。出身书香之家，父罗棣华以儒通医，对岭南温病颇有心得。其师承家传，并于1935年毕业于广东中医药专科学校，自此学医行医60余年。一生博览群书，勤于著述，医德高尚，医术精湛。擅长内、儿、妇科，中晚年尤精妇科。为广州中医学院教授，著名中医妇科专家，广东省名老中医。首批中医硕士、博士研究生导师；首批享受国务院特殊津贴的中医专家。历任妇儿科教研室主任，副院长。

相关著作：《罗元恺女科述要》、《罗元恺医著选》、《罗元恺论医集》、《百年百名中医临床家·罗元恺》；点注《妇人规》；主编《中医儿科学讲义》、《中医妇科学》、《实用中医妇科学》及《高等中医院校教学参考丛书》。发表医学论文20余篇。

【主要学术思想和主张】

罗元恺治学严谨，由博而专。点注张景岳《妇人规》，并深受其影响。理论上推崇温补学说，重视脾肾先后二天之本；深究医理，首重阴阳学说；提出女性生殖调节轴为：肾气—天癸—冲任—胞宫。并认为妇科虚证虽多，然亦多瘀多滞，常需活血；于温热病证，务当保津。其验方研制开发的“滋肾育胎丸”、“田七痛经胶囊”、“橘荔散结丸”等制剂，广泛应用于临床。

【医论医话】

1. 经前期紧张综合征的调治与鉴别诊断

经前期紧张综合征以每次月经前期出现烦躁，易怒、情绪异常、失眠、头痛、乳房胀痛、腹胀或肢体浮肿、泄泻等一系列症状为特征，可出现一种或数种，情况有轻有重，证候可在经前7～10天开始出现，但多以经前几天为明显，行经后这些症状便减轻或消失，以生育年龄妇女为多见，但亦有青春期后之未婚女子罹患者。

经前期紧张综合征的诊断并不困难，主要详询病史，了解其症状是否伴随每次经前期而出现，月经来潮后或经净后症状便自然消失。同时也要与乳腺增生、乳房肿瘤、心脏病或肾病之水肿、胃肠病之泄泻相鉴别。乳腺增生及乳房肿瘤的结节，其肿块及疼痛，不是经期前后也仍然存在，且不一定双侧均有；而本病之乳房胀痛或结块仅在月经前期才见，平时却无，且多双侧均有，甚或弥慢性多个出现，行经之后便消失。心性或肾性水肿与月经周期无关，或仅在经前稍加重。胃肠病之泄泻多与饮食不节或不洁有关，同时会引起呕吐或腹痛，甚或发热，与月经周期并无联系。详细查询发病原因及病史，则不难鉴别。

本证型严重影响情志者，与《金匮要略》所论之“妇人脏躁”相似，但脏躁不一定发于经前及经来后便消失，也可发于经后、孕期或产后，以此为别。脏躁的治法着重甘润宁心，以甘麦大枣汤，或百合地黄汤加龙骨、牡蛎，效果较好，机制不同，治法与方药各异。

（摘自《中医临床家·罗元恺》）

2. 围绝经期综合征的调治

妇女一般到49岁左右月经便逐渐断绝，此时肾气渐衰，天癸渐竭，生殖能力逐渐消失，是生理上的一个变化时期。中医称之为绝经期，西医则称为围绝经期。在这个时期，卵巢功能逐渐衰退，不再正常排卵，雌、孕激素的分泌亦明显减少，是妇女步人老年的标志。49岁只是一个大概的平均数，绝经的迟早与地域、气候、民族、饮食、禀赋、生活环境等均有一定关系。在我国南方的都市，妇女往往延至52～53岁才收经，但个别亦可在40岁左右绝经，此与个人的体质有关。

在围绝经期，有些妇女因禀赋的差异和生活环境的影响，在肾阴肾阳渐趋衰退之时，阴阳二气失却平衡，不能适应这个生理变化的过程而出现一系列证候，如面部烘热、烦躁、抑郁、失眠、头晕、耳鸣、神疲、汗出，或皮肤干燥、阴道干涩瘙痒等，统称为围绝经期综合征，或称绝经前后诸症。这些证候有轻有重，可夹杂出现，持续时间长短不一，短者一年半载，长者可达五六年之久。不仅影响其精神情绪，也妨碍生活和工作，有加以研究和调治的必要。

围绝经期综合征主要表现为虚证，即使有实证出现，也是本虚标实。

其中较常见者为肝肾阴虚，表现为身面突然烘热，时作时休，发无定时，汗多，头晕，耳鸣，五心烦热，口干不渴，腰膝酸软，月经周期紊乱，先后多少不定，或数月一潮，或十多天又至，量少或多，或淋漓不断，阴道干涩，或烦躁易怒，或抑郁不解，心悸失眠，舌尖边稍红，少苔，脉弦细或弦细略数，重按无力。其治则应为滋养肝肾，佐以镇摄安神。方药可用左归饮合二至丸加淫羊藿、龟板、珍珠层粉……。

另一种类型为脾肾阳虚。表现为神疲体倦，形寒怕冷，或面目下肢虚浮，手指肿胀，心悸怔忡，欲寐，面色晦暗，月经失调而量多，带下清稀，便溏，夜尿多，下腹冷痛，腰膝酸痛，食欲不振，舌淡胖，脉沉弱迟缓。治则宜健脾温肾，佐以补气。可用右归丸合四君子汤。

有些患者以情志方面的症状为主，表现为情绪低落，焦虑多疑，或悲伤欲哭，忧郁寡欢，健忘，失眠，梦多，心悸，惊惕不安，舌尖红，少苔，脉细数。此为心肾不交，治宜滋养肾阴，宁心安神。可用百合地黄汤合甘麦大枣汤加淫羊藿、生龙齿（或龙骨）、白芍。

妇女进入围绝经期后，年龄渐长，此期亦是高血压、动脉硬化、冠心病、颈椎病、肿瘤等疾患的好发期。既可出现围绝经期综合征，往往也会并见其他慢性病、老年病，临证时应详细了解病情，以免误诊或漏诊他疾。如有内科疾患，应分别处理，勿贻误病情。

此外，围绝经期综合征与精神因素关系密切，有过精神创伤或严重的生活挫折者，或性格内向，精神脆弱者，往往比较容易出现症状，治疗时应加以注意，予以适当的疏解和安慰使其解除思想顾虑，心情舒畅。以心理治疗配合药物及饮食调治，自可事半功倍。

（摘自《中医临床家·罗元恺》）

【验方效方】

1. 围绝经期综合征基本方（自拟方）

方一　肾阴虚型（自拟方）

［组成］生地、枸杞子、女贞子各15g，淮山药、珍珠母各20g，山萸肉12g，仙灵脾9g，鸡血藤、何首乌各30g。

［加减法］未绝经而经血多者，加益母草30～40g，阿胶12g，或艾叶10g，鹿角霜15g。肝郁明显者，加郁金10g，白芍15g，合欢皮12g；睡眠欠佳者加酸枣仁15～20g，夜交藤20g；汗多者加浮小麦30g，生牡蛎20g；有潮热及口干者，加地骨皮15g，太子参20g；夜尿多者加覆盆子15～20g，益智仁15g；面额暗斑明显或眼眶暗黑者，加菟丝子20g或玉竹15g。血压偏高者，加丹参、淮牛膝、桑寄生各20g；大便干结者，加火麻仁30g，枳实12g；大便溏泄者，生地宜减量，加云茯苓20g，白术12g；心悸或心动过速者，加党参、麦冬各15g，五味子3g。

（摘自《女科述要·妇女围绝经期综合片的中医治疗》）

方二　阴阳两虚型方（自拟方）

［组成］熟地、枸杞子、破故纸各15g，鸡血藤、制首乌各30g，珍珠母、淮山药各20g，仙灵脾、山萸肉各12g。

［加减法］可参考肾阴虚型处方运用。

［方解］妇女以血为主、以血为用，血属阴，天癸是重要的阴液物质之一，任脉主一身之阴，冲脉为血海，阴气衰竭，从而导致月经断绝。围绝经期患者多见脉细而弦，舌多红黯少苔。我们从228例本病患者证型分析中发现，属阴虚者占75%，阴阳两虚者占25%。两类型的处方为何均有用补阳药之仙灵脾？但用量轻重有异，因该药具有激素样作用，围绝经期妇女体内的性激素水平下降，根据中医“阳生阴长”之理，故对于肾阴虚型患者在大队养阴药中少佐助阳之品，正如《景岳全书》谓“善补阴者，必于阳中求阴，则阴得阳升而源泉不竭”之意。又仙灵脾配伍甘咸寒之珍珠母以镇摄浮阳，因围绝经期患者均有头面烘热，这是阴不维阳致阳气上浮之征，同时亦可抑制仙灵脾温热升浮之气。本病的治疗原则均以补肾为主，因妇女七七之年，任脉虚，太冲脉衰少，冲任之本在肾，补肾即所以调补冲任也。月经虽不再来潮，但二脉在体内仍需起作用，维持其基本平衡，对人体之健康，还是很重要的。

围绝经期综合征与精神情绪颇有关系，宜多参加室外运动和社会活动，心情宜舒畅，精神要有所寄托，故药物治疗的同时，要向患者多作思想开导工作，以配合调治，可收事半功倍之效。

（摘自《女科述要·妇女围绝经期综合片的中医治疗》）

2. 围绝经期综合征常用方

方一　左归饮合二至丸加淫羊藿、龟板、珍珠层粉

［组成］干地黄、山萸肉、女贞子、旱莲草、枸杞子、怀山药、白茯苓、生甘草、龟板、淫羊藿、珍珠层粉。

［主治］围绝经期综合征之肝肾阴虚型。表现为身面突然烘热，时作时休，发无定时，汗多，头晕，耳鸣，五心烦热，口干不渴，腰膝酸软，月经周期紊乱，先后多少不定，或数月一潮，或十多天又至，量少或多，或淋漓不断，阴道干涩，或烦躁易怒，或抑郁不解，心悸失眠，舌尖边稍红，少苔，脉弦细或弦细略数，重按无力。

［功效］滋养肝肾，佐以镇摄安神。

［方解］方中干地黄、山萸肉、女贞子、旱莲草、枸杞子可各取15g，怀山药25g，以滋养肾肝脾三脏之阴，龟板30g（先煎）以潜阳镇摄，白茯苓15g以健脾安神，少佐淫羊藿6g以温养肾阳，乃滋阴不忘阳之意，亦即景岳所谓“善补阴者，必于阳中求阴，则阴得阳升而源泉不竭”之义。更入珍珠层粉3g（另用开水送服）以加强镇摄安神之功，生甘草3g以调和诸药。

［加减法］若失眠严重者，加酸枣仁15g，夜交藤20g；烘热、烦躁明显者，去珍珠层粉，改用珍珠母30g先煎；腰膝酸软甚者，加怀牛膝20g；五心烦热或午后潮热者，加地骨皮15g，环草15g；月经淋漓不止者，加益母草30g，川断15g；心情抑郁者，加郁金10g，佛手10g，白芍15g；头目眩晕明显者，加何首乌30g；血压偏高，头痛头晕者，加莲子芯10g，怀牛膝15g；血脂偏高者，加山楂肉12g，五味子10g。

（摘自《中医临床家·罗元恺》）

方二　右归丸合四君子汤

［组成］熟地、山萸肉、菟丝子各15g，怀山药25g，鹿角胶或霜12g，杜仲20g，熟附子6g，先煎，或补骨脂15g，当归9g，肉桂心3g，另加盐少许和药服，党参、白茯苓各20g，白术15g，炙甘草6g

［主治］围绝经期综合征之脾肾阳虚型。表现为神疲体倦，形寒怕冷，或面目下肢虚浮，手指肿胀，心悸怔忡，欲寐，面色晦暗，月经失调而量多，带下清稀．便溏，夜尿多，下腹冷痛，腰膝酸痛，食欲不振，舌淡胖，脉沉弱迟缓。

［功效］宜健脾温肾，佐以补气。

［方解］方中以右归丸温补肾阳，但应注意附子用量不宜过重，且以久煎为佳。四君子汤健脾益气，必要时党参可改用吉林人参。

［加减法］若月经量多者，在经期宜去当归、肉桂，加川断15g、何首乌30g；便溏者，去熟地；夜尿频数者，加覆盆子15g。

（摘自《中医临床家·罗元恺》）

方三　百合地黄汤合甘麦大枣汤加淫羊藿、生龙齿（或龙骨）、白芍

［组成］干地黄、百合、小麦、白芍、炙甘草、大枣、生龙齿、淫羊藿。

［主治］围绝经期综合征之心肾不交型。表现为情绪低落，焦虑多疑，或悲伤欲哭，忧郁寡欢，健忘，失眠，梦多，心悸，惊惕不安，舌尖红，少苔，脉细数。

［功效］滋养肾阴，宁心安神。

［方解］方中以干地黄20g、百合15g兼养肺肾之阴；小麦30g（先煎）以养心；白芍15g、炙甘草6g、大枣10枚以养血润燥，并能缓急。生龙齿30g以镇潜安神；佐以淫羊藿6～10g，亦取其阳中求阴之意。

［加减法］若失眠明显者，可加酸枣仁15g，五味子10g；烦热不得卧，口干苦者，去淫羊藿，加麦冬12g；情志失常者，加合欢花9g，石菖蒲10g，磁石30g（先煎）。

（摘自《中医临床家·罗元恺》）

【精选验案】

1. 月经前后诸症（经前紧张症）

案1　肝郁气滞，肝气犯脾

吴某某，女，20岁，未婚，服务员。于1976年10月29日初诊。

患者15岁月经初潮，月经先后一周不定。近年来每于经前及经期烦躁易怒，悲伤欲哭，性情孤僻，不能控制。伴心悸，失眠多梦，健忘，头顶痛，面目及四肢轻度浮肿，纳欠佳，溺黄等。末次月经10月22日。舌淡红有瘀点，苔微黄，脉沉细。

辨证：因肝郁气滞，肝气横逆犯脾所致。

治则：疏肝解郁，佐以健脾。

处方：郁金12g，佛手12g，丹参15g，云茯苓25g，夜交藤30g，白蒺藜12g，泽泻15g。每天1剂。

11月10日二诊：月经届期，前症又现。治以舒肝解郁，养血通经。

处方：郁金12g，白芍15g，丹参15g，合欢皮12g，夜交藤30g，甘草6g，淮牛膝15g，云茯苓25g，桑寄生25g。每天1剂。

12月10日三诊：末次经11月26日来潮，前症稍减，但面目和四肢仍轻浮，时有腹胀，舌淡红，尖有红点，苔薄白微黄，脉沉细。虽肝郁稍解，但脾伤未复，仍需舒肝健脾。

处方：郁金12g，青皮6g，丹参12g，白术12g，云茯苓25g，桑寄生30g，夜交藤30g，泽泻12g。每天1剂。

12月31日四诊；药后经前诸症显著减轻，但睡服仍较差，舌淡红，苔白，脉弦稍滑。仍守前法，佐以宁神之品。

处方：郁金12g，百合25g，香附子10g，丹参12g，白芍15g，白术12g，云茯苓12g，甘草6g，夜交藤30g。每天1剂。

1977年1月21日五诊：月经应期来潮，现经行第二天，前症悉除。自觉心情舒畅，眠纳均佳，仅有面目轻浮，舌脉同前。守前法以善其后。

处方：郁金12g，香附子10g，白芍15g，云茯苓25g，丹参12g，淮牛膝15g，夜交藤30g，川萆薢20g。每天1剂。

追踪至今2年余，疗效巩固。

（摘自《罗元恺医著选》）

案2　肝旺脾虚，血虚火旺

杜某，女，39岁，已婚，本院职工。于1973年6月29日初诊。

患者曾足月顺产两胎。近年余经前后头项痛，口舌生疮，经后面目虚浮，胃纳差，平素血压偏低，曾患梅尼埃病。月经周期常提前四五天，量中等。末次月经6月24日。现经水适净，面色较黄，舌质淡红，苔薄白，脉细弱。

辨证：血虚肝旺，虚火上炎，兼有脾虚之征。

治则：滋肾养肝为主，佐以健脾益气。

处方：熟地15g，生地15g，女贞子15g，淮山药25g，党参15g，太子参15g，甘草6g，生龙骨30g。3剂，每天1剂。

另：冰硼散1瓶，蜜调外涂口舌溃烂处。

7月27日二诊：本次月经刚净2天，口舌生疮较前减轻，但头痛仍剧，至今未止，舌心红，脉弦细。

治则：滋肾益阴，佐以平肝潜阳。

处方：熟地15g，生地15g，黄精30g，枸杞子15g，白芍药12g，淮山药15g，杭菊花10g，钩藤15g。4剂，每天1剂。

8月10日三诊：月经将潮，烦躁，口微苦，唇舌各有一溃疡面，巅顶痛稍减，舌苔微黄，脉弦细。

治则：滋肾柔肝养血。

处方：生地25g，黄精30g，桑椹15g，淮山药20g，白芍15g，郁金12g，桑寄生20g，制首乌15g。4剂，每天1剂。

10月5日四诊：近2个月来，经前服上方加减五六剂，经前后头顶痛显著减轻，口舌生疮已除，仍守前法。

处方：熟地20g，黄精30g，女贞子15g，白芍12g，制首乌25g，天麻9g，白芷9g，淮山药20g，陈皮5g，生龙骨30g。4剂，每天1剂。

追踪至今5年无复发。

[按] 以上两例，西医学属“经前期紧张症”范围，但对其病因尚未完全明确，认为与植物神经系统功能紊乱、性激素紊乱有关。中医学书籍中，则以各种兼症而命名，如经期烦躁、经期头痛、经期浮肿、经前泄泻等。从临床症状来看，其发病机制大概有三种：一是肝郁气滞，平素肝郁恚怒，情志不舒，经期阴血下注血海，肝失血养而更郁，出现烦躁易怒，经前乳胀，甚或悲伤欲哭，失眠多梦等。二是脾虚或肝气横逆犯脾，可致经前浮肿、泄泻等。三是血虚肝旺，或因肝郁化火所致，或因肾虚血少不能涵养肝木致阴虚肝旺，出现头痛、口糜烂等。案1属肝郁脾虚，故以郁金、香附、白芍、佛手疏肝解郁，丹参、夜交藤养血宁心；云茯苓、淮山药、白术健脾，使肝郁得解，脾土得健，心神得安，则经前烦躁失眠诸症得除。例二以阴血虚肝气旺为主，故始终以滋肾养血柔肝之生地、熟地、黄精、桑椹、女贞子、白芍之属为主，佐以龙骨、钩藤、杭菊之类以祛风而镇摄浮阳，滋水涵木，故头痛、口糜烂诸症悉除。

（摘自《罗元恺医著选》）

2. 绝经期前月经过多

案1　气血两虚

孙某某，女，49岁，中学教师，于1975年9月5日初诊。

主诉：几年来月经过频过多，每月来潮两次，周期17～20天，每次持续时间9～10天，用卫生纸四五包。经色淡红，夹有紫血块。经常头目晕眩，胃纳睡眠均差，经前后面部虚浮，自觉掌心烦热。患者身体消瘦，面色晦黄，额部和颊部有明显暗黑斑。舌淡无苔，脉细弱略弦。末次月经：8月16日。血压：90/60mmHg。血常规：红细胞3.61×10^{12}/L，白细胞2.9×10^{9}/L，血红蛋白105g/L，血小板64×10^{9}/L。

诊断：绝经期前月经过多（气血两虚型）。

治则：补气健脾，养血涩血。

处方：党参30g，白术15g，炙甘草9g，制首乌30g，黄精30g，川断15g，岗稔根30g，地稔根30g，藕节25g。4剂。

二诊：9月10日。

月经昨天来潮，周期较前有所推迟，量仍多，头晕，睡眠差，经色由淡转红，舌光少苔，脉细弱。

处方：按上方去黄精加黄芪20g，姜炭6g。4剂。

三诊：9月20日。

本次月经持续6天净（9月15日），总量较前减少，用卫生纸3包。仍觉头晕，浮肿不明显，舌淡少苔，脉细弱。月经净后，要着重健脾滋肾养血，以资调补。

处方：党参20g，淮山20g，炙甘草9g，熟地20g，黄精25g，金樱子20g，首乌25g，岗稔子20g，白术15g。

以后按上方加减化裁，以杞子、女贞子、金狗脊调配其间，月经期则加入乌梅、五味子等酸涩之品，服药至11月底，月经周期已推迟至30～36天，持续时间5天，量比前减少一半，约用2包卫生纸左右。面部浮肿减，体重增加2kg，面色较润泽，暗黑斑亦减退。血常规：白细胞3.9×10^{9}/L，红细胞4.95×10^{12}/L，血红蛋白115g/L，血小板90×10^{9}/L。

（摘自《罗元恺医著选》）

案2　脾肾阳虚

向某某，女，47岁，工人。初诊：1973年8月3日。

主诉：月经过多已几年，血块很多，每次用卫生纸五六包，腹坠痛，肢冷自汗。

面色苍黄晦滞，面部布满暗斑，唇色淡暗，舌淡白胖嫩如水泡猪肝样，有齿印，脉沉微弱。末经：7月10日，现将潮。

患者于1951年曾作痔疮手术，1957年作输卵管结扎术，1989年作胃切除术。

诊断：经绝前月经过多（脾肾阳虚型）。

治则：温补脾肾，佐以养血涩血。

处方：附子6g，炮姜5g，炙甘草9g，党参30g，白术18g，首乌30g，岗稔根30g。4剂。

二诊（8 月 24 日）：患者持续服上药后于 8 月 6 日来潮，本次经量比前大减，仅用卫生纸 2 包多。血块亦减，但仍觉肢冷，时有自汗、舌淡胖有齿印，但舌色比前较红活，脉沉细，续用前法，并稍为增大用量。

处方：附子 10g，炮姜 6g，炙甘草 9g，白术 15g，黄芪 15g，制首乌 20g，陈皮 6g。

以后继续用上方加减，连续服药 2 个多月，诸症均减。月经已恢复常量，血块不多，精神较好，胃纳增进，已收到近期疗效。

[按] 以上二例均属绝经期前的月经过多，案 1 着重于血气虚损，特别偏于血虚。血属阴，故呈气阴两虚之象，而有掌心烦热，睡眠欠佳等证，故治法以补气养血滋阴涩血为主，选用药物除参芪术草以补气外，同时用黄精、熟地、首乌等以滋阴养血。案 2 则一派脾肾阳虚之象，故见肢冷自汗，面色苍黄，舌淡嫩胖特甚。治法应着重温阳益气，故用药以姜、附、参、术为主，佐以养血收涩之品。经两个多月的治疗，均收到近期疗效。一用滋补，一用温补，临床见证大致相同，而用药各异，主要是根据辨证施治。

（摘自《罗元恺医著选》）

班秀文

（主张辨证审慎，用药精专，崇尚肝肾，喜用花类）

【医家简介】

班秀文（1919～），男，壮族，广西隆安县人。广西中医学院教授、全国名老中医药专家、妇科专家、全国老中医药专家学术经验继承工作指导老师、首届国医大师。从医 60 余年，治学严谨，医德高尚，学验俱丰，对中医经典著作和历代名家学术思想颇有研究。

相关著作：《班秀文妇科医论医案选》、《妇科奇难病论治》、《壮乡医话》；主编《中医药基础理论》、《妇科讲义》、《中医妇科发展史》；发表学术论文 50 余篇，其中《六经辨证在妇科病的应用》一文以其师古而不泥于古，融会贯通治百病的丰富经验受到国内外中医学者的重视，并被日本东洋出版社摘要出版。

【主要学术思想和主张】

班秀文擅治内、妇、儿科疑难杂病，尤其是月经病和不孕症。临床用药常从脾胃入手，主张辨证审慎，用药精专。对中医妇科造诣尤深，崇尚肝肾之说，喜用花类之品。治疗月经病，重点在肾，兼顾肝脾，注重活血通络以恢复肾之藏泻功能；治疗带下分五色，重点调脾，兼治肝肾，治湿为主，兼以治血，血水两治，效果卓越；治疗不孕症辨证与辨病相结合，调治肝肾，使开合藏泻有度，精子卵子如期相遇，故能精足而子嗣。

（摘自班秀文《妇科奇难病论治》）

【医论医话】

围绝经期综合征

围绝经期综合征一般多属肝肾阴虚，在临床上常见有头晕头痛，心烦易怒，目眩耳鸣，心悸怔忡，五心潮热，容易汗出，腰膝胀痛、足跟痛，舌红少苔，脉象细数等一派阴虚火旺的症状。当然，也有少数是精神萎靡，喜静怕扰，情志淡漠，背部怕冷，手足发凉，舌淡苔白，脉迟而弱等一派阳虚症状。

本病的发生，既然是由于肾气衰退，冲任亏虚而起。因而对本病的治疗，是要着眼于调气血，治阴阳，治之不离于肾。首先辨清是肾阴虚或肾阳虚。凡属于肾阴虚的病变，药以甘润壮水为主，方选八仙长寿丸、杞菊地黄丸之类出入；肾阳虚的，以甘温益气为法，常用肾气丸或济生肾气丸之类。此类滋养或温养的方剂，是补中有泻，以补为主，补而不滞，诚是补肾气，治阴阳，调养冲任的良剂。若疲惫乏力，易汗出等，常加党参、太子参、五味子、百合之类；若头晕目眩，心悸耳鸣，脉数舌红等，常加夜交藤、柏子仁、酸枣仁、川杞子、女贞子等，甚或投以天王补心丹；若心烦易怒，头晕耳鸣，口干目涩，脉弦有力者，常加石决明、珍珠母、龟板、合欢皮、牛膝之类以滋阴潜阳；若症见经行量多，色淡质稀，畏寒肢冷，腹满时减，脉象沉迟，舌质淡嫩等，常用右归丸或附子汤加味治之，从而达到温肾健脾的目的。同时，妇女以血为本，是“有余于气，不足于血”，不论是肾阴虚或肾阳虚，都必须照顾到血液的恢复，所以养血活血之当归、鸡血藤，和阴敛阴之白芍、首乌，均为常用之品。

（摘自《班秀文临床经验辑要》）

【验方效方】

甘麦大枣汤（补脾柔肝宁心法）

［组成］浮小麦20g、大枣10g、炙甘草6g。

［主治］脏躁；围绝经期综合征。

［功效］补脾柔肝宁。

（摘自《班秀文妇科医论医案选》）

【精选验案】

1. 经行前后诸症

案　相火内动，波及阳明

邱某某，女，42岁，南宁地区某厂，工人，已婚，1979年8月24日初诊。

1972年以来，每逢月经将行之时，即开始前头痛，胸闷，腰痛，少、小腹胀痛。经期基本正常，色量一般。平时带下量多，色白质稀。余无不适。脉弦细数，苔白，舌质一般。

诊断：经行前后诸症。

辨证：相火内动，波及阳明。

治则：养血柔肝，熄风止痛。

处方：归身9g，白芍9g，川芎5g，生地15g，丹皮9g，地骨皮9g，夏枯草15g，白蒺藜9g，甘草5g。每日水煎服1剂，连服3剂。

二诊（10月17日）：服上方感觉精神舒爽，一共服9剂。9月和10月经行诸症消失。现经净已3天，胃纳不振，口淡，脉虚细，苔薄白，舌质淡，症属脾胃气虚，营阴不足，拟健脾和胃，养血调气治之。药用：党参15g，云茯苓9g，白术9g，陈皮3g，归身12g，白芍9g，苏梗3g，枳壳3g，炙甘草5g。每日水煎服1剂，连服3剂。

［按］肝为风木之脏，内寄相火，主藏血疏泄。经将行相火内煽，冲激肝脉，故胸闷，腰痛，少、小腹胀疼，相火妄动则乘土，波及阳明，故前头痛；阳明主津液，津液不及化，反而为湿下流，故带下量多，色白质稀。治之当从肝火论治，故以生四物补血活血以柔肝，地骨皮养阴清热，夏枯草清肝火而散郁结；有补有清，有凉有散；白蒺藜平肝止痛，甘草调和诸药，故药到收效。二诊用健脾和胃，全方养血调气治之，意在巩固疗效。

（摘自《班秀文妇科医论医案选》）

2. 脏躁

案　脏阴不足，相火内动

王某某，女，31岁，南宁市某厂工人，已婚，1982年10月10日初诊。

1968年开始夜难入寐，以后逐渐加重，1977年结婚之后，病情日剧，有时通宵不寐，心烦易躁，头痛，口苦口干，似热非热，溺黄，大便硬结。平时用补或用凉之法治之，均不能受。月经周期基本正常，经前腰胀，胸闷，少、小腹胀疼，烦躁加剧，经后一周带下量多，色白黄，有臭秽之气。脉弦细，苔厚黄粗，舌边有瘀点。

诊断：脏躁。

辨证：脏阴不足，相火内动。

治则：滋阴宁神，调养肝气。

处方：百合20g，生地15g，知母9g，浮小麦20g，生谷芽20g，远志3g，菖蒲2g，大枣9g，甘草9g。每日水煎服1剂，连服5剂。

二诊（10月31日）：上方连服11剂，寐纳俱佳，大便不干结，但小便仍黄，精神不振。脉细缓，苔薄白，舌质一般。守上方去远志、菖蒲加夜交藤15g，白蒺藜9g。每日水煎服1剂，连服5剂。

以后患者持本方每月服3～5剂，观察半年，疗效巩固。

［按］患者长期夜难入寐，溺黄，大便干结，显示阴血不足，五脏失养，因而五志化火上扰神明，故胸闷、烦操；而内火之动，尤以肝为甚，肝脉络阴器而主疏泄，肝热则疏泄太过，故带下量多，色白黄，有臭秽之气。用滋阴宁神，调养肝气之法治之。以小麦、远志养心宁神，百合生地滋肺肾之阴，大枣、甘草缓肝之急，生谷芽、菖蒲调舒肝气，知母清虚热。全方药宗甘润，有滋阴清热，宁神定志之功，故能奏效。

（摘自《班秀文妇科医论医案选》）

3. 老妇崩漏

案　肾气衰退，冲任功能失常

农某，女，49岁，已婚，农民。1977年12月10日初诊。

自今年9月份开始，阴道反复出血而到某医院妇产科治疗，经住院10多天而好转出院。但20天后，阴道再次出血，第1～3天出血量多（每天换卫生纸6～8次），色紫红有块，以后逐渐减少。虽经中西药治疗，效果不满意。现阴道仍出血，淋漓不断，色淡红，量不多（每天换卫生纸3～4次），无血块，无腹痛，但腰膝酸软，面色苍白，神态倦怠，大便溏薄，小便清长。舌苔薄白，舌质淡嫩，脉属虚细。症为肾气衰退，冲任功能失常而引起的病变。采用先天、后天并补之法，以温肾健脾，益气摄血治之。

处方：潞党参18g，炒白术9g，炒淮山药18g，炙北芪18g，菟丝子1g，覆盆子9g，茺蔚子9g，鹿角霜20g，荆芥炭3g，桑螵蛸9g，炙甘草6g。每天清水煎服1剂，连服3剂，每剂可复煎1次。

12月13日二诊：上方服后，精神较好，阴道出血量较少，但脉象及舌苔如初诊。后在方中菟丝子加至20g，鹿角霜加至30g，以加强其温肾固涩之功。每天清水煎服1剂，连服3剂。

12月16日三诊：服上方第一剂后，阴道出血完全停止，精神良好，寐纳俱佳，二便正常。切其脉象为细弦，舌苔薄白，舌质淡红。恐过用温养之品，引动虚火复燃。改用补肾养阴，佐以固涩以善其后。

处方：鸡血藤15g，淮山药15g，旱莲草15g，菟丝子9g，地骨皮9g，莲藕须9g，芡实9g，白果9g，甘草6g。每天清水煎服1剂，连服3~6剂。3月后追访，疗效巩固。

（摘自《班秀文妇科医论医案选》）

4. 经断前后诸症

案1　肾气衰弱，冲任亏虚

杨某某，女，53岁，梧州市某小学，教师，已婚，1977年8月15白初诊。

经行紊乱，来潮前后不定，量多少不一，色暗红夹紫块，经将行头晕头痛，心烦不安，寐纳俱差，经中肢节烦疼。平时大便干结，3~5天一次，小便浓秽气味。脉虚细迟，苔薄白，舌质淡。诊断：经绝前后诸症。辨证：肾气衰弱，冲任亏虚。治则：调养肝肾，佐以化瘀。

处方：菟丝子9g，当归9g，白芍9g，覆盆子9g，党参12g，淮山药15g，川杞子9g，泽兰9g，玄参15g，麦冬12g，甘草5g。每日水煎服1剂，连服3剂。

二诊（8月23日）：头晕、头痛减轻，胃纳转佳，大便两天一次，小便不稠秽。药既对症，仍守上方去淮山药，加北沙参12g，桑叶6g。每日水煎服1剂，连服3剂。

三诊（9月23日）：自服上方之后，诸症消失，但大便仍干结，两日一次，每稍劳累则头晕痛。此为营阴来复，精血不足。以润养之剂治之。药用：太子参15g，玄参12g，肉苁蓉15g，川杞子12g，麦冬12g，石斛9g，覆盆子9g，鸡血藤15g，田七花2g，泽兰9g，红枣9丸。每日水煎服1剂，连服3剂。

四诊（10月18日）：一切症状消失，以健脾消滞善后。药用：党参12g，白术12g，云苓9g，鸡内金9g，陈皮5g，淮山药15g，田七花4.5g，归身9g，生谷芽15g，炙草3g。每日水煎服一剂，连服三荆。经此段治疗之后，月经停止，诸症不发。观察半年，疗效巩固。

［按］ 肾气旺盛，则冲脉能主血海，任脉能主诸阴，经行依时而下。今患者超过七七之年，肾气衰弱，阴阳不和，冲任亏虚，故经行前后不定，量多少不一，色暗红而夹紫块，阴阳失调，营血不足，虚火内动，故经将行则头晕头痛，心烦不安，寐纳俱差，相火煽动于内，灼伤阴血，肢节失养，故经中肢节烦疼，平时大便干结，小便秽浊；脉

为血之府，舌为心之苗，营血虚则充养失常，故脉虚细迟而舌质淡。证属肾气衰退，冲任亏虚之变，故治之以调养肝肾为主，在补养之中，既配以鸡血藤、田七花、泽兰活血化瘀之品，又用桑叶之甘寒，意在防止离经之血停滞经隧，留瘀遗患。其中泽兰苦而微温，能舒肝气而和营血，化实不伤正，为调经之要药。桑叶甘寒，专长清热祛风，但此处取其既有“滋肾之阴，又有收敛之妙”。治疗全过程，着眼于肝肾，调养冲任，平补阴阳，调和气血，补而不滞，药不偏颇，故奏全功。

（摘自《班秀文妇科医论医案选》）

案2　肝肾阴虚，相火不潜

曾某某，女，49岁，南宁市某公司，干部，已婚，1983年4月6日初诊。

自1981年开始经行紊乱，往往2~3个月一行，量或多或少，色暗淡，经将行头晕目眩，肢软乏力，行路不稳，夜难入寐，心烦易躁，似热非热，偶或汗出，胃纳尚可，大小便正常。脉细数，苔薄白，舌尖红。诊断：经绝前后诸症。辨证：肝肾阴虚，相火不潜。治则：滋养肝肾，佐以祛风。

处方：北沙参9g，麦冬9g，归身9g，生地15g，川杞子9g，熟地15g，白蒺藜9g，沙蒺藜9g，夜交藤15g，蝉衣2g，甘草5g。每日水煎服1剂，连服3剂。

二诊（4月16日）：药已，诸症减轻，脉舌如平。仍守上方出入。

药用：太子参20g，麦冬9g，当归9g，黄精15g，川杞子9g，桑椹9g，淮山药15g，夜交藤15g，沙蒺藜9g，蝉衣2g，甘草6g。每日水煎服1剂，连服3剂。

三诊（4月20日）：除夜寐多梦之外，余无不适。守上方加浮小麦20g，再服3剂。

［**按**］肝肾是精血的来源，肝肾阴虚，则精血亏少，故经行错后，量或多或少，色泽暗淡，阴虚水亏则不能济火，相火煽动，故头晕目眩，四肢乏力，心烦易躁，夜难入寐，似热非热，偶或汗出，脉细数，舌尖红，均是肝肾阴虚，相火不潜之变。故用沙参、麦冬、归、地、杞子、沙蒺藜滋养肝肾之阴，夜交藤苦涩甘平，养心宁神，白蒺藜、蝉衣苦温咸寒以祛风；甘草缓肝而调和诸药。方以柔润肝肾之阴为主，阴血恢复，则刚悍之气自平，相火自潜。二、三诊药有增减，但始终以养为主，以柔驯刚。体会：肾藏精而寄相火，为元阴元阳之根，是气血之始。当二七之年，肾气充沛，冲脉旺盛，任脉通畅，故月经来潮正常。到了七七之年，肾气衰退，阴血亏少，冲任失养，肾的阴阳有偏盛或偏衰之变，因而除了经行前后不定，量多少不一，甚或经闭不行之外，往往出现心烦易怒、头晕目眩、心悸、失眠、耳鸣、腰痛、纳差等证。由于这些症状，是三三两两地出现在经断前后，所以称之为“经断前后诸症”。

本病的形成，主要由于肾气衰退，冲任亏虚，天癸欲竭所致。肾为先天，是生长衰老的根源，肾的盛衰盈亏，都直接或间接影响到各个脏腑。其中对肝的影响最大，因为肝肾既有母子关系，又有精血同源关系，肾阴虚必然导致肝阴虚，肝阴虚则肝阳上亢。故治之当以肝肾并治为佳，以柔润之品，滋阴涵阳，则阴阳协调，相火潜藏，其病自愈。

从临床所见，本病的类型，既有阴虚，也有阳虚，但阴虚为多见，阴虚则相火妄动，治之不宜辛温刚燥之品，当以甘平柔润之剂为佳。盖辛温刚燥，最易动火伤阴，柔润则滋养，甘平能益营生血。

（摘自《班秀文妇科医论医案选》）

庞泮池

（融古博古，见症方出，尤擅不孕与癥瘕）

【医家简介】

庞泮池（1919～1999），女，出生于上海。其父庞钰善治内科急性热病，庞氏因病得愈，立志学医，自小随父抄方、出诊。先后入读国医专修馆、上海中国医学院，师从翁陛臣、王慎轩、余无言、章次公、陆渊雷、祝味菊等名医。先后在浦东、重庆开业行医。在上海市中医门诊部、上海中医药大学附属曙光医院工作。为上海中医药大学教授、博士生导师，曙光医院妇科主任医师。从医60余年，精研医术，博采各家，临床应用融会贯通，勇于创新，遣方用药得心应手，多见“症”“方”出，不拘时方、经方，不偏信流派，中西兼容。在妇科肿瘤、不孕不育、月经病及妇科急症等领域，渐渐形成了自己独特的风格。1992获国务院特殊津贴奖及证书。被评为“上海市名中医”。在全国乃至国际均较有影响。

相关著作：《庞泮池妇科论丛》、《妇科名家庞泮池学术经验集》、《庞泮池论妇科》、发表论文多篇。

【主要学术思想和主张】

庞氏重视肝肾，调补冲任，以促进胞宫胞脉发育为固本之要；辨证辨病，中西结合，扶正驱邪，提高机体免疫能力。擅治各种妇科疾病，尤以治疗妇科恶性肿瘤、不孕症见长。将晚期宫颈癌分为四型，辨证施治，改善症状，延长生命。对输卵管阻塞性不孕应用内服外治相结合方法，提高受孕率。从“桃红四物汤”、“四乌贼骨一芦茹丸”化裁而成“通管汤”。研制了肌瘤1号片、肌瘤2号片、清热消瘤煎、益气养阴煎、增免抑瘤冲剂、消炎煎、养血止崩煎等自制制剂，疗效确切。

【医论医话】

围绝经期综合征的治疗

妇女绝经前后一段时间，一般称为围绝经期。由于肾气渐衰、冲任亏损、精血不足，以致阴阳失调，脏腑之间亦失去平衡，因而出现一系列围绝经期综合征表现。如月经失调，烘热自汗，头晕心悸，夜寐不安，烦躁易怒，咽燥口干，肢酸神疲，或血压偏高，或情绪激动、悲不自胜，或多疑善虑、无端猜忌，或咽喉痰凝、吐之不出等症状。

由于本病根在于肾，重点为肾阴肾阳失调，脏腑之间不能平衡，故治疗首要为调理阴阳，平衡脏腑。

对围绝经期综合征患者，必须仔细进行有关检查，排除其他病变，以明确诊断，避免贻误病情。围绝经期综合征患者常因不了解病情，误认为身患重症，恐惧忧虑不已，因此，在明确诊断后，还应对病人多加劝慰解释，以减除其思想顾虑，可收事半功倍之效。

（摘自《妇科名家庞泮池学术经验集》）

【临证经验】

庞泮池治疗术后围绝经期综合征经验

庞伴池系上海中医药大学教授、博士生导师，业医57载，善治妇科疑难病疾，屡起沉苛。对妇科子宫并附件全切除手术后出现的围绝经期综合征的调治颇具特色，疗效显著。近年笔者有幸随师侍诊，获益匪浅。现将其临证经验整理如下，以飨同道。

（1）扶正固本，补后天以养先天：庞师认为，妇女围绝经期综合征，其病在肾。因肾主生殖，故当子宫、卵巢因人为的因素而突然失去时，也会表现出一系列肾虚不足之证。临床可见烘热自汗，头晕，心悸，夜寐不安，烦躁易怒，咽干口燥，肢酸神疲，或血压偏高，或情绪波动表现、悲不自胜，或多疑善虑、无端猜忌，或喉头痰凝、吐之不出等阴阳失调的围绝经期综合征表现。然肾为先天之本，肾气的充盛有赖于后天脾胃化生的精微物质不断补充，故治疗宜在六味地黄丸的基础上加用黄芪、党参、白术、白芍、当归等健脾益气养血之品，所谓“补后天以养先天”。若偏肾阴虚而火旺者，加用知母、黄柏；偏肾阳虚者，加二仙汤，甚或加熟附片、肉桂、益智仁；中州失运者，加制半夏、陈皮、茯苓、砂仁等健脾和胃之品。对于使用龟板、鳖甲之类，药量宜轻，徐徐进补，缓图其功。

（2）治肝为要，健运脾胃相辅佐：清代叶天士《临证指南医案》中提出：“女子以肝为先天。”子宫并附件全切除手术后所致围绝经期综合征常表现为情绪抑郁，悲伤失望，或焦躁易怒，或多猜多疑，焦虑恐惧，甚至欲寻短见。庞师认为，此类病人治肝尤为重要。若心气不足，肝气偏亢，可用《金匮》甘麦大枣汤以养心气、缓肝急；若咽中如有物阻，吐之不出，咽之不下，苔白腻者，可加《金匮》半夏厚朴汤；苔薄者，可加绿萼梅、郁金、陈皮理气化痰；对心肝火旺者，可用百合地黄汤合甘麦大枣汤，加枸杞子、麦冬、白芍、酸枣仁柔肝缓急，养心安神；。对肾阴亏虚，水不涵木，出现头晕头痛，烦躁，烘热汗多，夜寐不安者，可在知柏地黄丸基础上加平肝清心之品，如白蒺藜、珍珠母、莲芯、天麻等。对肝火亢盛，头痛眼痛，脉弦数者，可用龙胆草、炒山栀、生地等清肝泻火之品。

（3）内外相应，心理治疗不可少：患病日久，正气虚弱，手术之后元气更伤，加上内分泌失调，阴阳失去平衡，很少有豁达乐观者。人的情志活动与五脏六腑息息相关，情志失调，则必影响脏腑功能。庞师对患者的精神心理治疗极为重视。首先强调对病人要具有高度的同情心，视病人为亲人，使病人放松紧张心理，倾诉病痛及苦恼。其次要加以细心观察，再耐心疏导，再配合药物辨证施治，常能达到事半功倍的效果。

（摘自《妇科名家庞泮池学术经验集》）

【验方效方】

方一　蒺藜钩藤汤（经验方）

［组成］白蒺藜12g，钩藤12g，珍珠母30g，生地12g，丹皮9g，女贞子9g，旱莲草15g，菟丝子9g，远志6g，首乌12g等。

［主治］围绝经期综合征病情稳定期。肝肾阴虚，肝阳偏亢，头晕目眩腰酸，艰寐，

脉弦细苔薄，质红。

[功效] 平肝养心，调养肝肾。

（摘自《庞泮池论妇科》）

方二 二仙汤（《妇产科学》）加味

[组成] 二仙汤仙茅9g，仙灵脾6g，当归9g，巴戟9g，知母6g，川柏9g，加益智仁、怀山药、紫石英、菟丝子、补骨脂等。

[主治] 围绝经期综合征。肾阳不足，命门之火不能守持丹田，以致虚阳上越，出现上盛下虚，脾肾两亏，阴阳失调之象，患者月经或致月一行，或提前量多如冲，平时血压不稳定，腰酸带下，小便频数，下肢不温，面部烘热，心神不安，面浮肢肿，血压不稳定，脉细小，舌胖，或有齿痕，苔薄白者。

[功效] 补肾元，清相火，固经。

[方解] 方中仙茅、仙灵脾、巴戟天温肾阳，补肾精；黄柏、知母泻肾火、滋肾阴；当归温润养血，调理冲任。全方配伍特点是壮阳药与滋阴泻火药同用，以适应阴阳俱虚于下，而又有虚火上炎的复杂症侯。由于方用仙茅、仙灵脾二药为主，故名“二仙汤”。

[加减法] 脉沉细，阳虚甚者，加附块、肉桂温补肾阳，引火归源；月经量多时，肉桂改用炮姜、牛角。

（摘自《妇科名家庞泮池学术经验集》）

方三 甘麦大枣汤（《金匮要略·妇人杂病脉证并治》）

[组成] 甘草9g，小麦15～30g，大枣10枚。

[煎服法] 以水6L，煮取3L，分3次温服。

[主治] 围绝经期综合征（脏躁）。患者情绪波动，常无故悲伤哭泣，或多疑善虑，主要因阴阳失调，引起脏腑之间不平衡，心气不足，肝气偏急。

[功效] 养心安神，补脾和中。此取之养心气，缓肝急。

[加减法] 如兼有肾阴虚或肾阳虚者，可以此方加于上述两型的方药中，效果颇佳。如兼咽中如有物阻，吐之不出，咽之不下的梅核气证，苔白腻者，可加《金匮》半夏厚朴汤；苔薄者，可加绿萼梅、郁金、陈皮等理气化痰药。

（摘自《妇科名家庞泮池学术经验集》）

方四 自拟方

[组成] 淫羊藿、肉苁蓉、锁阳、菟丝子、当归、生地、熟地、知母、黄柏、茯苓、泽泻、白蒺藜、珍珠母、香附。

[主治] 围绝经期综合征，肾阴肾阳俱不足者。症见烘热肢冷，面红如醉，口渴肤热，头晕头痛，面部虚浮，脉细，舌苔薄而质红胖。

[功效] 养阴温肾，平肝清热理气。

[方解] 淫羊藿、肉苁蓉、锁阳、菟丝子温肾；当归、生地、熟地养肾阴；知母、黄柏清相火；茯苓、泽泻利水；白蒺藜、珍珠母平肝；香附理肝气。

（摘自《妇科名家庞泮池学术经验集》）

方五 逍遥丸（《太平惠民和剂局方》）

［组成］柴胡、当归、白芍、白术炒、茯苓、炙甘草、薄荷。

［主治］围绝经期综合征，肝脾失和、气滞湿亦滞者。常面浮肢肿，按之无凹陷，自觉肢胀不舒，但月经一过，浮肿即减退而舒畅。

［功效］疏肝理气。

（摘自《妇科名家庞泮池学术经验集》）

方六 半夏厚朴汤（《伤寒论》）

［组成］半夏9g，厚朴1.5g，茯苓9g，生姜3片，苏叶9g。

［主治］一般所称梅核气病，而属于痰凝气结者。症见：七情郁结，痰涎凝聚，咽中如有物阻，吐之不出，咽之不下，胸胁胀满或作痛，脉濡滑，苔白腻。围绝经期妇女，常有此症状，经过检查确无其他咽部疾患，或食道及胃部疾患者。

［功效］行气开郁，化痰降逆。

［方解］梅核气病用此方疗效颇佳，但必须排除其他病后使用，以免贻误病人。

（摘自《妇科名家庞泮池学术经验集》）

【精选验案】

1. 经前乳胀（经前期紧张症）

案1 气血受损，脾肾两亏

朱某，37岁，已婚。

初诊：1977年8月23日。今年7月8日曾因不完全流产，进行刮宫，8月6日行经，量多有块，大便溏薄，历8天而净。目前便溏，纳食不香，腰腿酸，四肢乏力，脉细小，苔薄白。本例为流产后气血受损，脾肾两亏，脾主运化为生化之源，当先益气健脾，治其后天之本。

党参9g，黄芪9g，白术、白芍各9g，茯苓9g，怀山药10g，木香4.5g，枳壳9g，炮姜3g，炙甘草3g，砂仁3g，后下。7剂。

二诊：1977年8月30日。服药后纳食较香，大便成形，腰酸腿酸，脉细，苔薄白。脾肾两亏，肾阳不足。治以健脾益肾。

党参9g，白术、白芍各9g，菟丝子9g，炮姜3g，炙甘草3g，川断9g，陈皮4.5g，补骨脂9g，怀山药9g，木香4.5g，熟附块6g，先煎。7剂。

三诊：1977年9月15日。9月初经行后，大便溏薄，日行二三次，腹胀多矢气，嗳气频频，纳食不香。右脉细小，左脉弦，苔薄白。中焦脾运失司，肝胃不和。拟以健脾温中，理气和胃。

党参9g，苍术、白术各9g，茯苓9g，木香4.5g，砂仁3g，后下，炙甘草3g，炮姜3g，怀山药9g，陈皮4.5g，川断9g，桑寄生9g，焦薏苡仁12g。7剂。

四诊：1977年9月20日。服药后，大便日1次，但完谷依然，胸闷腹胀，苔薄腻，仍健脾理气化湿。

太子参9g，苍术、白术各9g，木香4.5g，茯苓9g，焦神曲9g，砂仁3g，后下，炙甘草3g，陈皮4.5g，炮姜3g，焦薏苡12g，怀山药9g，谷、麦芽各9g。7剂。

五诊：1977年9月29日。经期将临，大便时溏时干，乳房发胀，双下肢酸胀不舒。脉弦细，舌边有齿印，苔薄腻。脾弱肝旺，湿阻气郁。治以解郁理气，健脾化湿。

柴胡4.5g，当归9g，白术、白芍各9g，茯苓9g，制香附12g，木香4.5g，焦神曲9g，川芎9g，王不留行12g，怀牛膝9g，小茴香6g。5剂。

六诊：1977年10月6日。10月1日经行，量不多，现淋漓将净，大便日一行，但不实，腰酸乏力，脉细，苔薄白。脾虚肾亏，统摄乏权。治以益气健脾，培肾固经。

党参9g，白术、白芍各9g，怀山药9g，炮姜3g，炙甘草3g，菟丝子9g，紫石英12g，花蕊石12g，牛角9g。7剂。

七诊：1977年10月10日。10月7日经净，大便正常，但仍有嗳气腹胀，腰酸，带下色白无腥，脉细弦，苔薄白。脾肾之元未复，以致湿注带脉，肝胃之气失和，而不得条畅。治以健脾益肾，理气和胃。

党参9g，白术、白芍各9g，菟丝子9g，茯苓9g，炙甘草3g，木香4.5g，砂仁3g，后下，补骨脂9g，川断9g，焦神曲9g。7剂。

八诊：1977年10月31日。10月28日经行，现将净，此次乳房不胀，大便日一次，成形，头晕腰酸，脉细，苔薄白。脾肾不足。治以健脾益肾。

党参9g，白术、白芍各9g，怀山药9g，炮姜3g，炙甘草3g，当归9g，川断9g，菟丝子9g，补骨脂9g。14剂。

[按] 患者得病于流产之后，气血自亏，脾肾受损，但屡用补益气血，健脾益肾，效却不显，究其脾虚肾亏是本，而脾虚则肝气乘之，故气失条达是标。如只顾其本，而不治其标，则脏腑间不得平衡；不疏肝气，则脾亦难安。故其后改用经前疏肝理气，佐以健脾；经后益肾，则肝旺得抑，脾肾受补，肝脾肾三脏协调平衡，证情自安。

（摘自《妇科名家庞泮池学术经验集》）

案2　肝肾阴亏，气郁化火

赵某，27岁。

初诊：1973年12月15日。婚后一载未生育，末次月经11月25日，基础体温呈双相型，经期常易提早，经前小腹作胀，乳房疼痛，经行量中等，但淋漓旬日方净，腰酸便结，偏头作痛，脉弦细数，舌边尖红，苔薄黄。肝肾阴亏，气郁化火。治宜滋养肝肾，解郁清热。

枸杞子9g，女贞子9g，菟丝子9g，龟板15g，大熟地9g，白芍9g，肉苁蓉9g，当归9g，制首乌9g，郁金9g，丹皮9g，砂壳4.5g。7剂。

二诊：1973年12月22日。经期将届，乳房隐隐作痛，脉弦细，舌尖红，苔薄。肝郁气滞。治当疏肝理气，养血调经。

柴胡9g，当归9g，赤芍、白芍各9g，生地、熟地各9g，川芎6g，川楝子9g，延胡索9g，制香附9g，丹皮9g，青皮、陈皮各9g，王不留行12g，震灵丹12g，包。5剂。

三诊：1973年12月29日。12月27日行经，经量中等，头痛乳胀已消，少腹作痛已缓，口干便燥，脉细数，苔薄黄，舌尖红。仍为肝肾阴亏，气郁化火，血分有热之象。继进调养肝肾，凉血调经。

女贞子 9g，旱莲草 15g，生地、熟地各 9g，何首乌 12g，阿胶 9g，烊冲，白芍 9g，丹皮 9g，当归 9g，黄芩 9g，香附炭 9g，震灵丹 12g，包。7 剂。

四诊：1974 年 1 月 5 日。药后经水已净，少腹作胀已减，带下猫稠，乳房牵痛依然，夜寐梦扰，纳谷欠香，脉细数，苔薄。肝郁气火挟湿下注。治宜疏肝解郁，清热利湿。

柴胡 9g，延胡索 9g，白术、白芍各 9g，当归丸 9g，吞，丹皮 9g，朱茯苓 12g，川楝子 9g，郁金 9g，青陈皮各 6g，王不留行 12g，红藤 30g，败酱草 30g，夜交藤 15g。7 剂。

五诊：1974 年 1 月 12 日。惟觉脐旁隐痛，矢气多，便后则舒，带下色白，量已不多，脉细数，苔薄黄，舌质红。仍予疏肝理气，清热调经。前方去夜交藤，加柏子仁 12g（打）。7 剂。

六诊：1974 年 2 月 11 日。经逾半月未行，泛恶，腰酸，脉小滑，尿妊娠试验阳性。予以益肾安胎。

党参 9g，白芍 9g，桑寄生 9g，黄芩 9g，姜竹茹 9g，茯苓 9g，砂壳 4.5g，仙鹤草 15g，当归丸 20g，分吞。4 剂。

［按］ 痛经或严重经前乳胀者，每难受孕。庞老师每见此类证时，或温通，或或达，或养血；若得经痛除，乳胀消，则受孕易得。

（摘自《妇科名医庞泮池学术经验集》）

2. 绝育后精神紧张症

案　郁火食滞，心火上扰

陈某，27 岁，农民。

初诊：1975 年 4 月 1 日。患者曾育 2 胎，第二胎产于 1974 年 12 月，产后于 12 月 7 日扎管，月底，因房事出血约 15 天而净，当时情绪紧张，精神不安，后经中西医治疗而愈。

4 天前自觉饮食过多，胸闷腹胀，夜寐不安，甚则通宵不眠，精神不安，口苦舌干，大便不通，脉细数，苔花剥，舌质红。妇科检查正常。

郁火食滞，阻于中焦，心火上扰，神明受蒙。予以解郁消滞，清热安神，黄连温胆汤出入。

竹茹 9g，枳壳 9g，川黄连 3g，郁金 9g，茯苓 9g，远志 6g，煅龙牡各 15g，酸枣仁 9g，麦冬 9g，五味子 3g，合欢皮 9g，安四丸 1.5g，吞。5 剂。

二诊：1975 年 4 月 7 日。药后能稍入睡，烘热亦减，咽干无津，背部疼痛，胸闷纳少，脉细数，苔光，舌绛。阴液亏损，心神失养。予以滋水生津，养心安神。

沙参 9g，麦冬 9g，五味子 4.5g，远志 6g，白芍 9g，酸枣仁 9g，茯苓 9g，川黄连 3g，煅龙牡各 15g，玄参 9g，朱灯心 3 札。7 剂。

三诊：1975 年 4 月 14 日。夜寐已安，精神渐振，咽干亦减，背痛腿楚，脉细小，苔薄，舌质红减淡。阴液渐复，心火下移。予以滋水生津，养血和络善后。

党参 9g，沙参 9g，麦冬 9g，五味子 4.5g，当归 9g，白芍 9g，桑寄生 9g，川断 9g，生地、熟地各 12g，茯苓 9g，酸枣仁 9g，煅龙骨、煅牡蛎各 15g。

[按] 患者先以产后扎管，后以房事出血致精神紧张，证情错杂。庞老师坚持辨证施治原则，予黄连温胆汤解郁消滞安神，合生脉散益气滋水宁神，最后予气血双调之法收功，效果显著。此案之治，当学习庞老师对患者耐心劝慰、解释，以除患者精神重负，亦为治疗关键所在。

（摘自《妇科名医庞泮池学术经验集》）

3. 肿瘤术后围绝经期综合征

案　肝郁气滞，肝胃不和

某女，51 岁。

初诊：1997 年 4 月 30 日。患者因子宫肌瘤手术切除全子宫及双侧卵巢已半年，术后自觉体力不支，精神萎靡，经常出现头晕，胸闷，腹胀，形寒肢冷，周身酸楚，多疑善虑，夜寐不安，厌食，舌根苔腻，脉细弦。中医辨证为肝郁气滞，肝胃不和。即予必要的心理疏导，嘱其要保持情绪乐观，排除杂念，增强战胜疾病的信心。并予理气解郁，和胃畅中，缓肝急，安心神之法。

淮小麦 15g，炙甘草 6g，大枣 9g，川朴花 6g，八月札 30g，陈皮 6g，制半夏 9g，茯苓 12g，生、炒白术各 9g，明天麻 9g，枸杞子 12g，合欢皮 12g，丹参 12g，生石决明 15g。每日 1 剂，水煎分服。

二诊：上方加减，服用 21 剂后，纳食渐香，夜寐安，但觉疲乏无力，再以平肝养肝，益肾和营法治之。

明天麻 9g，枸杞子 12g，丹参 12g，茯苓 12g，枳壳 9g，制半夏 9g，陈皮 6g，菟丝子 12g，肉苁蓉 12g，黄精 10g，合欢皮 12g，砂仁 6g，鸡内金 9g。

此方连服 14 剂后，纳食增，情绪稳定，夜寐安。

[按] 庞师治病，主张审证求因，标本兼顾，讲究整体调理。对术后围绝经期综合征，尤重调理脾胃，益肾柔肝。临床擅用经方，选用一药多功、相辅相成之品，灵动活准，动静结合。益气和胃，多用香砂六君，如伴恶心欲吐，舌苔腻者，加制半夏、姜竹茹、苏梗理气和胃降逆。疏肝理气，调畅气机，喜用青皮、陈皮、香附、郁金、当归、川芎、八月札（可重用至 30g）理气散结。平肝清心，多用天麻、白蒺藜、生石决、莲芯。补肾填精，常用菟丝子、肉苁蓉、黄精等补而不腻之品。温补肾阳，又常喜用淫羊藿、巴戟天温而不燥。由于辨证得当，组方严密，故虽药味平平，却屡起沉疴。

（摘自《妇科名医庞泮池学术经验集》）

何子淮

（倡教育，精辨证，因证处方）

【医家简介】

何子淮（1920～1997），男，汉族，浙江省杭州市人。曾任浙江省杭州市中医院中医妇科主任，主任医师，中华全国中药学会妇科分会常务理事兼华东片副主任，杭州市政协委员。出身中医世家，祖父何九香为江南钱氏女科第十九世医钱宝灿亲授弟子，父亲何稚香继承之。何氏更得朱小南亲临教诲，承前继后，祖孙三代形成了独具风格的何氏女科。1993 被评为浙江省名老中医。

相关著作：后人整理有《何子淮女科经验集》、《各家女科述评》。发表医学论文 30 余篇，收录于《当代名医临证精华》。

【主要学术思想和主张】

从医 50 余年，宗张仲景辨证论治体系，治女科更得利于陈良甫、张景岳、傅青主诸家学术，重视整体观念，突出脏腑经络辨证，并以调整奇经作为调治妇科病的重要手段。强调妇人以血为本，以肝为先天，治血病重调气机，治杂病重视理肝、脾、肾。诊断注重望问兼参闻切，用药多灵活变化，师古法而不泥古方。特别是对月经病，崩漏及妊娠病主症有独到的见解和疗法。总结出治疗妇科病“调冲八法”、“调肝八法”、“解郁三法”等。

【医论医话】

1. 脏躁证治

《金匮要略·妇人杂病脉证并治》之甘麦大枣汤是一张治疗脏躁的有效方剂。该方养心气，泻虚火，甚合《内经》“肝苦急，急食甘以缓之”，“损其肝者缓其中”之大法，临床用治男女脏躁，心神涣散、时哭时笑、惊叫、筋惕、昏厥拘挛，脉虚或弦细等，确有很好的疗效。

“脏”字的释义，有人指五脏，有人指子宫。据作者临床体会，患脏躁者，大都兼有伤律口干等现象，故似作五脏较为合理。脏躁，西医学大多属神经官能症，亦称癔病。临床症状表现较为广泛，如情志易受外界的刺激，常有过分欣快，或有异常悲伤，而见心悸、恶心、呕吐、呃逆、呼吸迫促、消化不良、腹胀、便秘等；又可表现感觉过敏，患者背部及头部痛觉过敏，皮肤冷温知觉异常，亦有局部或半身知觉消失，不知口渴饥饿；又有五官感觉过敏或羞明喜暗，或耳聋耳鸣，恶声响；性情异常，喜常人所恶，恶常人所喜，甚至恶花香而喜臭气。在发作前觉有精神不快，心悸或自觉有物从腹部上升阻塞喉部，此往往为发病先兆，而后或徐徐倒地，或以癫痫卒然跌仆，不省人事，角膜对光反射存在，四肢呈强直型痉挛。由于心气不足，失于煦养，发作时常有手足发凉，发作后多进入沉睡而手足拘挛，长时不能缓解。治疗先可重刺激针刺合谷，或人中，待拘挛解后用甘麦大枣汤加味，苏醒开窍，育阴镇静，同时配合精神安慰，解除创伤，可取得良好的疗效。

（摘自《何子淮女科经验集》）

2. 梅核气证治

梅核气之名，来源于《产宝百问》，炙脔之名首见于《金匮要略·妇人杂病脉症并治》。如“妇人咽中如有炙脔，半夏厚朴汤主之”。《千金方》注曰：咽中帖帖如炙肉，吐之不出，吞之不下是也。其状如梅核堵塞咽喉，吞之不下，吐之不出，感似有物，实则无形，故又称之梅核气。

该证病在咽中，实则脏腑积冷结气，血分受寒。其证男女皆有，惟妇人多见。夫寒则血中之气位，滞于咽中，得水湿之气而凝结难去。妇人性情执着，遇事不能宽解，精神忧郁，则肝胃易于气机郁滞；多思善虑，易致气机失畅，痰气交阻，咽喉有如梗阻状，日久气填胸膺，则咽喉如梅核作顶。怡情散结，条达气机，和悦肝脾，加之开朗性情，化愁为欢，则其证自消。临床上常分辨寒疑结气，气郁痰滞两种类型，进行调治。

寒凝结气者，证见咽中有物作顶，胃中隐痛，得热则舒，性静懒言，胃肠漉漉作声。脉来虚弦，舌苔白腻。

治宜温中疏郁，鼓舞气机，调和脾胃。

方药：姜半夏、八月扎、荜澄茄各9g，川朴、陈皮、生姜、苏叶、甘草各6g，荜茇、淡吴萸各3g，太子参、无花果各12g。全方以温运中洲，鼓舞脾胃，升清降浊，解郁散结为治。其中紫苏味辛气香，色紫性温，入阴和血散寒，无花果清理胃肠浊秽，协调三焦，俾使脾胃升降之枢不废，则寒结自散。

气郁痰滞者，证见咽中有物作梗，甚则烦躁易怒，性情多暴，胃不思纳，食则胸脘胀满，且伴便结嗳气呃逆。脉象弦细，舌苔薄腻。

治宜疏肝理气，怡情悦脾，条达气机。

方药：八月扎、全瓜蒌、炒谷芽、茯苓各12g，合欢皮、佩兰、无花果、越鞠丸各9g，绿梅花、橘皮络、薤白各6g，砂仁、甘草各3g。方以疏郁化结、畅涤胃肠，调和气机为治，临床仿用朱丹溪越鞠丸意，加薤白、瓜蒌开胸泄气却痰，佩兰芳香悦脾健运，橘络和胃通络，促使郁滞解，痰结消，咽喉作顶自除。如对身体羸弱之人，宜配合扶正解郁，酌加扶元强壮之品，如太子参、党参、刺五加等，但不宜急用血肉滋润之剂，饮食也当清蔬。

（摘自《何子淮女科经验集》）

【精选验案】

案　脏躁

杨某某，女，29岁，工人。

两年前因产后失血过多，气血两虚。近因惊吓，致突然精神失常，悲伤哭泣或狂笑无常而住院观察：住院前，曾经某医院内科作镇静剂治疗一周，仍频发不止，甚至四肢抽搐，昏厥不省人事。后又经某医院神经科诊断为“癔病”，加重镇静药物及针灸治疗两周，仍日发6～7次，伴怔忡不眠、自汗、烦躁、眩晕，有时自语，口干不思饮。脉弦细，苔薄、舌质绛。

治宜开窍解郁，佐以舒肝怡情，发作时则针刺人中。

处方：当归、生白芍各12g，淮小麦30g，生甘草、橘皮络各6g，龙齿15g，石菖蒲、远志、合欢皮、柏子仁各9g，大枣10枚。3剂。

药后每天仍然发作5～6次，但苏醒比前为快，纳食能进，睡眠每夜仅1～2小时，多梦。再宗前意伸展：陈胆星3g，淮小麦30g，生甘草6g，大枣10枚，合欢皮、石菖蒲各9g，煅牡蛎3g，炒枣仁、党参、当归，龙齿各12g。4剂。临睡服琥珀多寐丸3g。此后，日发减为3～4次，时间也短，不用针刺能自苏醒，惊叫哭笑已止，但倦怠自汗懒言，前方酌加益气补养之品：党参、生白芍、制首乌、炙黄芪各12g，炒枣仁、合欢皮各9g，淮小麦、饴糖（冲）各30g，生甘草6g，朱麦冬10g。另白天服镇心丸1粒，临睡前服多寐丸3g。巩固服药半月，尚感心悸胆怯，睡眠时似有物压住上胸，时叹气。再拟养心气、宁心神，处以珍珠粉0.03g（晨起空腹吞服），琥珀粉3g（晚上临睡时吞服），莲子芯、炙甘草各5g，大枣10枚，丹参、党参各15g，淮小麦30g，朱茯神12g，合欢皮9g。服7剂，心神已定，乱梦亦减，精神较奕，月经准期、色量均可，食纳恢复，固守前意，带药出院调养。后停药观察，并恢复工作，至今未复发。

（摘自《何子淮女科经验集》）

蔡小荪

（通调冲任，求因为主，蔡一帖）

【医家简介】

蔡小荪（1923～），字一仁，号兰苑。男，上海人。家学渊源，小香公之孙，香荪公哲嗣，上海蔡氏女科第七代传人。曾任上海广慈医院、仁济医院、国际妇婴保健院中医顾问，上海市第一人民医院中医妇科主任医师。全国首批名老中医，上海市名中医，全国老中医学术经验继承班指导老师。曾载入英国剑桥《国际医学名人大辞典》。

主编《经病手册》、《中国中医秘方大全》、《中华名中医治病囊秘·蔡小荪卷》、《蔡小荪谈妇科病》；参编《中医妇科验方选》；编审《蔡氏妇科经验选集》、《中医临床家·蔡小荪》。

【主要学术思想和主张】

蔡小荪先生针对女子血宜多而气宜少，血易耗而气易结的生理特点，创立了一整套按周期节律调治妇科病的学说和方法。治疗月经病，主张“气以通为顺，血以调为补”的“通调”观。强调调理冲任，以通为用，以调为主，养血为先，理气为要。善治崩漏、闭经、不孕等症。闭则不尚攻伐，崩则不专止涩，不孕则先调经后助孕。具体用药，治崩漏“求因为主、止血为辅”。治痛经“求因为主、止痛为辅”。治不孕，行经期使月经通畅，按时而下；经净后以中药促排卵，中期则常温肾助阳。借鉴西医学各种检验，以助诊断。力主辨证与辨病相结合。用药宜醇正，以精、简、廉、验为特色。于药量“斤斤计较”，继承了蔡氏女科“九加一、蔡一帖”之称。

【医论医话】

1. 调治妇科疾病的思路

根据《内经》、《伤寒论》理论，在反复阐明人体生理、病理变化与年、月、昼夜阴阳气交规律密切相关的基础上，认为肾气、天癸、冲任作为生殖轴内环境处于平衡状态，这种平衡状态应与大自然的阴阳相对应，才能“天人相应”、“阴阳和合”。强调不论采取针灸或方药治病，均应顺乎时序更替的变化。提出了月经周期的四期生理特点和调治妇科疾病的思路。

认为经以肾气为主导，受天癸调节，又在肝藏血调血、脾统血化血、心主血、肺布血的协同作用下，冲任气血相资，胞宫出现虚而盛而满而溢而虚的月经周期，并随着阴阳消长、气血盈亏而出现月经期、经后期、经间期、经前期。

月经期（经水来潮至经净）：胞宫气血由满而溢泻渐至空虚，肾气天癸相对减弱，凡经期、经量、经色及经味异常均可在此期调治，常用疏调、通下、固摄诸法。

经后期（经净至排卵前）：胞宫气血由虚至盈，肾气渐复渐盛，是阴长阳消之时，此期是调经、种子、消癥的基础阶段。

经间期（排卵期，即下次月经前14天左右）：此期肾气充盛，是阴阳转化、阴极生阳、阳气发动、阴精施泄的种子时期，又称氤氲期或“的候”，若交接合时有受孕可能，治疗以促使阴阳转化为宗旨。

经前期（排卵后到经潮前）：此期肾气实而均衡，阳盛阴长，气血充盛，治疗以维持肾气均衡为原则，此时，又是调治月经前后诸疾及经期诸疾的关键时期。

在具体治疗过程中，将四期生理和妇科诸疾的病理特点有机结合，制定出不同的周期调治法，并创立一系列自拟方剂。如治疗子宫内膜异位症之“化瘀散结周期调治法”，即经前一周及经期，痛经型用化瘀止痛之“内异Ⅰ方”加减治疗，崩漏型用化瘀调摄之“内异Ⅱ方”加减治疗，经后至经前期均用化瘀散结之“内异Ⅲ方”加减治疗，取得较好临床疗效。

2. 滋水益肾，清心泻火治脏躁

妇女围绝经期出现烘热汗出，头晕头痛，烦躁易怒，心悸怔忡，失眠焦虑，抑郁不快，悲伤欲哭，此类证候似《金匮》脏躁之证，蔡师认为，妇女围绝经期综合征，虽然表现症状繁多，涉及多个脏腑，但其病机关键在于肾阴不足，因此时“任脉虚，太冲脉衰少，天癸竭、地道不通”，肾气渐衰，心火失肾水上济，呈现心肝火旺，心神不宁的症状。因此，蔡师拟滋水益肾，清心泻火法为主，取蔡氏坎离既济力治脏躁，每应手而效。

（摘自《蔡小荪辨治妇科杂病的经验》）

3. 围绝经期综合征

绝经期肾气衰退，天癸将竭，脏腑功能紊乱，冲任二脉失调，以致月经异常。如经期不准，出血量少，无其他症状者，是行将绝经，原可不予处理。倘月经过多，出现崩漏，则须对症治疗。主要治法，首先区分阴阳；阴证或崩或漏，色暗淡，质稀薄，面色苍白，头晕面浮，神疲畏冷，足软欠温，大便不实，或黎明便泻，溲频失禁，舌淡而胖，边有齿痕，苔薄，脉沉细而软，系肾阳不足，或脾肾阳虚，可用四物汤去川芎，增熟附子9g，炮姜3g，旱莲草20g，牛角粉9g，煅牡蛎30g。平时辅以右归丸或归脾丸，量情酌用。阳证经多先期，或崩或漏，色鲜或紫，烦躁不宁，紧张激动，潮热汗出，面赤升火，口干便结，溲频灼热，舌质红，苔薄或腻，脉弦细或细数，系肾阴不足，宜龟板9g，生地12g（也可用炭，视需要增量至30g）、白芍12g、女贞子9g、旱莲草20g、煅牡蛎30g等，随症加减。或吞服固经丸，平时可用大补阴丸，以资巩固。特别是二至丸可常服。

（摘自《中医临床家蔡小荪》）

【验方效方】

方一　坎离既济方

［组方］生地12g，黄连2g，柏子仁9g，朱茯苓12g，朱远志4.5g，九节菖蒲4.5g，

龙齿12g，天冬、麦冬各9g，淮小麦30g，生甘草、五味子3g。

［功能］滋水益肾，清心降火。

［主治］围绝经期心烦意乱，时悲时怒，悲则欲哭，怒则欲狂，夜不安寐，梦多纷纭，烘热潮汗，心悸眩晕等。

［加减法］①失寐梦多。加朱灯心3束，合欢皮9g，琥珀多寐丸3g（吞服）。②潮热盗汗。加酸枣仁9g，地骨皮9g，炙鳖甲9g。③健忘心悸。加制胆星4.5g，丹参9g，孔圣枕中丹9g（吞服）。④眩晕耳鸣。加枸杞子9g，桑椹子9g，泽泻9g。⑤痰热神昏胸闷。加淡竹茹9g，莲子芯3g，礞石滚痰丸9g（吞服）。⑥狂躁不安。加川军9g，磁石15g（先煎），西珀末1.5g，白金丸9g（吞服）。

［方义］《医宗必读》李中梓谓："心不下交于肾，浊火乱其神明；肾不上交于心，精气伏而不灵。火居上则搏而为痰，水居下则因而生躁。……故补肾而使之时上，养心而使之交下，则神气清明，志意常治。"方用生地、天冬、麦冬养阴益精以滋肾水；《内经》谓"心病宜食麦"、《千金方》谓"小麦养心气"，五味子能上敛心气，下滋肾水；远志能通肾气，上达于心，强志益智；茯苓能交心气，下及于肾，养心宁神，用朱砂拌炒，以镇摄离火，下交坎水；菖蒲舒心气而畅心神，祛痰开窍；龙齿镇惊安神，固精养心；川连清心泻火，配龙齿、朱砂则能使离火下降于坎水，坎离既济，神志安宁。

方二　六郁舒解方

［组方］川芎4.5g，当归9g，制香附9g，枳实4.5g，郁金9g，红花4.5g，生山楂9g，瞿麦9g。

［功能］舒气解郁，活血调经。

［主治］七情郁结，经水不通，纳少嗳气，脘腹胀闷。脉弦略滑，苔薄黄腻。

［加减法］①气滞腹痛：加金铃子9g，乌药6g。②喉间痰滞：加白芥子3g，莱菔子9g。③湿郁小便不利：加卷柏9g，童子益母草9g。④食滞胀满：加焦六曲9g，谷芽12g，麦芽12g。⑤热结便秘：加生大黄9g，全瓜蒌12g。

［方义］《济阴纲目》谓："人有隐情曲意，难以舒其表，则气郁而不畅，不畅则心气不开，脾气不化，水谷日少，不能变化气血，以入二阳之血海，血海无余，所以不月也。"痰火湿食气血六郁，尤以气为百病之长。方中香附疏达调经，以开气郁；当归、川芎柔肝养血，以解血郁；积实、郁金顺气化痰，以祛痰郁；山楂健运化食，兼能祛痰散积，以消食郁；瞿麦利水化湿，兼能活血通经，以除湿郁，利水以清热，兼泄火郁；红花养血活血，以佐当归、川芎活血调经。本方侧重理气、活血、化滞，使气行则水行，水行则血行。再配以心理疏导，使之情舒意畅，郁开气行，而月候自调，诸病自瘥矣。

方三　疏肝开郁方（围绝经期综合征）

［组成］炒当归10g、炒白术10g、云茯苓12g、柴胡5g、白芍10g、广郁金10g、淮小麦30g、青陈皮各5g、金铃子10g、生甘草3g。

［功能］疏肝理气，缓急开郁。

［主治］围绝经期综合征，或经前乳房作胀或胀痛，或乳头触痛，或烦躁欠安，易

怒易郁，有时乳胀结块，经来即胀痛渐消，结块变软。苔薄，质边红，脉弦。

［方解］本方由逍遥散与甘麦大枣汤化裁而成。方中当归养血调经；白术健脾以抑肝；茯苓和中，补脾宁心；柴胡平肝解郁，佐白芍以柔肝敛阴；广郁金利气解郁；金铃子疏肝理气止痛胀；青陈皮、青皮疏肝止痛，破气散结，消乳肿，陈皮理气治痰；淮小麦补心、除热、止烦，配生甘草以甘能缓急，并和缓泻火。

［加减运用］如兼头痛或胀者加生石决、白蒺藜；有低热者加黑山栀、丹皮；乳胀痛结块明显者加蒲公英、夏枯草、山甲片，橘叶核选用；大便秘结者加全瓜蒌、元明粉；兼痰滞者加制胆星、白芥子，海藻、枳壳等择用。

（摘自《中国百年百名中医临床家丛书·中医临床家蔡小荪》）

方四　滋润镇泄方

［组方］生地12g，女贞子9g，滁菊花6g，怀牛膝9g，煅龙骨15g，煅牡蛎15g，炙龟板9g，炒丹皮6g，天冬9g，麦冬9g，羚羊粉0.3g，吞服，或山羊角12g代用。

［功能］滋阴潜阳，平肝泄火。

［主治］围绝经期经事紊乱，头痛眩晕，心烦失寐，潮热汗出，口干溲赤。脉弦细数，舌边尖红。

［加减法］①经行量多，去牛膝，加旱莲草15g、阿胶珠9g、三七末3g（吞服）。②头痛肢麻，加全蝎3g、蔓荆子9g、钩藤9g（后下）。③夜不安寐，加合欢皮9g、夜交藤9g、酸枣仁9g。④心悸怔忡，加茯神9g、柏子仁9g、朱远志4.5g。⑤烘热汗出，加地骨皮9g、浮小麦15g、坎炁2条。

［方义］《内经》云："年四十而阴气自半也。"又云："阴精所奉其人寿。"可知，围绝经期阴易亏而阳易强。徐灵胎谓："能长年者必有独盛之处，阳独盛常顾阴，阴独盛常扶阳，然阴盛者十之一二，阳盛者十之八九。阳太盛者，非独补阴，并当清火以保阴。世为老人立方，总以补阳为事，热甚者必生风，是召疾也。"又告诫曰："断勿以辛热助亢阳，竭阴气。"方以大补阴丸加减，生地甘寒，禀天一之真阴，为和血之上品，能滋水济火，"损其肾者，益其精"；龟板得阴气最强，味厚滋补，以壮肾精；黄柏苦以坚肾，能制龙雷相火，知母清以凉肺，能滋金水以降火，两药相须，以制阳光；滋水贵在保金，以金能生水，天冬、麦冬滋补金水，生津固阴以培肾元；女贞子色黑甘平，隆冬不凋，能入肾经血分，最能益阴养血以生精，以"精血同源"也；牛膝补肾活血，并柔润而下行，以善达木火于金水中；滁菊花、羚羊粉平肝熄风，清热降火；龙骨、牡蛎补水涩精，镇摄相火；丹皮凉血化瘀，清泄肝火，使血气流通。全方壮水降火，镇逆泄浊，清上滋下，通瘀涩精，为治疗肾虚肝旺型围绝经期综合征的有效方。

【精选验案】

1. 围绝经期综合征

案1　上燥下寒——肝肾不调

李某，47岁，干部。1997年5月34日初诊。

育2胎，人流2次，经期尚准（周期24天），曾患肾盂肾炎。兹左目及鼻腔干燥，夜寐早醒，下腹酸，下肢冷，自觉服凉药不好。苔腻边红，脉微弦。拟理肝肾。

云茯苓12g，甘杞子12g，怀牛膝9g，车前子9g，包煎，淮小麦30g，朱远志4.5g，川桂枝3g，泽泻9g，炒淮山药9g，大生地9g，山萸肉9g，生甘草梢4.5g。3剂。

6月3日二诊：药后症见减，经行先期。苔薄质红，脉较细。拟从前法出入。

云茯苓12g，枸杞12g，怀牛膝9g，车前子9g，包煎，淮小麦30g，丹参9g，远志4.5g，川桂枝3g，泽泻9g，炒淮药9g，大生地9g，山萸肉9g。3剂。

6月6日三诊：自觉膀胱酸感，余症均减，症势续见好转。苔薄白，尖红，脉较细，再拟原法进退。

云茯苓12g，甘杞子12g，怀牛膝9g，车前子9g，包煎，淮小麦30g，丹参9g，远志4.5g，川桂枝3g，泽泻9g，大生地9g，淡竹叶9g，生草梢4.5g。4剂。

［按］ 患者此症由来已久，将甫半年，在原地遍治未效。左目及鼻腔干燥与膀胱酸感交替发作，深为所苦。来沪就医多月，经内科及眼科检治，曾用平肝清热药物，症状反而增剧。根据病人主诉，服凉药不舒，故初诊即投济生肾气法加减，3剂即效。二诊适值经行，原方增丹参以调经。三诊目鼻干燥虽瘥，膀胱酸感又作，前法增淡竹叶，以清心利小便除烦热，药后症势续见好转，此后曾食蟹及鳖致目鼻干燥复发，啖鳖尤为敏感，因即停食，再服前药，渐趋平息。按一般常法，肝开窍于目，肺开窍于鼻，目鼻均燥，肝肺有热，显见无疑，但屡服平肝清热之剂，非但不效，症状反甚。盖患者年近五旬，经期将绝，肾气衰退，肝失滋润，肺阴不足。肾与膀胱互为表里，因之虚热上扰，目鼻干燥，下注则膀胱酸感，症属虚象。如用凉药强行抑制，从实论治，恐难取效，故拟泻中寓补，平肝缓急，略参温散，宗济生肾气法去附子、丹皮，取桂枝之温散，助膀胱气化，生草梢清热泻火，杞子益肝肾、润肺燥，淮小麦甘以缓急，远志宁心安神，生地、淮药、萸肉补肾，泽泻、茯苓、车前子利湿泻火，牛膝益肝肾而下行，釜底抽薪，庶免虚虚之弊。

（摘自《中医临床家蔡小荪》）

案2　经行过多——心脾失洽，肝肾不足

虞某，49岁，工人。1977年11月7日初诊。

曾育一胎。经行过多如注，每周许净，迄将两年。妇科检查无异常（末次月经10月23日）。平素头时胀痛，夜寐不安，纳呆心悸，烦躁欲哭，胸宇郁闷，乏力，大便较薄，日一次，约有六年，屡治未效。苔薄，脉虚。证属心脾失洽，肝肾不足，神情有时欠定，冲任乃致失固，由来年久，难许速痊。姑先宁心健脾，疏肝缓急。

炒党参9g，炒白术9g，云茯苓12g，朱远志4.5g，夜交藤15g，柴胡4.5g，白芍9g，白蒺藜9g，淮小麦30g，炙甘草3g，大枣15g。4剂。

11月12日二诊：诸症均见瘥减，胸宇亦畅，惟大便依然不实。苔薄质红，脉细略弦数。方既应，原法进退。

炒党参12g，炒白术9g，云茯苓12g，朱远志4.5g，磁石30g，先煎，柴胡4.5g，白芍9g，白蒺藜9g，石决明30g，淮小麦30g，炙甘草3g，大枣15g。5剂。

11月16日三诊：药后症见好转，胃嘈脘胀亦除，纳食较馨。经期将届，狂行堪虞。苔薄质红，脉细。拟养血育阴，兼益肝胃，防患未然。

炒当归9g，大生地9g，白芍9g，熟女贞9g，旱莲草15g，炙龟板9g，远志4.5g，淮小麦30g，白蒺藜9g，黑芥穗9g，陈皮4.5g。4剂。

11月22日四诊：原经来如崩，有块且大，日前准期而至，色鲜不多，下块极小，仍有头晕疲乏。苔薄质红，脉细。症势显减，从原方增损。

炒当归9g，大生地9g，白芍9g，旱莲草15g，夜交藤12g，炙龟板9g，白蒺藜9g，制黄精12g，熟女贞9g，朱远志4.5g，固经丸9g，吞。3剂。

[按] 围绝经期综合征部分症状与脏躁有相似之处，如烦躁欲哭、失眠心悸等。盖心主喜笑，肺主悲哭，心营不足，阴虚火旺，上铄肺金，致哭笑无常，无故悲伤，肝阴亦因不足，阳亢而头时胀痛，急躁易郁易怒。患者所现诸症，基本相符，惟大便素来不实，约6年，纳呆乏力，脾虚失健，显见一斑。故拟四君法益气健脾，甘麦大枣方甘以缓急，佐远志、夜交藤宁心安神，柴胡、白芍、蒺藜疏肝散郁。一诊而诸恙俱减，惟大便依然不实，究因缠绵年久，非一时所能奏效。复诊从原法略增党参剂量，加磁石以镇心安神，石决明以平肝潜阳，药后各症均见轻可，且嘈胀亦除，纳谷较馨，由于经每过多如崩，迄将五年，近又值期，恐蹈覆辙，预为养血育阴，兼理肝肾。以肝藏血，肾司两阴，冲任之脉导源于肝肾，如阴血充足，则阳亢得制，健固有权。方宗四物汤去川芎，以养血调经，佐二至丸，法兼益肝肾，寓防崩止血，加龟板以滋肾阴，黑芥穗入肝止血，余药平肝宁心，缓急和中。投剂后经量即减，功血显著好转，过去每注丙睾未愈，近来已停止注射，多年夙疾一举奏功。前人立方配伍，药虽平淡，收效也宏，非临床实践焉能悉其妙用。

（摘自《中医临床家蔡小荪》）

案3 抑郁烦躁——肾虚肝郁，火旺痰结

葛某，61岁，干部。1994年3月2日初诊。

四年前绝经后即感精神疲惫，烘热阵作，汗出频频，心悸健忘，烦躁易怒，夜寐欠安，渐致精神抑郁，忧愁寡欢，悲伤欲哭，屡经中西医治疗，症状未见明显改善。近两年来动辄怒骂哭叫，不能自控，苦不堪言，频频自寻短见，家人疲于照顾护理，难适其从。刻诊诉烘热阵作，烦躁易怒，汗出疲惫。舌质偏红，苔白腻，脉细数。证属肾虚肝郁，火旺痰结，本虚标实。先拟疏肝化痰，泻火宁心为治。

龙齿12g，云茯苓12g，菖蒲4.5g，煅牡蛎30g，朱远志4.5g，柏子仁9g，柴胡4.5g，郁金12g，炙甘草3g，知母9g，川柏9g，淮小麦30g，西珀末1.2g，吞。7剂。

3月9日二诊：诸症大减，情绪较佳，夜已能安睡5~6小时。大便不畅，间日而行。苔薄腻，舌质偏红，脉细数。再拟前法出入。

丹参9g，夜交藤30g，云茯苓12g，远志4.5g，朱灯心3扎，柏子仁9g，全瓜蒌打，12g，灵磁石30g，先煎，广郁金9g，柴胡4.5g，淮小麦30g，西珀末1.2g，吞。4剂。

3月23日三诊：患者欣然云药后自感换了个人。精神显佳，纳馨寐酣。烘热汗出、心悸烦怒诸症趋平，大便畅，惟喉间仍有痰滞。舌质偏红，苔薄白，脉转有力。再拟标本兼顾。

生地9g，云茯苓12g，山萸肉9g，淮山药9g，丹皮9g，川柏9g，知母9g，泽泻9g，仙灵脾12g，巴戟9g，青陈皮各4.5g，广郁金9g。14剂。

3月30日四诊：诸症消失如常人。再拟知柏地黄丸、越鞠丸调治一月。随访六月，未见反复。

［按］本案为典型之脏躁证，属肾虚肝旺痰结、本虚标实之征。患者年逾七八，肾气衰退，水不涵木，木火偏旺，故烦躁易怒，精神紧张；阴虚阳亢则烘热汗出；肝失柔和，疏泄不利，气机升降失常，水湿运行受阻，湿聚成痰，痰水互结，上蒙清窍，故精神失常；肾阴亏损，水不济火，心阴失养，神不守舍，故心悸健忘，夜寐不安，悲伤欲哭，情志异常。本案虽为肾虚所致，但由此引起之病理变化较为复杂，其标实诸症既重又急，拟先治其标，后治其本。以柴胡、郁金疏肝，流畅气机；云茯苓健脾化湿；菖蒲芳香开窍，宁心安神，配郁金化湿豁痰，配远志、柏子仁、龙齿安神定志；龙齿、牡蛎平肝潜阳，镇惊安神，加西拍末增定惊安神之效；知母、黄柏滋阴泻火，加甘麦大枣汤，重用淮小麦30g养心安神。故服药一周，诸症大减，再从前方出入，二周后纳馨寐酣，诸症趋平，可见标实已去。改用知柏地黄汤为主，加仙灵脾、巴戟肉温补肾阳，以达到阴阳平衡，佐加芳香开窍之菖蒲、青陈皮、广郁金理气化痰，四年顽疾，一月若失。再以知柏地黄丸、越鞠丸调服，以资巩固。

（摘自《中医临床家蔡小荪》）

案4　蚁爬感——肾气渐衰，肝气郁结

唐某，50岁。

1987年10月20日初诊：两年来情绪欠佳，伴胸背阵发性蚁爬感一年半。1986年秋始，胸前及背后阵发性发麻如蚁爬，每发持续5～6小时不止，昼甚于夜，屡服中药不效。刻诊：贫血貌，烘热汗出，大便间日，夜寐欠安，近3年来头顶部脱发较甚，苔薄脉细。证属肾气渐衰，肝气郁结。治拟疏肝和营。

炒当归9g，柴胡4.5g，白术9g，郁金9g，金铃子9g，全瓜蒌打，12g，青陈皮各4.5g，丹皮9g，山栀9g，淮小麦30g，生甘草3g。7剂。

10月27日二诊：药后胸背蚁爬感稍感轻减，夜寐见安，纳食略增，大便日行，但烘热依然。苔薄转满白，脉细。势见好转，再拟前法出入。

当归9g，广郁金9g，柴胡4.5g，全瓜蒌打，12g，仙灵脾12g，白芍9g，川柏4.5g，知母9g，仙茅9g，沉香曲9g。7剂。

11月3日三诊：据云诸症均大减，以往胸背蚁行感发作时需在床上翻滚，痛苦难忍，而今已除，且由原来每作6小时缩短至半小时，夜寐显安。苔薄略淡脉细，势续轻可。原法续进，加减调治。

12月22日四诊：经阻3月而行，量不多，诸症未作，苔薄而干，脉细。拟平肝调理。

当归9g，生地9g，白芍12g，柴胡4.5g，熟女贞9g，川芎4.5g，淮小麦30g，生甘草3g，广郁金9g。7剂。

［按］本案患者年逾七七，肾气渐衰，冲任渐虚，阴血日趋不足，肝失阴血之濡养，肝气不疏而郁结，故情绪不佳；肝气郁结，肌肤失去营血之滋养而出现胸背蚁爬感；阴

虚则生内热，故见烘热汗出，大便间日；肾水不能上济于心，心失所养，心火亢盛故夜寐欠安；肾精亏虚，血不养发，故三年来脱发较甚。以柴胡、青陈皮疏肝理气；当归养血生血；郁金、金铃子行气，活血解郁，使气行血行；全瓜蒌利气宽胸，以助其力，并以润肠；丹皮、山栀清热凉血泻虚火；淮小麦、甘草清心泻火，药后势见好转，再加仙茅、仙灵脾以加强补肾之力，加川柏、知母以强泻火之力；以白芍配当归，养血和营。药后诸症大减，以至平复。

（摘自《中医临床家蔡小荪》）

案5　心悸失寐——心肾不交

孙某，49岁，教师。

1991年10月4日初诊：心悸失寐已历3年，近两周心悸频发，胸闷烦躁，易惊易恐，彻夜不寐，眩晕耳鸣，口干咽燥，烘热，溲赤。舌边尖红，脉弦数。心电图检查为窦性心律，血压150/90mmHg。心藏神，肾藏志，七七之年，肾精虚衰，心失所养，心肾不交，神志失宁。姑拟滋水清火，安神定志。

大生地12g，广郁金9g，川连3g，龙齿12g，麦冬12g，五味子3g，丹参9g，淮小麦30g，远志4.5g，合欢皮9g，夜交藤30g，生甘草3g，7剂。

10月10日二诊：投剂后心烦心悸显著好转，寐少梦多，眩晕耳鸣，舌脉同前。宗前法进退。

大生地12g，麦冬12g，酸枣仁9g，柏子仁9g，丹参9g，合欢皮9g，夜交藤12g，龙齿12g，淮小麦30g，川连3g，泽泻9g，云茯苓12g，磁朱丸9g，吞服，7剂。

10月17日三诊：心悸偶尔发作，惊恐失寐、烦热眩晕等恙均显著减轻，精神亦舒，纳便如常。苔薄质红，脉细略弦。再拟滋肾阴，清心火。

上方去泽泻，加怀牛膝9g。

[按] 本案肾精虚衰，心失所养，心肾不交。患者年值七七，天癸渐竭，肾水亏虚不能上济心火，乃致心肾不交。《医宗必读》曰："心不交于肾，则浊火乱其神明；肾不上交于心，则精气伏而不灵。火居上则搏而为痰，水居下则因而生躁。"因此出现心悸失寐三年，肾阴亏虚，肝阳上亢，故且烦躁；心肾不交故易惊易恐，彻夜不寐；肾阴虚不能上荣于头目脑髓，故眩晕耳鸣；阴不维阳，虚阳上越，故面部烘热；阴虚内热，故口干咽燥，舌边尖红。《医宗必读》对此症治疗"惟补肾而使之时上，养心而使之交下，则神气清明，志意常治"。蔡师治以滋水清火，安神定志。生地、麦冬养阴益精以滋肾水；淮小麦以养心气，配甘草以缓急；川连清心泻火，龙齿镇惊安神，固精养心，两者相配，能使离火下降于坎水，坎离既济；五味子上敛心气，下滋肾水，远志通肾气，上达于心，强志益肾；丹参养血安神，再加合欢皮、夜交藤安神定心；广郁金宽胸理气。投剂后，肾水滋，心火降，心肾相交，心烦心悸明显好转。三诊后，10月26日经停3月半而来潮，诸恙均平，继服天王补心丹，诸症显除，神志安宁，夜能入寐，偶尔心悸惊恐，时间也短暂，血压130/80mmHg。能持理家务，并坚持每天拳操，后改服孔圣枕中丹，以图巩固。

（摘自《中医临床家蔡小荪》）

案6　脾肾不足，冲任失盈

周某，44岁，已婚，职员。

1991年3月7日初诊：1990年直肠癌手术后，化疗半年，经阻不行，头晕心悸，烦热自汗，纳谷不馨，面浮肢肿，形瘦神疲，烦躁气短乏力，苔薄腻脉濡，脾肾不足，气血两亏。姑拟健脾益肾，调补冲任。

党参12g，生黄芪12g，生地10g，炒白术9g，云茯苓12g，制黄精12g，枸杞子9g，苁蓉9g，仙灵脾12g，淮小麦30g，生甘草4.5g。7剂。

3月14日二诊：投剂后精神稍振，汗出已少，经阻一年半，带下色白，腰酸乏力，苔薄脉弱。宗前法出入。

党参15g，炒白术9g，生地10g，当归9g，云茯苓12g，制黄精12g，仙灵脾12g，紫河车9g，苁蓉9g，淮小麦30g，柏子仁9g。7剂。

3月25日三诊：昨日经行，量少色淡，头晕心悸。烘热烦躁显著好转，惟经行小腹隐痛，腰酸神疲。苔薄腻，脉细弦。证属脾肾不足，冲任失盈。再拟培补脾肾，养血调经。

熟地9g，当归9g，丹参9g，制香附9g，炒白术9g，怀牛膝9g，党参12g，制黄精12g，苁蓉9g，炙狗脊12g，陈皮4.5g。7剂。

［按］本案虽年龄未值七七，但因术后化疗，脾肾不足，气血大亏。阴亏血虚故经乏其源而不行，血虚不能上荣头目而头晕，心失血养而心悸，虚阳上越则烘热自汗，肾阳不足，不能温煦脾阳，脾失健运故纳谷不馨，面浮肢肿，脾虚则气短乏力神疲。投以健脾益肾之剂，以党参、黄芪、白术、茯苓健脾益气；生地、黄精、枸杞子、苁蓉、仙灵脾益肾精，温肾阳，加甘麦大枣濡养心气。三诊时月经已行，头晕心悸、烘热烦躁显著好转，正值经期，以培补脾肾，养血调经。药后诸症俱减，纳寐正常，宗3月14日方加五子衍宗丸9g吞服，继服15剂后，头晕烘热等症已除。月经值期而行，色已鲜红，量亦增，腹痛未作，寐已安，纳亦馨，脾气已旺，精血化生有源，肾气乃充，奇经冲任能盈。

（摘自《中医临床家蔡小荪》）

2. 脏躁

案　心肾不交

张某，女，49岁。绝经4年，精神疲惫，烘热阵作，汗出频频，心悸健忘，烦躁易怒，夜寐不宁，甚则彻夜难眠，悲喜欲哭，忧思寡欢，屡经中西医治疗无效。苔薄腻，质偏红，脉细弦数。蔡师拟坎离既济方加柴胡5g，郁金10g，疏肝；琥珀粉2g，临睡前1小时吞服，宁心安神。周后再诊，诸症大减，随症加减3周后，症渐平，诊治3个月后，自谓前后判若两人。

（摘自《蔡小荪辨治妇科杂病的经验》）

徐志华

（倡教育，精辨证，因证创方）

【医家简介】

徐志华（1925～），男，1925年出生于庐江县盛桥镇，全国著名中医妇科专家、安徽中医学院第一附属医院妇科教授、主任医师，为安徽中医妇科三大学术流派之一的安徽庐江县徐氏中医妇科传人，13岁随先父学习中医，先后从事中医妇科60余年。历任安徽中医学院妇科教研室主任、妇科主任，全国高等医药院校教材编审委员会委员，《长江医话》副主编，全国中等医药学校教材《中医妇科学》主审，全国中医妇科学会委员，安徽省中医药学会妇科专业委员会主任委员，安徽省药品评审委员会委员，安徽省中医药学会常务理事。1992年享受国务院首批政府特殊津贴，1996年被评为安徽省名老中医。先后发表论文30余篇，出版著作10余部，1987年参与研制的《妇科专家徐志华电脑诊疗软件系统》畅销于国内，并运销日本等地，饮誉海内外。

【主要学术思想和主张】

徐志华长期从事妇科教学、临床第一线工作，传承历代妇科名家医术，中医理论精通，临床经验广博，对妇科经带胎产病诊疗均有独特见解，验案验方丰富，一方一案或二案，注释按语精到。重视女科疾病中冲任气血的意义，强调气滞血瘀症兼杂之多见。

【医论医话】

脏躁

“脏躁”一症临床不少见，最早记载见于《金匮要略》，文曰：“妇人脏躁，悲伤欲哭，数欠伸，甘麦大枣汤主之。”徐老认为此为情志之病，病机多由忧愁思虑过度，损伤心脾；或情志不舒，郁久伤阴，阴血亏耗，或病后阴伤，产后亡血等致精血化源不畅，五脏失于濡养，阴阳平衡失调，五志之火妄动，上扰心神而生诸证。但徐老没有用大补之法补其虚，虽有五志之火，徐老没有用苦降之法清其火，而是紧紧把握“脏属阴，阴虚而火乘之则为躁”、“阴液既伤，穷必及肾”（《女科要旨》）这一精髓理论，选用甘寒柔润，镇静安神之品以“滋肾调肝，养心健脾”。徐老认为当今妇女所生活的环境远比古代妇女所处的环境复杂得多，面临的问题和困惑也多得多，闺情也更复杂些，所以选用《金匮要略》原方甘麦大枣汤，又不拘泥于此方，同时选用了百合地黄汤、百合第母汤，三方基础上随症加减，经过多年临证验证，最终精炼成了经验方“百合甘麦大枣汤”。

（摘自《中医临床家徐志华》）

【验方效方】

方一　百合甘麦大枣汤（经验方）

［组成］百合10g，炙甘草10g，麦冬10g，知母10g，生地10g，炒枣仁10g，茯神

10g，远志 10g，合欢皮 10g，珍珠母 30g，五味子 5g，大枣 5 枚。

［主治］精神恍惚，无故悲伤欲哭不能自主，呵欠频作，失眠盗汗。

［功效］滋肾调肝，养心健脾

［方解］百合甘麦大枣由《金匮要略》中“甘麦大枣汤”、“百合知母汤”、“百合地黄汤”三方加减组成。“百合地黄汤”原治“百合病”，“百合知母汤”治百合病误汗后津液受伤诸证。徐老方中甘草、大枣甘润缓中，补中益气，调营养心脾；百合甘苦微寒入肺心经，和百脉，清心安神，健脾胃，强肾阴，润肺止咳；生地、麦冬、知母滋阴液，养心肾；枣仁、茯神、远志安神定志，养肝宁心，治虚烦不眠，惊悸怔忡，健忘虚汗；合欢皮宁心解郁，调畅心神；珍珠母咸寒，育阴潜阳，镇惊恐，安神志；五味子酸温入肺肾经，益肝肾，滋阴液，复脉通心，收敛耗散之神气。若症见气阴不足，加南、北沙参；肝火亢盛，加夏枯草。

（摘自《中医临床家徐志华》）

方二　双补汤《温病条辨》

［组成］党参 10g，山药 10g，茯苓 10g，莲子肉 10g，芡实 10g，补骨脂 5g，山萸肉 10g，五味子 5g，菟丝子 10g，覆盆子 10g，巴戟天 10g，肉苁蓉 10g。

［用法］水煎服。（原著无用量）

［功效］健脾温肾，涩肠止泻。

［主治］脾肾阳虚，久泻久痢，神疲倦怠，不思饮食，舌苔淡白，脉沉细弱。

（摘自《中医临床家徐志华》）

【精选验案】

1. 绝经前后诸症

（1）心悸失眠

案 1　阴虚火旺，心神不宁

朱某，女，48 岁，干部，已婚。初诊日期：1977 年 12 月 25 日。

患者头晕目眩，耳鸣心悸，失眠健忘，面部烘热出汗已一年余。月经紊乱半年，曾服用谷维素、地西泮等药效果不显著，舌质红，苔薄黄，脉弦细，治以滋阴清热、养心安神。方用百合甘麦大枣汤。

百合 10g，炙甘草 8g，麦冬 10g，知母 10g，生地 10g，生龙齿 15g，生牡蛎 15g，炒枣仁 10g，茯神 10g，五味子 5g，珍珠母 10g，合欢皮 10g，大枣 5 枚。随症白带多加椿根皮 10g；浮肿加泽泻 10g；少腹冷加肉桂、附子各 5g，前后三诊，症状消失。停药 3 个月后随访，得悉诸症未再复发。

（摘自《中医临床家徐志华》）

案 2　肝肾亏虚，阴阳失调

程某，女，48 岁，干部，已婚。1986 年 4 月 18 日初诊。

患者近半年出现头目昏眩，心悸失眠，烦躁不安，腰膝酸软，气短懒言，口苦。舌暗红、苔薄白、脉弦细。证属肝肾亏虚，阴阳失调，方用百合甘麦大枣汤：百合 10g，炙甘草 8g，麦冬 10g，知母 10g，生地 10g，生龙齿 15g，生牡蛎 15g，炒枣仁 10g，茯神

10g，五味子5g，珍珠母10g，合欢皮10g，大枣5枚。每日1剂，水煎服，5剂。

复诊：1986年4月23日。

头昏烦躁等症缓解，继服7剂痊愈。随访半年余，均正常。

患者近一年来，月经先后不定期，色红、量中，胸闷不舒，心悸失眠，腰膝酸软，咽中有物梗阻感。平素多愁善虑，每逢情志不畅，哭闹不休。舌质偏红、苔薄白，脉弦细。证属肝肾阴虚，肝阳上亢。方用百合甘麦大枣汤：百合10g，炙甘草8g，麦冬10g，知母10g，生地10g，生龙齿15g，生牡蛎15g，炒枣仁10g，茯神10g，五味子5g，珍珠母10g，合欢皮10g，大枣5枚。每日1剂，服药10剂痊愈。

（摘自《中医临床家徐志华》）

（2）经乱便溏

案1　脾肾阳虚，冲任失于温煦

吴某，女，49岁，教师，已婚。1988年5月11日。

近年来经期后退，3~6个月一潮。现经行3天，少腹胀坠，量色无殊，头晕浮肿，脘闷纳少，精神不振，腰腿酸软，大便时溏。白带量少质稀，微呈腥味。脉沉缓，舌质淡，苔薄微腻，证由脾肾阳虚，冲任失于温煦。治以温补先后2天，方用双补汤方去肉苁蓉，加椿根皮、泽泻。

党参10g，山药10g，茯苓10g，莲子肉10g，芡实10g，补骨脂5g，山萸肉10g，五味子5g，菟丝子10g，覆盆子10g，巴戟天10g，椿根皮10g，泽泻10g。5剂，每日1剂。

经治2月余，共服药25剂，情畅神怡，诸证基本消失。停药观察1年至绝经，未见复发。

（摘自《中医临床家徐志华》）

案2　脾肾阳虚

武某，女，47岁，农民，已婚。1989年4月10日初诊。

患者半年来月经周期紊乱，量时少时多，伴头晕眠少，记忆力减退，纳少运迟，腰酸肢倦，大便不实，脘腹胀满。舌胖嫩、脉细。证属脾肾阳虚。方用双补汤。

党参10g，山药10g，茯苓10g，莲子肉10g，芡实10g，补骨脂5g，山萸肉10g，五味子5g，菟丝子10g，肉苁蓉10g，覆盆子10g，巴戟天10g。每日1剂，服6剂。

复诊：1989年4月16日。

诸症减，纳增，继服原方10剂而愈。

（摘自《中医临床家徐志华》）

（3）经行难眠

案　心阴不足，虚阳上扰

毕某，女，47岁，工人，已婚。1990年2月2日初诊。

患者每逢经期，夜后失眠多梦2年。月经昨日来潮，周期25天，量偏多，伴腰膝酸软，心烦易怒，头部烘热，口干欲饮，小便色黄。舌边尖红、少苔脉沉细。证属心阴不足，虚阳上扰。方用调经安眠汤。

当归10g，赤白芍各10g，太子参10g，麦冬10g，紫贝齿10g，远志5g，炒枣仁10g，夜交藤6g，生龙齿10g，先煎，合欢皮10g，茯神10g，半夏10g，炙甘草3g。水煎服，7剂。

复诊：1990年2月12日。

药后经行5天净，已能入眠。因患者岁在围绝经期，天癸竭，肝肾衰，继服原方加百合，15剂。后询诸症悉除，半年后绝经。

（摘自《中医临床家徐志华》）

2. 脏躁

案1 阴液亏损，心肝肾失于濡养，志火内动

龚某，女，29岁，农民，已婚。1984年12月10日初诊。

患者1983年5月行输卵管结扎绝育，但患者对此绝育术心存疑虑而久难释怀，常感精神恍惚，疲乏无力，头晕头痛，心悸耳鸣，少寐多梦，纳差食少，自觉身热而汗出，有时又觉皮肤瘙痒如蚁行，肌肉跳动。经多方多次检查皆未有异常发现。月经周期正常，经量中等，颜色正常，经期小腹微有胀感。脉细略数。舌苔薄白，舌质淡红。证属脏躁，为阴液亏损，心肝肾失于濡养，志火内动而见诸证。治以滋肾养心调肝，安神益智。处方用百合甘麦大枣汤。

处方：百合10g，炙甘草10g，麦冬10g，知母10g，生地10g，炒枣仁10g，茯神10g，远志10g，合欢皮10g，珍珠母30g，五味子5g，大枣5枚。10剂。水煎服，每日1剂。并给予适当安慰和绝育术预后的合理科学的解释。

复诊：1484年12月22日。

服药后病情显著好转，头昏、头痛及皮肤异样感觉减轻，纳增寐安，精神较前好转。继续服用百合甘麦大枣汤10剂，渐觉诸证消失。停药半年随访，已恢复正常的生活和劳动。

案2 情志忧郁，肝失疏泄，郁而化火，上扰心神

孙某，女，18岁，中学生，未婚。1985年8月25日初诊。

患者因高考落榜，心情郁闷，精神不振，感头晕头痛，心中烦乱，易哭易怒，失眠盗汗，有时半夜起床悲伤哭泣，不能自控，经精神病院诊断为“癔病”，嘱用复方冬眠灵等对症治疗，效果不显。病人表情淡漠，目光呆滞，少言寡语，语无伦次，既往无类似病史。平素月经正常，现月经后期而潮，量少色红，无痛经，舌质红，苔薄白，脉弦细。证属脏躁。为情志忧郁，肝失疏泄，郁而化火，上扰心神所致。治法：滋阴潜阳、安神益智。处方拟用百合甘麦大枣汤加夏枯草。

处方：百合10g，炙甘草10g，麦冬10g，知母10g，生地10g，炒枣仁10g，茯神10g，远志10g，合欢皮10g，珍珠母30g，夏枯草10g，五味子5g，大枣5枚。5剂。水煎服，每日1剂。并给予恰当的暗示。

复诊：1985年9月2日。

药后悲伤欲哭症除，余症减轻，仍有情志抑郁，舌脉如前。原方继服10剂。经治2月余，服药30剂，诸证基本消失。一年以后随访，告知已考取某大学读书。

（摘自《中医临床家徐志华》）

夏桂成

（论阴阳消长，创调周四期，肾心合治，不孕癥瘕症）

【医家简介】

夏桂成（1932～），男，江苏省江阴人。著名中医妇科专家，江苏省名中医，江苏省中医院妇科主任医师、教授，中华中医妇科学会常委，“全国优秀中医临床人才”指导老师。年轻时得荐于江阴名医夏奕钧门下，后就读江苏省中医进修学校，就职于江苏省中医院妇科，拜黄鹤秋主任为师，尽得黄老调治月经和不孕不育、癥瘕病经验所传。深究《傅青主女科》、《妇人规》、《妇人大全良方》等妇科专著，对妇科经、带、胎、产等疾病形成了自己独特的见解和辨证方法，学验俱丰，成果卓著，擅治不孕症、子宫内膜异位症，围绝经期综合征等妇科疾病，被誉为“送子观音”。他领导进行的中药流产引产药“天牙片”曾获卫生部科研奖。

相关著作：《夏桂成实用中医妇科学》、《妇科方药临证心得十五讲》、《月经病中医诊治》、《中国百年百名中医临床家·夏桂成》、《中医妇科理论与实践》、《中医临床妇科学》、《实用妇科方剂学》、《简明中医妇科学》（外文版）、《简明中医妇科手册》。学术论文百余篇。

【主要学术思想和主张】

认为月经顽证，常与月经周期演变失常有关，月经周期之演变，所以形成节律者，必与阴阳消长转化之运动变化有关，与天、地、人三者间之生物钟有关，因而深研易学八卦，后期又研究易数律，发现阴阳消长转化运动存在着“7，5，3”奇数律，与“2，4，6”偶数律之运动形式，从月经周期中阴阳消长转化与《易学》奇偶数律的关系，总结出调经四期，提出心肾－胞宫生理生殖轴的观点，临证强调治未病，肾心合治。

【临证经验】

1. 调周四期

经后期属于周期中的奠基阶段，治以滋阴养血，佐以健脾助阳，方用归芍地黄汤合异功散。药用炒当归、白芍、山药、山茱萸、熟地黄、牡丹皮、茯苓、太子参、白术、陈皮、续断、菟丝子、炙甘草等。随着经后期的后移，还要逐渐加入杜仲、肉苁蓉、锁阳等，以阳中求阴，促进阴长。

经间排卵期，是重阴转阳的转化期，亦是本病治疗的重要时期，补肾调气血以促转化，方用自拟经验方补肾促排卵汤。药用炒当归、赤芍、白芍、山药、山茱萸、熟地黄、炒牡丹皮、茯苓、续断、菟丝子、鹿角、五灵脂等。经前期漏红，脾肾亏虚者多，故常加党参、黄芪等；如有明显的阴虚血热现象者，经前在原方基础上去鹿角、当归，加女贞子、旱莲草、紫河车等，有利于经前期控制出血。

经前期是阳长的时期，也是漏红发作的时期，有相当部分患者，表现出心肝火旺的血热证候，因此，在经前期以补肾助阳的同时，必须佐以清热止血之法，方选健固汤，或毓麟珠，合丹栀逍遥散加减。药用党参、白术、山药、牡丹皮、茯苓、续断、菟丝子、鹿角霜或鹿角胶、钩藤、栀子、炒荆芥、大蓟、小蓟等。但是病发时期，要在辨证的前提下，结合调周法。血瘀证者，可在加味失笑散合毓麟珠方上进退，因为补肾助阳有利于活血化瘀，或者限制血瘀的发展。血热证者，可在保阴煎的方药中加续断、紫石英、制香附等，不仅照顾到经前期的特点，而且亦有利于经期经血排泄之顺畅。脾肾气虚证者，仍当以健固汤加减，或偏于脾虚者，可以温土毓麟汤治之。

行经期是重阳转阴的转化时期，排泄经血有利于阳转阴，故经血的顺利排泄，标示转化顺利，故需用五味调经散（汤）加味。药用丹参、赤芍、五灵脂、山楂、益母草，再加入艾叶、制香附、茯苓、续断、牡丹皮等。如阴虚血热，表现月经过多者，上方去艾叶、丹参，加入大蓟、小蓟、生地黄等。如气虚脾弱，亦见月经过多者，上方去丹参、赤芍，加入炒白术、党参（重用）、砂仁等。

总之，调周法亦要针对各种证型进行辨证加减，但前提在于调整周期中阴阳消长转化的整体，以保障月经周期演变的正常进行，自无经前期漏红之疾也。

（摘自《月经病中医诊治》）

2. 对围绝经期综合征发病机制的认识

夏老师认为，围绝经期妇女肾气渐衰，天癸将绝或已竭，月经紊乱以致闭经，是一个性生理的逐渐衰退过程。但若因多种因素引起天癸肾气的衰退过早、过快、过甚，以及应竭未竭，反耗肾阴，均可致病。在肾气肾阴衰退的过程中，心藏神、肝藏魂和心主血脉、肝主藏血的功能失调，在发病中亦起着重要的作用。夏老师认为，心肾－胞宫轴的功能围绝经期综合征患者在月经紊乱和闭经的同时，出现不同程度的烘热出汗、心烦失眠等一系列心肝火旺的临床症状，从我们以往的研究结果来看，这些患者反映中枢神经系统功能状态的去甲肾上腺素/肾上腺素（NE/E）比值显著增高，同时反映心火旺的尿儿茶酚胺值增高，反映肝火旺的尿17－羟皮质类固醇值增高。故夏老师提出肾气衰退、天癸绝竭以至子宫闭塞是发病的前提和基础，而心肝火旺在病变过程中起着重要作用，子宫闭塞引起的心肝气火升逆与肾衰天癸绝竭占有同等重要的地位。故夏老师提出围绝经期综合征其本在肾（包括子宫），其标在心肝，标本相关，两者不可截然分开。

（摘自《夏桂成教授论治围绝经期综合征临床经验探析》）

3. 围绝经期综合征疑难证型用药特点

围绝经期综合征的特殊性在于患者自觉症状繁多，自感症情严重，牵涉全身各系统，从头到脚、从内到外，均有不适，但曾做过各种检查又未发现明显的器质性病变，症状和体征明显不符，患者常常就诊过多家医院、多个科室，服过多种药物，往往收效甚微。其原因是本病单一证型者较少，绝大多数患者或多或少兼夹他证，常见的兼挟证型有挟湿、挟痰、挟瘀及阴阳两虚兼挟湿、痰、瘀等。

兼挟痰湿者，往往表现为绝经前后，烘热出汗，汗出私滞，头晕目眩，胸闷气短，夜寐甚差，眼睑微浮，纳呆脘痞，时时泛恶，腹胀神疲，突感肥胖，舌苔黄白厚腻，脉细滑带弦。夏老师拟清肝健脾，化痰燥湿法治之，用半夏白术天麻汤合越鞠二陈汤加减，药用钩藤15g，丹皮10g，莲子芯3g，明天麻9g，制半夏6g，白术12g，泽泻10g，薏苡仁15g，陈皮6g。加减：口腻痰多，大便干结者，加防风通圣丸口服，每次3g，每日2次；大便溏薄者，加藿香5g，六曲10g，砂仁（后下）3g；脾虚水湿外溢者，加黄芪15g，党参15g，防己10g，车前子（包煎）10g。

兼挟瘀血者，往往表现为绝经前后小腹作胀，或有癥瘕病史，胸闷心痛，烘热出汗，烦躁寐差，月事紊乱，量少淋漓，色紫黑有块，或量多如冲，舌质紫暗，脉象弦涩。夏老师拟滋阴清心，活血化瘀法治之，用杞菊地黄汤合血府逐瘀汤加减，药用桃仁9g，红花9g，当归10g，赤芍10g，白芍10g，丹参10g，熟地10g，炒柴胡6g，桔梗6g，枸杞子12g，甘菊6g，淮山药12g，炙鳖甲12g，茜草12g，广郁金9g。血瘀性崩漏者，去桃仁、红花，加入马鞭草15g，五灵脂12g，益母草12g，蒲黄（炒）12g；小腹胀滞，胸闷叹气者，去熟地，加香附9g，广木香6g。

兼挟阳虚者，往往表现为绝经前后面色晦暗，神疲浮肿，形寒肢冷，烘热汗出，头昏烦躁，情绪忧郁，沉默寡言，腰膝酸冷，纳呆腹胀，便溏尿清，或月经量多，色淡，无血块，带下清稀，舌质淡红，边有齿痕，苔薄白，脉沉细。夏老师拟温肾扶阳，健脾宁心法治之，用温肾宁心汤加减，药用党参10g，黄芪10g，仙茅10g，仙灵脾10g，炒白术10g，钩藤（后下）15g，丹皮10g，茯苓10g，合欢皮9g，补骨脂9g。失眠者加紫贝齿（先煎）10g，酸枣仁10g；胸闷不舒，情绪抑郁者加广郁金10g，娑罗子10g；眩晕浮肿明显者加入天麻6g，车前子（包煎）10g，泽泻10g；兼烦热口干、大便干结者加知母6g，黄柏9g，全瓜蒌10g等。

若阴阳两虚兼挟湿、痰、瘀者，则按以上原则加减用药。

夏老师治疗围绝经期综合征，思路开阔，方法多样，辨证准确，处方灵活。根据患者证型的主次先后，寻找辨证施治的突破口，根据症情轻重缓急，适当调整药物剂量，根据病程长短、发病前后，正确把握服药时间和用药疗程。

（摘自《夏桂成教授论治围绝经期综合征临床经验探析》）

4. 经前期紧张综合征临床体会

关于本病证的发病原因，至关复杂，西医学中，尚有以下几种认识。①水钠潴留。某些经前期紧张综合征患者，孕激素分泌不足，或雌激素水平增高，或雌激素与孕激素比值异常、造成水钠潴留。有作者报告周期中黄体期醛固酮水平升高，造成水钠潴留；血泌乳素升高亦可影响电解质平衡，可引起水钠潴留。②精神神经因素。经前期紧张综合征好发于平时精神紧张者，在这里，根据心理医学检测，发现本病证与个性神经质的心理因素有关，神经质的个性特征，是本病发生的重要因素。③维生素缺乏。维生素A或维生素B的缺少，可影响雌激素在肝脏中的代谢。④内源性鸦片肽系统β－内啡肽可抑制中枢胺系统，导致去甲肾上腺素或多巴胺的释放减少而导致疲劳、烦躁或抑郁的精神症状。此外，微量元素镁与本病有重要关系。总的说来，经前期紧张综合征确切病因目前尚不清楚，上述几种病因只能解释部分临床症状，甚至出现相反不符的情况。因此目前倾向于经前期紧张综合征系由于多种因素所造成。

（摘自夏桂成《月经病中医诊治》）

5. 围绝经期各病证

围绝经期的病证很多，我们介绍了最为常见的几个病证（围绝经期干燥综合征、围绝经期眩晕证、围绝经期心悸证、围绝经期乳肿证、围绝经期腰痛证）。围绝经期综合征尤为常见。病发于心或及乎心，但病根在于肾阴的不足，以致心－肾－子宫轴之间的功能紊乱，治当滋肾清心，调达子宫。我们常用滋肾清心汤，是我们的临床验方，重点在于清心安神。围绝经期干燥综合征，重点亦在于阴虚津伤，用麦味地黄汤加减治疗较合，虽有阳虚、血瘀、湿浊，常常是阴虚的发展和兼挟者。围绝经期眩晕，大多指围绝经期高血压而言，用滋阴熄风法的杞菊地黄汤治之，但必须兼顾安心神、调经血的特点。围绝经期心悸证，甚则可出现胸痹病证，同样为阴虚心血运行不利，除了滋阴安心神外，尚需加入调气和络之品，用滋肾清心汤加入广郁金、丹参、赤芍等。围绝经期浮肿病证，大多为肝脾失调，脾虚肝郁，治疗上着重健脾利湿，可用防己黄芪汤加入调肝的广郁金、香附、泽兰叶等，同时结合调经活血之品。围绝经期腰痛证系指绝经期的骨质疏松症而言，治疗的重点亦在于滋养肾阴，可选用张景岳的当归地黄饮或左归饮等，但我们临床大多用滋阴补髓汤，即在大补阴丸中加入龟甲、狗骨（代虎胫骨）、猪脊髓等血肉有情、补养骨髓等方法较为合适。总之，围绝经期诸证均以肾虚偏阴论治，但亦要考虑到这一时期健脾的特点。

（摘自夏桂成《月经病中医诊治》）

【验方效方】

滋肾清心汤（自拟方）

［组成］钩藤 12g，黄连 3g，莲子芯 5g，淮山药 10g，合欢皮 10g，浮小麦 30g，山萸肉 9g，太子参 30g，淮牛膝 10g，广郁金 10g，青龙齿先煎，15g，茯苓 10g，炙鳖甲 6g，先煎，白蒺藜 10g。

［用法］每日 1 剂，水煎分 2 次温服。

［功效］滋阴降火，清肝宁神。

［方解］方中山萸肉、淮山药、淮牛膝、炙鳖甲益肾养阴为君；钩藤、白蒺藜、青龙齿清肝火；莲子芯、黄连、清心火为臣；佐以合欢皮、广郁金养心安神，太子参、茯苓、浮小麦益气健脾。全方共奏滋阴降火、清肝宁神之功。

（摘自《夏桂成教授治疗围绝经期综合征经验举隅》）

【精选验案】

1. 围绝经期综合征

案 1　心肾不交证

王某某，女，45 岁，初诊 2004 年 1 月 2 日，主诉：人工绝经 3 年，烘热汗出 5 月。月经史：初潮 13 岁，经期 5 天，周期 30 天，42 岁绝经，量中等，无血块，色红，无痛经。婚育史：25 岁结婚，1－0－1－1。刻下绝经 3 年，近 5 月来烘热汗出，尤以上半身为甚，心烦不寐，腰酸健忘，精神恍惚，头脑空痛，烦躁易怒，易于激动，阴道干涩，纳呆，二便尚调，舌红苔白腻，脉细弦带数。该患者罹于全子宫切除术后，围手术期精神高度紧张，担惊受怕，惊恐伤肾，肾阴偏虚，癸水不足，天癸不能涵养心肝，心者离火也，肾者坎水也，心肾交合，坎离既济，则能维持人体的正常生理功能。今肾阴不足，癸水衰少，不能滋养心之离火，因而心火上炎；再者人工绝经3年，子宫失却藏泻，胞脉闭塞，冲脉之气上逆，必然犯乎心脑，心脑之气有升无降，出现气火上逆现象，综观脉证，患者肾阴偏虚，癸水不足，心肝郁火，神魂失于安宁，治以滋肾清心，方取滋肾清心汤。

药物组成：钩藤12g，黄连3g，莲子芯5g，淮山药10g，合欢皮10g，浮小麦30g，山萸肉9g，太子参30g，淮牛膝10g，广郁金10g，青龙齿15g，先煎，茯苓10g，炙鳖甲6g，先煎，白蒺藜10g。14剂，每日1剂，水煎分2次温服。

方中山萸肉、淮山药、淮牛膝、炙鳖甲益肾养阴为君；钩藤、白蒺藜、青龙齿清肝火；莲子芯、黄连、清心火为臣；佐以合欢皮、广郁金养心安神，太子参、茯苓、浮小麦益气健脾。全方共奏滋阴降火、清肝宁神之功。

二诊（2004年4月19日）：烘热汗出明显好转，夜寐安和，精神转佳，惟腹胀便溏，治以滋肾清心少佐健脾之品，上方去白蒺藜、青龙齿，加广木香9g，炒白术10g，巩固疗效。服药3个月症状全部消失。

（摘自《夏桂成教授治疗围绝经期综合征经验举隅》）

案2　心火脾虚证

张某某，女，42岁，教师，初诊2004年4月5日，因月经紊乱烘热汗出1年，伴腹胀便溏1周来诊。月经史：初潮15岁，经期7天，周期30天，量多，色红，无血块、无痛经；婚育史：28岁结婚，1－0－2－1。近1年来月经紊乱，经闭与崩漏交替发生，烘热汗出。末次月经2004年2月15日。刻下停经50日，烘热汗出，心烦失眠、忧郁、急躁、腹胀矢气、大便溏泄、神疲乏力，胃脘不舒，纳谷欠香，舌质红苔白腻，脉细濡。患者身为教师，思虑过度，不仅损伤脾气，而且暗耗心血，心火偏旺，心神失宁，又脾运失健，脾胃不和，治拟清心火健运中焦，方取清心健脾汤。

药物组成：钩藤10g，莲子芯5g，黄连3g，合欢皮10g，紫贝齿15g，先煎，广郁金10g，党参15g，炒白术10g，茯苓10g，淮山药10g，煨木香9g，砂仁5g，后下，14剂，每日1剂，水煎分2次温服。

方中钩藤、莲子芯、黄连、合欢皮、广郁金、紫贝齿清心安神；党参、炒白术、煨木香、淮山药、砂仁、茯苓健脾理气，合方心脾同治、寒温并用。

二诊（2004年5月13日）：刻下经停3月，白带量少，烘热汗出缓解，夜寐安和，情绪平稳，二便调畅，舌红苔腻，脉细弦，治以滋肾清心少佐健脾之品，钩藤10g，莲子芯3g，黄连5g，淮山药10g，山萸肉9g，太子参15g，浮小麦30g，合欢皮10g，青龙齿（先煎）15g，炙龟板（先煎）9g，广木香9g，炒白术10g，生山楂10g，14剂。

三诊（2004年6月18日）：末次月经2004年5月17日，量极少，5天净，刻下烘热汗出缓解，阴道干涩，白带少，纳香，二便调，上方去广木香、炒白术、合欢皮，加干地黄10g，怀牛膝10g，茯苓10g，巩固疗效。后用补肾调周法调理月经3个月，月经规律，症状消失。

（摘自《夏桂成教授治疗围绝经期综合征经验举隅》）

案3　心火湿热证

王某某，女，58岁，干部，初诊2004年5月20日。主诉：绝经7年烘热汗出，带下混浊反复发作。月经史：初潮16岁，经期7天，周期30天，51岁绝经，量中等，色红，有血块，伴痛经。婚育史：25岁结婚，1-0-2-1。绝经7年每逢劳累则围绝经期综合征诸症发作，伴带下混浊。刻下烘热汗出，烦躁，心悸，胃脘不适，口干不欲饮水，神疲乏力，夜寐不安，纳谷欠香，二便尚调，舌淡红苔黄腻，脉细滑。患者素体气虚，绝经前后癸水不足，加之劳则耗气，以致气阴更虚。综观脉证，心火偏旺、气阴两虚、兼夹湿热为患，治当清心火、益气阴、芳化湿浊，使心火清宁、气阴恢复、心肾交合、湿热分清，方取清心莲子汤合理中丸。

药方组成：钩藤10g，白蒺藜10g，合欢皮10g，青龙齿15g，先煎，广郁金10g，太子参30g，佛手片6g，干姜2g，莲子芯5g，炒枣仁9g，茯苓12g，炒枳壳6g。7剂，水煎分2次温服。

二诊（2004年5月27日）：夜寐安，偶尔烘热汗出，心慌，胃脘不适，纳香，二便调，上方去干姜、枳壳，加茯神10g。巩固疗效，服药3个月症状消失。围绝经期综合征，夏教授认为肾气衰退，肾阴亏虚乃发病之本，心肝火旺，神魂失宁乃发病之标，肾及心肝之阴虚火旺为主要病机，治以滋肾清心安定神魂，调理阴阳气血，常用验方滋肾清心汤，交济心肾，平衡阴阳，逆转围绝经期所致阴分不足、气火偏亢之证，使得紊乱的内分泌环境趋于平衡。“天癸已绝，乃属太阴经也”。夏老常根据病情将理中汤、越鞠二陈汤、六君子汤等适当加入滋肾清心汤中，以保护后天气血生化之源。

（摘自《夏桂成教授治疗围绝经期综合征经验举隅》）

案4　肝肾不足，心肝火旺，瘀热扰冲

凌某某，女，58，干部。因阴道出血量多如冲8日，于1995年3月8日收住入院。患者近2年来，月经不规则，1~6个月一潮，7~10日方净，量偏多，色鲜红，夹血块，经行腰酸如折，偶有腹痛，心烦不眠，急躁易怒。末次月经1月2日来潮。平时烘热出汗，心烦易怒，口干欲饮，腰酸隐隐。此次月经3月1日来潮，经行第1天，量中等，色红，无块。继则量多如冲，日用纸1包余，色泽鲜红，夹血块，小腹隐痛，腰酸如折，心烦急躁，夜寐不安，时有烘热，口干欲饮，纳谷尚旺，大便干结，2日未行，舌质红、苔薄黄，脉细弦。此乃肝肾不足为之本，心肝火旺、瘀热扰冲为之标。治疗当清热化瘀，滋养肝肾，安固冲任。方取固经汤、加味失笑散、钩藤汤合方治之。

处方：炙龟板10g，先煎，椿根白皮20g，炒丹皮10g，失笑散10g，包煎，黑当归10g，赤白芍各10g，炒地榆20g，白蒺藜10g，白茯苓10g，青龙齿30g，先煎，干地黄10g，醋香附10g。2日后阴道出血量极少，心烦急躁、口干欲饮、腹痛腰酸均除，大便已行。3日后阴道出血即止，偶有烘热，夜寐欠安，法拟滋肝肾之阴，清心肝之火，投滋肾生肝饮出入，诸症渐平。

（摘自《夏桂成运用滋肾清肝法的经验》）

案5　肝肾阴虚，心肝气火偏旺

患者某，女，52岁，初诊日期：1997年8月17日。主诉：烘热汗出2年。病史：

绝经2年，时常烘热汗出。生育史：2-0-2-2。时值盛夏，近1周烘热汗出加重，口干苦，双目干涩，心烦急躁，腰酸，纳谷欠香，夜寐易醒，二便尚调，舌尖红，苔薄黄，脉细沉数。辨证：此为肝肾阴虚，心肝气火偏旺。治则：滋肝肾之阴，清心肝之火。

处方：滋肾清心汤加减。

药用：钩藤15g，莲子芯5g，黄连3g，山茱萸10g，牡蛎20g，先煎，干黄10g，枸杞子15g，太子参15g，淮山药10g，茯苓15g，广郁金10g，浮小麦30g，包煎。7剂，水煎服用，每日2次。同时辅以心理疏导。

二诊（8月25日）：诸症好转，惟双目干涩如前。上方去茯苓，加女贞子15g。7剂，服法同前。

三诊（9月2日）：烘热汗出不显，近2日脘腹作胀，大便偏稀，一日1次。方中去莲子芯、黄连、干地黄，加入佛手片10g，广木香6g，六曲10g。7剂，服法同前。

四诊（9月10日）：诸症皆消，纳香，寐安，仍感腰酸。效不更方，上方续用7剂。如是，中药调整1个月余，诸症痊愈。

［按］ 该患者绝经后出现烘热汗出等围绝经期综合征的临床症状，初诊根据四诊，辨证分析，当属肝肾阴虚，心肝火旺，治以滋阴清火。方用滋肾清心汤。方中山茱萸、牡蛎、干地黄、枸杞子滋肝肾之阴，钩藤、莲子芯清心肝之火，广郁金疏肝解郁，太子参、淮山药、茯苓以益气健脾。患者服药7剂后，感觉口干苦，双目干涩症状缓解不显，此为阴虚较甚，方中减去有利湿伤阴作用的茯苓，加女贞子以增加养阴之效。三诊时患者因用滋阴药后有碍脾胃运化，出现腹胀便稀，因此原方中去苦寒之药品，加入健脾和胃的佛手片、广木香、六曲。此方续用半月，患者渐痊愈。

此病案反映了夏教授的病发较剧时，以治心为主，清心为要，证候稳定后以滋肾为主，养阴为要和兼顾脾胃的思想理论。讨论夏教授已年逾八旬，在中医妇科学上造诣深厚。他提出了一些开拓性的学术思想，对妇科经、带、胎、产等疾病形成了自己独特的见解和辨证方法。在对围绝经期综合征的病机认识和治疗中，充分反映了夏教授“肾-心-子宫”生理生殖轴的学术观点，我们在临床上治疗围绝经期综合征，运用夏教授的滋肾清心汤加减，屡屡获效。治疗时需注意，若病情有兼挟因素或病程日久时，需辨证施治，必要时可配合小剂量的激素替代治疗。

（摘自《夏桂成治疗围绝经期综合征的经验》）

案6　上热下寒，肾虚肝郁化火，挟有瘀浊

张某，42岁，2001年11月26日初诊。痛经渐进性加重4年。2年前曾行左侧巧克力囊肿剥离术。术后服用内美通3个月，术后半年出现痛经，服用布洛芬效果不佳。月经规律，量中，有大块内膜样组织。末次月经10月30日。妇科检查和B超未见异常。刻下经水将至，头晕、腰酸、胸闷、烦躁、乳房胀痛、小腹胀满，有凉感，腰膝酸软、乏力，脉象弦细，舌质偏红。证属上热下寒，肾虚肝郁化火，挟有瘀浊。此时宜急治其标，祛瘀化痰，稍佐清上温下之品。予脱膜散合血府逐瘀汤加减：

当归10g，赤芍12g，熟地黄、桃仁各10g，红花、桔梗、柴胡各5g，枳壳6g，木香

5g，延胡索、钩藤各10g，另吞服脱膜散，每次3g，每日2次；经行时改为每日3次。

第3天复诊，经行疼痛好转，但经量较多，故停用脱膜散，改投化瘀止血方：炙龟板、当归、赤芍各10g，炒柴胡、炙升麻各3g，蒲黄炭（包）、五灵脂各10g，炒枳壳5g，震灵丹10g（另吞），益母草12g。7日后经净，继用补阳消癥汤化裁以调理阴阳气血。如此调治3个月，痛经显著减轻。

（摘自《夏桂成治疗子宫内膜异位症所致痛经的经验》）

案7 肾阴不足，气火上逆

杨姓女，55岁，于部。

病历摘录：绝经5年，烘热烦躁等6个月。初潮13岁，经期5天，周期30±5天，量一般，色质基本正常，无痛经，50岁绝经。26岁结婚，1－0－2－1，上节育环15年取出，妇科、B超检查均未见异常，平时带下不多。平素性情急躁多怒，嗜食辛辣，余无特殊爱好。

就诊时烘热频发，有时伴出汗，胸闷烦躁，无故悲伤欲哭，夜寐多梦，自觉食管灼热，咽间如堵，常或恶心，纳谷尚少，两便自调，口苦咽干，舌质偏红，苔白腻，脉象细弦带数。

诊治经过：根据烘热烦躁等证，病发于心，根源于肾，因此清心滋肾，方取我们的临床验方清心滋肾汤加减，药用：钩藤15g，丹皮10g，莲子芯5g，黄连3g，广郁金10g，牡蛎（先煎）15g，茯苓10g，陈皮6g，竹茹10g、太子参15g，碧玉散（包煎）10g，合欢皮10g。服药7剂，症情减轻，惟咽喉堵塞，时欲嗳气，故于原方加入娑罗子10g，再服7剂，病情基本稳定，烘热亦基本解除，夜寐亦较好，食道灼热感亦基本消除，无故悲伤欲哭者，亦偶尔见之，烦躁寐差，以杞菊地黄（汤）合越鞠二陈汤，药用：枸杞子、山药、炒丹皮、茯苓、泽泻各10g，钩藤15g，牡蛎（先煎）20g，广郁金10g，太子参15g，黄连3g，合欢皮10g，浮小麦（包煎）30g。药服2周，病情稳定，症状基本消失，仍或有烦躁、寐差、容易激动等反应，继续以上方加减之，前后服药2个月，烘热等主要症状未见发作，病遂告痊。

病案分析：患者50岁绝经。《素问·上古天真论》指出：女子七七，天癸竭，任脉虚，故形坏而无子也。所以绝经者就在于肾气衰，天癸竭。而此类患者所出现的症状乃系心神心血症状，也就是心火上炎的反应。心神的症状，我们认为主要来之于两个方面。其一，也是最为主要的是在于肾阴的不足，天癸之竭。肾阴不足，天癸竭者不能涵养心肝，因为心肾是交合的，心者离火也，肾者坎水也，心肾交合，坎离既济，今肾阴不足，癸水衰竭，不能滋养心中离火，是以心火上炎；其二是绝经或将要绝经时，子宫失于藏泻，尤其是泻之不足，故月经紊乱或者不行其泻，泻之不及，月经闭绝，则反馈作用加强，冲脉之气上逆，必然犯乎心脑，以心脑之气有升少降或无降，自然出现气火上逆的现象，正由于有此两个方面的原因，故在围绝经期综合征中特别是本例病证中出现一系列阴虚火旺，心神失宁的证候。

［按］ 围绝经期综合征又可称为更年期综合征。一般方书论述本病时，着重在肾，所以以肾为主，区分为肾阴、肾阳虚、阴阳俱虚三大类型。也有人认为以肝肾为主，所

出现的一系列症状，特别是情志方面的症状，责之于肝，认为肝火、郁火是此病的发病所在。而我们在长期的临床观察中，发现本病还是在于心－肾－子宫轴的失常，病根于肾，包括天癸之水在内，而病发于心，亦可包括肝，但以心为主。所出现的烘热出汗、烦躁失眠、优郁、紧张、恐惧等症状无不与心有关，但亦与子宫的反馈机制失常有关。我们的临床验方滋肾清心汤，就是一张着重在清心、滋肾、调达子宫二个方面的方药，故临床上用之有验。本案属于围绝经期综合征的轻症，故用是方半月后，病即基本痊愈，转用杞菊地黄丸合越鞠丸以善其后。

（摘自《夏桂成中医妇科理论与实践》）

案 8　阴阳转换的绝经前后综合征

夏师曾治一祝某，年 48 岁，原为阴虚火旺，逐渐演变为偏阳虚证型，伴有较明显的眩晕失眠，浮肿便溏，投以温肾宁心汤加入交泰丸服 20 剂，浮肿便溏眩晕基本痊愈，烘热亦较少发作，仍转入偏阴虚论治。取六味地黄汤加入炙龟板、炒白术、钩藤、合欢皮、龙齿、炮姜等善后调理。经半年观察，病已痊愈。

（摘自《中国百年百名中医临床家·夏桂成》）

2. 围绝经期崩漏案

案　心肝郁火，脾胃虚寒

池某，女，48 岁。1998 年 5 月 3 日初诊。主诉：月经量多、紊乱，反复发作 1 年，加重 1 个月。近 1 年来出现月经量多，非时而下，一个月前阴道出血，时量多如崩，时点滴不净，始则色紫红有血块，继则色淡无块。无腹痛。烦躁内热，时或烘热汗出，情绪不宁，夜寐不佳，甚至失眠。刻下：出血忽增，多如经量，面浮肢肿，纳谷不馨，神疲乏力，脘腹痞胀，喜热喜按，大便溏泻，苔黄白稍腻，脉细弦数。证属心肝郁火，脾胃虚寒。初予加味归脾汤，浮肿稍减，大便转干，出血减少但仍不止，余症未除。改用丹栀逍遥散，患者出现腹泻，遂自停药。后用理中汤合丹栀逍遥散。

炮姜 3g，党参 10g，炒白术 10g，黑山栀 10g，丹皮炭 10g，苦丁茶 10g，鹿含草 30g，钩藤 15g，紫贝齿 10g，茯苓 10g，川断 10g，陈皮 6g。药后出血渐少，转用加味归脾汤、防己黄芪汤等，连续 4 周期，症情稳定，健康恢复。

［按］ 围绝经期崩漏证型错杂，全身证候和妇科证候上存在矛盾对立，临床须慎辨阴阳寒热。夏教授认为本病的病机与围绝经期特殊的内在生理病理机转有关：即肾中精气渐衰，天癸将竭，心肾失济，心失肾水上承，君火偏亢；水不涵木，相火妄动，构成此期妇女突出的“上热”；另一方面，肾阳虚衰，火不暖土，脾阳亦有所不足，加之肝郁之后克伐脾胃，故难以传输水湿，固摄经血，形成绝经前后“下寒”的特征，而“上热下寒”的病理特征又进一步成为湿热和血瘀等病理产物产生的基础。针对患者肾中阴阳失衡、气血失调、冲任不固，夏教授采用温清并用、补泻兼施之法，一方面清疏心肝郁火，直折上热；一方面温运后天，协助中阳以补先天，同时兼顾化湿和祛瘀。本案初予归脾汤方加丹皮、山栀，归脾汤有健脾生血、引血归脾之意，常用于心脾两虚、脾不统血之崩漏，尤以出血后期的止血有效，本证以归脾汤欲止初期量多之血，似力量不足；原方以益气之参、芪为君，忽视了患者脾胃虚寒的存在，须投辛温之品方可祛其

寒；另外，仅以丹、栀两味清解心肝郁火，药力嫌轻，故疗效不佳。二诊改用丹栀逍遥散，却因苦寒伤脾，患者难以耐受。终以理中汤小其制，平其寒热。方中丹、栀、苦丁茶苦寒清泻君相之火，炮姜、党参、炒白术、茯苓温中健运，以助统摄之功，化湿之力。“出血时，应审证求因，塞流止血”，故重用鹿含草，化瘀清热以止血。钩藤平肝潜阳，紫贝齿重镇安神，川断补肾固本，陈皮健脾助运。全方共奏燮理阴阳、调畅气血、固本止崩之功。

（摘自《夏桂成运用理中汤治疗上热下寒证撷萃》）

3. 围绝经期腹痛案

案　素体阳虚，湿热蕴结，兼气滞血瘀

马某某，女，41岁。2002年5月12日入院。主诉：下腹部坠痛1个月。病发于1个月前，劳累后突作双侧下腹坠胀疼痛，伴尿频尿急，外院诊为：“急性尿路感染”，予左氧氟沙星，治疗3天后尿频尿急减轻，仍下腹部坠胀疼痛。于4月20日来我院门诊，诊为“急性盆腔炎”，予头孢他啶、甲硝唑、妇乐冲剂后，疼痛无明显缓解。门诊拟“亚急性盆腔炎”收住入院。下腹部疼痛，白带量多，色黄，腥臭味，口干苦，纳差，夜寐尚安，大便秘结，小溲正常。发病以来，无阴道不规则流血，无发热。末次月经：本月2~7日。妇科检查：外阴：已婚经产式，阴道：通畅。宫颈：光滑。宫体：前位，正常大小，有压痛。附件：右侧增厚，压痛，左侧未及明显异常。

初予盆腔炎1号方加减（红藤、败酱草、蒲公英、丹皮、苍术、白术、三棱、莪术、泽泻、桂枝、苏木、半枝莲、穿山甲、石打穿、延胡索）口服，配合灌肠（红藤、败酱草、蒲公英、乳香、没药、皂角刺），5天后下腹坠胀略减轻，白带仍多，色黄味腥，口干苦，经前乳胀，烦躁，大便溏，舌质紫暗，苔黄腻，脉滑。夏教授查房时追问病史：曾多次出现经前漏红，平时大便易溏，手足欠温，遂停原方改以附子理中汤加减：黄连3g，制附片9g，淡干姜6g，广木香3g，苍术、白术各10g，陈皮6g，茯苓10g，川断10g，党参10g，荆芥6g，蛇舌草15g，焦山楂10g。灌肠方中去红藤、败酱草。2天后下腹坠胀明显减轻，部位较前局限，白带转清，量减少。又予5剂善其后而出院，随访至今未复发。

［按］患者入院前已用中、西药抗感染间断治疗一个月，入院时诊为亚急性盆腔炎，再投以红藤、败酱草、蒲公英之类，清热化湿、行气活血。5剂之后，效仍不显。虽然舌苔白腻，根黄，舌质紫暗，边有齿痕，白带色黄，脓性，量多，口干苦，辨证当属湿热蕴结，兼气滞血瘀，似乎方证相合，但却用之罔效，其理缘何？追问病史方知，患者虽有湿热内蕴之患，却为阳气不足之体，后者在前者主症的掩盖下未得彰显，经长期苦寒清火之后，阳气益损，脾阳不足，湿无以化，湿热缠绵，为患愈甚；肾阳不足，命门之火式微，无以蒸化水湿，湿浊趋下，病势必缠绵难愈。夏教授果断改方，以附子理中汤化裁，加入黄连3g，荆芥10g，木香3g，轻清心火，疏肝解郁，一味附子大辛大热，温中散寒，更能入肾。所谓“寒淫所胜，平以辛热”《（素问·至真要大论》）。体会《丹溪心法》有云：口疮服凉药不愈者，因中焦之虚用理中汤。所载“中虚之口疮”亦属上热下寒证，可见早有古人验之不爽。理中汤出自《伤寒论》，由人参、干姜、甘草、

白术组成，温补并行，药少力专，可使寒气去，阳气复，中气得补。程应旄云：“理中者，实以燮理之功，予中焦中阳也。”现代药理研究认为：本方可增强小鼠的耐寒能力，镇痛作用，可拮抗肾上腺素所致的回肠运动，抑制乙酰胆碱所致的回肠痉挛。夏教授常将理中汤用于有脾肾虚寒的复杂病证，多有效验，而其玄妙之处一在选方之精，二在辨证之准。崩漏一案，虽已知其寒热，明其阴阳，若选方用药有失偏颇，仍可能失之毫厘，谬以千里，舍归脾而易理中可见选方之精。急性期盆腔炎宜清化湿热，慢性期则宜辅佐正气，祛除湿浊或湿热，腹痛一案虽然仍以湿热为主症，但脾肾之阳已伤，不可不顾护，弃苦寒清热用辛温补中可见辨证之准。夏师常教诲：“病证随时可变化发展，应及时根据病程分阶段进行综合分析，若不辨八纲，一味以热治寒，以寒治热，鲜不偾事。”苦寒克伐之品应手下有数，若已阴阳不调，寒热不均，须记“求阴阳之和者，必于中气”《（金匮要略心典》）。理中汤方小药精，燮理中焦的同时还给他药组合留有更多的配伍空间。化裁使用时，必须明辨脏腑寒热之偏，令药性之寒热各归其经，上下兼顾，方可具标本兼治之功。

（摘自《夏桂成运用理中汤治疗上热下寒证撷萃》）

4. 围绝经期干燥综合征

案1　阴虚血瘀，津伤血燥

万某，49岁。患者系干燥症2年，并曾因围绝经期综合征而服药治疗。月经已断4年，围绝经期综合征症状较轻，但少腹作痛，痛及阴道，阴道干燥，肌肤甲错，干躁。口干唇燥，唾液量少，形体消瘦，两目暗黑，舌质红，苔边有紫点，脉细涩。辨证为阴虚血瘀，津伤血燥。方取二甲地黄汤合大黄䗪虫丸治之，药用龟板、鳖甲、桃仁、赤白芍、丹皮、熟军、地鳖虫、淮山药、干地黄、五灵脂、甘草、玄参等。前后服药4月余，病情趋向稳定，以杞菊地黄丸、生脉饮、大黄䗪虫丸成药治疗，以巩固效果。

（摘自《中国百年百名中医临床家·夏桂成》）

案2　围绝经期干燥综合征

陈姓女，53岁，教师。

病历摘要：患者绝经3年，口鼻眼干燥4月余。初经14岁，经期7天，周期28～35天，量一般，色红，有小血块，或有痛经，49岁绝经。24岁结婚，1－0－2－1，上节育环1余年因月经过多而取出，平时带不多。妇科检查：曾有轻度宫颈炎病史，近因头昏，口眼鼻等干燥不舒，曾作头颅CT检查，诊断为“副鼻窦炎”。

就诊时：绝经已3年，无不规则阴道流血史，带下量甚少，阴道内干涩，但苦口鼻眼干燥，无涕、泪、唾液，时感烘热出汗，夜寐甚差，心烦失眠，胸闷不舒，头昏腰酸，大便干燥，小便色黄，脉象细弦，舌质偏红，苔黄根腻。

诊治经过：就诊时根据患者所出现的病证，应属于阴虚性的围绝经期干燥综合征，先予滋肾清心，疏肝和胃，予以滋肾清心汤加减，药用：钩藤15g，牡蛎（先煎）15g，广郁金9g，炒枳实10g，陈皮6g，茯苓10g，北沙参12g，麦冬9g。药服7剂，烘热减少，大便亦较为通畅，惟纳食甚差，苔腻犹存，治疗仍从原方进退之，即原方去麦冬、牡蛎，加入炒香谷芽10g，桔梗9g。再服7剂，诸证有减，口鼻之间已有润泽之感，烘热出汗很少发作，夜寐亦好转，纳食渐馨，但仍苦于头昏眼干，胸闷心烦，不得不转用二甲地黄汤合越鞠丸加减，药用：钩藤15g，莲子芯5g，炙鳖甲（先煎）10g，牡蛎（先煎）15g，山药10g，山萸肉5g，干地黄12g，北沙参12g，丹皮、茯苓、广郁金各10g，荆芥5g，焦山楂10g，炒酸枣仁6g。以此加减，前后服药20余剂，症状基本稳定，夜寐亦大有好转，特别是口中已有唾液，有时亦有泪，此属显效。

病案分析：围绝经期干燥综合征，有两个概念。其一是围绝经期，所谓“人年四十，阴气自半”，说明妇女到了40岁以上，阴气自有所不足，而且天癸亦逐渐衰竭，这是发生干燥综合征的内在原因，关于干燥综合征，我们认为，主要是阴虚，其次是阳虚、瘀滞，根据临床诸多症状的综合，很明显是属于肝肾阴虚，心肝气郁，神魂不得安宁，而且还夹有少量的痰湿，同时脾胃还有所失和，可见病情复杂，又非单纯的阴虚津伤者，所可比拟，在治疗上我们主要抓住心、肾、肝、胃，以滋阴清心为主要，所以方取我们治疗围绝经期综合征最为常用的验方滋肾清心汤，同时加入生津养液、疏肝和胃的药物。服后有效，但胃纳不馨，不得不加入开胃解郁之品，诸证渐平。平后滋燥并用，调补结合，故能获得显著的效果。

[按] 围绝经期干燥综合征常常并发于围绝经期综合征中，颇为难治。所谓干燥综合征，不仅发生于围绝经期，亦可发生于其他年龄，但我们这里所介绍的是属于围绝经期，确切地说是属于围绝经期，是与绝经有着关联，绝经期是肾气衰、天癸竭的时期，亦即是心肾子宫生理生殖轴明显的紊乱阶段，阴虚火旺、津亏液衰情况的确容易发生，所以干燥综合征在这一特定年龄阶段容易发生，因此，在治疗上不仅要针对干燥综合征的阴虚阳弱、瘀滞等进行调遣方药，而且也要考虑到围绝经期的生理病理特点加以治疗，甚至有时候，还要将围绝经期的生理、病理特点作为主要的治疗方面。本案实际上就是通过治疗围绝经期综合征为主，兼顾干燥综合征，取得了较好的效果。

（摘自《夏桂成中医妇科理论与实践》）

5. 经行狂躁病

案 阴虚火旺，气滞痰瘀

张姓女，23岁，护士。

病历摘录：经行狂躁，经净即止，病来5月。初经14岁，经期5～7天，周期30±（2～4）天，量一般，色红，质稍黏，无痛经。22岁结婚，剖宫产1胎，于剖宫产后9天突发狂躁，住精神病院，用镇静剂控制后出院，嗣后每逢经行则狂躁发作，伴月经量少，甚则经量很少。每次发病，均须住院治疗，妇科检查未发现异常，测量基础体温呈单温相，产后因病而未哺乳。

就诊时：适值经后期，据述此次经行量极少，1天即净，下午即发癫狂，烦躁打人，目不识人，彻夜不眠，话多絮叨，拒绝饮食。大便干结，小便色黄，7天净后，平复如常人，但仍有烦躁寐差，痰涎偏甚，舌质淡红，苔黄白腻，脉象弦滑。

诊治经过：就诊时值经净之后，狂躁发作已趋平稳，但仍有余波，基础体温示单温相，稍有起伏，按经后期论治，予以滋阴养血，清化痰热，安神和胃，杞菊地黄汤合黄连温胆汤治之，药用：枸杞子10g，钩藤15g，山药、干地黄、丹皮、茯苓、女贞子、泽泻各10g，山萸肉6g，黄连3g，陈胆星10g，炙远志、陈皮各6g。药服7剂，药后，近两天出现锦丝状带下，伴有腰酸头昏，纳呆腹胀，苔腻，舌质淡红，脉象弦滑，当从经间排卵期论治，用补肾促排卵汤加入和胃化痰、安神等品治之，药用：丹参、赤芍、山药、丹皮、茯苓、川断、菟丝子、紫石英（先煎）、五灵脂各10g，陈皮6g，陈胆星、山楂各12g，炙远志6g。药服10剂，基础体温上升呈高温相，但高温相波动较大，欠稳定，面红痤疮，口腻有痰，大便干燥，小便黄少，舌红苔腻。经将来潮，治疗十分重要，予以黄连温胆汤合血府逐瘀汤加减，药用：钩藤20g，陈胆星12g，制苍术、制香附、炒枳实各10g，川断、桃仁、红花、丹参、赤芍、泽兰叶、川牛膝各9g，大黄6g。药后月经来潮，此次行经，经量恢复正常，色红，无血块，5天净，狂躁未作，失眠亦瘥，大便偏溏，日行2次，口中腻痰亦少，转从经后期论治，予以健脾滋阴，奠定物质基础，方取参苓白术散。药用：太子参15g，炒白术、茯苓、山药、赤白芍、炒丹皮各10g，山萸肉6g，煨木香9g，钩藤15g，陈皮6g，牡蛎（先煎）15g，寄生10g。服药7剂后，已有锦丝状带下，则仍用前补肾促排卵汤治之，至经行时，再服黄连温胆汤合血府逐瘀汤，去大黄、枳实等药，稍作加减。前后调治3个月经周期，经行狂躁痊愈。后追访6个月经周期，亦未见发作。

病案分析：根据妇科特征分析，量少色紫，此乃血瘀之证，再从全身症状而言，狂躁失眠，舌红苔腻者，痰火上蒙也，而痰火之所以上蒙，还在于血瘀、痰瘀阻于子宫，冲任气血不得下行。子宫者，有胞脉胞络，上通于心，下系于肾，所以气血上升，扰动气火夹痰上蒙于心脑也。然而子宫内之血瘀，必得正常之阴阳消长转化，才能溶解，方能排出，所以此病的根本还在于阴阳失衡，病发于产后，更进一步证实肾虚阴阳失衡的根本所在。所以嘱令测量基础体温，以观察肾阴癸水阴阳的变化，在调治3个月经周期后，不仅有效地控制了经行狂躁的发作，而且也较好地恢复了阴阳正常的消长转化，由基础体温的单温相转变为双温相。病就告痊。

[按] 经行狂躁，临床上虽然较为少见，但亦有，此例患者因发作时的狂躁极为明显，用一般中药不能抑制狂躁，不得不住精神病院，用大剂量西药控制，控制之后由于自己未哺乳，隔2个月后，月经来潮，狂躁又发作，不得不住院用西药控制。以后每逢经行，辄发狂躁，狂躁发作，即住院用西药控制，从而出现经血量少，甚则极少，基础体温呈单温相，故在发作时，着重于血瘀与痰火论治，以控制狂躁治其标，平时，主要在经间排卵期补肾促排卵，以恢复正常的较高水平的阴阳消长转化规律，乃治本之道。经过3个月经周期的调治，有效地控制了病证，并恢复了正常的月经周期，经过半年的停药观察，未见狂躁发作。

（摘自《夏桂成中医妇科理论与实践》）

门成福

（从肾治疗，二步调经，疑难杂症）

【医家简介】

门成福，男，河南郑州人。幼年即学医行医，并就读毕业于河南中医学院。为河南中医学院第三附属医院主任医师、教授、硕导。河南省著名中医妇科和中医不孕不育症专家，全国五百名著名老中医之一。对妇科疑难杂症如女性外阴白色病变、多囊卵巢综合征、子宫肌瘤、习惯性流产、巨乳、乳癖以及产后病的治疗上有独特疗法。并对男性阳痿、早泄、遗精、少精、无精、死精、不射精及精子活力低下等症及由此引起的男性不育病治疗上亦有独到之处。主持完成“三仙白斑膏”治疗女子外阴白色病变获驻马店科技成果一等奖，“外敷法治痛经”获省中管局二等奖。

相关著作：《门成福妇科经验精选》。

【主要学术思想和主张】

门老辨证重点在肾，治疗时从肾论治，认为即使无肾虚证侯，亦要兼顾及肾。既重视保护精血，又处处顾护阳气。此外还注重治肝、治气、治血。结合患者的形、气、色、舌、脉，综合四诊，确定脏腑虚实寒热。根据患者产后失血伤气，伤阳伤阴，瘀血内阻，兼表邪等情况给予益气、活血、温阳、解表等扶正祛邪等随证治疗。对月经病的治疗，提出二步法治痛经，平时调、定时攻的治疗方法。主张“塞流、澄源、复旧”的治崩漏原则，创立验方“妇全灵”汤取得明显疗效。

【精选验案】

1. 绝经前后诸症

案1　肾阴虚

姚某，女，47岁，2000年9月15日初诊。

近半年来自觉头晕耳鸣，烘热汗出，五心烦热，腰膝酸疼，口干咽燥，便秘，经期不定。舌红，少苔，脉细数。

辨证：肾阴不足。

治则：滋阴补肾为主。

方药：左归饮加减。

熟地25g，山药25g，枸杞子15g，山茱萸15g，茯苓15g，甘草10g，天麻15g，川断25g，桑寄生15g，龟板25g，首乌10g，白芍15g。6剂，水煎服，日1剂。

二诊：服上方精神稍安，皮肤瘙痒，上方加乌梢蛇15g，6剂，水煎服，日1剂。

三诊：大便仍秘结。上方熟地改生地15g，6剂。

四诊：头目已清，较前安稳，以杞菊地黄丸善后。

案2　肾阴虚兼瘀血内结（子宫肌瘤）

钱某，女，48岁，1998年12月5日初诊。

半年来自己觉得好像变了个人，整日烦躁易怒，胁痛口苦。失眠，自觉手指颤动，月经延长至10余日方净，且干净不足半月又至，量忽多忽少，经B超证实，子宫内膜下有一19mm×23mm的子宫肌瘤。来诊时，经血又至，量少，色鲜，心烦，口苦，舌淡，苔薄白，脉细数。

辨证：肾阴不足，阳亢于上，瘀血内结。

治则：滋肾平肝，佐数化瘀消癥止血。

方药：自拟方。

熟地炭25g，当归15g，白芍15g，阿胶珠15g，枸杞子15g，首乌25g，炒杜仲15g，太子参25g，茜草炭15g，皂刺30g，黑荆芥6g，鳖甲25g，女贞子15g，旱莲草25g，乌贼骨15g。

二诊：2月12日，服上药后出血得止，心烦口苦等症状亦减轻，唯睡眠仍差，舌淡，苔薄白，脉细，拟上方加珍珠母30g。

三诊：12月22日，睡眠少，症状较稳定，未再有出血现象，舌淡，苔薄白，脉细，易方如下：

枸杞子15g，菊花15g，熟地25g，山药25g，山茱萸15g，丹皮15g，茯苓15g，泽泻12g，茜草12g，皂刺20g，生杜仲15g，栀子10g，鳖甲25g，钩藤15g。

上方加减共服1月余，末次来诊为2月9日，述现在未有不适症状，手指不颤。经B超证实：黏膜下肌瘤为17mm×15mm，劝其不要过分担心肌瘤，待月经闭止后，未有大碍。随访半年已经断经。

案3　肾阳虚

赵某，女，46岁，1997年11月10日初诊。

精神不振，面色晦暗，尤以眼圈为甚，形寒肢冷，月经量多，色淡有块，足背浮肿，尿频。舌质淡有齿痕，脉沉细无力。

辨证：肾阳不足。

治则：温肾扶阳。

方药：右归丸加味。

肉桂6g，山药25g，枸杞子15g，熟地25g，杜仲15g，山茱萸15g，鹿角胶10g，烊化，菟丝子25g，猪苓15g，益智仁10g。6剂，水煎服，日1剂。

二诊：畏寒轻，足肿消，去猪苓，6剂，水煎服，日1剂。

三诊：上方去肉桂加仙茅15g，仙灵脾15g，6剂，水煎服，日1剂。

四诊：畏寒已罢，足浮肿已经消除，平时注意补肾。

熟地25g，山药30g，仙茅25g，仙灵脾25g，女贞子15g，旱莲草25g，巴戟天15g，白术10g，茯苓15g，知母10g，黄柏10g，枸杞子15g。6剂，水煎服，日1剂。

五诊：药用平和，照上方6剂，水煎服，日1剂。

六诊：近日失眠多梦，上方去巴戟天，加柏枣仁各15g，6剂，水煎服，日1剂。

七诊：精神转佳，面色转润，饮食正常，嘱服八珍益母丸、六味地黄丸补气养血，益阴滋肾，以善其后。

案4　脾肾阳虚

朱某，女，49岁，1999年3月4日初诊。

一年来，月经量时多时少，去年11～12月份两个月一次，量多。之后又闭止，2月份则经来量多，挟有血块，每次来潮均颜面部浮肿，手足瘀胀不适，伴大便溏，纳呆，畏寒怕冷，眠差，心慌乏力，现刚净半月，经血又至，量多，心慌。B超示：子宫及附件均正常，舌淡，苔薄白，脉细。

辨证：脾肾阳虚，兼心脾气血不足。

治则：温阳利小便，兼补心脾。

方药：黄芪桂枝五物汤加减。

西洋参15g，黄芪25g，桂枝15g，白芍15g，菟丝子30g，仙灵脾25g，麦冬25g，五味子10g，白术15g，乌贼骨15g，茜草炭15g，黑荆芥6g，炒杜仲15g，阿胶珠15g。

二诊：3月10日，服上药后月经得止，手足不肿，心慌也随之消除，舌淡，苔白，脉细，经血止血，则重于温阳，使阳气足，血液才能得以统摄。方药如下。

西洋参15g，黄芪25g，菟丝子30g，官桂10g，仙灵脾25g，麦冬25g，五味子15g，巴戟天15g，白术15g，炙甘草10g，黑荆芥6g，炒杜仲15g。

上方加减服用1月余，经血来潮，量中等，亦无明显不适，偶有腰酸，随访半年后未见异常。

（摘自《门成福妇科经验精选》）

2. 经前紧张症

案1　肝气郁结

某，女，30岁，1979年11月23日初诊。

每于经期心烦、失眠，有时郁郁不快，胸闷胁胀，纳差，经期不定，伴有血块，舌淡，苔薄白，脉弦细。

辨证：肝气郁结。

治则：疏肝理气，解郁安神。

方药：逍遥散加减。

柴胡15g，当归15g，白芍15g，白术15g，郁金15g，胆南星10g。5剂，水煎服，日1剂。

案2　肝郁脾虚

潘某，女，29岁，1997年12月初诊。

自述一年来，工作中的事情影响到身心健康，每次月经前一周左右，出现情绪低落，胸胁胀痛，纳食不香，曾自行调剂过，但仍未能使自己精神好起来，现有出现乳胀不适，带下增多，舌淡，苔白，脉弦细。

辨证：肝郁脾虚。

治则：疏肝解郁，调畅气机。

方药：逍遥散加味。

柴胡15g，当归25g，白芍15g，茯苓15g，白术15g，甘草6g，薄荷6g，香附15g，合欢皮25g，木香6g，川楝子15g。

二诊：12月7日，服药后第4天月经来潮，量中等，情绪稳定，未感觉明显不适。带下量亦减少，舌淡，苔白，脉细。嘱其常服逍遥丸，注意情绪，多参加社交活动。经调理后，现已恢复正常。

案3　痰火上扰

高某，女，28岁，1996年3月3日初诊。

经期躁狂不安，头痛失眠，日夜叫骂，面红目赤，舌红，苔黄腻，脉弦滑。

辨证：痰火上扰。

治则：清热涤痰。

方药：生铁落饮加味。

钩藤15g，胆南星15g，远志6g，贝母12g，玄参15g，栀子10g，龙胆草10g，麦冬、天冬各25g，朱砂3g，冲服，石菖蒲15g，生铁落10g。6剂，水煎服，日1剂。

案4　气郁化火，痰火内扰神明

孙某，女，33岁，1998年3月12日初诊。

患者下岗后，心烦至极，常抽烟饮酒，每至经前几天按捺不住到厂领导办公室吵闹，出言不逊，在家动粗摔碗，面赤便干，经量少而紫黑，带下秽浊有味，待经净，她渐渐平静下来。现月经已过，情绪较稳定，恳请治疗，舌质红，苔薄黄，脉数。

辨证：气郁化火，痰火内扰神明。

治则：清降肝火，化痰安神。

方药：自拟方。

夏枯草25g，栀子15g，丹皮15g，黄芩15g，川贝15g，茯神25g，半夏12g，生大黄10g，后下，生龙牡各30g，连翘15g，木香6g，竹茹15g，赤芍12g。

二诊：3月22日，服上药后情绪渐渐稳定，无明显不适，劝其精神放松，尽量避免情绪激动。舌质淡，苔薄黄，脉数。以上方去黄芩，加益母草25g，醋柴胡15g，川牛膝15g，加强活血通经、散郁之功能。

三诊：4月4日，服药后情绪稳定，今晨月经来潮，量中等，色稍暗，病人自己也感到服药有效，要求继续服药，舌淡，苔薄白，脉细。

四诊：4月9日，月经顺利过完，一切均正常，嘱其平时注意生活节奏，情绪保持乐观，于月经前10天续服药物治疗，平时宜服逍遥丸口服。随访半年患者一切正常。

（摘自《门成福妇科经验精选》）

郭志强

（中西结合，男女同治，内外兼顾）

【医家简介】

郭志强，男，山西人。1959年就读于北京中医学院，毕业留任北京中医药大学东直门医院，师承刘奉五、郭士魁、关幼波、苑海洪等名医，由内科转攻妇科。曾赴日本研修及讲学，应邀赴德国进行科研工作。现任教授、主任医师。擅治不孕症、围绝经期综合征、盆腔炎、子宫内膜异位症等妇科疾病。著作丰富，享誉海内外。其《抗脑血栓注射液的基础试验与临床研究》获山西省科学技术进步二等奖。《中医疑难病例分析》获省级医药卫生科技著作二等奖。

相关著作：独著《妇科病中医诊疗》。主编《郭志强妇科精华病案》、《妇科常见病证治》、《中医妇科临床手册》、《中医妇科治疗大成》；副主编《中医疑难病例分析》等十六部。国内国际发表论文近三十篇。

【主要学术思想和主张】

根据妇女阴阳气血的消长规律对妇科疾病进行分期治疗，提出妇人“阴常不足，阳非有余”、“柔肝胜于疏肝”之说，对黄体功能不健所致疾病的中医学理法方药进行了系统研究。对不孕不育症，提倡男女同治。对妇科杂病，继承郭士魁名医活血化瘀法，运用现代科学技术诊断方法和手段及四诊进行病与证的诊断。以中药为主（部分疑难症采用中西医药结合）、配合针灸治疗，更采用多途径（内服中药汤剂，自配多种丸散；中药保留灌肠；中药离子导入；中药热熨；中药；中药灌洗等）综合治疗，明显提高疗效。

【精选验案】

案　绝经期前后诸症（脾肾阳虚、湿盛夹瘀）

刘某，37岁，教师。

初诊（1992年3月14日）：带盛色黄年余，加重半年，患者2年前曾行人工流产，恶露淋漓月余经治方止。1个月后带下逐渐增多，色黄白，经治带下减少。逾月带下明显增多，色黄黏稠，曾服清热利湿止带之剂，病情不见好转。近半年带盛秽臭，多方治疗无效。详询其症，带下色黄，稠黏，其气秽臭，小腹冷痛，腰膝酸冷，形寒肢冷，大便溏薄，日2~3行，小便频而短，月经延后8~9天，色暗夹块，量偏少，经期腹痛加重，舌质淡，体胖多齿痕，苔薄腻，脉沉细无力。带下色黄质稠，秽臭乃假热之象，小腹冷痛、形寒肢冷、便溏为真寒之征。舌体胖大、色淡、多齿痕，脉沉细无力为本虚之候。

证属：脾肾阳虚，湿盛夹瘀之证。

治法：温阳除湿，化瘀止带。

方药：桂枝10g，茯苓15g，炒白术25g，炒山药15g，薏苡仁12g，巴戟天10g，炒当归10g，赤芍15g，车前子10g，布包煎，三棱12g，莪术12g，白芍10g，7剂，水煎服。

二诊（3月2日）：药后带下减少，腹痛减轻，大便日1~2行，质薄。余症如故。上方去当归，加党参15g，7剂。

三诊（3月28日）：带下明显减少，色转白，质薄，已无臭气，诸寒及腹痛均逝，大便质薄日1行，小便已调，舌淡体胖，边有齿印，脉细滑。首方去当归、车前子、赤芍，加补骨脂15g，川续断15g，生黄芪12g，调理半月告愈。

（摘自《郭志强妇科精华医案》）

癥瘕（积聚）

施今墨

（北名医，善合方，用对药，献验方，精全科，擅妇病）

【医家简介】

详见第44页。

【主要学术思想和主张】

详见第44页。

【医论医话】

1. 子宫肌瘤

子官肿瘤良性者，如子宫肿瘤余习用元胡、没药、紫草、茜草、黄精、益母草、三棱、莪术、鹿角、琥珀、苏木、木蝴蝶、脐带（坎炁）诸药，亦有消去肿瘤之例。至于恶性者，如子宫颈癌，经往治之不多，故从略。

（摘自祝谌予《施今墨临床经验集·妇科疾病》）

2. 妇科炎症

西医学诊断之盆腔炎，子宫附属器官之炎症，以中医论之，多属寒证，其痛则为寒结之痛，用四物汤选加香附，艾叶、吴茱萸、茴香、橘核、延胡索、滴乳香、肉桂（桂枝）、九香虫、蛇床子、公丁香、菟丝子、肉苁蓉、血竭等药，此外，丹参、川楝子，性虽寒但去瘀止痛之力强，用于群温性药中，亦不显其寒也。盆腔炎急性期有发热者，多属湿热内蕴，应予清热利湿解毒诸药。

（摘自祝谌予《施今墨临床经验集·妇科疾病》）

【精选验案】

1. 乳痈

案1　热毒聚结乳痈案

李某某，女，26岁。

初产20天，右乳房红肿胀硬，疼痛拒按。身觉寒热不适，病已四天。大便微干，小溲黄。舌苔薄白。脉象：数。

辨证立法：热毒聚结，气血壅滞，乳汁潴留，络道瘀阻，毒热蕴积成痈。主以清热消毒，宣通络道。

处方：蒲公英24g，金银花15g，青连翘10g，全瓜蒌24g，制乳没各10g，当归尾6g，香白芷5g，山慈菇10g，萱草根10g，青橘叶10g，王不留10g。

二诊：服药三剂，痛肿大为缓解，寒热已退，原方加贝母10g，再服两剂。后于来诊他病时，得知二次服药后完全消肿。

（摘自祝谌予《施今墨临床经验集·妇科疾病》）

案2　毒邪外侵，内热郁积乳痈案

杨某某，女，34岁。

产后9个月，仍在哺乳时期，两日前忽觉右乳房红肿胀痛，局部灼热，周身寒热，大便干燥，食欲不佳。

舌苔微黄。脉象：数而弦。

辨证立法：哺乳9个月，已非乳腺阻滞所致，良由毒邪外侵，内热积郁而发。邪热相乘，来势甚急，当以清热解毒，调和气血，以消炎肿。

处方：山甲珠10g，炒枳壳5g，酒川芎6g，酒当归6g，山慈菇10g，青连翘10g，制乳、没10g，川郁金10g，苦桔梗5g，忍冬藤6g，杭白芍柴胡5g，同炒，10g，全瓜蒌薤白10g，同打，18g，忍冬花6g，粉甘草3g

二诊：进药三剂，寒热止，炎肿消减，自觉肿胀轻松，按之尚痛，大便甚畅，食欲增加，再按原意加减。

处方：白杏仁5g，酒当归10g，山慈菇10g，全瓜蒌薤白10g，同打，18g，杭白芍柴胡5g，同炒，10g，旋覆花代赭石12g，同布包，6g，山甲珠10g，制乳没10g，酒川芎5g，炒枳壳5g，苦桔梗5g，粉甘草3g。

以上共服3剂，肿胀全消，已能正常哺乳。

［按］乳腺炎，中医称乳痈，以初产妇为多见，主要由于产褥期间，卫生注意不够，由乳头发生感染而引起，中医谓为内热外邪所引起，热邪壅聚，酿而成脓，同属一理。师门治疗本病，初起先以清热解毒活血为治，日久者则加补气养血托里之剂。两案治疗，均属清热解毒为主，但前者初产仅20天，偏重于宣通清热消炎，如重用蒲公英、金银花、青橘叶，且加白芷、萱草以通达之。后者产后9个月，来势虽急，显由于毒邪外侵，内热积郁而发作，故着重于清热解毒调和气血。

附：师门治疗新久乳腺炎经验方。凡未溃破者服之均有显效。一般服用2～4次即可痊愈。

处方：生三七粉6g，精猪肉即瘦猪肉，60g，切成薄片。将生三七粉撒布于猪肉片上，放于盘中，蒸熟后一次服完，一日一次。

（摘自祝谌予《施今墨临床经验集·妇科疾病》）

2. 癥瘕案

案1　气血俱虚，心力将竭，血液损耗（子宫颈癌）

赵某某，女，46岁，出诊。

于1954年4月发现阴道少量出血，无任何感觉，即往协和医院妇科，作活体组织检查，诊断为子宫颈癌2～3期，骨盆组织亦受浸润，已不宜作子宫摘除术，于当年5月深部X线治疗一个半月，后又住院作镭放射治疗，住院10日，全身症状逐渐出现，无力、衰弱、消瘦、阴道分泌增多，大便时肛门剧烈疼痛，以致大汗，痛苦异常，自此每日注射吗啡2次，以求缓解，患者因惧痛而不敢进食，每日只吃流质，配合葡萄糖、维生素、肝精等注射，如此维持一年，病情愈益加重，身体更加衰弱。

现症：危重病容，形瘦骨立，气息微弱，面色苍白而浮肿，呻吟床第，呼号无力，每于痛剧难忍时，辄注射吗啡针，饮食大为减少，仅以流质维持。

舌苔光嫩而有齿印，脉象沉细无力。

辨证立法：积病已久，自未觉察，一旦发作，恙势已重，所谓蚁穴溃堤，积羽折轴，形势已难按制。脉沉细而无力，乃气血俱虚，心力将竭，血液损耗之象。书云：“任脉为病，女子带下瘕聚”，先贤有十二癥、九痛、七害、五伤、三痼、三十六疾之说，而九痛之中所指阴中痛，腹痛，阴中如虫啮痛以及仲景：“妇人五十所，病下利数十日不止，暮即发热，少腹里急……”等论，均涉及近世所称之子宫癌瘤症状，脉症综合，险象环生，图治非易，先拟调气血，冀减痛楚，未悉能否奏效。

处方：青皮炭10g，盆橘核10g，广皮炭10g，晚蚕沙皂角子炒焦同布包，10g，盐荔核10g，川楝子10g，醋炒，炒枳实5g，杭白芍柴胡6g同炒，12g，升麻3g，炒枳壳5g，台党参10g，油当归12g，炙绵芪20g，淡苁蓉15g，台乌药6g，紫油朴5g，仙鹤草25g，炙甘草5g。

另用槐蘑30g，苏木30g，煮汤代水煎药。

二诊：服药3剂痛楚有所缓解，余症同前，而吗啡注射仍不能停，脉象舌苔无改变，再以前方加力。第一诊原方继续服用，加开丸药方。

处方：瓦楞子30g，晚蚕沙15g，牡蛎30g，台乌药15g，酒杭芍30g，柴胡8g，朝鲜参15g，广木香5g，绵芪45g，鹿角胶30g，紫油朴12g，莪术12g，京三棱12g，小青皮10g，白术25g，醋延胡索15g，淡吴萸8g，沉香3g，炙甘草27g，酒当归15g。

共研细末，炼蜜为丸，早晚各服6g。

三诊：服汤药2剂，疼痛继续减轻，2天来只在大便后注射吗啡一次，葡萄糖及维生素等未停，脉象虽仍沉细，较前有力，精神已显和缓，虚羸太极，不任攻补，希望气血调和，本元稳固，除旧即可生新。

处方：盐橘核10g，青皮炭6g，晚蚕沙皂角子10g，炒焦同布包，10g，盐荔核10g，广皮炭6g，炒枳实5g，川楝子10g，醋炒，制乳没各6g，炒枳壳5g，台乌药6g，炒远志10g，云茯苓6g，炒地榆10g，醋延胡索10g，云茯神6g，木蝴蝶15g，野于术10g，瓦楞子海浮石10g，同布包，25g，杭白芍醋柴胡5g同炒，10g

四诊：服药3剂（二诊所配丸药已开始服用）疼痛大减，自觉较前轻松舒适，已停止注射吗啡，当服完第三剂药后，觉阴道堵塞感，旋即挑出核桃大球形糜烂肉样组织一块，状如蜂房，质硬，饮食略增，可进半流食物，脉象已有起色，光嫩之舌质已转红润，元气已有来复之象，调气血，扶正气，尚觉合度，再从原意治疗，调摄冲任，去瘀生新。

处方：盐橘核10g，炒枳实5g，川楝子10g，醋炒，盐荔核10g，炒枳壳5g，醋延胡索10g，青皮炭6g，炒地榆10g，炒萸连各5g，陈皮炭6g，炒远志10g，漂白术6g，云茯苓10g，云茯神10g，油当归12g，威灵仙12g，杭白芍柴胡5g同炒，10g，台乌药6g，五味子6g，炒山楂10g，炙甘草5g。

五诊：四诊处方共服3剂，症状继续好转，排便时之痛苦，大为减轻，惟大便中仍有时带血及黏液，阴道分泌显著减少，饮食仍以半流为主，食量增加，葡萄糖等仍继续注射，脉象由沉细转而有力，枯荣肤色已见活润，除继续服用丸剂之外，另备汤剂方随症服用，以冀徐徐图治，并嘱慎自调摄。

处方：青皮炭6g，云茯苓10g，车前草12g，广皮炭6g，云茯神10g，旱莲草12g，盐橘核10g，金铃子10g，醋炒，祁艾炭6g，盐荔核10g，醋延胡索10g，紫油朴5g，炒枳壳6g，米党参10g，漂白术10g，沉香曲6g，炒，台乌药6g，杭白芍醋柴胡5g，同炒，10g，半夏曲6g，莪术6g，炙甘草6g

六诊：汤药只服6剂，服丸药半年，葡萄糖注射全停，诸症大为好转，大便已基本正常，便时尚觉坠胀，并无血及黏液，食欲增加，已可吃普通饭，脉象不似以前沉细，略带弦意，舌质基本正常，齿印亦消，脉症参合，病情稳定，或有获愈可能。改处丸方，适当投入培元之品，继续巩固。

处方：（1）每日早服逍遥丸6g，下午服当归龙荟丸5g，晚服参茸卫生丸1丸。先服10日，白开水送服。

（2）每日早服柏子养心丸9g，午服逍遥丸6g，晚服人参归脾丸6g。继续服10日，白开水送服。

七诊：先后服丸药一年，在此期间，偶有大便带血及黏液现象，除感觉坠胀之外，已无任何症状，体重增加，颜面浮肿完全消失，干瘦皮肤已大见润泽，至1957年5月1日能自己下床活动，脉象平和，再更丸方及汤药备用方，于活瘀生新之中，注意恢复体力。

汤剂处方：白石脂赤石脂同打同布包，10g，血余炭禹余粮10g同布包，6g，陈阿胶另炖分两次兑服，6g，黑升麻5g，二仙胶另炖分两次兑服，6g，怀山药打碎炒，30g，黑芥穗5g，白薏苡仁18g，台乌药6g，西党参12g，广皮炭6g，云茯苓10g，杭白芍醋柴胡3g同炒，10g，青皮炭6g，云茯神10g，炙黄芪24g，苍术炭10g，白术炭10g，炙甘草2g。

丸剂处方：延胡索30g，晚蚕沙30g，台乌药30g，蓬莪术30g，威灵仙30g，酒杭芍60g，广木香18g，真沉香12g，木蝴蝶80g，酒当归30g，小青皮15g，京三棱15g，绵黄芪90g，二仙胶60g，陈阿胶30g，软柴胡30g，小枳实30g，皂角子30g，炒焦，桃杏仁各30g去皮尖炒，何首乌30g，炙甘草30g。

共为细末，炼蜜为丸，重10g，早晚各1丸，白开水送服。

在此期间，再去肿瘤医院妇瘤组检查，据述宫颈癌已完全治愈，自此每年检查一次，迄今未发现转移病灶及复发现象，现已照常操持家务，从1957年到1964年5月，7年以来定期随访，仍健康如常。

[按] 子宫颈癌在妇女各种癌瘤中发病率最高，中医学中无此病名，包括癥瘕漏带之中，本案治疗过程达2年，观察7年，确已恢复健康，病人曾接受过放疗，药物之疗效，尚须继续分析，提出以供研究。

（摘自祝谌予《施今墨临床经验集·妇科疾病》）

案2 癥瘕兼滑胎案（子宫肌癌、习惯性流产）

周某某，女，28岁。

1966年3月患者追述：1955年开始月经不调，每次月经量多，有时持续两三个月，每次出血后血红蛋白都只有60g/L，经常输血，西医诊断为功能性子宫出血，治疗3年之久，见效不大。中医诊断为月经不调，数年来治疗效果仍不好。于1959年来北京治疗，在协和医院住院3次，病情仍不稳定，大出血时，注射、吃药都难止血。后请施老治疗，共服了3个方子就止了血，并怀孕了。妊娠3个多月时有流产先兆，在见红半小时后去协和住院，经医生检查可能是葡萄胎，故灌肠后4小时完全流产，产下一发育正常的男孩。同时发现子宫内有苹果大的一个瘤子，由阴道摘除。半年后作了子宫腔碘油造影，发现子宫腔内有三四处突出不平，确诊为子宫黏膜下肌瘤。由于瘤子影响，所以经常出血不止。

1960年协和医院医生考虑手术将子宫摘除。因当时贫血严重，需休养恢复一段。出院后1960年11月又请施老治疗，服汤药5剂血止，服丸药一个半月再次怀孕。（患者自诉）西医讲我有二十多个子宫肌瘤不可能坐住胎儿，动员我作流产。因我没有小孩，因此又去找施老求治。服施老的保胎药，情况一直很好。有时因工作忙忘记服药，就有小腹下坠的感觉，服药后四五十分钟，这种感觉就没有了。超过预产期半个月还未生，大夫讲，过的日子太多对胎儿不好，决定引产。两次引产都未生，最后剥膜引产才生一女孩。产后因肌瘤关系，子宫不能收缩，出血7个月，又服施老的处方，才止了血。止血后2个月也就是孩子10个月时，我又怀了孕，仍服前一保胎药，以后顺利的又产一男孩，现已3岁多。两个孩子身体健壮，发育良好。

初诊记录（1960年11月5日）

月经过多，有时出血不止，已有5年，协和医院妇科确诊为子宫黏膜下肌瘤。曾小产4次。现又出血不止十余天，头晕心悸，气短，腰酸乏力，面色少华。

舌苔薄白，脉象细弱。

辨证立法：崩漏多年，又小产4次，是以气血两虚，冲任亏损，急拟益气摄血、调固冲任法以止血。

处方：绵黄芪25g，野党参12g，熟地炭18g，当归身6g，炒地榆15g，生地炭18g，醋祁艾10g，老紫草10g，鸡血藤18g，仙鹤草18g，茜草根10g，炙甘草6g，陈阿胶12g，另炖兑服。

引：米醋180g，兑水分两次煎药用。

二诊：服汤药5剂，血即止，心悸减轻，仍感气短，腰酸，无力。病已多年，守法以丸药缓图。

处方：早服妇科玉液金丹，每服6g。午服补中益气丸，每服6g。晚服安坤赞育丸，每服1丸。

三诊：服丸药一个半月后怀孕，后腰觉胀，纳差，大便偏溏。患者小产4次，已成滑胎之恙，拟用健脾补肾，以固胞元。

处方：绵黄芪60g，白人参30g，于白术50g，当归身30g，大熟地60g，酒炒，云茯苓30g，陈阿胶60g，川杜仲30g，炒，桑寄生60g，苎麻根30g，川续断30g，桑螵蛸30g，菟丝子60g，条黄芩60g，怀山药60g，白扁豆60g，炒，炒建曲30g，山萸肉60g，炙甘草30g，枣肉600g，煮极烂合为小丸，每日早晚各服6g。

四诊：经服丸药，1961 年 10 月 20 日顺产一女孩，现已 2 个月。根据协和医院检查，子宫仍有大小肌瘤二十余个，准备产后二三个月摘除子官，现子宫因肌瘤影响尚未回缩，每日流血很多，腰酸疼，胃消化不好，二便正常，从发现肌瘤后，一直有低热，肌瘤偏右侧占子宫面积 2/3，因系第一胎，本人希望不作子宫摘除手术。试以丸药调补气血兼化肌瘤，二个月后观察效果，如无效，则应手术。

处方：紫河车 60g，鹿角胶 30g，海藻 60g，朝鲜参 30g，龟板胶 30g，昆布 60g，炙黄芪 60g，甘枸杞 60g，黄精 60g，于白术 60g，山萸肉 60g，当归 30g，醋艾叶 30g，老棕炭 30g，槐蘑 50g，陈阿胶 30g，地榆炭 60g，白蔹 30g，炒枳壳 30g，大熟地 30g，苏木 60g，炒建曲 30g，杭白芍 30g，紫草 30g，白蒺藜 60g，玉蝴蝶 60g，灵仙 30g，黑芥穗 30g，上药共研细面，用米醋合为小丸，每日早晚各服 3g。

五诊：服上药后血量明显减少，但仍有时出少量血，腰酸乏力，有时头晕，效不更方，原方再配一料续服。

（摘自祝谌予《施今墨临床经验集·妇科疾病》）

案 3　脾肾双亏月经过多（子宫黏膜下肌瘤）

靳某某，女，29 岁。

3 年前由于过劳，适届经期，遂致淋漓不断。时少时多，日无间断，色黑紫有血块。腰腿酸楚，少腹坠痛，头晕气短，倦怠无力，经协和医院检查诊断为子宫黏膜下肌瘤，本人不愿手术，故求诊中医设法。

舌质淡并有齿痕，六脉沉迟而弱。

辨证立法：

月经淋漓不断，业已 3 年，气血双损，虚寒为祟，血色黑紫有块，非热结之瘀，实系出血缓慢，稽留时久，凝结所致。察其脉沉迟而弱，舌质淡红，均非热证可知，拟升阳补中固涩为治。

处方：米党参 10g，干姜炭 3g，祁艾炭 10g，苍术炭 6g，川续断 10g，黑升麻 6g，白术炭 6g，川杜仲 10g，黑芥穗 6g，生地炭 15g，五味子 5g，熟地炭 15g，赤石脂血余炭 10g 同布包，10g，五倍子 5g，山萸炭 18g，鹿角胶 10g，陈阿胶 10g，紫厚朴 5g，炙甘草 3g。

二诊：服药 10 剂，此间曾血止 2 日，为 3 年来未有之现象，而后血又再来，量甚少，色亦转淡红，头晕渐好，仍觉倦怠。

前方照服，另用仙鹤草 60g，荷叶 30g，红鸡冠花炭 60g，伏龙肝 90g，煮汤澄清代水煎药。

三诊：又服 10 剂，出血大为减少，有时如红带，气短心跳，头晕均效，精神亦转佳，腰腿酸楚减轻，拟用丸方巩固。

处方：每日早服定坤丹 1 丸，晚服玉液金丹 1 丸。

［按］ 月经淋漓不断之症，以八纲辨之，治法各异。然医者多以出血为热，尤以血色黑紫辨为热结，投以凉血止血之药。温阳之药，似为忌用，张石顽曾为文辨驳。本案之有显效，在于辨证准确，用干姜、艾叶以温子宫，反见血量减少，血色转鲜。施师用

炭药以止血，效果殊佳，用升清药者，下病上取之也。

（摘自祝谌予《施今墨临床经验集·妇科疾病》）

3. 阴中生息肉案

案 冲任亏损

余某某，女，31岁。

经期不准，常有淋漓不断之象，此次月经已20日不止，仍呈淋漓之状，血色淡，且有异味，腰腹时作酸痛，心跳、头昏、身倦、睡眠不稳，阴道时常出血，性交时亦出血，前由市立医院检查为子宫颈息肉，建议手术，患者愿求中医治疗。

舌苔薄白，脉象缓弦。

辨证立法：阴道常有出血现象，且性交亦见出血，必属阴道子宫局部疾患，并非月经问题可知，但长久失血，气血两虚，病情将日就缠绵。综观脉证，冲任亏损，不能藏血，血去则阴伤，先贤谓暴崩宜补，久漏宜清，因有未尽之宿瘀潴留于冲任之处，宜去瘀生新，养阴清热。

处方：贯仲炭6g，陈阿胶6g，另熔，分两次兑服，龟板胶6g，另溶，分两次兑服，老棕炭10g，黑升麻5g，生地炭12g，黑芥穗10g，熟地炭12g，杭白芍柴胡5g，同炒，10g，茅苍术5g，川黄柏6g，黑山栀6g，川杜仲10g，川续断10g，熟女贞12g。

二诊：服药3剂，血已减少，惟稀液异味分泌仍多，脉弦转平，前方加煅刺猬皮6g，再服3剂。

三诊：前方服2剂之后，感觉腹部不适，旋于阴道中脱出如拇指大之暗红色软质肉块，但未见出血增多，仅有血性稀薄分泌物，精神紧张，身倦无力，食眠仍不佳，脱出之组织已送医院作病理检查，嘱仍将第三剂服完，俟检查结果再行复诊。

四诊：一周后携来检查结果，脱落物为子宫息肉，未见癌细胞，经妇科细检，宫颈正常，未再发现息肉，患者体力已弱，拟进调气理血之剂，并嘱注意调摄。

处方：杭白芍柴胡5g，同炒，10g，生地、熟地各6g，酒炒，陈阿胶10g，另溶，分两次兑服，酒当归10g，酒川芎5g，粉丹皮10g，熟女贞12g，朱茯神10g，朱麦冬10g，玫瑰花6g，代代花6g。

五诊：患者服前方4剂后，精神体力均见好转，食眠具佳，阴道血液及异味分泌完全停止，脉象平稳，本元日复，冲任渐充，嘱其注意调摄，可不服药矣。

［按］本病在中医学中，包括于五积六聚、七癥八瘕、崩、漏之内，《诸病源候论》中阴中生息肉候谓为“胞络虚损，冷热不调，风邪客之，邪气乘于阴，搏于血，气变而生息肉也。其状如鼠乳”。

随师侍诊多年，尝遇此种病例，亦因证而异，总以去瘀生新为主导，如贯仲炭、老棕炭、升麻、芥穗、苍术，不仅止血升提，且有去瘀生新之效。二胶具有止血修补之功，黄柏、山栀清热利湿，二地、归芎及女贞为理血之品，刺猬皮煅研，单用可以治男子遗精遗尿，女子赤白带下，并有强壮涩固之力。

（摘自祝谌予《施今墨临床经验集·妇科疾病》）

王渭川

（熟经典，重辨证，擅虫药）

【医家简介】

详见第47页。

【主要学术思想和主张】

详见第47页。

【医论医话】

1. 癥瘕

癥瘕积聚，男女皆有。癥是坚硬成块，固定不移，痛有定处，病属血分；瘕是痞胀，按之时散时聚，病在气分。至于积聚与癥瘕是名词联系，也就是癥瘕，即西医学中的子宫内膜良性肌瘤，其症状与癥块相似，故以癥瘕积聚，女科特立专门。

至于痃癖，其书中就议论纷纭。我认为应分三焦论治。如在上焦，病发于两肋之间，多属经络气滞，其疼痛发于中焦两侧者，从临床观察多与脾肿大有关，其疼痛发于下焦者，近脐之左右，可疑卵巢炎肿或积液。

根据《景岳全书》、《内经》和《难经》之说，则癥瘕积聚痃癖六字，似已指明为男子和妇女的消化道及生殖系统等部分，包块疾病的纲领。审为癥积，以化癥回生丹为主，如兼湿热，佐以清热化湿副药，审为瘕聚，以乌药散加减为主，审为痃癖，以隔下逐瘀汤加减为主。

总之，癥者征也，血质凝，有形可征，一定不移；瘕者假也，由脏气结聚，无形成瘕，推之可动。二证病，在肝脾气血。气虚以补中行气，气滞则开郁宣通，血衰则养营以通络，血瘀则通络以化坚。至于痃癖，也因气而成，似宜辛开活血为着手。此为治癥积瘕聚痃癖的简要法则。

（摘自《王渭川妇科治疗经验集》）

2. 乳癌

乳癌初起，形以坚核，不胀不肿，虽重按亦不觉痛，但坚硬如石，与其他疡证不同，不易消散。治疗方面，着重养血柔肝，开怀解郁，总以忧思愁苦，精神郁抑为主因。

本症治疗，颇感棘手，不可误投破气消克，及走窜之剂。如甲片皂刺，俱不当用。且本症病势渐进多发郁火，虽四物尚嫌辛窜，何况行血破瘀。当初起病期浅，气血未亏者，宜青皮散、十六味流气饮，佐以鸡鸭睾丸，外敷红毛坠金膏（上海、广东药铺有出售）；有因肝郁气滞者，宜疏肝解郁汤；如服药反复不应者，宜益气养营汤、十全大补汤、归脾汤等选用。

治疗原则。如属脾肾阳虚者，用河间地黄饮子为主，佐草药八种，如属肝肾阴虚者，以魏玉横一贯煎为主，同时佐以八种草药。

（摘自《王渭川妇科治疗经验集》）

【验方效方】

方一 王氏银甲合剂

银花9g，连翘9g，红藤24g，蒲公英24g，大青叶9g，紫花地丁12g，生鳖甲24g，椿根皮9g，艾叶9g，砂仁6g，仙鹤草60g，生蒲黄9g，炒升麻24g。

［主治］湿热蕴结下焦之黄白带、赤白带（子宫内膜炎，子宫颈炎及一切下焦炎症）。

［功用］清热化湿。

方二 王氏银甲丸

银花15g，连翘15g，升麻15g，红藤24g，蒲公英24g，生鳖甲24g，紫花地丁30g，生蒲黄12g，椿根皮12g，大青叶12g，西茵陈12g，桔梗12g，琥珀末12g

［服法］（上药）共研细末，炼蜜成63丸，此为1周用量。也可改成煎剂。

［主治］湿热蕴结下焦之黄白带、赤白带（子宫内膜炎，子宫颈炎及一切下焦炎症）。

［功用］清热化湿。

（摘自《王渭川妇科治疗经验集》）

【精选验案】

1. 慢性盆腔炎

案1 湿热蕴结，气虚血滞（慢性盆腔炎）

黄某某，女，24岁。

因婚后3年不孕，月经后期，带下黄臭量多，伴小腹及腰痛半年，于1963年5月2日来院初诊。经量少，色暗质薄，腹痛拒按，常头昏痛，倦乏，多梦，心烦，口渴，溲黄，便结。面色萎黄，舌尖红、有朱点，脉弦数。妇科检查：宫颈光滑，子宫Ⅱ度后倾，较正常稍小，有深压痛，两侧附件均有明显压痛。

西医诊断：慢性盆腔炎。

中医辨证：湿热蕴结，气虚血滞。

治法：清热化湿，益气活血。

处方：银甲丸合四君子汤加减

前后共就诊26次，随症选用的药物有：银花、连翘、蒲公英、红藤、升麻、琥珀、川楝子、生蒲黄、炒五灵脂、茺蔚子、茜草、益母草、甲珠、细辛、广木香、炒白芍、鸡血藤、鹿角片、杜仲、续断、桑寄生、山萸肉、党参、泡参、生黄芪等。

服药期间，月经渐趋正常，腰腹痛亦渐消失，带色转白，量亦减少。至同年11月，经期也未再腹痛，白带正常。妇科检查：除子宫有深压痛外，余均正常。

再继续服药并加服银甲丸，于1964年2月23日作输卵管通气检查，结果通畅。继而受孕，并于次年1月顺产一女孩。

（摘自《王渭川老中医治疗慢性盆腔炎医案》）

案2　肝郁气滞型（输卵管炎，子宫颈炎）

刘某某，女，23岁，已婚。

初诊：1963年10月19日。

病情：第一胎产后4个月，婴儿病死，悲伤过度，经期持续9天，量多，有瘀块，少腹剧痛。经四川省某医院检查，诊断为输卵管炎，子宫颈炎。病人心情抑郁，心悸，食欲差，带黄而多。

脉型：弦数。

舌：舌尖红，苔薄白。

治则：疏肝理气，化浊消瘀，兼顾冲任。

处方：逍遥散合银甲丸加减

柴胡9g，明天麻9g，炒白芍9g，广木香9g，椿根皮9g，红藤24g，蒲公英24g，大青叶9g，生鳖甲24g，生蒲黄9g，续断24g，杜仲9g，银甲丸9g，吞服，琥珀末6g，冲服或布包煎。（1周6剂，连服3周）

病人服上药后，月经渐正常，腹痛减，其余各证均好转。1964年3月25日，经四川省某医院复查，子宫颈中度糜烂，子宫后倒，大小正常。有深压痛，附件有压痛。诊断为慢性盆腔炎好转。

以后共诊4次，随症选用下列药物：沙参12g，石斛9g，枸杞9g，槟榔6g，厚朴6g，败酱草24g，丹参9g，焦山栀9g。

疗效：诸症悉愈。1965年2月5日，她顺产一男孩。后经成都某医院检查，盆腔炎已愈。

［按］ 本病例属肝郁气滞型。肝藏血，主疏泄，宜条达。病人因婴儿死亡，精神刺激，导致肝郁不舒，郁而化火，肝火迫血妄行，故有月经期长达9天，月经量多，少腹剧痛等症。治宜疏肝理气，化浊消瘀，兼顾冲任。以逍遥散合银甲丸加减为主方。由于投方对症，故收效较速。

（摘自《中医临床家王渭川》）

2. 炎性子宫内膜肌瘤（癥瘕病案）

案　气虚夹湿积瘀

孙某某，女，40岁。

初诊：1976年8月15日。

证状：平素脾胃很弱，少腹痞块，硬痛拒按，历时年余。气虚乏力，有时腹痛，经水忽停，带下色黄，腥臭。脉沉涩，舌质淡红，苔白薄。

诊断：癥积带下。

辨证：气虚夹湿积瘀。

治则：理气消湿，佐以化瘀血。

自制方：（王渭川验方）潞党参30g，鸡血藤16g，生黄芪60g，桑寄生30g，黑故脂12g，地鳖虫10g，水蛭6g，炒蒲黄10g，红藤24g，蒲公英20g，槟榔10g，鸡内金10g，琥珀末6g，炒五灵脂12g，砂仁10g，生鳖甲24g

一周6剂，连服4周。疗效，显著好转。

二诊：9月23日。

症状：上方服两周后，患者就某医院检查，包块已软，痛已减轻。继服2周，精神好转，带下量少、色白，无腥臭气。患者以医院诊断为炎性子宫内膜肌瘤已渐消失。

自制方：（王氏银甲丸）银花15g，连翘15g，升麻15g，红藤24g，蒲公英24g，生鳖甲24g，紫花地丁30g，生蒲黄12g，椿根皮12g，大青叶12g，西茵陈12g，琥珀末12g，桔梗12g。

共研细末，炼蜜成63丸，嘱服1个月。

疗效：痊愈。

（摘自《王渭川妇科治疗经验集》）

3. 附件炎性包块（腹部包块案）

案　气血两虚，兼瘀挟湿

莫某某，女，26岁，成都某信箱工人。

初诊：1978年7月7日。

证状：左少腹有包块，据某医院诊断，左腹可摸得包块有4cm×4cm大，确诊为附件炎性包块。小腹牵引作痛，曾两次腹部开刀。现月经量少，大便秘。脉微数，舌质淡红，苔少。

辨证：气血两虚，兼瘀挟湿。

治则：益气祛湿，活血化瘀。

自制方：（王渭川验方）黄芪30g，山药20g，当归10g，赤芍12g，川芎6g，熟地12g，桃仁9g，红花9g，桑椹12g，续断24g，红藤24g，蒲公英24g，木香6g，白蔻3g，琥珀末6g。

疗效：病情好转。

二诊：7月24日。

症状：服上方6剂后，本月18日经行，但腹痛已减，大便好转。月经仍量少，自汗，小便黄，患者又易感冒。脉弱，苔白，舌质淡。

治则：益气养血，化瘀祛湿。

自制方：（王渭川验方）黄芪30g，白术10g，防风10g，鸡血藤18g，鹿角片24g，菟丝子15g，桑寄生15g，炒蒲黄10g，地鳖虫10g，桔梗10g，红藤24g，蒲公英24g，琥珀末6g，槟榔9g，山楂10g。一周6剂，连服4周。

疗效：显著好转。

三诊：9月2日。

症状：服药1个月后，经某医院复查，左附件包块已缩小了1cm×1cm，腹痛已显著减轻，大便正常，月经量增多。后在方剂中增强了补虚化瘀的力量。根据当时的症状，先后又加减用过党参、女贞、枸杞、黑故脂、薏苡仁、茯苓、水蛭、炒五灵脂、丹参等药。后在川医复查，包块已消失。

（摘自《王渭川妇科治疗经验集》）

王慎轩

（首求因，治本病，调奇经，疏情志，药轻灵）

【医家简介】

详见第49页。

【主要学术思想和主张】

详见第49页。

【验方效方】

正气天香散（《医学纲目》）

［组成］乌药60g，香附末240g，陈皮、苏叶、干姜各30g。

［制法服法］上为细末。每次9g，水调服。

［主治］治妇人诸气作痛，或上冲心胸，或攻筑胁肋，腹中结块，发渴刺痛，月水不调，或眩晕呕吐，往来寒热。

［功效］行气止痛。

（摘自《近代江南四家医案医话选·王慎轩》）

【精选验案】

1. 少腹癥块

案1　肝郁寒瘀，结成瘀块（少腹癥块痛且可扪及）

王，7年以前，初产之后，悲郁受寒，始则恶露太少，继则下瘀甚多，少腹癥块痛且可扪及，呈增大增硬势，经期屡乱，下瘀成条索状长至尺余，少腹胀痛连及腰膂，经期尤甚。头痛眩晕，面目浮肿，耳鸣目花，痰腻咽哽，性情急躁，心悸寐少，胸闷气短，嗳气泛酸，乳房胀痛，脘腹疼痛，时而恶寒或肢冷，大便燥结不行，面色苍暗，舌苔灰白腻，脉象弦涩结。产后肝郁寒瘀，结成瘀块，阻碍运化传导，以致诸恙丛生。治宜理气散寒，和胃润肠。

生香附6g，紫苏9g，青陈皮各6g，橘叶6g，清半夏9g，全瓜蒌15g，全当归6g，旋覆花6g，炒枸橘李4.5g。

辅助疗法：①授气功，注重腹式呼吸。②每晨练气功后，双掌擦热，按摩少腹百数次。

二诊：进前药后，矢气甚多，胃脘少腹胀痛较松，乳房胀痛亦瘥，浮肿、哽腻（逆）、胸闷、泛酸均以轻微，余症如前，色脉如前，舌根垢厚，今宜前法加重润肠通便。

前方去橘叶，加脾约麻仁丸15g。

医嘱：每日坚持气功及按摩，并多学嘻笑以畅怀。

三诊：大便通畅之后，头痛眩晕、心悸寐少、胸闷嗳泛等症，均已大减，少腹癥块四周略软，按之则硬而痛，舌苔垢厚已薄，色舌脉尚未好转，积垢虽下、郁瘀尚甚，经期将近，恶寒转甚，当加重理气散寒、祛瘀消癥，以正气天香散、膈下逐瘀汤加减。

生香附6g，炒乌药6g，紫苏9g，干姜炒3g，肉桂末1.5g，溏五灵脂6g，桃仁泥9g，杜红花9g，全当归6g，川芎4.5g，生赤芍6g，炒枳壳4.5g，青陈皮各4.5g。

四诊：少腹癥块已较软少，脘胀少腹疼痛、恶寒肢冷等症，均已瘥减。经期将届，少腹坠胀，头痛腰酸，左腿胫麻木酸痛，肝郁已减，夙瘀尚甚，外窜经络欲成祸害。宜再守前法，配合身痛逐瘀汤意，于前方去青皮、枳壳，加秦艽、羌活、没药。

五诊：服前方1剂后，次日月经准期而至，下瘀大减，腹痛亦除。再服2剂，少腹癥块消失，诸症亦均瘥减。

（摘自《近代江南四家医案医话选·王慎轩》）

案2　肝气寒瘀，凝结成癥

白，病已3年有余，少腹两侧癥块坚硬酸痛，左侧尤甚。月经屡愆屡闭，迩又逾期。每值经期乳房胀痛，经行下血甚多，色紫成块，平素带多黄白有腥臭味，头痛眩晕，恶寒肢冷，时而潮热，牙齿浮动，右侧颈部瘰疬疼痛，清晨而肿，午后足肿，手胀掌灼，心悸寐少，梦多易惊，筋惕肉瞤，性情急躁，胸闷脘痛，胃纳减少，倦怠无力，腑行燥结难解。近日外感风邪，鼻咽干痛，喉痒有痰。面色苍紫，指甲下陷，舌苔薄微黄腻，脉象浮弦滑数。始因肝气寒瘀凝结而成癥块、痛经等症，继因肝病传脾，脾虚生湿，肝郁生热，湿热下注而为带多黄白等症，迩因风寒外束，内热上升而为鼻咽干痛等症。治宜辛凉疏解，遵先治卒病之旨。

荆芥穗6g，薄荷3g，连翘壳9g，忍冬藤21g，银花9g，生黄芩6g，紫草根15g，苦桔梗4.5g，生甘草3g。

辅助治疗：授气功意守丹田法，每晨气功后，以手掌按摩全腹，从右上而左下，按摩360周。戒郁怒急躁。

二诊：进前药后，头痛眩晕已减，鼻咽干痛已除，夜寐较安，腑行略畅，余症如前，脉象浮数较平，弦滑不调，舌苔薄白腻中后根微黄。新感风邪大减，内热上升亦轻，气瘀湿热交阻，肝胃冲任失和。今宜解郁化瘀，清热利湿。

北柴胡4.5g，生赤芍6g，旋覆花6g，全瓜蒌15g，焦山栀15g，土茯苓15g，乌金丸12g，炒枸橘李4.5g。

三诊：进前药后，恶寒肢冷，头痛眩晕，面浮足肿，筋惕肉瞤，脘痛纳少，溲黄带多，均已大减，余症如前。腑行又闭，舌苔极薄，脉象浮数已平，是新邪已解，湿热亦轻。脉尚弦滑，尺滑尤甚，弦滑为郁热，尺滑为下焦血瘀。迩值经行之际，当因势利导，拟加味逍遥散、下瘀血汤加减。

北柴胡4.5g，全当归6g，生赤芍6g，丹皮6g，桃仁泥6g，杜红花6g，炙䗪虫4.5g，炒枳实4.5g，小青皮6g，生大黄末3g。

外用：阿魏化痞膏2张，贴少腹两侧。

四诊：少腹癥块已小，酸胀硬痛亦减，带多已微，经逾半月，前血已至，下瘀甚多，色亦较红，经前乳房胀痛已除，余症均轻减。

此后连诊八次，因癥块已少，不再用攻消峻剂，改用柴胡、当归、赤芍、川芎、丹参、桃仁、红花、灵脂、没药、青皮、枳壳等解郁理气、祛瘀消癥之轻剂，外用紫苏，艾叶煎汤煮洗下部，洗后按摩少腹，再贴养血调经膏。

（摘自《近代江南四家医案医话选·王慎轩》）

案3　肝郁气滞，寒瘀湿热

唐，病已八月，少腹胀痛，左侧有癥块，硬痛拒按，经期更甚。头胀眩痛，时而心悸，白带甚多，经期屡延，舌苔薄白腻，脉象弦涩结。迩将届期，当乘此时，因势利导，宜理气、祛瘀、散寒、利湿，拟青附金丹、桂枝茯苓丸加减。

青陈皮各6g，生香附9g，广郁金6g，生丹参9g，川桂枝4.5g，赤茯苓15g，桃仁泥6g，生赤芍6g，当归末3g，川芎4.5g，三棱9g，莪术9g，桂枝茯苓丸30g，每晚服3g，开水送下。艾附暖宫丸45g，晨服4.5g，开水送下。

医嘱：每日作八段锦3次，早晚做气功各1次，尔后按摩腰及少腹，夜卧前用艾条薰灸气冲、气海、丹田、神阙。

二诊：经期已来尚准，少腹癥块已消，余症亦均减。

（摘自《近代江南四家医案医话选·王慎轩》）

案4　气虚痰凝

张，病已3年有余，每次临经，脐左瘕聚，聚则热痛，经期屡超，稍挟瘀块。头痛麻晕，颈项酸强，左半较甚，耳鸣目花，神疲力乏，时欲泛恶，形寒掌灼，心悸寐少，关节酸楚，大便不畅或溏或结，白带甚多，面色苍黄，形体肥胖，舌质淡胖苔白腻，脉象弦滑。凭脉察证，俱无热证，聚则自感热痛乃为假热，不可误投凉药，先宜平肝理气，运脾化痰，拟半夏白术天麻汤、苍莎导痰汤加减。

姜半夏9g，明天麻4.5g，橘红4.5g，姜南星6g，炒枳壳4.5g，香附6g，生苍白术各4.5g，朱赤苓9g。

授气功意守丹田法，尔后按摩诸痛处及少腹。

二诊：进前药后，头痛麻晕，颈项酸强、寐少带多均已轻减，余症及脉舌如前。迩在经前，癥聚热痛未发，当注重治之。拟大七气汤、苍莎导痰汤加减。

生香附6g，三棱6g，莪术6g，青陈皮各6g，炒枳壳4.5g，生苍术4.5g，姜半夏9g，姜南星6g，赤茯苓9g，炙甘草3g。

三诊：服前药后，诸症均减，月经已于本月20日来，瘕聚热痛已无。

[按] 夫妇女之癥瘕，多在少腹，小腹属厥阴肝经，妇女易于忧愁郁闷，故肝气郁结常常是形成癥瘕的一个很重要的因素。因此在其治疗上，王师主张必须以理气解郁为治疗之基本大法，并且应以在此基础上随证加减，或理气散寒，祛瘀消癥；或清解郁热，活皿化瘀；或理气化瘀，散进利湿；或疏肝运脾，化痰利湿；或温补气血，理气活血等。同时，亦须注意不专用攻伐消散药，王师谓，《内经》："壮者气行则已，怯者着而为病"正是概括了癥瘕之临床表现特点，癥瘕初起，患者多未觉察，及至增大就医时，已病程长而体之虚，体虚则三因易侵而标证急，故必须以先冶其急为主，待急缓后

再相议攻消。若癥瘕大半已消，不可再用攻伐峻剂，《内经》谓："大积大聚，其可犯也，衰其大半而止。"师认为可改用理气解郁、化瘀消癥之轻剂，直至痊愈。

（周耀辉、蔡小玲整理）

（摘自《近代江南四家医案医话选·王慎轩》）

朱小南、朱南荪

（乙癸同源，肝肾为纲；重视奇经，善用对药）

【医家简介】

详见第51页。

【主要学术思想和主张】

详见第52页。

【医论医话】

1. "癥"的病候

（1）"血癥"：寒温失节，脏腑气虚，风冷在内，饮食不消。与血相结，渐生颗块盘牢不能移动。宜大黄煎。

（2）"食癥"：月经来时，食生冷之物，不能消化，结聚成块，日渐长大，盘牢不移，宜乌药散。

（3）"痃癖"：痃者在腹内近脐左右，各有筋脉急痛，大者如臂，次者如指，因气而成弦大状。癖者僻在两胁之间，有时而痛，宜麝香丸。

（4）"癥痞"：饮食失节，脾胃亏损，积于腹中，牢固不动，故名曰癥，气道壅塞，故名曰痞，得冷则发，宜穿山甲散。

（5）"肉癥"：脐下结坚大如杯，月经不通，寒热往来，下痢羸瘦，宜生地黄煎。

2. "瘕"的病候

（1）"黄瘕"：由产后血气未定，或当风便利，关节中于风湿，邪从下入于阴中，积留不去，在胁下有结气，拒按，经行不利，阴中刺痛，淋露黄汁，宜皂荚散。

（2）"青瘕"：新产起行，浣衣太早，又犯风湿，恶血不除，聚于两胁下，藏于膂骨内疼痛，手不能举，洒淅恶寒，烦闷结热不散。月经闭，或经行量多，崩中不禁，下青汁，宜青瘕坐导方。

（3）"燥瘕"：腹中瘕块大如半杯，痛连两胁，上心而烦，喜呕吐，腰背重，足酸，遗溺，月经闭止。病由月经未净，或举重汗出，或因恚怒，月经与气相搏，反快凉饮，有热则成燥瘕，宜燥瘕方。

（4）"血瘕"：横骨下有积气，坚如石，少腹急痛，背疼，腰腹牵痛，不可俯仰，阴中若有风冷。月经来止不常，病由月事中止，饮食过度，五谷气盛，溢入他脏，或大饥寒，呼吸未调，而自劳动，血下未定，左右走肠胃间，留络不去，内有寒热，与月经合会而成，宜桃仁煎。

（5）"脂瘕"：小腹重，腰背如刺，四肢不举，卧不安，左右走腹中，痛时少气，头眩，身体懈，苦寒恶风，二便血，月事来止不常，精血杂下如膏。病由月经初来，或生未满月而交，胞门伤，子户失禁，关节散，脏腑津流。阴道胭动，百脉四解，子精与血气相遇。不能成子而成“脂瘕”宜脂瘕导散方。

（6）“狐瘕”：心神恍惚，四肢振寒，体倦神散，少腹滞，阴中肿，小便难，胸服腰背痛，气盛，善食，多所思，如有身状。病由经来悲忧，或惊恐，且受湿，邪入阴里不去而成。

（7）“蛇瘕”：在脐上下或左右胁有痞成长蛇形，不得吐气，上蚀心肝，少腹热，膀胱引阴中痛、腰痛、两股胫间痛，时寒热，月水或多或少，病由月经新止，阴阳未平，饮污井之水，食不洁之物，留脏不去而成。

（8）“鳖瘕”：形如小秤，小腹切痛，左右走，上下腹中痛。持之跃手。下引阴里痛，腰背亦痛，不可以息，月事不通，病由月水新至，其人作劳，适受风湿，五内消脱，或沐浴不以时出，而神不守，水气与邪气俱入，留络不去而成。

以上所谓“八瘕”，各书都有记载，此外还有“仙瘕”、“石瘕”二名。

（9）“疝瘕”：腹中有痞作痛，两胁烦闷，心腹疼痛，推移则动，黄瘦饥羸，病由气劳伤，风冷入腹，与血相结，或由月经产后，胞中有恶血，复为邪结而成，宜干漆散。

3. 癥瘕总结

综合古代文献中。关于“癥瘕”的疾患，含义实在混淆，分目很多，形状类似，病原亦无多出入，“食癥”是由消化道引起，不可能结聚成块。八癥的病候，同为新产受风冷。而分黄、青两癥，“血癥”、“肉癥”无多分别，“狐瘕”是描写腹有结块，而具精神病状，“蛇瘕”、“鳖瘕”以想像结块的形状，而强调分出两名，所以“八瘕”之名，实在不合理，金末张载人早就认为它是不对的。又“石瘕”之名，始见于《内经》，腹中结块，一定是硬的，所以名“石瘕”，既然石硬结块，不名“癥”而名“癥”，可知“癥”、“癥”之义，古来是含混的。这些疾病，当是现代的子宫及卵巢肿瘤、癌症之类。古书中还有所谓“肠覃”，由于寒浊凝结，日久便生息肉，始如鸡卵，大如怀胎，按之坚，推之动，月经照常，与石瘕类似，古人以为是肠中病。另立名目。

归纳这些疾病的形成，有下列几点：①产后受风寒。②经行时中寒。③寒湿下受。④产后及经期中饮食寒温失调。

但不论“癥”或“瘕”，属有形有质，可用破血消瘀类药，假使不敢攻下，病不可除，若无形无质，气撑作痛，聚散不常的，是当以行气和中为主治，各种“癥”、“瘕”的方药，实在名目繁多，有许多是不合理的、以本人经验来说，“乌药散”、“桃仁煎”、“穿山甲散”、“干漆散”最为合理，“青瘕”等外用坐导方，未必可用，外贴“阿魏膏’方为良，各方附列于下。

摘自《朱小南论妇科》

【验方效方】

方一　乌药散

［组成］乌药、莪术、桂心、当归、桃仁、青皮、木香。

［服法］（上药）各等分，共为末，每服6g，热酒调下。

［主治］食癥。月经来时，食生冷之物，不能消化，结聚成块，日渐长大，盘牢不移之。

方二 桃仁煎

［组成］桃仁30g、大黄30g，虻虫30g、朴硝另研30g、醋2.5L。

［制作服用法］朴硝另研30g、醋2.5L煎取0.5L，下大黄、桃仁、虻虫，搅煎至囊丸，下硝出之搅匀为丸，梧子大。前一日不吃晚饭，五更温水下5丸，日午下如赤豆汁，或如鸡肝虾蟆衣状，未下再服。如鲜血来，以调补气血药补之。气虚血弱者忌用。

［主治］血瘕。横骨下有积气，坚如石，少腹急痛，背疼，腰腹牵痛，不可俯仰，阴中若有风冷。月经来止不常，病由月事中止，饮食过度，五谷气盛，溢入他脏，或大饥寒，呼吸未调，而自劳动，血下未定，左右走肠胃间，留络不去，内有寒热，与月经合会而成。

方三 穿山甲散

［组成］穿山甲炒燥、鳖甲醋炙、赤芍、大黄炒、干漆炒令烟尽、桂心各30g，川芎、芫花醋炒、当尾各15g，麝香7.5g，另研。

［服法］上药为末，每服3g，酒调服。

［主治］癥痞。饮食失节，脾胃亏损，积于腹中，牢固不动，故名曰癥，气道壅塞，故名曰痞，得冷则发。

方四 干漆散

［组成］干漆炒、木香、芫花醋炒、赤芍、桂心、当归、琥珀研、川芎各15g，大黄炒，30g，牛膝22.5g。桃仁30g，麝香7.5g。

［服法］研末。每服3g，不拘时下。

［主治］疝瘕。腹中有痞作痛，两胁烦闷，心腹疼痛，推移则动，黄瘦饥羸，病由气劳伤，风冷入腹，与血相结，或由月经产后，胞中有恶血，复为邪结而成。

方五 外治方

［组成］羌活、独活、玄参、官桂、穿山甲、生地黄、两头尖、大黄、白芷、天麻各15g，槐柳桃枝9g，红花12g，木鳖乱发一团如鸡子大。

［制法］从略。局部外敷。

［主治］阿魏膏治一切痞块。

（摘自《朱小南妇科经验选》）

【精选验案】

案1 寒凝血瘀（子宫外有瘤）

张爱娣，31岁，是布厂女工。生产第四胎，将满月时，左腹酸痛，该厂医务室诊断，发现子宫部分有硬块，嘱往某某医院检查，（1954年11月15日）该院初步诊断：为子宫外有瘤。拟住院作外科手术，病人不同意。3个月后，病势转剧，疼痛不能俯仰，恶寒潮热，形瘦胃呆，盗汗等等。12月24日来我处求治，此即古代的“癥癖”。予以温散和中，破血行瘀法，取桃仁煎意，前后八诊，历时40天，其症完全消失，举出这个实例，以证实我们祖先遗传下来的方法是有实验疗效的。

（摘自《朱小南论妇科》）

案2　寒凝气滞

王某，35岁。

患者于27岁时结婚，婚后8年，未孕，经水愆超失常。1959年7月2日因腹痛进医院医治，住3周后出院。11月间又因肠梗阻入院治疗。12月间腹部又复膨胀，疼痛颇剧，乃来就诊。

初诊：12月4日。腹部有瘕块，膨胀疼痛，推这多动，按之有声，胸闷纳呆，口淡乏味，脉象虚缓，舌苔薄白。此乃气聚成形，非莫有瘀结也。治宜温中理气。

处方：制香附9g，广郁金6g，小茴香4.5g，川楝子9g，醋吴萸2.4g，枳壳4.5g，苏罗子9g，路路通9g，广木香2.4g，乌药4.5g，生甘草2.4g。

二诊：12月6日。据述服药后腹中咕咕作响，气块翻腾不已，旋得矢气频频，痞块渐小，腹痛亦瘥，药已中鹄，继进温中行气。

处方：制香附9g，广郁金6g，炒枳壳4.5g，陈皮6g，吴茱萸4.5g，川楝子9g，小茴香2.4g，炒乌药9g，生甘草3g，焦山楂9g，沉香曲9g。

三诊：12月8日。腹部癥块已消，疼痛亦十愈其八，仍觉胸闷泛恶，口苦无味，夜寐不安，脉象虚弦，舌苔薄白。此乃木郁克土。治宜利气和胃。

处方：柴胡4.5g，当归9g，白芍6g，枳壳4.5g，青皮6g，川楝子9g，小茴香4.5g，广木香4.5g，吴茱萸2.4g，炒川乌6g，如乌药6g，甘草2.4g。

四诊：12月10日。腹部癥块消化，疼痛亦愈，惟腹部外形仍觉高耸，脉象细弦，苔白腻。此乃余气滞留，尚待疏达。治宜利气疏泄。

处方：制香附9g，小茴香4.5g，广木香4.5g，炒芍药6g，炒枳壳4.5g，焦山楂9g，白蒺藜9g，沉香米2.4g，后下，吴茱萸2.4g，川楝子9g，炒槟榔4.5g。

五诊：12月13日。腹部胀痛消失，外形亦恢复原状，胃纳渐馨。调养脾胃以复其原。

处方：当归9g，炒川芎4.5g，煨木香4.5g，炒乌药6g，炒枳壳6g，焦山楂9g，白蒺藜9g，小茴香4.5g，焦白术6g，新会皮6g。

［**按**］本例纯为气聚，由于肠胃气滞而成。气块壅塞肠道，膨胀而腹形高耸，按之有声，推之移动，腹痛不舒，胸闷纳呆，骚扰难眠。

本症治疗，以温中利气为原则，《医宗必读》谓："气积轻者，木香、枳壳、厚朴、橘红，甚则枳实、牵牛。"主要亦应疏泄气分。本例所用茴香、木香、沉香、吴茱萸等能温中，促进肠胃功能，增强运化能力，以利气；用苏罗子、路路通、香附、郁金、枳壳、青皮等利气；药，能行滞散聚，排除气体。服药后腹中扰动不已，后即矢气连声，结块逐渐消失，腰痛亦愈。

通气功效卓越者，为苏罗子与路路通。苏罗子即娑罗子，《本草纲目》名天师栗，性味甘温，能理气宽中杀虫，主治胸脘胀痛，疳积痢疾等症。路路通即枫实，又名九孔子、枫果、摄子，功效能明目除湿，舒经络拘挛，气味香郁，又可宽胸利气；近代用单味治风瘆块，亦验。两者合用，服后腹中扰动，往往作响，不久，上易嗳气，下则矢气，胙胀乃消，为优良的驱风药。

案3 肝脾气滞，气血两虚（子宫内膜异位症）

石某某，36岁，已婚。

初诊：1976年10月13日。月经14岁初潮，素调。27岁结婚，至今8年未孕，婚后渐有痛经，近年来痛势增剧。经西医妇科检查：后穹隆左侧摸到黄豆大结节3粒，触痛明显，诊断为子宫内膜异位症。末次月经上月17日，腹痛量多，经后腰酸肢麻，神疲嗜睡，纳呆便溏，脉短而弦，舌淡红，边有齿痕，苔薄黄腻。症属肝脾气滞，气血两虚。治拟利气化瘀，健脾益气，养血调经。

处方：生蒲黄15g，五灵脂12g，莪白术各9g，焦山楂9g，刘寄奴12g，血竭6g，枳壳6g，益母草12g，仙鹤草18g，党参9g，黄芪9g，5剂。

二诊：10月18日。经水昨日准期而行，腹痛来作，量多色鲜，无瘀块，口干引饮，溲频，脉象弦细，舌苔同前。阴血素虚，肾气渐衰。恐瘀阻气滞，治拟疏肝利气止痛。

处方：当归9g，川芎3g，半制香附9g，川楝子9g，娑罗子12g，菖蒲6g，留行子12g，路路通12g，枳壳6g，地龙12g，乳香3g，没药3g。3剂。

复诊：11月22日。

经水昨转，过期4天，腹痛已一周，痛势不剧，量中等，无瘀块，脉弦。舌苔薄黄腻。治宗上月行经前方。

处方：生蒲黄15g，五灵脂12g，莪白术各9g，刘寄奴12g，川楝子9g，枳壳6g，血竭6g，益母草12g，仙鹤草18g，党参9g，黄芪9g。3剂。

复诊：1977年1月20日。月经周期将近，腹痛隐隐，脉细软，舌暗苔薄腻。肝肾不足，血瘀气滞。治拟养血化瘀调经。

处方：当归9g，赤白芍各6g，生蒲黄12g，五灵脂12g，枳壳6g，延胡索6g，益母草12g，仙鹤草12g，血竭4.5g。4剂。

复诊：2月2日。今值期中，每有腹胀，盆腔摄片显示两侧输卵管细长。冲任气滞。治拟疏通脉络。

处方：制香附9g，川楝子9g，路路通12g，娑罗子12g，石菖蒲9g，枳壳6g，乳没药各3g，留行子12g，党参9g，巴戟9g，石楠叶9g。5剂。

复诊：2月26日。18日经水已行，本次及上月均无腹痛，量亦减少三天即净。妇科复查：后穹隆三结节已消失。脉弦细，舌苔薄腻。仍属肝肾不足，冲任气滞。治拟调补肝肾，理气疏络。

处方：党参、沙参各9g，黄芪9g，白术、白芍各9g，生地、熟地各9g，菟丝子12g，覆盆子12g，制香附9g，石菖蒲9g，仙灵脾12g，石楠叶9g。6剂。

案4 湿热内蕴，阴虚火旺（盆腔炎）

胡某，38岁，已婚。

患者曾生3胎，小产2次。1963年2月间第2次小产后，发热4月余未退，往医院注射抗菌素治疗无效。刻有胸闷潮热，腰酸肢楚，精神疲乏，带下似脓，有秽味，并时带红，经检查为盆腔炎。

初诊：6月28日。切脉细数，舌苔薄黄。据述此一次小产后即行避孕，刻月经3个月未来，小腹隐痛，阴道流出脓汁带有秽臭味，小便中亦混有血丝，口干潮热。证属湿热内蕴，阴虚火旺。治拟养阴清热之法。

处方：鲜生地30g，大红藤15g，川柏9g，知母9g，甘草梢4.5g，怀山药9g，粉丹皮9g，茯苓9g，山萸肉9g，樗白皮12g。

复诊：上方加减，自9月底至10月15日，服用半月后，潮热消失，秽带减少，尿血亦止，腹部已感轻快，惟尚精神疲惫，大便燥结不畅。治拟健脾固肾，兼清余邪。

处方：黄芪9g，白术6g，新会皮6g，生地9g，菟丝饼9g，山萸肉9g，甜苁蓉9g，川黄柏9g，茯苓9g，白槿花9g，甘草梢4.5g。

［按］ 本例为小产后身体虚弱，复受感染，抗病力薄弱，湿热内蕴，致使小腹疼痛，带下似脓，拖延半年余，身心受累，久不能复。以症由阴虚火旺，故用知柏八味丸加减，以鲜生地清热滋阴，山药补脾固肾，萸肉温肝兼固带脉，丹皮清君相之伏火，凉血退蒸；茯苓健脾化湿，泽泻泄膀胱之湿邪，加知、柏清热化湿，消除下焦虚火；金银花清热解毒，樗白皮燥湿止带。甘草梢清热解毒功著，如《本草逢原》认为本品擅长医治痈疽肿毒，《珍珠囊》谓能治"阴茎中痛"等，可知对小便频数不舒、流脓带血等症，用之有效。

至于红藤，是指木通科植物又名大血藤者，《本草纲目》附于茜草条附录，称为血藤。另有一种省藤，亦称红藤，属棕榈科。二者极易混淆，前者为清热解毒、散结消肿之品，后者乃驱虫利尿药。本案所用即《本草纲目》所谓"血藤"者，亦即临证中用于治阳痈腹痛之红藤。妇科临证常用于子宫附件炎，尤对于输卵管发炎等有卓效。用量一般为12～15g。

本症性极顽固，所以在各种症状逐渐消失后，宜继续调理一个时期，否则极易复发。治法宜在调养气血药中酌加清热化湿之品如川连、黄柏等。一则增强体力，使能抵抗疾病；另则清除余邪，免留后患。

（摘自《朱小南妇科经验选》）

韩百灵

（肝肾学说，异病同治）

【医家简介】

详见第55页。

【主要学术思想和主张】

详见第55页。

【临证经验】

1. 肝肾学说

韩老认为：肝肾的关系密不可分，不失为"母子之脏，水火之宅"，肝肾之间，息息相通，相互制约，协调平衡。故在病理方面伤则俱伤，耗则俱耗，必然相互影响，互为因果。如：肾阴不足，可引起肝阴不足，若"水为涵木"即可导致肝阳偏亢；反之肝血不足可导致肾精亏损，肝火过盛可下劫肾阴，而形成肾阴不足的病理变化。在妇科疾病中，经带胎产乳杂诸多病证，皆可因肝肾失调而引起。——韩老每每临证，对凡由肝肾阴虚所引起的诸多病证，均以滋补肝肾为主，提出"养肾之阴，敛肝之阳，壮水之主，以制阳光"的根本法则。积累数十年的临床经验，创制了数首验方。以其著名的"百灵育阴汤"为例，方中诸药皆入肝肾两经，与其"肝肾学说"相得益彰，丝丝入扣。以该方加减，统筹治疗由肝肾阴虚而引起的经带胎产乳杂诸疾，均收到显著效果。

2. 同因异病、异病同治

韩老启蒙于《金匮要略》，受学于名医王化三老先生，认为疾病的发生和发展、治疗和转归是相互联系的，不是孤立的，而是运动的，二者是对立统一的整体。同中有别，注意个性；异中求同，寻其共性。——他认为中医证候虽千变万化，但总有其规律可循，妇女在生理上，因经孕产乳伤于血，在病理上也就容易产生气血两虚；在七情方面，女子性多忧思，情志不遂，气机不畅，气病及血，易致气滞血瘀；脾为后天气血生化之源，肾为先天之本，内寄真火，气血不足，命火虚衰，则发生脾肾阳虚；肝藏血，肾藏精，精血亏耗，则多有肝肾阴虚发生。

3. 论癥瘕

古人对此病的记载，分七癥，八瘕、五积、六聚之名。七癥有蛟、龙、鳖、肉、发、虱、米；八瘕有青、黄、燥、血、脂、孤、蛇、鳖；五积有心积伏梁、肝积肥气、肺积息奔、脾积痞气、肾积奔豚等名称；六聚是六腑的病气忽聚忽散而无定处所命名之。又如在脐之左右，痛则出现，不痛则隐伏，为痃；若在小腹疼痛牵引腰胁，为疝。这是古人在临床上长期对疾病观察，根据疾病的部位和表现确定了属气、属血、属痰、属食、属虫，区分在五脏，在六腑，在气分，在血分，并依此做为诊断的依据。

对此病的诊治首先要辨别病在何脏、何腑、属气、属血、属痰、属食、属虫等不同，然后根据疾病的属寒、属热、属虚、属实，了解病程新久，体质强弱，按不同情况，选方用药。施用治法，用补法之中兼以行气通络，而不留邪滞，攻法之中兼以益气养血，而不伤正；温法之中，勿过于辛燥，以免损伤阴血；清法之中，勿过于苦寒，以免损伤脾胃。若初病体实者，当先攻后补，若久病体虚者，当先补后攻，或攻补兼施多；古人云：大积大聚，其可犯也，衰其大半而止。

（摘自《百灵妇科》）

【验方效方】

方一 益气养血汤（月经妊娠产后不孕围绝经期）

［组成］人参10g，黄芪20g，熟地20g，白芍20g，当归15g，白术15g，茯苓15g，远志15g，五味子15g，甘草10g。

［功效］益气养血敛阴。

［方解］方中用人参大补元气。《本经》记载："人参主补五脏，安精神，定魂魄，止惊悸。"黄芪补气升阳，益气固表。白术、茯苓、甘草益气健脾和中。熟地、白芍、

当归养血补血，《本草纲目》记载："熟地……生精血，补五脏内伤不足，通血脉，利耳目，黑须发，男子五劳七伤，女子伤中胞漏，经候不调，胎产百病。"《珍珠囊》中云："熟地补气血，滋肾水，益真阴。"五味子、远志益气生津，补肾宁心，宁神益智。全方共奏益气养血敛阴之效。

［加减］对于月经病，月经过多，崩漏，色淡，质稀，甚至突然大下不止，小腹微痛不拒按者，宜用主方，加阿胶15g（烊化），海螵蛸20g，炒地榆50g以养血固冲止血。

对于月经后期，月经过少，色淡质稀，小腹空痛喜按者，宜用主方并加枸杞子20g，女贞子15g，黄精15g以补血填精。对于经闭日久者，宜用主方加龟板20g，怀牛膝20g填精血，通血脉。对于痛经，经期腹痛，绵绵不断，喜按，或经量少、色淡者，宜用主方加桂枝15g，重用白芍以补气温中，缓急止痛。

对于妊娠病，妊娠腹痛，胎动不安而出现胎元不固，腰痛，阴道流血者，宜用主方加川断20g，寄生20g，重用白芍以养血安胎，缓急止痛。若流血者加陈阿胶15g（冲服），炒杜仲20g，炒地榆50g，以补气养血，安胎止血。

对于产后病，产后血晕，四肢厥逆，昏不识人者，宜用主方加鹿角胶20g，煅龙牡各20g，以助真阳，升提固脱、并加荆芥穗15g清头明目，泽兰15g辛散芳香以利醒神。对于产后腹痛，宜主方加阿胶15g，枸杞子20g以养血益阴。

对于产后恶露淋漓不止，血色浅淡，血质清稀，小腹空坠，绵绵作痛者，宜方主加升麻10g（蜜炙）以升阳举陷，加阿胶15g补血止血。

对于产后发热、汗出者，宜用主方去人参、白术，加生地15g，丹皮15g，地骨皮20g以清热凉血滋阴。

对于产后身痛，宜用主方加狗脊20g，怀牛膝15g，川断20g，寄生20g以补肾养血，强筋健骨，加秦艽15g通络止痛。

对于产后缺乳，甚至全无，而乳大且软者，宜用主方加王不留行15g，白通草10g，桔梗15g以疏通经络，载药上行，气血充足，经络畅通，则乳汁自生。

对于妇女不孕，经行量少或经行后期，色淡质稀者，宜用主方加龟板20g，枸杞子20g以滋阴生血，填精助孕。

对于脏躁、哭笑无常、频频呵欠者，宜用主方去人参、黄芪，加浮小麦15g，大枣5枚以养心补脾，安神定志。

方二　调气活血汤（月经妊娠产后癥瘕）

［组成］当归15g，白芍15g，丹皮15g，川楝子15g，枳实15g，甘草10g，柴胡10g，川牛膝15g，生地15g，青皮15g。

［功效］调肝理气，活血散瘀。

［方解］方中以当归、生地、白芍养血补血，平抑肝阳。丹皮、牛膝活血散瘀，川楝子行气止痛，枳实行气散结消痞。《别录》记载："枳实除胸胁痰痞，……消胀满，……逆气，胁风痛，安胃气。"青皮疏肝破气。《珍珠囊》云："青皮破坚癖，散滞气……治左胁肝经积气。"《本草纲目》中说："青皮治胸隔气逆，胁痛，小腹疝气。消乳肿，疏肝胆，泻肺气。"甘草调和诸药。全方配伍共奏调肝理气，活血散瘀之效。

［加减］对于月经病，气滞血瘀崩漏，或月经涩滞难下，量少，色紫暗，或突然大下血块，小腹坠胀疼痛者，宜调气活血汤加川芎15g，红花15g以行血逐瘀。若小腹刺痛者加延胡索以行瘀止痛。若小腹胀痛者加乌药以行气除胀。若血瘀难下，大便秘者，加少量大黄以行瘀血，涤肠垢。若突然大下血块，血色由深变浅者，加沙地榆50g，蒲黄炭20g以塞其流，此乃标本兼顾之法。若气滞血瘀致月经后期，血色深红，量涩少者，以调气活血汤加川芎行血调经。气滞血瘀致月经衍期，血量温少，色紫暗，乳房胀痛者，用调气活血汤加王不留行，通草以通络疏肝。若气滞血瘀致发痛经，少腹刺痛拒按，血量涩少，色紫暗者，宜用调气活血汤加川芎、桃仁以行瘀止痛。对于气滞血瘀经闭，月经延至数月不通，乳房及少腹胀痛者，宜用调气活血汤加乌药、川芎以行气活血通经。

对于妊娠病，气滞血瘀致妊娠腹痛者，用调气活血汤。减川牛膝以调肝理气而不伤胎。气滞血瘀妊娠浮肿，孕后三四月之间体胀，下肢及两足浮肿，皮色苍厚不变者，宜调气活血汤加天仙藤、紫苏以疏通气机而肿自除。韩氏还特别指出应用理气活血法治疗妊娠病，必须辨证准确，做到胆欲大而心欲细，智欲圆而行欲方。《内经》云："有故无殒亦无殒也。"有病则病受其药，但应衰其大半而止之，不可太过。对于产后病，气滞血瘀而致产后恶露不下，或下点滴，色紫暗，少腹硬痛拒按者，宜用调气活血汤加生蒲黄、赤芍、川芎以行恶露。若气滞血瘀致产后恶露不绝，迁延日久，或量多如崩，色暗有块，小腹痛而拒按者，宜用调气活血汤中加生蒲黄、川芎以逐瘀血，止恶露。

对于气滞血瘀致产后血晕，产后恶露涩少，或点滴而下，色紫暗，少腹硬痛拒按，甚至瘀血上攻而心烦乱如狂，卒然昏倒不省人事者，宜调气活血汤加赤芍、干漆、生蒲黄、川芎以行血逐瘀，宁心醒神。若气滞血瘀致产后胁痛，不得转侧，恶露涩少，色紫暗者、宜用调气活血汤加郁金、延胡索以疏肝解郁。若气滞血瘀致产后遍身疼痛，其痛时游走不定，时而固定不移，脉络色青，关节尤痛甚，昼轻夜重者，宜用调气活血汤加桂枝、木瓜、大艽、川芎以活血通络。若气滞血瘀致产后发热，恶露涩少，色紫暗，小腹硬痛拒按者，宜用调气活血汤加丹皮、红花以通络除热。若气滞血瘀致产后小便不通，或点滴难出，小腹胀急难忍者，宜用调气活血汤加滑石、车前子以通利水道。若气滞血瘀致产后乳汁不通，乳房胀痛者，宜用调气活血汤加王不留、通草、皂刺以通乳络。

对于气滞血瘀而致癥瘕，腹内积块，推之不移，揉之不散者，宜用调气活血汤加三棱、莪术、鳖甲以行气活血，软坚散结。对于气滞血瘀致不孕症，素性抑郁或急躁多怒，肝失条达，脉道不通，月经先后不定，婚后3年以上不孕者，宜用调气活血汤加王不留行、通草、皂刺以调肝理气通络。

韩氏认为以上由于气滞血瘀而致17种妇科疾病，皆属同因异病之范畴，临床中只要辨证准确，选用调气活血汤灵活加减，其疗效会非常突出。

（以上方剂摘自《中医临床家·韩百灵》）

方三 益气养荣汤（经验方）

［组成］人参9g，白术9g，茯苓9g，陈皮6g，川贝母9g，香附9g，当归9g，川芎6g，黄芪12g，熟地9g，白芍9g，桔梗9g，甘草6g，姜枣为引。

［外治法］木香15g，生地30g，将木香为面，生地杵膏。根据肿部大小做饼，敷于患处，再以热器熨之。

［主治］乳岩。

［功效］益气养荣。

（摘自《百灵妇科》）

方四 十六味流气饮（《医宗金鉴》）

［组成］当归9g，白芍9g，川芍6g，黄芪9g，人参6g，官桂6g，厚朴6g，桔梗9g，枳壳9g，乌药6g，木通6g，槟榔片6g，白芷6g，防风6g，紫苏6g，甘草6g。

［主治］乳岩（未溃时）。

［功效］调气通络补正。

（摘自《百灵妇科》）

方五 桂心丸（《证治准绳》）

［组成］肉桂心6g，当归9g，赤芍9g，丹皮9g，没药9g，榔片6g，干漆6g，青皮9g，厚朴6g，三棱6g，延胡索9g，大黄6g，桃仁9g，鳖甲15g。

［服法］共为细面，蜜为6g重丸，日3服，每服1丸。

［主治］石瘕（瘀血型癥瘕）。腹内积块硬痛拒按，推之不移，揉之不散；经期赶前错后不一，血色暗滞，量涩少，甚至经闭不行，因而形成。心烦口燥不欲饮，时有寒热，四肢干烧，皮肤干涩，胸胁胀满，面色青黄，唇舌紫暗苔黄厚，脉象弦涩有力。

［治则］破血行气消坚。

方六 大黄䗪虫丸（《金匮要略》）

［组成］大黄9g，黄芩9g，甘草6g，桃仁9g，杏仁9g，赤芍9g，干地黄9g，干漆6g，虻虫6g，水蛭6g，蛴螬6g，䗪虫6g。

［服法］（上药）为细面，蜜为6g重丸，日3服，每服1丸。

［主治］血蛊（瘀血型癥瘕）。面色如黧，肌肤甲错，烦躁如狂。

方七 香棱丸（《济生方》）

［组成］木香3g，丁香6g，枳壳9g，莪术9g，青皮9g，川楝9g，茴香9g。

［临床应用］加槟榔9g，香附9g，赤芍9g，以增强理气活血作用。

［古制法］醋煮为面，面糊为丸，如桐子大。今应为面，蜜为6g重丸，日3服，每服1丸，亦可照方为汤剂。

［主治］（气滞型癥瘕）腹内积块，推之可移，揉之可散，时聚时散，痛无定处，胸胁胀满，善太息，精神抑郁，面色青暗，舌淡苔白，脉象弦滑。

［治则］调肝理气导滞。

方八 香砂六君子汤（《名医方论》）

［组成］党参9g，白术9g，茯苓9g，甘草6g，陈皮6g，砂仁6g，木香3g，清半夏6g。

［临床应用］加赤芍9g，当归9g，以利活血行瘀。

［主治］（痰食型癥瘕）腹内积块，按之柔软，推之移动，胸腹胀闷，饮食减少，肌肉消瘦，倦怠，四肢轻度浮肿，面色萎黄，舌质淡润，脉象弦缓而滑。

［治则］健脾和胃消导。

【精选验案】

1. 腹内包块

案　肝郁气滞

孙某，女，42岁，已婚，1986年8月初诊。

病史：自觉下腹内有包块，聚散不定，腹痛时减，通无定处，胸胁胀满，善太息，精神抑郁，面色清暗，舌暗苔白，脉弦滑。

辨证：肝郁气滞型积聚。

治法：调肝理气，活血消癥。

方药：木香15g，丁香10g，枳壳15g，莪术15g，青皮15g，川楝子15g，茴香15g，槟榔10g，香附15g，赤芍15g。7剂。

二诊：自觉诸证减轻，但仍有腹内包块及腹痛，继以上方加延胡索15g，乌药10g。

三诊：自诉诸证明显好转，自觉腹部包块消失，上方减槟榔、延胡索，再进5剂。

［按］韩老认为癥瘕、积聚多由情之不遂，郁怒伤肝，疏泄失职，血循不畅，气滞血瘀，久瘀成积，治当以调肝理气、活血消癥瘕为大法。方用香棱丸加活血祛瘀药，并遵“衰其大半而止”的原则，同时顾护正气，以去邪而不伤正。

（摘自《百灵妇科》）

2. 子宫内膜异位症

案1　肝肾亏虚，气滞血瘀

祝某，女，26岁，未婚，某政府机关干部，1996年8月来诊。

病史：自诉15岁月经初潮即不调，有时数月不行，或行则不止，并有痛经现象。开始不以为病，1年过后，症状不但没见好转，反而日趋加重，经西医诊为功能失调性子宫出血，给予雌孕激素序贯疗法，用之有效，停药即发。1988年突发右下腹疼痛，B超提示：盆腔积液25mm×32mm，右附件增厚。血常规化验：白细胞11×10^9/L。当时诊断为阑尾炎、盆腔炎，抗炎治疗，病证缓解，1990年痛经加重，多处辗转求医，效果不显。1992年，某医生又以盆腔结核治疗3个月，不但未见好转，且出现头晕恶心，听力障碍。1994年10月患者因痛经难以忍受，又往哈市红十字中心医院求治，B超发现右卵巢肿物40mm×48mm，部分强回声。确诊为子宫内膜异位症，予以西药治疗。随后因阑尾炎急性发作，行阑尾炎手术的同时行右卵巢巧克力囊肿抽液术，1995年初腹部再次疼痛，B超复查右卵巢又见一肿物35mm×38mm。3个月后腹痛加剧，再次B超复查，发现肿物迅速增长，遂于6月份行子宫内膜异位症摘除术。术后1年，患者腹痛复发，B超示：右附件区可探及46mm×42mm囊性肿物，部分增强回声；左附件区可探及50mm×46mm囊性肿物。患者拒不接受西医治疗，故而求韩老诊治。就诊时，经水数月淋沥不断，量少，色暗，小腹疼痛，周期性加重，冷汗自出，四肢逆冷，伴恶心，呕吐。平素无故多怒，善太息，烦躁，失眠，多梦，腰骶疼痛，肛门下坠，面色暗滞无华，脸痦瘰凹凸不平，舌质暗，有瘀点，脉沉弦而细。

辨证：韩老分析病证认为，该患月事初潮即见不调，甚则久漏不止，当属肾气发育尚未完实，冲任不固之故；又因精血不足，胞脉失养，则经行小腹隐痛。历经10年治疗和误治，使患者病势日趋严重、虚实错杂，后因病程日久，母病及子，而致肝郁气结，气滞血瘀，瘀血阻于胞脉，新血不得归经，则久漏不止，量少，色暗；肝郁气滞，气机不畅，不通则痛；气滞碍血，气血交织可成癥瘕积聚；肾虚，水不涵木，肝气抑郁，则无故多怒，善太息；肝火上炎引动心火，火水不济，则心烦，失眠多梦。本病从脏腑辨析与心肝肾有关；从气血而论，气滞血瘀并存了；从虚实审之，为本虚标实。

治法韩老根据“急则指标，缓则治本”的原则，首先予以补肾疏肝、逐瘀止血之法。

方药：当归15g，白芍20g，川断20g，桑寄生20g，杜仲炭20g，制香附20g，枳壳15g，地榆炭40g，炒蒲黄20g，甘草5g。水煎服，日1剂。

二诊：1周后复诊，诉时见少许血性分泌物，腹痛减轻，舌脉同前。韩老认为此时应审征求因予以治疗。

当归20g，白芍20g，甘草5g，酸枣仁20g，枳壳15g，延胡索20g，制香附20g，桂枝10g，茯苓20g，怀牛膝20g，醋制鳖甲30g，牡蛎25g。水煎服，用法同前。

三诊：自觉腹痛，烦躁，善太息，失眠较前减轻，舌暗瘀点减少，脉弦细。继守上方加丹参25g，皂角刺10g。

四诊：腰骶疼痛，面色暗滞，脸部痦瘰明显减轻，当从原义，考虑经期将至，欲增活血止痛之药。

三棱10g，莪术15g，丹参25g，当归20g，赤芍15g，白芍20g，甘草5g，延胡索20g，金铃子15g，香附20g，桂枝15g，茯苓20g，怀牛膝20g，醋制鳖甲25g。

五诊：月经来潮，腰骶疼痛减轻，其他症状已不明显，现经期第4天，经血基本停止。舌暗无瘀点，脉弦细。上方加牡蛎30g以增加软坚之力。

六诊：经后1周，患者在市红十字中心医院复查B超，右侧包块已消失，母女当时热泪盈眶，特来告知。望其患者面部，表面平复，惟有陈旧性痕迹。嘱其继服汤剂。

案2　肝郁脾虚，气滞血瘀

宫某，女，32岁，医务工作者。

病史：1990年初偶然一次机会，宫某得知韩老是中医妇产科界的名医，便求韩老为其医治多年久治不愈的子宫内膜异位症。据介绍15岁月经初潮无痛经史，婚后正常生产1次，行人流术2次，此后出现痛经现象，初起能够忍受，逐渐痛势加重，致不能正常工作。本院医生内诊检查：前位子宫，宫体略大，子宫颈及后穹隆处可触及大小不等的结节，触痛（++）。B超发现于右附件探及52mm×48mm低回声区域。根据病情西医明确诊断为“子宫内膜异位症”。服用西药治疗多年，只能缓解控制疼痛，包块一直不减，一旦停药疼痛如故。每临行经便紧张恐惧，情绪十分不稳，因本人在西医院校工作10余年，不愿接受中医药治疗，现苦于无奈只好求治中医。该患性情急躁，头晕，经前头痛，乳房胀痛，不可近手，腰骶疼痛，小腹及肛周下坠，每于经前2天至经期以上症状加重。月经周期尚可，量不多，有血块，色紫暗，经行时间7~10天。查舌质干红，苔薄黄，脉弦涩有力。

辨证：韩老认为此属母病及子，先病肾虚，日久肾精不足，水不涵木，而致肝肾同病。腰为肾之外府，肾虚则见腰痛；肾精不充，清空失养则头晕；经期阴血下注，肝阳偏亢，肝火上扰则头痛了；经行之际气血下注冲任，肝气愈郁，冲脉隶属于阳明而附于肝，乳头属肝，乳房属胃，肝郁脾虚，故烦躁易怒，乳房胀痛，不可近手；冲任气血瘀滞，故经血量少，有血块，色紫暗，肝失疏泄，肝气郁结，血运不畅，久而成积成聚，阻塞气机，胞脉闭阻，不通则痛。每于经前小腹及肛周下坠症状加重乃是气血下注壅盛之故也。

治法：治疗当以疏肝解郁、活血散结入手，以后再予益肾调肝，软坚散结。

方药：三棱10g，莪术15g，丹参25g，当归20g，芍药25g，延胡索20g，金铃子15g，炒香附20g，桂枝15g，茯苓20g，怀牛膝20g，醋制鳖甲30g，先煎，甘草10g。水煎，日1剂。

二诊：1周后复诊，自觉腹胀痛、腰痛减轻，近2日，头痛，乳胀痛明显。舌象同前，脉弦滑有力，问其月事何时，言再有3~5日应到正常周期。韩老又拟一方：三棱10g，莪术15g，三七粉10g（冲服），当归20g，川弓15g，芍药25g，延胡索20g，金铃子15g，王不留行15g，通草10g，穿山甲15g，川牛膝20g，甘草10g。水煎，日1剂。带经期过后再诊。

三诊：本次月经行经7天，血量较前增多，血块减少，腰腹疼痛明显减轻。经后头晕，目干涩，舌红，苔薄白，脉弦细。血压140/100mmHg；B超复查包块36mm×28mm。患者十分高兴，对中医产生信任，对中药产生兴趣，坚持继续治疗。又以上方减王不留行、通草、穿山甲；川牛膝改为怀牛膝；加石决明20g，木贼草15g，枸杞子20g，菊花15g，醋制鳖甲30g（先煎）。14剂，服法同前。

四诊：月经来潮第一天，轻微腰腹疼痛，血量不多，色正常，无血块，头痛消失，诸证减轻，舌红而润，脉弦缓。本院妇检：子宫正常大小，宫颈及后穹隆结节明显缩小，触痛（±）。B超显示包块26mm×18mm。效不更法，三棱10g，莪术15g，丹参25g，芍药25g，延胡索20g，菊花15g，枸杞子20g，杜仲20g，桂枝15g，茯苓20g，怀牛膝20g，醋制鳖甲30g（先煎），甘草10g。水煎，日1剂。先后共服药2月余诸证悉除，病获痊愈。

［按］ 子宫内膜异位症，是指子宫内膜出现在子宫体内以外的任何部位，临床中最常见的种植不稳是盆腔脏器和腹膜，其中以侵犯卵巢最为多见，典型表现为继发性痛经，进行性加重。西医多采用激素和手术治疗。激素疗法副作用大，患者难以接受，手术治疗又面临着反复发作的问题，因此有人称之为“不死人的癌症”。很多患者在无奈的情况下，求治于中医。中医并无此病名，从其临床表现来看，此病归属于中医“痛经”和“癥瘕”的范畴，本病的发病机制主要是脏腑功能失调导致血瘀，同时瘀血又是其病理产物。韩老认为本病多是气血同病，所以根据其特点，临床中采用行气活血、软

坚散结之法治疗此病，同时根据临床表现佐以温经、清热化湿等方法，每收奇效。

（摘自《中医临床家·韩百灵》）

3. 胞宫内痈（临产染毒急性盆腔炎）

案 感染毒邪，恶血蕴结成痈

李某，女，年三十许，已婚，1965年夏初诊。

病史：经省、市各大医院确诊为“急性盆腔炎”。局患者自述：产后五六日恶露涩少，继而点滴不下，小腹硬痛，手不可近，按之有鸡卵大包块，高烧达39度以上，曾注射各种抗生素和内服毒化瘀药，但体温持续不降，小腹疼痛加剧，包块日益增大，先后服活血化瘀中药数剂，亦无效果，故转入我院医治。诊查见面色深红，唇舌紫暗而干，苔黄燥，语音高昂，呼吸急促，心烦不宁，口苦冷饮，食入即吐，大便不通，小便如茶，身有寒热，阴道不断流出污浊败血，恶臭难闻，按其腹部硬痛有块如儿头大，发烧40℃以上，脉弦滑而数。

辨证：据证分析，分娩正当炎热季节，临床感染毒邪，恶血当下而不下，蕴结成痈，溃败成脓。

治法：清热解毒，活血化瘀。

方药：金银花25g，连翘20g，大黄5g，牡丹皮15g，桃仁15g，蒲公英20g，紫花地丁20g，生石膏20g，先煎，三棱10g，莪术10g，甲珠15g，黄柏10g，乳香15g，没药15g。水煎服，2剂。

二诊：服后1日内腹痛加剧，阴道流出大量脓血，恶臭难闻；泻下燥粪数枚，便尿混赤；体温降至37℃，腹内包块已减大半，小腹稍软，手已可近，口干不甚渴，饮食稍进，脉滑数无力，知其胞内余脓未尽，败血未除。仍守原方减生石膏，加姜黄15g，以行恶血。

三诊：又服2剂，服后下黑紫血块，小腹已无胀痛，二便通调，饮食增进，精神如故，体温正常，惟神疲乏力，喜多眠而易疲倦，六脉弦细而缓，此乃病后气血亏损之征，又以补血益气之品调理善后。

人参10g，当归15g，白芍15g，生地15g，怀牛膝15g，麦冬15g，龟板20g，山茱萸15g。嘱其连续服4剂，调治1周，痊愈出院。

[按]“胞宫内痈”一证，前人鲜有论述。明代楼英在《医学纲目》中说：“产后恶露方行，忽然渐少，断绝不来，腹中重痛，此由血滞，宜桃仁汤；如有大痛处，必作痈疽，当以痈疽法治之。”阐明产后恶露不下可以成痈。本案在辨治上抓住毒热、血瘀、痈脓三者，宗仲景大黄牡丹皮汤和《妇人大全良方》桃桂当归丸意，局证化裁，切中病变，获得良效。

（摘自《中国百年百名中医临床家·韩百灵》）

4. 肉癥

案

于某，女，21岁，知识青年，1970年就诊。

该患无由得一奇病，食肉若狂，每次能食三四斤，患者常流连于饭馆之间，抢食顾客肉菜，或偷食邻里鱼干、肉干。无肉可食之时，则精神狂妄，饥渴难忍。得病年余，经闭一载。其父携其就诊。余临证多年，从未见此怪病，但医乃仁术，不可推诿。嘱其耐心等候，1周后再诊。余在1周之内，遍查方书，最后终于在《本草纲目·兽部第五十卷》中查到此病为“肉癥”，用白马尿和白马粪可治。遂以此方告知其父，其父如法炮制，加倍服用，仅过月余，怪疾尽除，月事亦通，好如常人。

（摘自《中国百年百名中医临床家·韩百灵》）

5. 乳岩

案　肝郁气滞血瘀

症状：产妇乳房隐核，坚硬如棋子大，初起不痛不痒，久之破溃如岩穴，流血水，胸乳痛，心烦气短，面色夭折，唇焦，舌暗滞，脉象弦细。

治则：未溃，调气通络补正。

基础方药：《医宗金鉴》十六味流气饮。

临床运用：当归9g，白芍9g，川芎6g，黄芪9g，人参6g，官桂6g，厚朴6g，桔梗9g，枳壳9g，乌药6g，木通6g，槲片6g，白芷6g，防风6g，紫苏6g，甘草6g。

经验方：益气养荣汤。

临床运用：人参9g，白术9g，茯苓9g，陈皮6g，川贝母9g，香附9g，当归9g，川芎6g，黄芪12g，熟地9g，白芍9g，桔梗9g，甘草6g，姜枣为引。

外治法：木香15g，生地30g，将木香为面，生地杵膏。根据肿部大小做饼，敷于患处，再以热器熨之。

（摘自《百灵妇科》）

裘笑梅

（名师传承，送子观音，验方成药）

【医家简介】

详见第61页。

【主要学术思想和主张】

详见第61页。

【医论医话】

1. 调理脾胃在妇科临床上的应用

个人体会：在应用滋阴养血方药时，要适当佐以理气或助消化的药物，如：陈皮、枳壳、山渣、神曲、谷芽、麦芽、鸡内金、佛手柑之类，刚柔相济，动静结合，使之补而不滞，滋而不腻，故无碍胃之弊，以利于消化吸收。应用清热药物，亦要防止寒凉太过，克伐胃气，我在实践中摸索出蛇舌草、土茯苓、半枝莲等清热药物性味平和，既能清热，又不伤脾胃，临床乐于采用。对于慢性病的治疗，更须重视脾胃，因为久病多虚，通过调理脾胃调动了机体内在的能动性，常可改善体质，增强机休的抗病能力，同时又为其他治疗方法的应用创造有利条件，促使疾病向好的方向转化。同样，对于疾病的恢复期，调理脾胃亦为重要的治疗方法，常能收到事半功倍之效。

（摘自《裘笑梅妇科临床经验选》）

2. 治肝常用法则在妇科临床上的应用

肝为五脏之一，是贮藏血液的主要器官，有调节血量的功能。肝主疏泄，主身之筋膜，开窍于目，其华在爪。肝喜条达，是指肝气贵于疏畅通达而不宜郁结．肝郁则病变横生，肝为风木之脏，内寄相火，其性至刚，极易变动。肝的生理功能失常，不仅引起肝的本脏病变，如肝气、肝火、肝阳、肝风等，而且还可扰心、犯肺、乘脾、及肾，引起其他脏腑的病变。临床所见杂病中，肝病十居六七，所以有人称“肝为五脏六腑之贼”，寓意是很深的。

肝与妇女的生理、病理关系极为密切。由于肝藏血，全身各部化生的血液，除营养周身外，皆藏于肝，其余部分下注冲脉（血海）；从经络循行来看，冲脉起于会阴，挟脐上行，而足厥阴经脉亦绕阴器，行抵少腹，故与冲脉相连，肝血充分足则血海盈满，月经能以时下。又因肝主疏泄，性喜条达，肝气舒畅，血脉流通，则经血按期来潮。若肝的上述功能失常，在妇女可引起经、孕、产、育方面的多种病变。正因为肝与女子的生理、病理关秒至密，故有“肝为女子先天”之称。治疗肝病的常用法则在妇科临床上的应用，结合个人体验，简述如下：舒肝法、泻肝法、镇肝法、养肝法、滋肝法、温肝法、

（摘自《裘笑梅妇科临床经验选》）

【验方效方】

方一　二藤汤及复方红藤灌肠剂（验方）

［组成］忍冬藤4g，蜀红藤30g，大黄9g，大青叶9g，紫草根9g，后下．牡丹皮9g，赤芍9g，川楝子9g，制延胡索9g，生甘草3g。

［用法］水煎服。

［功用］清热化湿，凉血活血，解毒祛瘀，消肿止痛。

［主治］盆腔炎、子宫内膜炎、附件炎等。

［方解］方以忍冬藤、蜀红藤为主药，取其清热解毒；配大青叶、紫草、赤芍、牡丹皮凉血活血，大黄泻血中之热而导秽浊；延胡索、川楝子行气止痛；甘草和中解毒。合之而成清热解毒凉血祛瘀之剂。

［应用体会］二藤汤是治疗妇科炎症性疾患的一个良好方剂，尤其对急性盆腔炎、子宫内膜炎、附件炎等病症，据证而施，颇有卓效。

（摘自《裘笑梅妇科临床经验选》）

方二　调经定痛散（验方）

［组成］当归9g、白芍9g、川芎4.5g、生地15g、川楝子9g、延胡索9g、广木香9g、乌药9g、乳香4.5g、没药4.5g，去油。

［用法］水煎服。

［功用］活血疏肝，理气祛瘀。

［主治］经行气滞腹痛。

［方解］本方以四物汤养血调经，合金铃子散理气止痛，更加木香、乌药增强疏肝理气之力，佐乳香、没药活血祛瘀以定痛。本方通补并用，气血两调，是治疗气滞血瘀痛经的良方。

［应用体会］痛经为妇科常见疾病之一，临床以气滞血瘀型较多见。因为女子善怀，每多忧郁，则肝不条达，气不和畅，导致肝郁气滞，往往于经前经初，腹胀疼痛。夫气为血帅，气行则血自畅。调经定痛散是我师治疗气滞血瘀痛经之秘方，临床卓有疗效。对其服法，宜在经行前三五天开始，服至经转第二天或经净后止。

（摘自《裘笑梅妇科临床经验选》）

方三　活血祛瘀化癥汤（验方）

［组成］三棱9g、红花6g、五灵脂6g、生蒲黄9g、苏木屑9g、当归9g、川芎3g、赤芍9g、花蕊石12g、乳香3g、没药3g、炙鳖甲12g、台乌药9g、木香9g。

［用法］水煎服。

［功用］活血祛瘀，软坚化癥。

［主治］痛经（膜样痛经），癥瘕积聚。

［方解］气为血帅，血随气行，气滞则血瘀，淤积日久，遂成癥瘕积聚。方以三棱、五灵脂、蒲黄、苏木活血散瘀破积；当归、红花、赤芍养血活血；乳香、没药、木香、乌药、川芎疏理血中之气而止痛；更入花蕊石、鳖甲软坚化瘀。合之而为活血祛瘀化癥之剂。

（摘自《裘笑梅妇科临床经验选》）

方四　蒺麦散（验方）

［组成］白蒺藜9g、八月札9g、大麦芽12g、青皮3g、橘核3g、橘络3g、蒲公英9g。

［用法］水煎服。

［功用］疏肝理气消结。

［主治］肝郁乳癖，闭经，痛经，不孕症等。

［方解］方中蒺藜、青皮、八月札、橘核、橘络均有疏肝理气，解郁散结之功，合蒲公英软坚消结，配大麦芽开胃健脾，合之为疏肝理气消结之剂。

［应用体会］肝属木，性喜条达，肝气贵于舒畅而恶郁结。女子善怀多郁，易引起肝郁气滞而出现经、孕、产、育方面的多种病变。所以古人称“女子以肝为先天”，说明肝与妇女生理、病理的密切关系。蒺麦散是作者的有效验方，主要适应于肝郁而致的乳癖、痛经、闭经、不孕等症，只要辨证确切，投之每有卓效。

（摘自《裘笑梅妇科临床经验选》）

【精选验案】

1. 盆腔炎性包块

案　胞脉空虚，热毒蓄积下焦

李某某，35岁。初诊（1980年6月30日）。

患者今年3月因子宫肌瘤行子宫全切术，术后3月复查，发现盆腔正中触及一拳头大小囊性包块，6月20日超声波检查诊断为：盆腔炎性包块。自觉下腹胀疼，放射肛门滞坠，带下色黄，大便干结，口苦潮热。脉细弦，苔薄黄，舌质偏红。治拟清热解毒，化瘀散结，方用二藤汤化裁。

忍冬藤15g，蜀红藤15g，熟军9g，大青叶10g，紫草根10g，后下，丹皮10g，赤芍10g，川楝子9g，制延胡索12g，奇良15g，半枝莲12g，白毛藤20g，炙鳖甲15g。

前方连服4月，于11月11日超声波复查：耻上探查肠段反射，未及异常平段。

［按］盆腔炎性包块，中医学文献中并无这一病名，但根据该病所表现的一系列症状，分别散见于“热入血室”、“癥瘕”、“痛经”、“带下”等证中。《素问·骨空论》说：“任脉为病……女子带下瘕聚”。《妇人良方》说：“妇人癥瘕由饮食不节，寒温不调，气血劳伤，脏腑虚弱，风寒入腹与血相结而生。”因此本病的发生为行经或产后胞脉空虚，邪毒乘虚内侵，湿浊、热毒蓄积下焦，客于胞中与气血相搏，因而发病。本例患者为肌瘤术后发现盆腔炎性包块，证为邪实正虚，湿热壅滞，治疗上采用清热解毒、化瘀散结的方法，选用二藤汤加减，使热毒除，血脉通利则病自愈矣。改变了过去单纯针对局部症块的活血化瘀消结的方法，实践证明疗效显著。

（摘自《裘氏妇科临证医案精萃》）

2. 肠覃（卵巢囊肿）

案1　湿热下注，痰湿阻络

傅某某，33岁。初诊（1984年9月28日）。月经先期量多，经期延长，小腹胀痛，腰酸带多，9月13日B超检查为两侧卵巢囊肿（左侧约4.6cm×4cm×4cm，右侧2.5cm×2cm×1.5cm）。患者要求中药治疗。脉细弦，苔薄腻舌淡紫。治拟清热利湿，豁痰软坚：

蚤休15g，蛇莓12g，马齿苋30g，奇良20g，车前子12g，包，皂角刺15g，浙贝15g，生牡蛎30g，沉香曲5g，广木香6g，黄芪12g，炒当归10g。

上方随证加减，服药46剂，于同年12月7日作B超复查，两侧卵巢无异常。

［按］卵巢囊肿类同于《灵枢·水胀》中已记载的“肠覃”，是指生于肠外小腹内的积块，可以日益增大，形如怀子之状，推之则移，不影响女子月经。观其病因病理：“肠覃……寒气客于肠外与卫气相搏，气不得荣，因有所系，癖而内著，恶气乃起，瘜肉乃生。”因此本病的发生，多因寒凉伤于卫气，水湿积聚不散而致，若病程日久寒湿也可转化为湿热。本例湿热下注，痰湿阻络，故方中黄芪、当归养血扶正，蛇莓、奇良、蚤休、马齿苋、车前子清热利湿，沉香曲、广木香行气泻水，皂角刺、浙贝、牡蛎豁痰散结，使痰湿除，湿热清，脉络通利则囊肿自消。

（摘自《裘氏妇科临证医案精萃》）

案2　卵巢囊肿泛粘连

马某某，36岁，农民。1960年11月10日入院。

下腹部发现肿块已16年，近半年来逐渐增大，右下腹常有隐痛，起居饮食大小便均正常，既往体健，月经规则，结婚20年未孕。体检：形体消瘦，全身浅表淋巴结触及，血压140/100mmHg，腹部膨隆，如妊娠7个月大小。血化验：血红蛋白110g/L，白细胞8.1×10^9/L，中性白细胞70%。妇科检查：外阴无殊，宫体前倾，轮廓不清，下腹可触及如妊娠7个月大小之囊性包块，不活动。

西医诊断为“卵巢囊肿”，入院第三天即行手术治疗。术中发现腹膜增厚广泛粘连，无法深入腹腔，乃于囊性部作穿刺，抽出大量黄色澄清液7000多毫升，仔细分离进入腹腔，发现囊肿来自左侧卵巢，紧粘盆壁并与周围脏器广泛粘连，无法完整取出囊肿，于腹腔放置引流管，结束手术。

术后第二天，一般情况良好，惟有较多褐色液体从引流管排出。患者面色萎黄，腹胀不适，胃纳差。脉濡细，苔薄黄腻。治用行气、活血、消坚，加以清热化湿：白毛藤30g、广木香6g、大麦芽30g、炒山楂15g、炒当归9g、小青皮6g、炒枳壳12g、生牡蛎30g、忍冬藤15g、蒲公英15g、净连翘12g。4剂。服药后，分泌物明显减少，以后方中除去清热化湿之药，迭进行气、活血、消坚之剂，胃纳大增，拔除引流管，7天后拆线，伤日一期愈合。再服药22剂，腹胀症状消失，腹部软。嗣后带药10剂出院，以资巩固。术后4个月复查，一般情况良好。

案3　寒气客于肠外，日久积成癥块

郝某某，42岁。1961年1月23日院外会诊。

腹部增大已4年半。病起感到小便不畅，并有疼痛。一年后右下腹发现鹅蛋大肿块，近半年来增大明显，气急腹痛不能平卧，胃纳不佳，形体消瘦，白带增多。于1960年11月18日入某院住院，曾作过两次剖腹探查术，前后抽出液体约20000ml。昨日又经手术，发现为巨大卵巢囊肿，上至横隔，下达膀胱，与腹膜、肠管、肝等脏器有广泛粘连。由于手术困难，抽出囊液后，在腹腔放置引流管。

患者为巨大卵巢囊肿，手术三次均未成，气血虚脱，神倦，面色苍黄带青，脘部隐痛，腹胀满拒按，饮食难进，食后即泛，气促。脉微浮弦，短数，苔薄白糙，舌质淡红润少津。证属寒气客于肠外，日久积成癥块。理应用行气活血消坚之剂，乃因连续手术，气血虚脱，急需培元生津，佐以健运。方用：别直参6g（另煎）、霍山石斛9g（另煎）、北五味4.5g、炙麦冬9g、煅牡蛎30g、小青皮6g、炒枳壳9g、大麦芽12g、辰茯神12g、炒川楝子9g，醋延胡索9g。5剂。

二诊：前投加味生脉散，病势转安，气促平，脘痛除，腹胀存，略进食。脉微弦，苔薄白，舌质较润。前方除别直参、霍山石斛，改党参9g、天花粉9g、白毛藤30g、大麦芽30g。5剂。

三诊：药后诸恙好转，惟腹胀满未除；治用行气活血消坚为主。方用：炒党参9g、白毛藤30g，大麦芽30g、山楂15g、当归9g、肉桂末2.1g（吞）、小青皮9g、广木香4.5g、炒枳壳9g、炒川楝9g、醋延胡索9g。10剂。

四诊：腹部胀满显减，胃纳已馨，精神亦佳。前方有效，原方继服10剂，好转出院。

［按］卵巢囊肿是妇科常见病之一。目前治疗此病主要是靠手术切除，但遇到肿瘤与腹腔脏器广泛粘连，常使手术困难，有时甚至经多次手术，也无法彻底切除肿瘤。因此，应用中药作保守治疗，对改善病人症状，减轻病人痛苦，有一定效益。

中医学虽无卵巢囊肿的病名，但却有类似此证候的记载。如在《灵枢·水胀》中，扼要地阐述：“肠覃……其始生也，大如鸡卵，稍以益大，至其成，如怀子之状，久者离岁……月事以时下……从描述的症状来看，颇似卵巢囊肿之疾患。究其肠覃的发病机理，多系寒气客于肠外，与卫气相搏，气不得荣，不荣则滞，气滞则血凝，积聚而成。因此，治疗以行气、活血、消坚为原则。上述两例即是循此而施治。但在方药的掌握上，必须辨证论治，灵活应用。如案1治疗初期，因病者兼挟湿热内蕴，故加用忍冬藤、蒲公英、连翘，待湿热清化后，除去忍冬藤，蒲公英、连翘，仅用行气活血消坚之剂；案2治疗初期，因病者气血虚脱，以生脉散加石斛，固脱生津，继用行气活血消坚之药，以消癥块，达到治疗的目的。值得指出，两病例处方中，均用大麦芽、白毛藤、山楂，而药量又倍用，一则取其行气消坚之功，二则仿回乳之法，冀其对卵巢囊壁减少分泌，与前人治法有所不同者，其意在此也。

（摘自《裘笑梅妇科临床经验选》）

3. 乳癖（乳房肿块）

案　肝郁气滞

麻某某，45岁。初诊（1978年2月28日）。

主诉双乳结块，疼痛作胀，经前较剧，牵及胳膊腋下，任何他物不能触及其肿块处，触及则痛势难忍。病延4～5年。经某些医院检查：乳房右侧肿块3cm×3cm×4cm，左侧肿块2cm×4cm×2cm，不整形，嘱其手术探查。患者有顾虑，要求服中药治疗。形体消瘦，食欲不振，畏寒，烦热。脉弦带滑，苔薄，舌质尚润。治用活血疏理，软坚消症法。

炙鳖甲30g，生牡蛎30g，生蛤壳15g，白毛藤30g，蒲公英15g，香茶菜12g，山海蛎12g，当归12g，昆布9g，海藻9g，王不留行15g，宣木瓜15g，橘核络各5g。

外敷：紫金锭5粒，用醋化烊外涂。

二诊（3月21日）：服药20剂，痛势减轻，食欲稍振，经汛按期，经量中。经复查，肿块大小如前，继服前方加蛇舌草12g、半枝莲12g、越鞠丸10g（吞）及外用药。

三诊：连服活血理气消积之剂40剂，精神已佳，乳胀疼痛已不显现，再经原医院复查，乳房肿块缩小2/3。嘱其继服原方，嗣后半年随访，服上方5个月后，肿块消失。

［按］乳房肿块中医病名为“乳癖”。因肝经郁结，气机不化，致气血失调，久而成块。内服五海汤加减，以碱消症，佐以清热理气；外用紫金锭，芳香行气行血。内服外敷，两者相接，痼疾霍然而解。

（摘自《裘氏妇科临证医案精萃》）

刘云鹏

（为学旁征博引，治病辨证求因）

【医家简介】

参见第68页。

【主要学术思想和主张】

参见第68页。

【医论医话】

1. 癥瘕

妇女下腹部包块，伴有或痛，或胀满，或阴道出血溢液的病症，称为“癥瘕”，也可毫无症状，检查时方被发现。其主症为下腹部包块，常包括西医的子宫肌瘤、卵巢肿瘤、附件炎性包块、附件炎性增粗、宫外孕包块、子宫内膜异位症（巧克力囊肿、异位结节、子官腺肌瘤）等。刘老在临床上多参照西医病名，辨病与辨证相结合进行治疗。

2. 附件炎性包块

妇女少腹一侧或两侧疼痛或胀痛，妇检时附件处可触及大小不等的肿块，或按之坚硬，推动不移，或柔软可动，有囊性感。常伴有月经失调，带下量多，临床称为附件炎性包块。属中医学的“癥瘕”范畴。

附件炎性包块（癥瘕）多因经期或产后不慎，风寒湿邪乘虚侵袭，寒凝湿聚，血行不畅日久蕴结而成。病由寒凝血瘀湿聚所起，其治宜温宜通，桂枝茯苓丸合己椒苈黄丸合方是代表方剂。若兼夹其他症状，可随证灵活加减。

3. 盆腔炎性包块及卵巢囊肿

刘老认为，本病之形成与气血痰湿有关，但不论气滞痰湿终归于瘀血互结于少腹而成。瘀、痰、湿相互胶结是本病的成因，而瘀血又多因肝郁气滞或经期产后血室已开，感染邪毒；阳虚之人，脾失健运，寒痰水湿下注与瘀血互结而成；或手术金刃损伤，房室不节，损伤冲任，湿热内侵，与瘀血互结于少腹；或久病体虚热象渐去，寒痰凝滞。总之乃瘀血、痰、湿有形之邪留滞少腹，为寒，为热，为癥，为瘕。临床当辨证施治。治要明辨寒热。属热者多，证见少腹包块疼痛，按之明显，或伴有月经先期，量多，经期延长，经期腹痛加重，经前胸乳作胀，腰痛，带下色黄或赤白，尿黄，舌质暗红或红，苔黄，脉弦或弦数。此乃气滞血瘀与湿热互结而成癥瘕。治宜疏肝清热，活血祛湿消癥。方用柴枳败酱汤治之。

4. 乳腺病

妇女乳房内出现一至多个大小不等的硬结，界线清楚，不与周围组织粘连，患部常感刺痛或胀痛，经前症状较为明显，此属中医学“乳癖”的范畴。若初起乳房肿胀，乳汁不畅，恶寒发热，继而肿块增大，焮红剧痛，寒热不退，酝酿成脓，中医学则称之为“乳痈”。

5. 脂膜炎

“脂膜炎”一病，我在临床上所见较少。本例患者，其形肥硕，实属痰湿之体，又因家庭纠葛，情志抑郁。肝郁则见经前胸乳胀痛，气郁化火则月经先期来潮，气滞则血瘀，气血与痰湿相搏结，瘀阻脉络，于是发生皮下结节。及至经后，经血已行，气机渐畅，痰湿渐消，皮下结节即随之消失。因其发病与月经有关，故治疗应从调经入手，气顺血和，虽有痰湿，亦难凝聚，结节自不再生。

（摘自刘云鹏《妇科治验》）

【验方效方】

1. 活血化瘀方

活血化瘀方（验方）

［组成］蒲黄炭9g，赤芍9g，泽兰9g，川芎9g，桃仁9g，红花9g，莪术9g，卷柏9g，

续断9g，炙甘草6g。

［功用］活血化瘀。

［主治］血瘀崩漏，阴道出血或多或少，或有血块，腹痛拒按，下血后腹痛减轻，脉沉弦，舌质暗，或有瘀点，舌苔薄。

［加减］

（1）腹痛甚加五灵脂9g，或三七末（冲服）3g，以活血祛瘀，止血止痛。

（2）腹胀是兼有气滞，可加香附12g，枳壳9g，以理气行滞。

（3）兼有热象，可选加黄芩9g，炒栀子9g，丹皮9g，以清热凉血。兼有寒象者，可加姜炭6g，艾叶炭9g，以温经散寒通络止血。

（4）补血止血加阿胶（兑）12g，棕榈炭9g等。

（5）气虚者加黄芪18g，党参12g，以益气摄血。

［方解］本方是一首活血祛瘀、通因通用的方剂，用以治疗瘀血阻滞脉络，血不循经的崩漏症，常遇正虚用益气摄血法无效者，采用本方往往有效。

方中川芎、赤芍、桃仁、红花、泽兰、莪术等皆为活血化瘀之要药，续断治腰痛补肾而止血，蒲黄炭、卷柏活血化瘀而止血，炙甘草调和诸药，整个方剂以活血祛瘀为治，是一个治疗血瘀崩漏的验方。

黑蒲黄散和活血化瘀方，都用以治疗崩漏。黑蒲黄散所治是以气血失调为其特征，在临床上表现为轻度腰腹胀痛，治疗上以调和气血为主，属于气血俱病；活血化瘀方所治以瘀血为特征，主要表现是少腹疼痛拒按，下血后腹痛减轻，属血瘀症。

2. 调经方

方一　调经一号方（验方）

［组成］柴胡9g，当归9g，白芍9g，甘草3g，香附12g，郁金9g，川芎9g，益母草15g。

［功用］疏肝开郁，理气活血。

［主治］经前胸乳作胀，喜呃逆叹息，脉沉弦软、舌质淡红，舌苔薄黄。

［加减］

（1）肝郁化火，脉弦数，舌质红，头晕，便结者，加炒栀子9g，丹皮9g，以泻郁火。

（2）脘腹胀，食少，脉弦者，加苍术9g，川朴9g，陈皮9g，以开胃除满。

（3）恶心呕吐者，加半夏9g，陈皮9g，茯苓9g，以和胃除痰。

（4）小腹胀痛者，可选加枳实9g，青皮9g，木香9g等。腹胀甚者，加槟榔12g，以理气消胀。

（5）腰胀痛者，可加乌药9g，牛膝9g，以理气活血治腰胀痛。

（6）气虚者，加党参、白术、茯苓，以健脾益气。

［方解］本方是一首疏肝开郁，理气活血调经的方剂，适用于肝气郁结所致的经前诸症。方中柴胡、当归、白芍疏肝解郁，香附、郁金理气疏肝，主治胸乳胀，川芎、益母草行气活血调经，甘草调和诸药。经前主治在气，肝气得疏，气顺血活，则经前诸症

不再发作。

方二 调经二号方（验方）

［组成］乌药9g，木香9g，香附12g，槟榔12g，甘草3g，当归9g，川芎9g，牛膝9g，益母草15g。

［功用］理气活血调经。

［主治］经前腰部胀痛，小腹胀，脉沉弦，舌质红，舌苔薄。

［加减］

兼小腹痛者，可选加延胡索9g，五灵脂9g等，以活血祛瘀调经。

小腹冷痛者，加高良姜6g，疏肝行气，散寒止痛。

气郁化火者，可加炒栀子9g，丹皮9g，以散肝火。

气虚者，加党参9g，用以益气，助其气机之流通。

［方解］本方是一个理气活血调经的方剂，方中乌药、木香、香附、槟榔疏肝理气，川芎、当归、牛膝、益母草活血调经，佐以甘草调和诸药，为经前理气调经的常用方。

［附注］

（1）调经1号方调经，以经前胸乳胀痛为主症。

（2）调经2号方调经，以经前腰腹胀痛为主症。

（3）经前以行气为主，因气为血帅，血随气行，经前气顺，则经血按时而下，自无所苦。若情志抑郁则气滞，肝气布胁肋，络小腹，肝气郁结，故胸胁胀满，小腹胀痛，小腹之胀痛，往往涉及腰臀，故临床常腰腹胀痛并见。

3. 子宫肌瘤方

方一 非经期方（验方）

［组成］当归9g，川芎9g，地黄9g，白芍9g，桃仁9g，红花9g，昆布15g，海藻15g，三棱9g，莪术9g，土鳖9g，丹参15g，刘寄奴15g，鳖甲15g，青皮9g，荔枝核9g，橘核9g。

［功用］活血化瘀，消癥瘕。

［主治］主要用于子宫肌瘤的非经期治疗，常见症状为少腹痛，脉沉弦，舌质暗有瘀点，舌苔薄。

［加减］

（1）少腹胀可选加木香9g，香附12g。

（2）腰胀痛者，可加乌药9g，牛膝9g，以理气活血止痛。

（3）脉弦硬，头昏眩者，可加夏枯草15g，石决明18g，以清热平肝。

（4）失血过多，心慌，气短者，可加党参15g，黄芪18g，以益气生血。

［方解］子宫肌瘤属于“癥”的范畴，多由瘀血形成，治疗以活血化瘀，消“癥”为法。本方祛瘀生新消包块，方中桃红四物汤养血活血，三棱、莪术破血消积，昆布、海藻软坚散结，土鳖、刘寄奴破血逐瘀，鳖甲散结消瘀，丹参养血活血，青皮、荔枝核、橘核理气散结，气行则瘀血消散，全方祛瘀之中寓养血之意，持续服用或为丸缓图，常能收效。

方二 方经期方（验方）

［组成］当归9g，地黄9g，白芍9g，茜草9g，丹参15g，阿胶$_{兑}$，12g，刘寄奴9g，益母草12g，蒲黄炭9g，紫草根15g，川芎9g。

［功用］活血养血，调经消癥。

［主治］用于子宫肌瘤的经期治疗，常见症状为经来量多，或兼少腹疼痛，脉沉弦，舌质暗，舌苔薄，或有瘀点。

［加减］

（1）经来量多如注者，可选加赤石脂30g，棕搁炭9g，乌贼骨9g，煅牡蛎30g等，以止血固冲。若偏热者，可加炒贯仲9g，地榆炭9g，以清热止血。偏寒者，可加炭姜炭6g，艾叶炭9g，以固涩冲任，引血归经。

（2）心慌、气短者，可加党参12g，黄芪15g，以益气摄血，气虚下陷，小腹坠胀者，可服补中益气汤加味，以益气升阳摄血。

（3）腰痛者，可加续断9g，杜仲9g，以补肾止痛。

（4）小腹胀，可加香附12g，枳壳9g，或加橘核9g，荔枝核9g等，以理气消胀。

［方解］子宫肌瘤在经期往往出血量多，其治疗应以养血活血止血为法。本方当归、川芎、地黄、白芍养血活血，阿胶养血止血，丹参、茜草、刘寄奴、益母草、蒲黄炭活血止血，全方养血之中兼有活血之味，调经之时顾及消症散结，适用于子宫肌瘤的经期治疗。

子宫肌瘤多由瘀血形成，治疗上应以活血祛瘀消癥块为法，但有经期和非经期之分，非经期用药以活血祛瘀，消癥散结为法，而经期则应以养血活血止血为治。

4. 附件包块

方一 桂枝茯苓丸合己椒苈黄丸（简称“桂己合方”，验方）

［组成］桂枝9g，茯苓9g，桃仁9g，丹皮9g，赤芍9g，防己12g，椒目9g，葶苈子9g，大黄$_{兑}$，9g。

［功用］活血祛瘀，逐水化癥。

［主治］附件包块，按之有囊性感，常伴有少腹胀痛或少腹冷。脉沉软或软滑，舌质淡暗或舌边有瘀点，舌苔灰薄白。

［加减］

（1）包块按之柔软者，可加昆布15g，海藻15g，以行水消痰。

（2）包块按之坚硬者，可加三棱9g，莪术9g，以破血消积。

（3）腰胀、腰疼者，可加乌药9g，牛膝9g，以行气活血。

（4）若大便溏者，可去大黄，本方用大黄不在于通便，而在于破血下瘀，也可减量同煎，使下泻力缓，而奏化瘀之效。

（5）少腹寒痛者，可加良姜6g，香附12g，以温散寒邪。

［方解］桂枝茯苓丸为活血化瘀，缓消癥块之剂，主治寒湿凝滞，瘀血与水阻滞经脉而形成的癥块；已椒苈黄丸为攻坚决壅，分消水饮之剂，主治水走肠间的腹满，桂枝茯苓丸长于活血化瘀，已椒苈黄丸长于攻坚逐水，两方合用，共奏活血祛瘀，逐水化癥

之效，适用于血与水结成的附件炎性包块。

方二 加减苇茎汤（验方）

［组成］芦根30g，桃仁9g，冬瓜仁15g，苡仁16g，鱼腥草30g，败酱草30g，玄参9g，木香6g，郁李仁9g。

［功用］清热解毒，利水逐瘀。

［主治］附件包块湿热型，胸脘痞闷，肢软，脉软滑或大滑，舌质红，舌苔黄厚腻。

［加减］

（1）包块按之软有囊性感者，是痰湿阻滞经脉，可加昆布15g，海藻15g，以化痰软坚。

（2）包块质坚者，是有瘀血，可加三棱9g，莪术9g，以活血化瘀，消结通络，或加泽兰9g，以活血利水散结。

（3）小便短黄为湿热结于膀胱，可选加牛膝9g，木通6g，车前子9g，滑石18g，萹蓄9g等，以通利水湿。

［方解］本方清热解毒，利水逐淤。方中桃仁活血祛瘀，冬瓜仁、薏苡仁利水消肿，合芦根清热排脓，木香理气，鱼腥草、败酱草清热解毒，玄参、郁李仁清热养阴，全方祛瘀清热，适用于湿热所致的附件包块。

桂己合方和本方均治附件囊性包块，前方主治湿滞血瘀，本方专医湿热血淤，前方所治征象为脉沉软，舌淡暗，苔灰薄白，本方所治征象为脉软滑或大滑，舌质红，舌苔黄厚腻。

方三 四逆散（《伤寒论》方）

［组成］柴胡9g，枳实9g，白芍15g，甘草3g。

［功用］疏肝理脾，解郁止痛。

［主治］少腹胀痛，附件炎性增厚或有包块，脉弦或沉弦，舌质红，舌苔薄黄。

［加减］

（1）少腹包块质硬是瘀血成块，可选加三棱9g，莪术9g，桃仁9g，红花9g等，以活血祛瘀。

（2）腹痛甚属血瘀者，可加蒲黄9g，五灵脂9g，以祛瘀止痛；热痛可加延胡索9g，川楝子15g，以清热疏肝，祛瘀止痛；寒痛可加良姜6g，香附12g，以温经散寒，理气止痛。

（3）少腹胀甚，可选加槟榔15g，木香9g，香附12g等；腰胀痛可加乌药9g，牛膝9g，以行气消胀止痛。

（4）带下多色黄，可加苍术9g，黄柏9g，以燥湿清热止带。

（5）外阴肿痛，可加鱼腥草15g，蒲公英15g等，以清热解毒，活血祛瘀。

［方解］本方原治少阴病四逆症。四逆有寒有热，本方是治阳气内郁不得外达的热厥证。本方能达热出表，解郁止痛，常用于附件炎或附件炎性包块。方中柴胡疏肝解郁，枳实破气导滞，白芍、甘草缓急舒挛，枳实配芍药散结止痛，柴胡合枳实又有升清降浊之用，全方共奏疏肝开郁，理气止痛之功，是治妇女少腹痛和附件包块的常用方剂。

5. 附件炎

方一　当归四逆汤（《伤寒论》方）加减

［组成］桂枝9g，白芍9g，姜炭6g，大枣9g，甘草6g，吴茱萸9g，细辛3g，木通6g，当归9g，乌药9g。

［治法］温经散寒，养血活血。

［主治］寒凝血虚血瘀之附件炎，常表现为少腹一侧或两侧疼痛，畏寒肢冷，舌淡，脉细弱。

方二　四逆散（《伤寒论》方）

本方也是治疗“附件炎”的方剂，治症常表现为少腹一侧或两侧胀痛，或畏寒，或不畏寒，舌红，苔黄，脉弦。是为阳气内郁，不得外达之热厥证，与上方寒凝血瘀证的病机迥然不同。

治当温经散寒，养血活血而镇痛，方用当归四逆汤加方中桂枝、细辛温经散寒；桂枝、白芍调和营卫，当归养血活血，吴茱萸温中止痛，更得木通以通络，症减归药以理气，借助甘草、姜、枣以和中扶正，发挥诸药效力。

6. 乳腺病

方一　仙方活命饮（《外科发挥》）

［组成］炮山甲9g，天花粉15g，甘草9g，制乳没12g，白芷9g，赤芍9g，贝母9g，皂角刺9g，当归9g，陈皮9g，金银花12g，防风9g，白酒兑服。

［功用］清热解毒，消肿定痛。

［主治］乳腺肿块初起，恶寒发热，红肿焮痛，脉弦数或洪数，舌质红，舌苔黄。

［加减］

（1）脉洪数，舌红，苔黄腻，大便结者，可加大黄（兑）12g，以泻热通便。

（2）热毒甚，可加蒲公英30g，鱼腥草30g，野菊花15g，以清热解毒。

（3）舌红，少津，口干者，可加生地12g，玄参15g，以清热凉血，养阴生津。

［方解］本方为痈疡初起的常用要方，凡痈肿属于阳证体实者均可使用。方中金银花、甘草、花粉、贝母清热解毒散结；当归、赤芍活血通络；乳香、没药散瘀止痛；防风、白芷消风散肿；穿山甲、皂角刺消肿溃坚；陈皮理气化滞，合而用之，共奏清热解毒，消肿溃坚，活血止痛之功。

方二　慢性乳腺炎方（验方）

［组成］柴胡9g，当归9g，白芍9g，青皮9g，陈皮15g，全瓜蒌15g，炮山甲9g，金银花15g，连翘15g，甘草6g，香附12g，郁金9g。

［功用］疏肝通络，理气散结。

［主治］慢性乳腺炎、乳腺肿块或双乳胸背胀痛，脉沉弦，舌质红，舌苔薄黄。

［加减］

（1）乳房有块，按之硬，活动，属痰热内结，可加牡蛎18g，玄参15g，大贝母9g，以软坚散结；亦可加入昆布15g，海藻15g，以软坚化痰；或配合“小金丹”服用。

（2）有热者，可加炒栀子9g，丹皮9g，夏枯草15g，以清热凉血。

（3）肿块胀痛者，可加橘核9g，荔枝核9g，以理气止痛，瘀血刺痛者，可加五灵脂9g，制乳没12g，以活血止痛。

（4）大便结是热结胃肠，可加大黄（兑）12g，以泻热通便，大黄不仅攻滞导下，亦有活血化瘀之功。

［方解］“慢性乳腺炎”在临床上多表现为一侧或双侧一个或多个乳房肿块，或胀痛，或按之略痛，活动，此多由肝郁气滞所致，气滞则血行不畅，往往挟湿挟痰，瘀而成块，治疗上当以疏肝理气导滞，化痰消结为法，肝气舒，气血和，痰湿化，包块自消。

本方疏肝开郁，理气散结，方中柴胡、当归、白芍疏肝气之郁结，郁金、香附调肝气以散结，炮甲、当归活血以通络，全瓜蒌开胸以散结，陈皮理气导滞，甘草和中调气，二花、连翘清热解毒，全方解郁散结，清热通络，是治疗慢性乳腺病的一个有效方剂。

（摘自刘云鹏《妇科治验·常用效方》）

【精选验案】

1. 附件炎性包块

案1　寒凝血淤，水湿聚积（腹部包块待查）

吴某某，女，35岁，已婚，江陵县关音档公社社员。

初诊：1977年3月1日。

患者自述下腹疼痛4天，自己在下腹部扣到包块。昨晚下腹疼痛加剧，不能忍受，伴腰痛，经当地卫生院诊断为“腹部包块待查”转来我院。

患者结婚9年未孕。月经周期20～23日，末次月经1977年2月7日，经来血量中等，3天干净，1～2天后又淋漓不断，至今仍点滴未净。现感小腹胀痛拒按，腰痛。脉弦迟，60次/分。舌质淡红，有瘀点，舌苔薄黄。

妇科检查：外阴未产型。阴道光滑，宫颈光滑，子宫后倾，大小摸不清。在宫体前方偏右可摸到儿头大一包块，质软欠活动，包块右侧压痛明显。附件触诊不满意。腹外侧包块范围约为16cm×12cm。腹壁穿刺抽出黄色液体约5ml。

治法：证属寒凝血瘀，水湿聚积而成包块，治宜温经通络，利水消包块。

方药：桂己合方加减。

桂枝9g，茯苓9g，桃仁9g，丹皮9g，赤芍9g，椒目9g，防己15g，葶苈子9g，大黄6g，昆布15g，海藻15g，牛膝9g，泽兰9g，莪术9g。共2剂。

二诊：1977年3月4日。患者服方后，解稀水样大便4次，腰及小腹疼痛减轻，包块明显减小，腹外查包块约7cm×15cm，质软。现感胸闷。脉弦缓，72次/分。舌质淡红，有瘀点，舌苔灰薄，舌边有齿痕。

治法：继续活血祛瘀，利水散结为治。

方药：守上方去大黄加乌药9g（上方缺椒目、桃仁）。共3剂。

三诊：1977年3月7日。患者服药后，小腹疼痛减轻，大便每日三次，已成形，包块缩小，腹外查包块约5cm×3cm。现左侧腰部仍痛，胸闷，腹胀。末次月经3月5日，经来量少，脉弦缓，72 次/分。舌质淡红，舌苔灰白，舌体胖。

方药：桂己合方加减。

桂枝 9g，茯苓 15g，赤芍 9g，丹皮 9g，葶苈子 9g，防己 15g，昆布 15g，海藻 15g，牛膝 9g，莪术 9g，乌药 9g，厚朴 9g。共 3 剂。

四诊：1977 年 3 月 10 日。患者服药后，胸闷渐开。现感小腹微胀，腰仍疼，最近 2 天每晚解大便 2 次，呈稀糊伏。末次月经 3 月 5 日来潮，8 日干净，今天又回潮少许。外阴部痒，白带多，右脉弦缓，左脉沉弦软，62 次/分。舌质淡红，舌苔少，舌质左侧可见 2 粒绿豆大瘀点。

妇科检查：外阴未产型。宫须光滑，黄色泡沫状白带，量中等，子宫体后倒，正常大小，活动受限。右侧附件可摸到鸭蛋大小不整形包块，有压痛，欠活动。左侧附件可扪及桃子大小包块。

治法：治宜继续活血化瘀，消包块。

方药：桂己合方加减。

桂枝 9g，茯苓 15g，赤芍 9g，丹皮 9g，葶苈子 9g，防己 15g，昆布 15g，海藻 15g，莪术 9g，厚朴 9g，乌药 9g，牛膝 9g，丹参 15g。共 2 剂。

五诊：1977 年 3 月 12 日。患者服药后，少腹痛减轻，腰腹部疼亦减轻，大便 5 次，小便频短，白带多，色黄。自感五心烦热。脉弦缓，66 次/分。舌质淡红，舌苔薄黄，舌体胖，舌边有瘀点。

治法：证属瘀血阻滞脉络，湿从热化，治宜继续活血祛瘀，清热利湿。

方药：桂己合方合三妙散加减。

桂枝 9g，茯苓 15g，赤芍 9g，丹皮 9g，葶苈子 9g，防己 15g，昆布 15g，海藻 16g，莪术 9g，乌药 9g，牛膝 9g，苍术 9g，炒栀子 9g，丹参 15g，共 2 剂。

六诊：1977 年 3 月 14 日。患者服药后，现小腹已不胀痛，但腰仍痛，阴道有时有少许血性分泌物，白带仍多，色黄。脉弦软，80 次/分，舌质淡红，舌苔白滑，舌体胖，舌边有瘀点。

方药：仍守前方，加三棱 9g。共 3 剂。

七诊：1977 年 3 月 16 日。患者经以上治疗后，现仅感腰部略有疼痛，其余诸症均已消失，患者要求出院。

妇科复查：子宫体前倾偏右，正常大小。右侧附件正常，左侧附件处可摸到乒乓球大小界线不清包块，无明显压痛，移动性差。

病情尚愈，准予出院。嘱患者继续在当地中药治疗，并带 3 月 14 日方 10 剂。

[按] 本例患者系农村妇女，婚后 9 年未能孕育。心情抑郁，肝气不舒，气郁则血行不畅。又因长期感受风寒湿邪，寒性收引，湿性留连，寒凝血瘀，水湿停聚，日久蕴结而成包块。其治宜温经通络，利水散结为法。方用桂枝茯苓丸合己椒苈黄丸加减。方中桂枝茯苓丸为活血化瘀，缓消癥块之剂，主治寒湿凝滞，瘀血与水阻滞经脉而成的癥块。己椒苈黄丸为攻坚决壅，分消水饮之方；主治水走肠间的腹满症，借用于此而消包块积水。二方合用，共奏温经散寒，活血祛瘀，逐水化癥之效。加昆布、海藻软坚散

结，泽兰活血利水，牛膝活血祛瘀，利关节，治腰痛。二诊时大便稀，日数次，故去大黄加乌药之辛温，以顺气止痛，散寒温肾。三诊见胸闷腹胀，再加厚朴之苦辛温，以燥湿散满，合乌药以降其逆止之气。四诊包块明显缩小，仅如鸭蛋大，由于包块缩小，左侧附件包块得以暴露摸及。此时胸闷渐开，只感小腹微胀，属病邪渐解。虽其临症白带多，阴痒，但不能视为疾病之增加，而应辨为浊湿得以温化，病邪渗出下行之兆。故守前法再加丹参活血祛淤，乘势利导之。五诊、六诊其他各恙均减，证见白带多，色黄，五心烦热，是因连进辛温通络，利水化湿之剂，使寒湿得以下行，湿邪有从热化之势，此虽佳象，但若一味辛温通利，则不能适应病情之机转，故去厚朴，再合三妙散以燥湿清热，因缺黄柏，乃以炒栀子代之。七诊诸症均已消失，病情向愈，但感腰部略有胀痛，左侧尚存乒乓球大小之包块，本应继续治疗，因患者要求出院，故嘱其带药回当地就医。

案2　瘀血阻络，水湿停聚（附件混合性包块、附件炎性增厚）

阅某某，女，34岁，已婚，钟祥县冷水公社卫生院医生。

初诊：1978年10月27日。

患者结婚10年未孕。月经周期尚属正常，每值经前胸乳疼痛，小腹及腰亦胀痛，经来量多。末次月经10月10日，6天干净。

1967年妇检时，发现患者右侧附件处有混合性包块，10多年来多次治疗未效，经介绍特来我院求治。现仅感小腹胀痛，其他无特殊不适。脉弦滑，94次/分。舌质淡红，舌苔薄。

超声波下腹部探查：左侧附件进2cm出4.5cm，其间有微波。右侧附件进2cm出10cm，前段有微小波，提高灵敏度，见间隔状液平，最长达6cm，体表投影4cm×4cm。提示：右侧附件混合性包块，左侧附件炎性增厚。

治法：证属瘀血阻滞络脉，水湿停聚，日久结成包块。治当活血祛瘀，利水散结。

方药：桂己合方加减。

桂技6g，茯苓9g，桃仁9g，丹皮9g，赤芍9g，防己15g，椒目9g，葶苈子9g，酒大黄9g，泽兰9g，丹参12g，柴胡9g，酒当归9g，萹蓄15g。共5剂。

二诊：1979年3月26日。患者因在外地工作，不能及时前来复诊，自己按上方共服药70余剂。最近因返本市省亲，来院复查，末次月经1979年3月16日，6天干净。现小腹略有胀痛，其他均无不适感。脉弦滑，72次/分。舌质红略暗，舌苔黄。

超声波耻骨联合上探查：子宫进3cm出7cm，其间可见宫腔反射，双侧附件进2cm出3.5cm，出波后杂乱。提示：双侧附件炎性粘连。

患者包块虽然消失，但双侧附件粘连，并小腹疼痛，是瘀血尚未去净。治宜理气活血祛瘀止痛。

方药：四逆散加减。

柴胡9g，炒枳壳9g，白芍15g，甘草3g，川牛膝9g，丹参1g，泽兰9g，丹皮9g，制香附12g，炒栀子9g。共5剂。

随访：半年后信访，患者回信称：附件包块消失，但附件炎症仍存，有时略感小腹胀痛，其他无特殊不适，在当地继续中药治疗。

［按］本例患者在农村工作，长期感受风寒湿邪。寒主收引，湿性留连，寒湿凝滞脉络，日久蕴结而成包块。其治应活血化瘀，利水散结为法。用桂枝茯苓丸合己椒苈黄丸为主方。又患者婚后十余年未孕，情志不舒，肝气郁结，故每于经前即感胸乳胀痛。气郁则血结，血行受阻，则包块日益增大。乃于主方之中，佐以调理肝气之味，气行则血行，气散则包块亦散。故加柴胡、当归疏汗解郁，又加萹蓄以增强利水散结之力。前后共服药70余剂，使寒湿渐去，瘀血得活，包块逐渐消失。二诊时，但感小腹胀痛是肝气仍结。此时之治则应以调肝理气为法。方用四逆散加减。方中柴胡、枳壳、白芍、甘草舒肝解郁，加炒栀子、丹皮清肝热，散气郁之火，佐以香附散肝郁，治小腹胀痛。更加丹参、泽兰、活血祛瘀镇痛。川牛膝疏利泄降，既能活血祛瘀，又可利尿通淋。全方使肝气得舒，瘀血得活，浊湿下行，故疗效较好。

案3　瘀血阻络，水湿停聚（附件囊性包块）

张某某，女，26岁，已婚，沙市市仪表厂工人。

初诊：1978年11月3日。

患者于1978年5月30日足月顺产一婴；8月份因小腹胀痛，在本市某医院作妇科检查时，发现左侧附件处有一鸡蛋大之囊性包块，经治疗包块未消失，小腹疼痛未减，特来我处求治。末次月经1978年10月15日，经来9天方净，现感左侧少腹胀痛，腰痛，有时全身关节疼痛。白带多，色白，外阴瘙痒。脉沉弦软，88次/分。舌质淡红，舌苔薄。

治法：证属瘀血阻络，水湿停聚，结而成块，治宜活血祛瘀，利水散结。

方药：桂枝茯苓丸合己椒苈黄丸加减。

桂枝6g，茯苓9g，桃仁9g，丹皮9g，赤芍9g，防己12g，椒目9g，葶苈子9g，昆布15g，海藻15g，泽兰9g，木香9g，郁李仁9g。共5剂。

二诊：1978年11月10日。患者服上方后，少腹痛减轻，外阴痒亦减轻，现又感腰痛，大便溏，头昏思睡，口干。脉沉弦软，74次/分。舌质暗红，舌苔薄。

治法；继续守上法，祛瘀利水散结。

方药：守上方去郁李仁。共5剂。

三诊：1979年3月9日。

患者自述照1978年11月10日方抄服10剂后，作妇科检查，鸡蛋大之囊性包块已缩小如乒乓球大。现感左侧小腹疼，左侧腰部仍痛，其他无异常。脉沉弦，80次/分，舌质暗红，舌苔薄。

方药：桂枝茯苓丸合己椒苈黄丸加减。

桂枝6g，茯苓9g，桃仁9g，丹皮9g，赤芍9g，防己12g，椒目9g，葶苈子9g，大黄9g，昆布15g，海藻15g，泽兰9g，萹蓄9g。共5剂。

四诊：1979年3月14日。患者服3月9日方后，大便溏泻，左侧小腹及腰仍痛，白带多，质稠如脓。脉沉弦软，80次/分。舌质暗红，舌苔薄。

方药：继守上方加减，即：桂枝6g，茯苓9g，桃仁9g，丹皮9g，白芍15g，防己

12g，椒目9g，葶苈子9g，大黄兑，6g，昆布15g，海藻15g，泽兰9g，萹蓄9g，牛膝9g。共5剂。

五诊：1979年4月11日。患者服药后，左侧小腹及腰疼痛减轻，现白带减少，质清稀，但有时仍然如脓状，时感手心发热，末次月经3月27日。

妇科检查：左侧附件处未触及包块。

超声波耻骨联合上探查：子宫进2cm出6cm，其间有宫腔反射。右侧附件进2cm出4cm，左侧附件进2cm出4cm，其间有微波，提高灵敏度未见液平。提示：左侧附件炎，包块基本消失。

治法；仍守上法，继续治疗。

方药：守前方，共5剂。

六诊：1979年4月18日。患者经以上治疗后，少腹包块基本消失。现白带多，质稠如脓状，小便黄，有时小腹和腰仍有疼痛或下坠感。脉沉弦软，74次/分。舌质红，舌苔薄。

治法：证属瘀血得通，湿热尚结之征象。治宜清热除湿止带。

方药：苍白二陈汤加减。

苍术9g，白术9g，陈皮9g，茯苓9g，甘草3g，黄柏9g，牛膝9g，柴胡9g，枳壳9g，白芍15g，泽兰9g，车前9g，升麻9g，败酱草15g。共5剂。

随访：经以上治疗，患者附件包块消失。除有时略感腰腹疼痛外，其他均无不适之感。

［按］ 本例患者新产之后，瘀血留滞胞脉，风寒湿邪乘虚而入，与恶血相搏结而成包块。瘀血内阻不通而少腹疼痛；湿邪积聚成块，故柔软而有囊性感。用桂己合方祛瘀通络利水，消包块。因大黄能下瘀血，破癥瘕，逐宿食，荡肠胃，推陈致新，通利水谷，调中化食，安和五脏，故于二诊之后，皆取大黄兑服，虽大便溏而仍用之，是取其下瘀血、破癥瘕、消积聚的作用，同时也使水湿从大便而去，促包块之消失。又因萹蓄有利尿作用，能加速包块内积液的排出，故常加入主方之中，以增强利水消包块之力。六诊时包块基本消失，但见白带多，质稠如脓状，是瘀血渐去，湿热尚结之征象。即以苍白二陈汤加减，清热除湿止带善后。

案4　寒凝血瘀，兼挟湿毒（附件炎性包块伴囊性小包）

罗某某，女，23岁，已婚，公安县雷洲公社高峰一队社员。

初诊：1977年6月18日。患者产后8月。因停经40天，自疑为孕，前来我院检查，面色萎黄，消瘦，精神差，右少腹痛，带下色黄。脉沉弦软，82次/分。舌质淡红，舌苔薄黄。

妇科检查：外阴产型。阴道光滑，宫颈光滑。子宫偏左，大小正常。右侧附件处可触及超鸭蛋大之包决，质硬，局部有囊性感，边缘不规整，并与子宫相连，压痛明显。

超声波耻骨联合上探查：子宫进2cm出6cm，可见宫腔反射波。右侧附件进2cm出10cm，波型较杂乱，边界不清，与子宫粘连，平段后段见2cm之液平段。提示：右侧附件炎性包块伴囊性小包块。

查血常规：血红蛋白 70g/L。红细胞计数：3.2×10^{12}/L。白细胞计数：5.6×10^{9}/L。中性粒细胞 0.52，淋巴细胞 0.48。血沉 51mm/h。

治法：证属寒凝血瘀，兼挟湿毒。治宜温通经络，利水消坚，佐以清热解毒。

方药：桂枝茯苓丸合己椒苈黄丸加减。即：桂枝 6g，茯苓 9g，桃仁 9g，丹皮 9g，赤芍 9g，葶苈子 9g，椒目 9g，大黄$_{兑}$ 15g，昆布 15g，海藻 15g，三棱 9g，莪术 9g，白花蛇舌草 30g，半枝莲 30g。共 5 剂。

二诊：1977 年 8 月 20 日。患者服上方后症状改善，因农忙不能及时前来，在当地抄服上方 20 余剂，症状基本消失，现特来复查。

妇科检查：附件处未发现包块。

超声波耻骨联合上探查：右侧附件（包块处）增粗。

查血常规：血红蛋白 85g/L。红细胞计数：3.5×10^{12}/L。白细胞计数；6.4×10^{9}/L，中性粒细胞 0.72。淋巴细胞 0.28。血沉 26mm/h。

方药：继服上方，共 5 剂。

随访：半年后信访，患者诉经以上治疗后，自觉症状消失，在当地多次行妇科检查未发现包块。

[按] 本例证属寒凝血瘀，挟有湿毒为患。初诊时包块已经形成，且见带下色黄，其治宜温经散寒，清热解毒为法。用桂己合方加减。方中桂枝温散寒邪，通利脉络，茯苓、葶苈子、椒目利水消积，桃仁、丹皮、赤芍活血祛瘀，昆布、海藻化痰软坚，三棱、莪术破血下瘀，大黄下积滞而活血，白花蛇舌草、半枝莲清热解毒。全方有温有清，寒热并治。前后共服药 20 余剂，使寒得温化，瘀血得活，湿毒得解。故包块得以消失。

2. 子宫内膜异位症

案 1　瘀血郁热，阻滞冲任（附件炎性包块、子宫内膜异位症）

陈某，女，26 岁，1995 年 4 月 16 日入院。

主诉：小腹疼痛月余。

现病史：患者近月来小腹持续疼痛，经期亦痛。右侧附件包块已行切除术。近来 B 超发现左侧附件又有一包块，5.0cm × 3.3cm 大小。子宫内有多个不规则暗区。提示：左侧附件囊性包块、子宫内膜异位症。平时肛坠，倦怠，睡眠欠佳，纳差，大便不畅。月经周期可，经期 5 ~ 7 天。末次月经提前 10 天来潮。舌暗红，苔黄腻，脉沉弦。妇检：子宫后位，略大，轻压痛，左侧附件可触及鸡蛋大小包块，压痛，欠活动。

中医诊断：癥瘕。证属瘀血郁热，阻滞冲任。

西医诊断：左侧附件炎性包块；子宫内膜异位症。

治则：清热利湿，化瘀消癥。

方药：柴枳败酱汤加蒲公英 30g，黄连 9g，黄芩 9g，5 剂。煎服，日 1 剂。

服后小腹疼痛、肛坠均减轻。诉矢气便溏，腹痛。守上方去大黄 5 剂。

三诊：诉月经提前 4 天至，腹痛递减，经量中等，5 天经净，净后左少腹略痛，大便略溏，倦怠心慌，舌暗红，苔黄，脉沉弱。守上方加黄芪 30g，昆布 15g，海藻 15g。6 剂。浓煎服。

四诊：腹痛未作，精神好转，略感心慌，舌红略暗，苔黄，脉弦数。守上方加沙参15g，乌药9g，再进6剂。此后B超检查：子宫、附件未见异常回声。

[按] 患者因金刃所伤，胞脉空虚，经期或房事不节，湿热之邪乘虚而入，与血相合，结于少腹，形成癥，阻滞气机，“不通则痛”。此刻湿热之邪偏重，故于方中加蒲公英、黄连、黄芩以加强清热祛湿解毒之力。药后出现便溏、心慌，说明病久正伤，实中夹虚。宜祛瘀清热，兼以扶正。大便溏，故去大黄，佐黄芪、沙参益气扶正而不恋邪，助诸药驱邪之力，再伍昆布、海藻以祛湿软坚，使湿祛热清，气行血畅，则腹痛癥瘕自消。

案2　肝郁化热，化瘀消癥（巧克力囊肿）

王某，女，23岁，已婚。初诊日期1997年7月24日。

主诉：下腹部隐痛2月余。

现病史：近2月末无明显诱因下腹部隐痛，月经量多，每提前5天至，经期轻微腹痛，平素白带色黄，量多，舌暗红，苔黄腻，脉弦。末次月经1997年7月10日，曾行抗炎治疗无效。妇检：子宫后位，常大，质中，活动差，压痛（+），右侧附件可触及鸭蛋大小包块，活动差，压痛。1997年7月22日，B超：子宫左后方见一5.1cm×3.3cm包块。回声：内可见光点、光带样回声，边界欠清；子宫右后方可见一大小为8.9cm×4.2cm“哑铃状”包块。回声，内可见光点、光带样回声，边界欠清。提示：盆腔内囊性包块（巧克力囊肿可能性大）。

中医诊断：癥瘕。

西医诊断：盆腔囊性包块（①附件炎性包块；②巧克力囊肿?）。

治则：疏肝清热，化瘀利水消癥。

方药：柴枳败酱汤加味。

柴胡9g，枳实9g，甘草3g，败酱草30g，三棱9g，莪木9g，海藻15g，红藤15g，丹参15g，香附12g，牛膝9g，大黄9g，防己9g，椒目9g，葶苈子9g，昆布15g，赤白芍各12g。

11剂。

水蛭内金片（我院自制药）4片，每日3次。

二诊：1997年8月11日。

服上方11剂后，月经于8月5日来潮，量中等、腹痛未作。守上方去三棱、莪术、加益母草30g，4剂。

三诊：1997年8月15日。

患者月经未净，量增多，腰痛，口渴，舌红苔黄，脉弦。清利固冲汤加味：

黄芩10g，黄连6g，当归10g，大黄炭10g，生地12g，滑石30g，通草10g，白芍12g，蒲黄炭10g，炒贯众15g，益母草30g。

四诊：1997年8月20日。

服药后，月经已净5天，现黄带多，余无明显不适。妇检：子宫后位，正常大小，不活动，无压痛，双侧附件厚，无压痛。未触及明显包块。B超提示：双侧附件区未见异常回声。

[按] 患者腹部隐痛，妇检：子宫及附件均有压痛，B超发现盆腔包块，范围较大，辨证为湿热与瘀血互结于少腹，药用柴枳败酱汤疏肝清热，活血消癥，并合用己椒苈黄丸逐水化瘀，加昆布、海藻化痰软坚。用药10余剂后，月经来潮，腹不痛，恐三棱、莪术动血，故去之，加益母草30g，活血止血、后因患者月经来潮10余日未净，量多，考虑为湿热内扰、冲任不固所致，用清利固冲汤以清热化湿，凉血止血，药后即止。经后B超复查，包块消失。

柴枳败酱汤为刘老自拟治疗盆腔炎及炎性包块的经验方、临床随症加减，具有很好的止痛消胀消包块作用。对于湿热之邪内侵引起的漏下及经期延长也有很好的疗效。慢性盆腔炎服药以1个月为1疗程。一般1~2个疗程即可痊愈，经后可加服数剂以巩固疗效。

案3　气血亏虚，血瘀成癥（子宫腺肌瘤）

张某，女，43岁，已婚，入院日期1988年10月10日。

主诉：经期腹痛，渐进性加剧5月。

现病史：诉从今年5月以来，无明显诱因每至月经期则小腹正中及右侧少腹部剧烈坠胀痛，尤以月经第一天为甚、痛剧时可晕厥。且经量不多，色红，无血块，周期尚准。9月份在厂医院作B超检查，诊为“子宫肌瘤”。5天前在市内某医院经妇检诊断为“子宫腺肌瘤”，并建议服用避孕药治疗。患者要求中医治疗，门诊以“痛经”、“癥瘕”收住。入院时诉：小腹正中坠胀，左侧小腹部间断性隐痛，腰酸痛，动则心悸，神疲思睡，手足心灼热，白带多色黄。舌质淡暗，舌体胖，边有齿痕，苔灰，脉弦沉。末次月经10月1日。周期3~5/25天。妇科检查：外阴已婚经产型。阴道光滑通畅。宫体水平位，常大，活动尚好，无压痛，后穹隆处可触及一约蚕豆大小结节，质硬，压痛（+），右侧附件增粗，左侧附件未触及。10月11日。B超：子宫切面形态正常。纵径6.8cm，横径60cm，厚径4.3cm，其内光点分布不均，子宫壁现一1.3cm×1.1cm大小无回声，双侧附件未见异常回声。提示：子宫腺肌瘤（子宫内膜异位）。

诊断：痛经。证属气血亏虚血瘀成癥。

治则：益气养血，化瘀成癥。

方药：消癥汤加减。

黄芪18g，党参6g，没药15g，没药10g，花粉9g，知母9g，三棱12g，五灵脂9g，桃仁9g，水蛭9g，鸡内金9g，蒲黄9g，续断12g，泽兰9g，乳香10g，牛膝9g，紫草根9g，莪术12g。

配合消癥液保留灌肠、消癥散25g外敷。

守上方略有加减，17付后，月经于10月27日来潮（上次月经10月1日）。腹部阵发性疼痛数次，经量不多，无血块，舌、脉同前。继守上方去续断加泽兰9g，枳壳12g，3付。服药后月经6天净。继守消癥汤加味，并将黄芪调至24g；因经后颜面浮肿加茯苓30g，去花粉、知母；小腹下坠加升麻9g。又服药4付。

月经于11月25日来潮，此次痛经较前明显减轻，仅感隐痛，经期用生化汤加味6

付后，月经6天净，净后继守消癥方10付。于12月2日B超复查：子宫切面形态正常，内径6.5cm×5.6cm×4.2cm，其内未见异常回声，双侧附件未见异常回声；妇检并未发现异常。疾病告愈。

［按］刘老认为，子宫内膜异位症，以渐进性痛经为主证，或伴有腹部包块、结节，乃瘀血为患。若伴有气虚、阴伤以消癥汤治之；若气滞血瘀，以棱香手拈散治之，配合灌肠及消癥散温热敷可取得较好疗效。

3. 子宫肌瘤

案1　气滞血瘀（子宫肌瘤）

林某，女，43岁，已婚。

入院日期：1988年2月5日。

患者月经过多3年余，加重半年。每次行经2~4天，量多如注（平均1个多小时换纸1次）。无腰腹部疼痛，月经周期尚正常，经前3天乳胀，舌质暗红，苔黄，脉弦（82次/分）。

妇检：子宫鸭蛋大，质硬，右侧附件可触及一囊性包块，边界不清；左侧增粗，压痛（+）。1985年1月18日B超探查：子宫切面内径6.8cm×5.6cm×4.5cm，其内可见一3.2cm×2.1cm大小等回声光团，子宫后出现一5.0cm×2.1cm大小包块回声。后方伴增强效应。2月6日查血常规：血红蛋白80g/L，红细胞2.76×10^{12}/L，血小板98×10^{12}/L。

中医诊断：癥瘕。

西医诊断：①子宫肌瘤；②附件包块。

治则：活血理气，化瘀消癥。

方药：非经期方加味。

鳖甲15g，当归9g，川芎9g，赤白芍各9g，玄参15g，红花9g，三棱12g，夏枯草15g，昆布15g，海藻15g，刘寄奴12g，土鳖6g，生地9g，莪术12g，桃仁9g。

另配以化癥丸10g口服，每日2次。桂苓液100mL保留灌肠，1次/日。经期给予经期方加味，停服化癥丸及灌肠。

住院期间，患者月经来潮3次，经量减少。于3月11日B超复查：子宫肌瘤缩为2.0cm×1.8cm，右侧附件区有一2.6cm×1.6cm大小低回声光团，边界清晰。继守原方治疗。于4月8日再次B超复查，肌瘤及附件包块均消失。妇检亦未发现异常。共住院67天。

［按］此患者经前乳胀，经期量多如注，总由气血失调、瘀血内阻、血不归经、冲任失固，久之，气血双亏。其舌质暗红，苔黄，脉弦，均示内有瘀热、肝气不舒。处以非经期方加入夏枯草以疏肝凉血消癥；玄参以滋阴消癥瘕，坚持67天，终获痊愈。

患者母亲亦患有子宫肌瘤，已手术切除。从临床观察，肌瘤有部分遗传趋象。

案2　瘀血内停，兼气血双亏（子宫肌瘤）

刘某，女，44岁，已婚，入院日期1988年6月1日。

主诉：月经过多10余年，B超发现子宫肌瘤3天。

现病史：患者1975年上环后月经量开始增多，去年9月份取环后月经量仍多，色暗红，有块，5 天净。经期感头昏，下肢浮肿，无腰腹痛。今年 5 月 28 日 B 超发现子宫肌瘤 2.0cm×1.5cm 大小。门诊以癥瘕（子宫肌瘤）收住。

入院时头昏，双下肢浮肿，精神、饮食、睡眠尚可，二便调，舌质淡暗，苔黄，脉弦（78 次/分）。末次月经 1988 年 5 月 16 日。妇检：子宫水平位，常大，活动，无压痛，双侧附件（－）。6 月 4 日 B 超：子宫切面形态正常，内径 5.8cm×5.3cm×4.3cm，其内有一 2.0cm×1.7cm 大小等回声光团，周边有晕带。双侧附件（－），提示子宫肌瘤。入院时查血常规：血红蛋白 95g/L，红细胞 3.28×10^{12}/L，血小板 92×10^{9}/L。

中医诊断：癥瘕。证属瘀血内停，兼气血双亏。

西医诊断：子宫肌瘤。

治则：活血消癥兼以补虚。

方药：非经期方加味。

当归 9g，赤白芍各 1g，川芎 9g，生地 9g，丹参 15g，昆布 15g，海蛇 15g，三棱 9g，莪术 9g，刘寄奴 15g，土鳖虫 6g，桃仁 9g，鳖甲 9g，党参 12g，红花 9g。

服药 3 剂后，头昏、心悸减轻。继守上方 10 剂，并配合蛇肠。其月经于 6 月 9 日提前 7 天来潮。月经期改以经期方加味以养血活血。

熟地 9g，当归 9g，川芎 9g，刘寄奴 9g，阿胶兑，9g，蒲黄炭 9g，益母草 9g，丹皮 9g，白芍 9g，茜草 9g，党参 12g，紫草根 12g，3 剂。

服药后月经来潮，3 天即净，经量较前减少。后仍改用非经期方口服，守原方 15 付。

6 月 29 日，为月经前期，患者自觉乳胀有块，无下腹痛，舌质暗红，苔黄，脉软（80 次/分）。守非经期方去党参、云苓，加柴胡、夏枯草以加强疏肝清热凉血的作用。

7 月 4 日，患者乳胀甚，右胁下胀痛，腹胀口苦，舌暗红，苔黄，脉弦，中药改为调经 1 号方加味以加强疏肝理气之功。

柴胡 12g，当归 15g，益母草 15g，甘草 3g，白术 9g，茯苓 9g，郁金 9g，赤白芍各 15g，川芎 9g，香附 12g，枳壳 9g，玄参 15g。

2 剂。

7 月 6 日，患者此次月经提前 5 天于昨日来潮，色红，无块，无腰腹痛，乳胀，精神较差，舌质淡暗，脉软。今日中药改用经期方加减。

熟地 9g，当归 9g，川芎 9g，刘寄奴 9g，阿胶兑，9g，益母草 15g，丹皮 9g，蒲黄 9g，党参 12g，白芍 9g，茯苓 9g，紫草根 12g，茜草炭 9g。

5 剂。

7 月 11 日，患者此次月经 4 天净，经量正常。今日复查 B 超：子宫切面内径 5.9cm×4.6cm×4.1cm，其内未见异常回声。双侧附件未见异常回声。患者现月经恢复正常，肌瘤消失，病告痊愈，共住院 44 天。

[按] 此例患者因上环后导致月经量多，未治。去年 9 月份取环后月经量未减少，且伴有瘀血块，经 B 超检查发现有子宫肌瘤，方以癥瘕收住。病乃因瘀血停滞，日久成癥，瘀血内阻，血不归经所致的经量增瘀。因长期经量过多，导致气血双亏，血失荣养，故头昏；脾气虚，水湿下注，故下肢浮肿；舌质淡暗亦为血虚血瘀之象。药宜分期

施治，攻补兼施。平素以活血消癥兼以补虚为法，方用非经期方加党参、云苓以补脾益气、祛湿。守方10余剂后月经来潮，经期改以养血活血之法，方用经期方加党参，用药后经量明显减少，经后继用非经期方加党参、云苓，直至6月底来月经前期，患者出现经前乳胀，肝气不舒之症，原方去党参、云苓等补虚药，加入柴胡疏肝理气；夏枯草清热凉血消癥。因正气渐复，经前肝郁之症逐渐突出，故径用调经1号方，以着重疏肝理气调经，并加枳壳以减腹胀，加玄参以消癥。后月经又提前5天来潮，但此次经来已无血块，血量亦明显减少，说明正复瘀去，复查B超证实肌瘤消失。此例随证用药，较为理想，并能坚持治疗40多天，终获佳效。

子宫肌瘤患者除少数浆膜下肌瘤可无症状外，多伴有月经量增多，有血块，为瘀血内阻、经血不畅、血不归经所致。经期若过用活血则血量更加增多，而有形成崩症的可能。若纯用补涩，又因内有瘀血，新血难以归经，止血更难，刘老所制之“经期方”，用四物汤之平剂养血活血；阿胶养血止血；丹参、茜草、刘寄奴、益母草有活血祛瘀之功，而无破血之虑。刘寄奴兼以消癥；蒲黄炭活血止血；紫草根凉血止血，有报道说其具有抗雌激素作用。而“非经期方”所用攻破之桃、红、棱、术等活血力强；土鳖虫为虫类药，具破血之力；刘寄奴、鳖甲能散结消癥；昆布、海藻能软坚除痰散结。总之，为攻破之剂。适合于子宫肌瘤患者在非出血期的治疗。若配合消癥液保留灌肠，使药物从局部吸收，直接作用于患部，并用化癥丸口服，将收到更好疗效。

4. 宫外孕包块

气滞瘀热

刘某，女，21岁。

初诊：1996年9月2日。

患者停经50天，阴道不规则出血18天。8月28日经某院检查，血B－HCG明显高于正常值，B超检查左附件区见54cm×40cm非均质性包块，提示“左输卵管妊娠”。患者不愿手术，要求中医诊治。诊时阴道仍有少量出血，左少腹疼痛，精神尚好，舌暗苔黄，脉弦滑。

中医诊断：癥瘕。

西医诊断：左输卵管妊娠。

治则：化瘀下胚，消癥清热。

方药：活血化瘀汤加减。

益母草30g，当归12g，莪术9g，卷柏9g，桃仁9g，红花9g，花粉15g，赤芍15g，泽兰9g，蒲黄炭9g，大黄炭9g，黄芩9g，三七粉吞服，6g。

3剂。

二诊：1996年9月6日。阴道血止，左少腹痛减轻，舌脉同前，守上方3剂。

三诊：1996年9月9日。腹痛消失，复查B－HCG明显下降。前方去花粉、三七、前黄炭，改大黄炭为酒炒大黄，加三棱9g。6剂。

于9月22日再次复查B－HCG又比二诊明显下降。妇检、B超复查，子宫及双侧附件均未见异常。10月22日经潮，量中等，5天净，以后月经正常，通液检查输卵管通畅，1997年2月受孕，足月顺产一男婴。

［按］患者停经50天，阴道不规则出血18天，血B-HCG明显高于正常，其妊娠存在而B超检查宫腔内未发现孕囊，在左侧附件区见非均质性包块，伴有左少腹疼痛，其输卵管妊娠可确定。由于腹腔内出血量少，适合于中医保守治疗，方中重用益母草活血祛瘀兼有收缩子宫之效，桃红四物汤去熟地以养血活血，莪术、卷柏、泽兰均为祛瘀消癥之品，大黄炭、蒲黄炭活血止血，适用于有阴道出血的患者，天花粉有杀胚之力，黄芩清热祛湿，三七粉活血止血，共奏活血化瘀杀胚消癥之功。守上方4剂，包块消失而月经正常，并终获一正常胎儿。

若异位妊娠破裂，腹腔内出血较多，证见下腹一侧撕裂样剧痛、面色苍白、血压下降、晕厥，甚至休克者，则非本方所宜，仍需手术治疗。

5. 慢性盆腔炎

气虚血虚，肝郁湿热内蕴

王某，女，32岁，已婚。入院日期2000年6月9日。

主诉：间断性下腹部疼痛4月，加重2天。

现病史：患者今年2月行人工流产术后，即双侧少腹疼痛，经抗炎治疗后，症状有所缓解，但时作时止。今年5月因症状加重、在某医院住院治疗，期间用先锋、洛克及甲硝唑静脉输入10余日，症状仍无明显好转，又出现胃脘及左胁下疼痛、呼吸困难，作心电图、彩超（肝、胆）、胃镜、CT检查均未发现异常。即以“盆腔炎”、“肝周围炎”出院，随即在我院就诊。入院时，双侧少腹疼痛，腰酸痛欲折，需弯腰行走，胃脘及右胁下痛，呼吸急促，喜叹长气，胸闷，烦躁，头昏，心慌，睡眠、精神差，白带多，色黄，舌质淡红，苔薄，脉弦软无力。体检：下腹部压痛（+），反跳痛（-），右胁下压痛（+），胃脘部压痛（+），心率84次/分，律齐，心电图正常。妇科检查：双侧附件压痛（++）。

中医诊断：癥瘕。证属气虚血虚，肝郁湿热内蕴型。

西医诊断：慢性盆腔炎。

治则：益气养血，疏肝清热利湿。

方药：当归芍药散加味。

当归9g，白芍30g，川芎9g，太子参30g，茯苓9g，甘草6g，玄胡15g，香附12g，郁金9g，黄芪2g，蒲公英30g，白术9g，黄芩9g，黄柏9g，苍术9g。

3剂。消癥液100ml保留灌肠，1次/日。

二诊：2000年6月11日。

服药后症状明显减轻，呼吸已平稳，能直立行走，无腰痛，胃脘痛及胁痛基本消失，两侧少腹疼痛以右侧为甚，诉深呼吸时仍有右胁下疼痛，睡眠好转，继守原方3剂。

三诊：2000年6月14日。

下腹部疼痛基本消失，仅劳累后右下腹偶有隐痛、下坠感。体检：下腹部压痛（-），胃脘部压痛（-），右胁下压痛（-），继守上方黄芪加至45g，另加升麻9g，柴胡9g。5剂。后无何特殊不适，出院。

[按] 患者因长期用大量的抗生素治疗，损伤正气，中气虚弱。肺气不足，致呼吸急促，胸闷。长期患病及用药后精神抑郁，肝气不疏，故胁下痛。肝郁犯胃，致胃脘不适疼痛。急性盆腔炎转为慢性，湿热之邪虽去大半，尚留有余邪，与瘀互结成癥。其舌质淡红、苔薄黄、脉软弱均为气血亏虚，湿热留恋，兼有肝郁之象。治宜攻补兼施，调理气血。方用当归芍药散加味。以当归芍药散养血活血，柔痉止痛。太子参、黄芪益气补虚；郁金、香附、延胡索疏肝理气止痛，黄芩、黄柏清热利湿；蒲公英清热解毒以消癥。服药后诸症悉解，疗效满意。临床上常有慢性盆腔炎先用抗生素疗效不显者，多有气血亏虚一面，用当归芍药散加减，对症用药，可取得较好疗效。

6. 乳腺病

案1　热毒渐解，瘀结未散（急性乳腺、乳痈炎）

王某，女，30岁，已婚，沙市民主街第一小学教师。

初诊：1976年8月13日。

患者自述于1976年6月足月顺产一婴。产后乳汁不畅，产后第10天，右侧乳房突然红肿，有硬块，随即发热。经用青霉素10天，发热虽退，但红肿不散，后又服中药数剂，仍未见效。

现右侧乳房处仍有红肿硬块，按之痛，表面可见二处如蚕豆大的溃疡面，外侧一处已趋愈合，内侧一处仍时有血性分泌物流出。脉滑数，90次/分。舌质红，舌苔灰黄。

治法：证属乳汁停滞，外感热毒之邪。治宜清热解毒，化瘀通络为法。

方药：仙方活命饮加减。

山甲珠6g，皂角刺12g，当归15g，甘草3g，金银花15g，制乳没12g，天花粉9g，防风9g，大贝母9g，白芷9g，陈皮9g，赤芍9g，黄芪12g，蒲公英30g。共4剂。

二诊：1976年8月17日。患者服药后，乳房红肿减轻，但溃疡面仍未愈合。脉舌同上。

治法：继续清热解毒，活血通络为治。

方药：守上方去山甲珠。共3剂。

三诊：1976年8月30日。患者服完上药后，溃疡面已愈合，右侧乳房处已不红肿，但触之仍硬，乳汁仍不通杨。脉滑数，74次/分。舌质红，舌苔薄黄。

治法：证属热毒渐解，瘀结未散。治宜散结通络，兼清热毒为法。

方药：通气散加减。

青皮9g，陈皮9g，瓜蒌15g，山甲珠6g，菊花9g，连翘9g，甘草3g，蒲公英15g，赤芍9g，鸡血藤12g，共4剂。

四诊：1976年10月18日。患者服完上药后，乳房红肿未复发，触之无硬块，现感乳房时有掣痛。脉滑数，80次/分。舌质红，舌苔黄。

治法：证属血络瘀阻，挟有热毒。治宜活血通络，兼清热毒。

方药：仙方活命饮加减。

皂角刺12g，甘草3g，金银花9g，赤芍9g，制乳没12g，天花粉9g，防风9g，大贝母9g，白芷9g，陈皮9g，丝瓜络9g，大黄另包，9g。共4剂。

随访：1 年后随访，患者诉经以上治疗后，乳房掣痛已止，红肿硬块俱消失，病告痊愈。以后未再复发。

［按］ 本例患者因产后乳汁不畅，复感风热毒邪，风热与乳汁搏结于乳管之间，以致右侧乳房结块，且红肿焮痛，日久失治，而变生溃疡。治宜疏散风热，通络祛瘀，排脓生肌为法。用仙方活命饮加减。方中金银花、蒲公英、甘草、天花粉、贝母清热解毒散结；当归、赤芍活血通络；乳香、没药散瘀止痛；防风、白芷消风散肿；山甲珠、皂角刺消肿溃坚；陈皮理气化滞；黄芪益气排脓。诸药合用，共奏消热解毒，消肿溃坚，活血止痛之功。三诊时热毒渐解，溃疡面已愈合，但瘀血尚未尽去，右侧乳房处虽然已不红肿，但触之仍硬，乳汁仍不通畅，故治以散瘀通络为主，少佐清热解毒之味。方用通气散加减，方中青皮疏肝理气，气行则瘀血得活，鸡血藤、赤芍、山甲珠活血通络，血活则硬块自消，陈皮、甘草和中调气，瓜蒌开胸散结，菊花、连翘、蒲公英清热解毒。服药 4 剂，气行血活，故乳房硬块消失。四诊时感乳房时有掣痛。脉仍滑数，且舌红苔黄。仍属瘀血、热毒未尽。乃投仙方活命饮以清热解毒，消肿溃坚，加丝瓜络通络下乳，大黄活血祛瘀。全方有清有通，药症相符，使瘀血、热毒得以尽去，故服药四剂而安。

案 2　肝郁气滞，挟痰成块（多发性结节）

李某，女，28 岁，已婚，沙市市东方红纸箱厂工人。

初诊：1976 年 5 月 21 日。

患者于去年年底开始感胸乳疼痛，尤以经前为甚，同时发现右侧乳房有硬块。在本市某医院检查时发现“右侧乳房有散在性多个结节”。患者平素月经后期，一般二月而潮，经前胸乳胀痛而以右侧为甚。经来量少不畅，小腹胀痛，腰痛，头晕。平时白带多，色白，有气味。末次月经五月二十日，现正在行经期。脉沉，左手反关脉。舌质红，舌苔薄黄。

治法：证属肝郁气滞，挟痰成块。治宜疏肝解郁，化痰散结。

方药：逍遥散加减。

柴胡 9g，当归 9g，白芍 9g，炒白术 9g，茯苓 9g，甘草 3g，瓜蒌 15g，郁金 9g，制香附 12g，青皮 9g，陈皮 9g，白芥子 6g。共 5 剂。

二诊：1976 年 6 月 18 日。患者服上方 15 剂后，乳房结节已触不到，现偶感胸乳胀痛，腋下疼痛，腰痛，有时胃脘胀痛，泛酸水。脉沉弦，左手反关脉弦。舌质红，舌苔薄黄。

治法：证属肝胃不和。治当疏肝和胃为法。

方药：逍遥散合平胃散加减。

柴胡 9g，酒当归 9g，白芍 9g，苍术 9g，茯苓 9g，甘草 3g，厚朴 9g，陈皮 9g，半夏 9g，乌药 9g，黄芩 9g，夏枯草 15g。共 3 剂。

三诊；1976 年 7 月 5 日。患者服药后诸症消失，仅有时感腰痛。脉弦软滑。舌质淡红，舌苔薄黄。

治法：证属肝脾渐和，气机渐畅。治宜继续调理肝脾，行气开胸善后。

方药：逍遥散加减。

柴胡9g，酒当归9g，白芍9g，炒白术9g，茯苓9g，甘草3g，瓜蒌18g，郁金9g，制香附12g，青皮9g，陈皮9g，乌药9g。共3剂。

随访：患者诉经以上治疗后，胸乳胀、腰腹胀痛等症均消失。后在本市某医院作检查，几次都未发现结节。

[按] 本例患者平素月经后期，且经前胸乳胀痛，是由肝郁气滞所致。肝气未得疏泄，又与顽痰相搏，日久结而成块，故乳房可扪及硬节。郁者达之，结者散之。初诊即以疏肝解郁，理气散结为法。用逍遥散加减。方中柴胡、当归、白芍、香附、郁金疏肝气之郁结，疗胸乳之胀痛，瓜蒌、青皮、陈皮、白芥子开胸散结，化痰软坚，白术、茯苓、甘草扶脾补虚。服药十五剂后，患者乳房胀痛减轻，乳房内结节消失，乃是痰化结散，肝气渐疏之征象。二诊时又见腋下疼痛，胃脘疼痛，泛酸；其症属肝胃不和，湿阻中焦，治以调肝和胃为法。用逍遥散合平胃散加减。方中柴胡、当归、白芍疏肝散郁，苍术、厚朴、陈皮、半夏、茯苓、甘草除湿和胃，随症加入乌药、黄芩、夏枯草顺气清热散结。服药三剂，肝胃得以调和，故诸症悉解。三诊时仅感腰痛，唯恐其宿疾复发，乃投调理肝脾、开胸散结之剂以善后。

案3　肝郁气滞，痰湿结块（脂肪瘤）

庄某某，女，54岁，已婚，住本市便河东路。

初诊：1978年7月12日。患者已绝经5年。近30年来，经常感胸乳胀痛。近日浑身作胀，尤以胸乳为甚，同时发现右乳左下方处有一小枣大包块，质软。在本市某医院作穿刺检查，诊断为“脂肪瘤可能性大”。脉沉弦软，80次/分。舌质暗红，舌苔黄。

治法：证属肝郁气滞，痰湿结块，治当疏肝解郁，开胸散结。

方药：逍遥散合复元通气散加减。

柴胡9g，酒当归9g，白芍9g，甘草3g，青皮9g，陈皮9g，瓜蒌15g，山甲珠9g，金银花15g，连翘15g，郁金9g，制香附12g，昆布15g，海藻15g。共5剂。

二诊：1978年7月17日。患者服药后。乳房胀痛减轻，现感口苦，咽干，有时咳嗽。脉沉弦软，78次/分。舌质红，舌苔黄。

方药：守上方加减。

柴胡9g，当归9g，赤芍9g，郁金9g，制香附12g，川芎9g，青皮9g，陈皮15g，瓜蒌15g，黄芩9g，厚朴花9g，炒枳实9g，杏仁9g。共5剂。

三诊：1978年7月26日。患者服完上方后，乳房包块消失，但有时仍觉乳房作胀，现感全身发痒。脉沉弦软，78次/分。舌质略暗红，舌苔黄。

治法：证属肝气渐舒，兼见风湿郁阻肌表。治宜疏肝开郁，活血散风为法。

方药：逍遥散加减。

柴胡9g，酒当归15g，赤芍9g，茯苓9g，甘草3g，郁金9g，制香附9g，丹皮9g，鸡血藤15g，豨莶草15g，瓜蒌15g，黄芩9g。共4剂。

随访：患者诉经以上治疗后，乳房硬块消失，饮食增加，精神较前好，心情舒畅，病告愈。

［按］本例患者常感胸乳胀痛，症因肝气不舒所致。肝气未得及时疏利，郁结三十余载，日久逐渐形成乳房肿块。欲散肝郁，当服辛散疏通之味，故治以理气散结为法。方用逍遥散合复元通气散加减。方中柴胡、当归、白芍、青皮疏肝解郁，郁金、香附调肝散结；瓜蒌开胸散结，山甲珠活血通络，昆布、海藻化痰软坚，二花、连翘清热解毒，陈皮、甘草和中调气，全方疏肝散结之中，又有活血通络之味，服药五剂，症状得以减轻。二诊时，肝气虽得渐疏，然又感口苦，咽干，咳嗽，证属气火上逆所致。乃于疏利肝气药中加入杏仁、黄芩等宣肺清热之品。三诊乳房包块消失，但有时仍乳胀，又兼全身发痒。是气血尚未完全流通，又兼风湿阻滞肌表，其治以疏肝开郁，理血散风为法。用逍遥散加丹皮、鸡血藤、豨莶草等四剂而愈。

案4　肝郁化火，迫血外溢（左乳头出血）

万某某，女，49岁，已婚，沙市第三棉纺织厂检验车间工人。

初诊：1978年4月24日。患者于1978年3月11日，突然感左乳房胀痛，同时发现左乳头出血，量不多，但日久不止，经治疗后乳房疼痛减轻，出血较前减少。就诊时左乳头仍出血，左乳房轻度掣痛，并感头昏心慌。末次月经4月9日来潮，经来色鲜红，量多，10天干净。脉弦数，右脉较左脉大，88次/分。舌质淡红，舌苔淡黄滑。

治法：证属肝气郁结，日久化火，肝火迫血外溢。治宜疏肝解郁，清热止血。

方药：八味逍遥散加减。

柴胡9g，当归9g，白芍12g，茯苓9g，甘草3g，蒲公英15g，蒲黄炭9g，炒栀子9g，丹皮9g，丹参15g，贯仲炭9g，郁金9g，制香附12g。共5剂。

随访：患者诉服完上方后，乳房疼痛减轻，左乳头出血减少，按上方又抄服28剂，乳房已不出血。

［按］足厥阴肝经布胁肋，络胸乳。肝气舒，则胸乳无恙，若肝失条达，气行不畅，则胸乳诸疾发作。本例患者属肝郁化火，肝火迫血外溢的乳头出血症。郁者散之，热者清之。治宜疏肝泻火为法，方用八味逍遥散加减。方中柴胡、当归、白芍、郁金、香附疏肝解郁，理气散结，气散则火亦散，炒栀子、丹皮清泄肝火，火去则血自安。八剂，使郁火得以散尽，血不再受干扰，则乳病自愈。

乳腺疾病，临床以乳痈（急性乳腺炎）、乳癖（慢性乳腺病）二类较为常见，乳房出血，临床则较少见到。乳痈之起，多因风热之邪与乳汁搏结于乳管之中，酝酿成毒。临床以乳房红肿、疼痛、畏寒发热为主要特征。其治应以清热解毒、化瘀通络为法。仙方活命饮是代表方剂。案1患者为乳痈久治不愈，乃循上法用仙方活命饮加减，其中重用蒲公英清热解毒，治乳腺红肿疼痛，加黄芪托脓生肌，疗乳房溃破流水。药症相符，故四诊而安。

病属乳癖者，往往因肝郁血瘀与顽痰互结于胸乳络脉之间。临床主症见乳房硬块，胀痛，治疗又应以开郁散结为法，若兼挟其他症状，可随症加减，灵活变通。案2患者初起肝郁挟痰成块，其后又见胃失和降，故先治以疏肝开郁，化痰散结，继而调理肝胃，使肝胃安和，病自向愈。案3患者证见肝郁兼挟风湿阻滞肌表。乃于疏肝开郁药中，佐入活血散风之味，三诊而病痊。至于乳房出血，责在肝郁未得及时疏利，郁久化火，火邪迫血妄行。治疗又应以疏肝清热为法。案4患者证见左乳胀痛出血，纯系肝郁化火所致，乃投八味逍遥散加清热、凉血、活血、止血之味，服药二十八剂，肝气得疏，郁火得散，血行正常，乳房自不出血。

由此观之，乳痈一证，病起内外二因。来势较急，治当从速，乳癖、乳房出血，则多因肝郁所致，病势较缓，治可缓图。但不论病之轻重缓急，均须辨证论治。不然，寒热不分、虚实不辨，则往在贻误病情，迁延岁月。

7. 脂膜炎

案1　痰湿与气血搏结，化火伤阴（皮下结节）

李某某，女，32岁，已婚，住沙市民乐直街。

初诊：1974年10月26日。

患者因家庭纠葛，情志抑郁，常感胸乳腰胁胀痛，烦躁易怒。5年前发现躯体有散在之皮下结节，以股部、臀部为多。结节大小不等（1～6cm^2），数目不定（4～20余个），边缘清楚，表面呈红色，触之疼痛，妨碍坐卧。结节每于经前发生，经后逐渐消失，仅留下褐色色素沉着。此状周而复始，反复发作，在本市某医院作活体组织切片送检，病理诊断为“脂膜炎”。历经其他医院治疗未效。经介绍特来我处求治。

患者形体肥胖，面罩愁容。自诉因上症折磨，甚为痛苦。近来又添月经先期来潮。或提前7天而至，或经停半月又潮，经来量少色暗，末次月经10月19日来潮，5天干净。现感头晕口苦，胸乳略胀，脘腹胀痛，腰痛，白带多。脉弦滑数。舌质红，舌苔黄略干。

治法：证属痰湿与气血搏结，化火伤阴，先以清热养阴，理气活血为治。

方药：清经汤加减。

柴胡9g，酒黄柏9g，茯苓9g，丹皮9g，地骨皮25g，生地15g，白芍9g，蒲黄炭9g，五灵脂9g，枳壳9g，川牛膝9g，川厚朴9g。共4剂。

二诊：1974年11月9日。患者服上方12剂后，腰腹胀痛减轻，白带减少。现感头晕，口干不欲饮。脉弦滑。舌质红，舌苔黄。

治法：证属肝气渐舒，郁火未解。治宜清热解毒，佐以散结。

方药：清经汤加减。

柴胡9g，丹皮9g，地骨皮15g，生地15g，白芍12g，酒黄柏9g，土茯苓15g，夏枯草15g，野菊花9g，连翘9g，银花15g。共5剂。

三诊：1974年11月16日。患者服上方后，头晕，口干等症状消失。现值经前，胸乳已不胀痛，仅感腰腹胀，纳差。脉沉弦略滑。舌红苔黄。

治法：证属热清阴复，肝郁待疏。治宜行气活血，化痰散结为法。

方药：乌药散加减。

乌药9g，槟榔12g，木香9g，制香附12g，甘草3g，延胡索9g，砂仁6g，川芎9g，当归9g，制乳没12g，夏枯草15g，桃仁9g。共3剂。

四诊：1974年11月20日。患者服上方后，腹胀腰疼均减轻。末次月经10月19日。时值经前，数天前，在臂部仅发现2个皮下结节，且不红肿，今已消退。现稍感畏寒，脉舌同上。

治法：证属热清阴复，月经已不先期来潮，但肝气尚未疏利，继以疏肝散结为法。

方药：乌药散加减。

乌药9g，槟榔12g，木香9g，制香附12g，甘草3g，川芎9g，酒当归9g，川牛膝9g，续断9g，威灵仙12g，夏枯草15g。共6剂。

五诊：1974年11月25日。患者月经已潮3天，量多，色暗红，伴有血块。现感胸乳胀，腰酸背痛，腹部胀气，脉弦，舌质红，舌苔薄黄。

治法：继续疏肝理气，活血调经。

方药：调经一号方加减。

柴胡9g，当归9g，白芍9g，甘草3g，炒栀子9g，丹皮9g，郁金9g，香附12g，乌药9g，木香9g，鸡血藤9g，夏枯草15g。共4剂。

六诊：1974年12月28日。患者末次月经11月23日，本次月经12月26日来潮，量中等。色红有血块。伴腰胁痛。5天前发现皮下结节两个，色红，按之痛。脉弦，舌质红，舌苔黄。

治法：仍按前法化裁。

方药：调经一号方加减。

柴胡9g，当归9g，白芍9g，甘草3g，炒栀子9g，丹皮9g，郁金9g，香附12g，乌药9g，木香9g，昆布15g，海藻15g，制乳没12g。共5剂。

七诊：1975年1月18日。患者又值经前，仅见右臂皮下有1个结节。腰胁痛较前减轻。脉弦软，舌质略紫，舌苔黄。

治法：证属气郁血瘀，痰湿阻滞递减。治宜乘势行气活血，消痰散结。

方药：调经一号方合消瘰丸加减。

柴胡9g，当归9g，白芍9g，炒栀子9g，丹皮9g，郁金9g，香附12g，川芎9g，大贝母15g，牡蛎30g，玄参15g。共5剂。

随访：3年后访问，患者诉共服上方40余剂，月经周期已准，经前症状消失，皮下结节未再发生。“脂膜炎”治愈。

［按］……初诊见其月经先期，经来量少色暗，头晕口苦，脉数舌红，伴有胸乳腰腹胀痛等症。此为肝郁气滞，化火伤阴。其治本应以理气开郁为法，但理气之品多辛窜香燥，若一味疏理，恐气机未畅，肝火愈炽，反使阴液重伤。故先用清经汤加减，以大剂清热养阴，凉血解毒之品，滋其阴之不足，泻其火之有余。方中以柴胡易青蒿疏肝理气，加枳壳、厚朴宽肠行气；蒲黄、五灵脂、牛膝活血祛瘀镇痛。服药四剂，腰腹胀痛减轻，仍感头晕，口干不欲饮，是肝气渐舒，血热未解。其治仍守上法不变。再加土茯苓、菊花、连翘、银花等清热解毒之味。三诊、四诊头晕口干诸症消失，月经已不先期来潮，还见腰腹涨痛。证属热清阴复，气郁结痰未解，乃拟乌药散为主方，以行气活血，化痰散结。五诊、六诊胸乳又现胀痛，均为经期气血不调症状，故用调经一号方加减。七诊时胸乳腰腹胀痛减轻，皮下结节仅见一个，治宜因势利导，仍以行气活血，散结消痰为治，用调经一号方合消瘰丸加减，共服药四十余剂，使热清阴复，肝气疏理，

血活经调，痰消结散，则皮下结节无从发生。前后七诊，其治条理分明，先后有序。不治结节而治其所以致病之因。病因解除，症状即随之消失。数年顽痰，不再复作。

（摘自刘云鹏《妇科治验》）

刘奉五

（经病分漏闭，治肝有八法，验方十六病）

【医家简介】

参见第74页。

【主要学术思想和主张】

参见第75页。

【医论医话】

1. 子宫内膜异位症

子宫内膜生长子宫腔以外的异常位置而引起病变和症状时，称为子宫内膜异位症。异位的子宫内膜组织仍受卵巢激素的影响，而发生周期性的出血。但是血无出路，停留于局部组织中，因而引起痛经和周围组织的纤维化。

刘奉五体会：本病是由于死血（瘀血）凝结胞宫。瘀滞流注于经脉、脏腑所致。造成瘀血的原因，可能是外受寒凉或因气滞血瘀而致。瘀血停留，日久可以化热。若因患者体内素有蕴湿，或气滞湿阻，湿热互结，则可兼见下焦湿热之象。在治疗上以活血化瘀，清利湿热为主。方用抵当汤与八正散合方加减。若偏于下焦寒凝，则以活血化瘀，温经散寒为法，方用少腹逐瘀汤加减。因为本病的病理实质是死血瘀阻，使用一般活血药难以使之消散。正如有些医家所说“凡人身血，阻尚有生气者易治，阻之久无生气者难治”。所以他在治疗本病时不论寒热均可以抵挡汤为主方。

2. 盆腔炎

盆腔炎为妇科常见病之一，是盆腔内生殖器官及盆腔周围结缔组织、盆腔腹膜等炎症性病变的总称。如附件炎（卵巢、输卵管炎）、附件炎性包块、子宫实质炎、子宫周围炎、宫骶韧带炎、宫旁结缔组织炎以及盆腔腹膜炎等，统称为盆腔炎。其炎症可在一部分或几部分同时发生。临床上分为急性与慢性两类。属于中医“寒湿”、“湿热下注”、“内痈”或“癥瘕”等范围。且以下腹疼痛、腰痛、白带量多或发烧为主证。多因湿热、寒湿侵袭而诱发，以致湿热内蕴，寒湿内生，气滞血瘀，冲任受阻，凝聚于下焦。若为湿热蓄久或寒湿化热，则可见低烧、黄带、赤带、少腹疼痛；若为湿热蕴毒则可见高烧、腹痛拒按；若为寒湿凝聚则可见少腹冷痛，腰酸隐痛，白带清稀；若为气滞则少腹窜痛；若为血瘀凝滞，则见刺痛抽痛，而且痛有定处；若为湿热久蓄，气血凝结，则可形成癥块，腹痛拒按。

（摘自《刘奉五妇科经验》）

【验方效方】

方一 清肝利湿汤

［组成］瞿麦12g，萹蓄12g，木通3g，车前子9g，黄芩9g，牛膝9g，丹皮9g，川楝子9g，柴胡4.5g，荆芥穗4.5g

［功用］清肝利湿，升阳除湿，活血止带。

［主治］肝经湿热，热入血分所引起的赤白带下，月经中期出血，以及由盆腔炎所引起的子宫出血或血经淋漓不止。

方二 清热解毒汤

［组成］连翘15g，银花15g，蒲公英15g，紫花地丁15g，黄芩9g，瞿麦12g，萹蓄12g，车前子9g，丹皮9g，赤芍6g，地骨皮9g，冬瓜子30g。

［功用］清热解毒，利湿活血，清肿止痛。

［主治］急性盆腔炎以属于湿互热型者。

方三 清热利湿汤

［组成］瞿麦12g，萹蓄12g，木通3g，车前子9g，滑石12g，延胡索9g，连翘15g，蒲公英15g。

［功用］清热利湿，行气活血，化瘀止痛。

［主治］慢性盆腔炎属于湿热下注者。

方四 暖宫定痛汤

［组成］橘核9g，荔枝核9g，小茴香9g，胡芦巴9g，延胡索9g，五灵脂9g，川楝子9g，制香附9g，乌药9g。

［功用］疏散寒湿，温暖胞宫，行气活血，化瘀止痛。

［主治］慢性盆腔炎属于下焦寒湿，气血凝结者。或用于宫冷不孕等证。

方五 疏气定痛汤

［组成］制香附9g，川楝子9g，延胡索9g，五灵脂9g，没药3g，枳壳4.5g，木香4.5g，当归9g，乌药9g。

［功用］行气活血，化瘀止痛。

［主治］慢性盆腔炎腰腹疼痛属于气滞血瘀者。

方六 解毒内消汤

［组成］连翘3g，金银花3g，蒲公英3g，儿酱草3g，冬瓜子3g，赤芍6g．丹皮6g，犀黄丸9g，分两次吞服。

［功用］清热解毒，活血化瘀，消肿止痛。

［主治］盆腔脓肿属于热互壅聚者。

（摘自《刘奉五妇科经验》）

【精选验案】

1. 子宫内膜异位症

案1 胞宫血瘀，下焦湿热

刘某，女，37岁。初诊日期：1975年7月1日。

主诉：行经腹部剧痛12年之久，近3年来症状加重。

现病史：患者于15岁月经初潮起即有痛经。12年前难产后，痛经加重。1972年8月起痛经更为加重，经期痛苦难忍，吃止痛药物已不能缓解，每次月经期间均不能坚持上班。平时腰痛，腹胀，白带量多。月经中期少腹也疼痛难忍。产后12年未再受孕。曾在某医院检查发现子宫后壁有多数结节状物，触痛明显，宫体不活动，双侧附件均有包块，与周围组织粘连。输卵管造影及诊断性刮宫均未见结核性病变。末次月经为6月18日，行经4天，月经每次都提前5至8天，量较多，色紫有血块，经期自觉身热、口干、便燥。

检查：外阴、阴道正常，宫颈略红、轻度糜烂，子宫体正常大小、后位、活动欠佳，后壁有大小不等的小结节及明显触痛。双侧附件均有不规则包块（右侧约5cm×3cm×2.5cm，左侧约3cm×3cm×2cm）与周围组织粘连，压痛明显，活动欠佳。宫骶韧带增粗有剧烈触痛。

舌象：舌质暗红。脉象：弦滑。

西医诊断：子宫内膜异位症。②继发性不孕症。

中医辨证：胞宫血瘀，下焦湿热。

治法：活血化瘀，清利湿热。

方药：桃仁6g，大黄3g，水蛭4.5g，虻虫4.5g，川楝子9g，延胡索9g，五灵脂9g，没药9g，瞿麦12g，萹蓄12g，木通3g，车前子9g。

治疗经过：7月6日复诊时称：上方服10剂后，腰痛及腹痛明显减轻，但在经期腹部仍剧烈疼痛，月经于7月13日来潮，行经4天，色红紫有块、量偏多。上方去瞿麦、萹蓄、木通、车前子，加丹参、制香附乌药各9g，以加强行气活血化瘀之功。并因腹泻大黄改为1.5g。继服10剂后，平时腰痛，腹胀及月经中期腰痛减轻。7月31日，开始加强活血化瘀、散结止痛之力，上方去木通、车前子，加三棱、莪术各9g，当归30g。

8月18日复诊：上方服10剂后，平时腰痛及月经中期腹痛消失。8月7日，月经来潮自觉血流通畅，微有小腹痛，行经3～4天，血量及血块均较前减少。内诊：宫后壁之小结节及附件包块均较前缩小。按上方再服20剂后，经1975年7月1日至1975年10月5日3个月的治疗，共服中药50剂，平时腰痛及月经中期腹痛消失，共行经4次（7月13～17日，8月7～11日；9月4～8日；9月29日～10月1日），除第一次腹部微痛外，其他三次痛经现象基本消失。内诊检查：子宫后壁小结节基本消失，双侧附件包块完全消失。周围粘连部分亦消失。嘱仍以前方每于月经前服药10～15剂，以巩固疗效。

案2　气滞血瘀，寒凝经脉

袭某，女，30岁。初诊日期：1974年8月29日。

主诉：经期小腹剧痛7个月。

现病史：既往无痛经史，1972年初开始经期小腹痛，某医院查诊为子宫内膜异位症。曾注射胎盘组织浆2个月无效，内服甲基睾丸素2个月，以及注射青、链霉素治疗，经期仍腹部剧痛难忍。经前期小腹冰凉，得热则痛减。大便时腹痛加重。每次行经均须注射止痛药，疼痛方能缓解。月经量时多时少、色暗、有血块。若血块排出量多时，则腹痛减轻，经妇科检查称宫体内有结节样物。

舌象：舌质淡。脉象：沉弦。

西医诊断：子宫内膜异位症。

中医辨证：气滞血瘀，寒凝经脉。

治法：活血化瘀，温经止痛。

方药：制香附9g，川楝子9g，桃仁6g，当归9g，小茴香6g，五灵脂9g，生蒲黄6g，益母草9g，延胡索9g，赤芍9g。

治疗经过：9月8日复诊，本方共服6剂，9月6日按时行经，未见腹痛，曾加减使用过乌药6g，胡芦巴9g，没药3g，橘核9g，荔枝核9g，继服15剂后，10月5日经来仍有腹痛，上方又服12剂。11月1日经来有轻微腹痛，按本方加减共服40余剂，经期仅有轻微腹痛，已不需要服用止痛药。但是，大便时仍有小腹痛，平时小腹发凉。1974年12月追访时称：病情尚稳定，行经腹痛已很轻微。曾经妇科复查，宫体内的结节未见减少。有时行经尚有腹部发凉或腰痛。拟以下方继服：

小茴香9g，胡芦巴9g，延胡索9g，肉桂4.5g，五灵脂9g，桃仁9g，红花6g，没药6g，赤芍6g，吴茱萸6g，炮姜3g。

2. 卵巢囊肿

湿热下注，痰凝络阻

唐某，女，35岁。初诊日期：1970年6月20日。

主诉：小腹隐痛半年余。

现病史：半年来，因小腹隐痛，腰酸痛，白带量多、色黄有味，婚后10余年不孕，曾到医院检查诊为：右侧卵巢囊肿（约5cm×5cm×6cm）。左侧输卵管积水（约4cm×3cm×3cm）。曾嘱手术治疗，未同意，来我院门诊。平时食纳不佳，心烦易怒。

舌象：舌苔白腻，舌质暗。脉象：沉弦。

西医诊断：右侧卵巢囊肿，左侧输卵管积水。

中医辨证：湿热下注，痰凝络阻。

治法：清热利湿，行气豁痰。

方药：瞿麦12g，萹蓄9g，木通3g，车前子9g，滑石15g，黄芩9g，乌药9g，萆薢12g，半夏9g，礞石15g，木香3g，砂仁6g。

治疗经过：7月3日，上方服15剂后，自觉腰痛、腹痛减轻。按上方5剂量做成蜜丸，每丸9g，日服2丸。8月4日，在原医院检查称：右侧卵巢囊肿已消失，左侧输卵管积水呈索条状增厚。8月6日来院复诊，上方加茯苓9g，继服20剂后。另用5剂做成蜜丸，每丸重9g，日服2丸，以巩固疗效。1972年6月22日曾在原医院复查，称宫旁两侧均属阴性。1972年7月3日来院复诊，一般情况良好，有时小腹偶痛，其他无不适。

3. 盆腔炎

案1 湿热下注，气滞血瘀

魏某，女，25岁，门诊简易病历。初诊日期：1974年10月5日。

主诉：腰腹疼痛，白带量多1年余。

现病史：患者自1973年11月份早产后，少腹两侧开始疼痛，腰痛，体倦乏力，精神萎靡，白带量多、色黄、质黏，尿频数，经期下腹坠痛加剧，月经周期尚正常，血量多、色红。末次月经为1974年9月22日。

舌象：舌质红。脉象：弦滑略数。

西医诊断：慢性盆腔炎。

中医辨证：湿热下注，气滞血瘀。

治法：清热利湿，行气活血。

方药：瞿麦12g，萹蓄12g，木通3g，车前子9g，萆薢12g，滑石块15g，五灵脂9g，延胡索9g，制香附9g，柴胡4.5g，炒荆芥穗4.5g。

治疗经过：1974年10月8日，药后白带减少，仍有腰痛，小腹痛。继服上方10剂。1974年10月23日，药后腰腹坠痛减轻，白带量减少，仅觉小腹两侧疼痛隐作。上方加蒲公英15g，败酱草9g，继服5剂。10月29日，症状基本消失，月经已过期7天。查尿妊娠免疫试验阳性，已妊娠。

案2　湿热下注，热毒瘀结

尹某，女，38岁。初诊日期：1972年3月17日。

主诉：小腹痛，白带量多1年余，近日来症状加重。

现病史：1971年因子宫出血刮宫后，开始右侧小腹隐痛，继而整个下腹部疼痛，白带量多、质稠微黄。经妇科检查，诊断为盆腔炎曾用抗生素治疗，症状未减。近日来腹痛加重，伴有低烧（37.5℃），查血白细胞17×10^9/L。

舌象：舌质红。脉象：弦滑略数。

西医诊断：慢性盆腔炎急性发作。

中医辨证：湿热下注，热毒瘀结。

治法：清热利湿，解毒散结。

方药：瞿麦12g，萹蓄12g，木通4.5g，车前子9g，滑石15g，泽兰9g，猪苓9g，川楝子9g，银花3g，丹皮9g，川大黄3g，败酱草21g。

治疗经过：3月20日，服上方3剂后，腹痛减轻，白带量减少，复查血，白细胞9×10^9/L。再服上方3剂，症状缓解，近期有效。

案3　毒热壅盛，气血凝结

赵某，女，43岁。初诊日期：1974年8月9日。

主诉：左下腹疼痛痛，反复发作6年余。

现病史：患者自1968年以来，左侧小腹经常疼痛，兼有黄带。前后曾有6次急性发作，每次均由胃痛开始，伴有恶心、呕吐，甚至吐胆汁样绿水，半小时后窜至腹部，疼痛由上向下发展，逐渐加重，小腹下坠。严重时头痛，头晕（血压下降），甚至休克。随后体温上升39℃左右。1973年8月21日因急性发作，误诊为急性阑尾炎，曾住院剖腹探查，发现卵巢有脓肿，遂清除脓液。1974年6月6日又因急性发作而出现休克，收住院治疗。当时血压70/50mmHg，白细胞29×10^9/L，中性粒细胞0.78。体温38.9℃，诊为急性弥漫性腹膜炎、化脓性盆腔炎及中毒性休克。住院期间曾用氯霉素、红霉素、庆大霉素等药物治疗，急性炎症控制后，于1974年6月22日出院，继续使用胎盘组织浆、黄连素等药物治疗。现证仍有腹痛，恶心，纳差，手发麻，腹部疼痛而拒按。

舌象：舌质红。脉象：弦滑稍数。

西医诊断：①卵巢脓肿。②慢性盆腔炎急性发作。

中医辨证：毒热雍盛，气血凝结。

治法：清热解毒，活血利湿。

方药：银花15g，连翘15g，蒲公英15g，败酱草15g，冬瓜子3g，赤小豆15g，丹皮6g，赤芍6g，没药3g，延胡索9g，川楝子9g，犀黄丸9g，分冲。

治疗经过：8月19日，服上方6剂后，腹痛明显减轻，恶心已止，食纳增加。但有头痛，前方加桑叶9g，菊花9g。

9月2日，腹痛已止，因吃生冷而致下痢，小腹坠痛，改方如下：

生白芍9g，黄芩9g，马尾连9g，甘草3g，木香4.5g，陈皮6g，车前子9g，滑石15g。

1974年9月19日，上方服3剂后下痢已止，腹痛消失。药后自觉症状消失，复查白细胞正常。妇科检查称附件炎、卵巢囊肿已基本痊愈。

案4　寒湿凝聚，瘀血内停

蔡某，女，35岁。初诊日期：1971年12月6日。

主诉：腰痛，小腹痛已5年余，近5天来腰腹疼痛加重。

现病史：患者于5年前，自然流产后，开始小腹痛，腰痛。经妇科检查诊为“盆腔炎”。曾经抗生素、物理疗法，症状未减，经服中药后症状好转。并于1967年、1969年两次妊娠，正常分娩。但腰痛、小腹冷痛症状未完全消除。平时面色黄白，白带量多，清稀，下腹发凉。1971年12月1日人工流产后，腰痛、小腹痛症状加重，伴有阴道出血，5天来未止。又经妇科检查称：左侧附件增厚。

舌象：舌质暗红。脉象：沉缓。

西医诊断：①慢性盆腔炎。②人流后阴道出血原因待查。

中医辨证：寒湿凝聚，瘀血内停。

治法：活血化瘀，暖宫散寒。

方药：当归9g，川芎3g，泽兰4.5g，益母草6g，桃仁3g，红花3g，炙甘草3g，炮姜3g，小茴香6g，没药3g。

治疗经过：12月9日，服上方3剂后，阴道出血已止，仍有轻微腹痛。再以温宫散寒，行气化滞为法，方药如下。

橘核9g，荔枝核9g，小茴香9g，胡芦巴9g，延胡索9g，当归9g，川楝子9g，枳壳9g。

1971年12月30日，服上方15剂后，腰腹疼痛消失。1974年12月门诊随诊时称：经检查无任何不适，唯月经量较少。

案5　气滞血瘀，经脉阻滞

赵某，女，38岁。初诊日期：1972年6月29日。

主诉：腰痛，小腹痛，肛门下坠已半年之久。

现病史：半年来腹痛，小腹痛，肛门下坠，经某医院检查诊为宫骶韧带炎。曾按清热利湿和温宫散寒等法治疗，症状未减。

舌象：舌质暗红。脉象：弦滑。

西医诊断：宫骶韧带炎。

中医辨证：气滞血瘀，经脉阻滞。

治法：行气活血，通脉化瘀。

方药：制香附9g，乌药9g，桃仁6g，五灵脂9g，没药4.5g，乳香4.5g，川楝子9g，延胡索9g，赤芍6g，生蒲黄6g，瞿麦12g。

治疗经过：7月4日，服上方5剂后，腰腹疼痛及肛门下坠感基本消失，近期症状改善。

案6　气滞血瘀，经脉阻滞

马某，女，38岁。初诊日期：1972年7月7日。

主诉：小腹、肛门坠胀而抽痛4天。

现病史：患者于1972年6月29日行人工流产术，7月3日开始小腹、肛门坠胀而抽痛，腰骶部疼痛喜按。肛门、会阴之间也感坠痛、抽痛，曾用卡那霉素、四环素治疗，症状未减。经妇科检查称子宫底部有一节结状物，有触痛，阴道有少量咖啡色分泌物。

舌象：苔薄白，舌质暗。脉象：弦缓。

西医诊断：宫骶韧带炎。

中医辨证：气滞血瘀，经脉阻滞。

治法：行气活血，化瘀散结。

方药：当归9g，川芎3g，桃仁3g，红花3g，泽兰3g，益母草3g，五灵脂6g，生蒲黄6g，制香附9g，乳香3g，没药4.5g，延胡索9g，乌药6g。

治疗经过：7月13日，服药3剂后，小腹、肛门坠痛、抽痛减轻，阴道仍有少量咖啡色分泌物。原方继服。7月17日，药后肛门抽痛已止，但仍有坠胀感，腰骶部仍有坠痛，有脓样白带。脉见弦滑，上方去当归、乌药、川芎，加萆薢、车前子各9g，瞿麦12g。9月13日，按上方加减服药11剂，疼痛明显减轻，症状基本消失。随访半年余，一般情况尚好。

案7　气滞血瘀

周某，女，32岁。初诊日期：1972年1月20日。

主诉：小腹坠痛，白带量多已4年。

现病史：因结婚4年不孕，曾到某医院检查，发现盆腔有一包块，如鸭蛋大，有压痛。平素白带量多，月经周期尚正常，量少、色黑。末次月经为1月14日。

舌象：舌质淡。脉象：缓。

西医诊断：盆腔炎性肿块。

中医辨证：气滞血瘀。

治法：行气活血。

方药：当归9g，川芎3g，炒白芍9g，益母草9g，木香4.5g，香附9g，柴胡4.5g，荆芥穗4.5g，乌药9g。

治疗经过：1月27日，服上方3剂后，白带量仍多，月经反而持续不断，故在前法的基础上加强清热利湿之剂。方药如下。

黄芩9g，马尾连9g，泽泻9g，车前子9g，瞿麦12g，萹蓄9g，萆薢12g，川楝子9g，乌药6g，旱莲草9g，椿根白皮9g。

4月20日，本方共服16剂，白带量减少，少腹疼痛消失，经原医院妇科检查，称炎性肿块完全消失。

案8　湿热蕴毒，气滞血瘀

刘某，女，16岁。初诊日期：1974年11月21日。

主诉：小腹疼痛1年余。

现病史：患者14岁月经初潮，开始第1年周期尚正常，量多，无痛经。近1年来，小腹部疼痛，月经周期为20～30天，行经6～7天，量多，有血块。经来第二三天，下腹绞痛而拒按。妇科检查：子宫中位、略小，左侧可触及一囊性包块，表面光滑，约3cm×4cm大小，尚能活动，有轻度压痛，右侧阴性。

舌象：舌质淡红。脉象：弦滑。

西医诊断：盆腔炎性包块。

中医辨证：湿热蕴毒，气滞血瘀。

治法：清热解毒，活血利湿。

方药：银花15g，连翘15g，败酱草15g，蒲公英15g，延胡索9g，五灵脂9g，川楝子9g，赤小豆15g，瞿麦12g，萹蓄12g，冬瓜子24g，滑石块15g，车前子9g。

治疗经过：11月27日，服药5剂后，腹痛减轻，精神好转，有时两胁痛，上方加生、制香附各9g。12月6日，服上方7剂，内诊检查称：左侧包块已消失，腹痛明显减轻。

案9　阴虚血热，湿热凝结

张某，女，31岁。初诊日期：1972年1月4日。

主诉：腹痛、低烧1年余。

现病史：1年来经常腹痛、腰痛，白带量多，有味、色黄。曾在某医院检查称盆腔内有一肿块如鸡蛋大，压痛明显。伴有低烧（体温在37.3～37.5℃之间），手脚心热，口干渴，喜饮。

舌象：舌质红。脉象：弦滑。

西医诊断：盆腔炎性肿块。

中医辨证：阴虚血热，湿热凝结。

治法：养阴清热，行气散结。

方药：地骨皮9g，青蒿9g，鳖甲21g　冬瓜子3g，川楝子9g，乌药9g，昆布3g，蒲公英15g，荆芥穗4.5g，柴胡4.5g。

治疗经过：1月8日，上方服4剂后，体温已正常，余症仍同前，上方加赤芍9g，败酱草15g继服。1月16日，服上方8剂后体温正常，经原医院检查盆腔肿块消失。

4. 陈旧性宫外孕

案1　湿热下注，气血瘀滞

王某，女，34岁。会诊日期：1974年9月10日。

主诉：左下腹痛、阴道出血3月余。

现病史：患者于1974年5月27日因左下腹部剧痛，曾在某医院做后穹隆穿刺，确诊为宫外孕，阴道出血不止，下腹疼痛难忍。曾服中西药治疗，仍有腹痛及阴道出血。平时小腹两侧疼痛，黄带量多，黏稠有臭味。妇科检查子宫右侧包块约5cm×4cm×3cm大小。血常规：白细胞5.0×10^{9}/L，红细胞3.69×10^{12}/L，血红蛋白120g/L。

舌象：舌质暗，苔黄腻。脉象：弦滑。

西医诊断：①陈旧性宫外孕。②双侧附件炎。

中医辨证：湿热下注，气血瘀滞。

治法：清热利湿，活血瘀。

方药：瞿麦12g，萹蓄12g，木通3g，车前子9g，连翘12g，黄芩9g，马尾连9g，赤芍6g，川楝子9g，延胡索9g。

治疗经过：9月13日，服上方3剂后，左下腹痛减轻，阴道仍有少量出血（如咖啡样），上方去川楝子，加丹参6g，蒲黄6g，五灵脂6g，没药4.5g，继服。9月16日，阴道仍有少量出血，轻微腹痛，上方去五灵脂、蒲黄、木通、马尾连，加银花15g，桃仁3g。9月26日，药后妇科检查：局部包块已缩小至3cm×3cm×4cm。阴道仍有少量出血，小腹隐痛，上方继服。10月25日复诊时称，盆腔包块又见缩小（3cm×1cm×1cm）。自10月7日至10月12日行经后，阴道出血已止，现有带下，色淡黄，有时小腹痛。11月4日，月经来潮，量中等，色暗红，有血块，改服下方：

赤芍9g，没药6g，丹参12g，桃仁9g，三棱9g，莪术9g，宿苏木9g，延胡索6g。

11月21日，上方服6剂后，妇科检查包块呈条索状，除微有腹痛外，无其他不适，带药出院。

1974年12月24日，通信治疗时称：曾做妇科检查，子宫右侧包块已不明显，左侧附件增厚有粘连，月经周期正常，经期小腹疼痛，带下稀白，其他无不适。改方如下继服：

制香附9g，川楝子9g，延胡索9g，五灵脂9g，没药3g，柴胡6g，炒荆芥穗6g，车前子9g，草薢12g。

1974年1月信访时称：临床症状已消失，妇科检查宫颈轻度糜烂，子宫后位，正常大小，活动好，两侧附件稍增厚，未触及肿块。

案2　湿热下注，血瘀气滞

吴某，女，30岁，外院会诊病历。会诊日期：1974年7月11日。

主诉：阴道不规则出血4月余。

现病史：患者自1974年3月开始阴道不规则出血，兼有赤白带，量时多时少，有血块，右下腹疼痛。7月10日刮宫1次，子宫内膜呈分泌期变化。妇科检查：子宫右侧包块约 5cm×7cm×7cm 大小。血沉 50mm/h。诊断为陈旧性宫外孕，曾经治疗包块未消。

舌象：舌质暗。脉象：弦滑。

西医诊断：①陈旧性宫外孕。②慢性盆腔炎。

中医辨证：湿热下注，血瘀气滞。

治疗：清热利湿，活血化瘀。

方药：瞿麦 12g，萹蓄 9g，木通 3g，苍术 9g，炒荆芥穗 6g，苡仁米 15g，冬瓜子 3g，延胡索 9g，赤小豆 15g，川楝子 9g，五灵脂 9g，桃仁 3g。

治疗经过：上方服 3 剂后，腹仍坠痛，流血未止，遂改用活血化瘀消癥止痛，兼以清热利湿为法，方药如下：

丹参 12g，赤芍 6g，没药 6g，桃仁 9g，川楝子 9g，延胡索 9g，冬瓜子 3g，车前子 9g，蒲黄炭 9g。

7 月 19 日，服上方 3 剂后，阴道流血渐净，右下腹疼痛减轻，内诊检查称包块缩小，上方加五灵脂、苏木各 9g 继服。8 月 9 日，仍有少量阴道出血，呈咖啡色，下腹痛，有时恶心，脉沉弱。拟以清热解毒，除湿化瘀。方药如下：

延胡索 9g，川楝子 9g，瞿麦 12g，萹蓄 9g，赤芍 6g，蒲黄炭 9g，银花 9g，冬瓜子 15g，五灵脂 6g，柴胡 4.5g，黄芩 6g。

8 月 15 日，药后腹痛减轻，内诊包块继续缩小，阴道流血已止，仍有白带，上方加败酱草 15g。8 月 19 日，药后白带减少，腹痛减轻，血沉 10mm/h，上方去黄芩、柴胡加车前子 9g。

8 月 22 日，药后症状基本消失，妇科检查子宫右侧包块已缩小为 5cm×3cm×3cm。病情稳定出院，方中蒲黄炭改为生蒲黄并加萆薢 12g，带方继服。

案 3　气滞血瘀，癥结凝聚

杨某，女，28 岁。初诊日期：1975 年 8 月 23 日。

主诉：阴道出血 54 天未止。

现病史：以往月经正常。7 月 1 日经行淋漓不止，色暗有块。7 月 18 日曾行诊断性刮宫术，病理诊断为“增殖期子宫内膜”。术后阴道出血仍淋漓不止，久治未愈至今已 54 天，服中药 3 剂后血止。10 天后称下腹坠感，经某医院检查，发现子宫右前方有一鸭蛋大的包块。

舌象：舌质暗红。脉象：弦缓。

西医诊断：陈旧性宫外孕。

中医辨证：气滞血瘀，癥结凝聚。

治法：活血化瘀，消癥散结。

方药：丹参 15g，赤芍 9g，桃仁 6g，乳香 3g，没药 3g，三棱 9g，莪术 9g，延胡索 9g，蒲黄 9g，五灵脂 9g。

治疗经过：上方服 7 剂后，腹痛消失。内诊检查：子宫右前包块仅有 2cm×1cm×1cm 大小。又服 3 剂后，9 月 29 日复查包块已完全消失。诸症消失。

（摘自《刘奉五妇科经验》）

哈荔田

（知常达变以调肝脾肾，尤重调气）

【医家简介】

参见第 82 页。

【主要学术思想和主张】

参见第 83 页。

【临证经验】

1. 癥多在血，瘕多在气，气血同病，偏重各异

哈师宗前人之论，亦认为癥属有形，病多在血分；瘕属无形，病多在气分。但哈师据气血的密切关系又提出，或癥或瘕，皆为气血同病，只不过偏重不同罢了。这是因为，气为血帅，气病则血正得顺行；血能载气，血滞则气安能畅通。

2. 治瘕不宜峻利破瘀，消癥则需软坚破积

哈师以为本病由经期或产后内伤生冷，或外感风寒，或伤于七情，致使气逆血涩，留滞经络，闭塞隧道而引起。哈师治瘕以理气止痛为主，不主张峻利破瘀，以免损伤元气；治癥则以活血化瘀，软坚破积为主，根据病情，可用峻剂。癥或瘕在病理上每多与痰湿宿食夹杂，证候上每多有虚实寒热之异，故辨证需详察，治疗宜审慎。如武叔卿之《济阴纲目·积块门》说："痞气之中，未尝无饮，而血癥食癥之内，未尝无痰。故消积之中，当兼行气消痰之药为是。"《医宗金鉴·妇科心法要诀·癥瘕积痞癖疝诸证门》亦认为："凡治诸癥积，宜先审身形之壮弱，病势之缓急而治之。如人虚则气血衰弱，不任攻伐，病势虽盛，当先扶正；若形证俱实，当先攻病也。"

3. 乳癖、乳疠

乳腺增生病，相当于中医所谓"乳癖"、"乳疠"的范畴，按中医所谓乳癖、乳疠，主要症状是在乳房部发生大、小不一的肿块，大多表面光滑，边界尚清，与周围组织不相粘连，推之移动，可单侧发生，或两侧同时发生，局部皮肤不变色，也无寒热发作，患侧腋下无肿块及淋巴结。一般可无自觉症状，有的则常感乳部胀痛，或乳痛与月经有关者，可伴见月经不调，痛经，或婚后不育等情况。发病机制多为内伤七情，肝气郁结，气滞痰凝、脉络瘀阻所致。治疗常以疏肝理气，通络散结为主，方用逍遥散化裁。见有经前乳痛加剧，月经不调者，尚需配合调理冲任之法。倘病程日久，气血虚弱者，又宜益气养营，化痰散结为主。

个人临床体会，乳房胀痛作为一个症状，多见于未婚女子，已婚已育者似较少见，若乳部胀痛见于已婚已育者，多为乳部病变所致，余常用疏肝解郁，和营健脾之逍遥散加减，乳部见有肿块者，加用赤芍、川楝子、海藻、昆布、橘核之类软坚散结止痛；经久不消者，并有转向恶变的可能，亟须引起重视。未婚或已婚未育妇女见有乳部胀痛，并见痛经，月经不调者，往往受孕机会较少，应考虑有否器质性病变、诸如输卵管不通之类，治应调冲任，理气血为主，月经正常，血脉通调、则乳痛自消。

（摘自《中国百年百名中医临床家·哈荔田》、《哈荔田妇科医案医话选》）

【精选验案】

1. 癥瘕

案1　肝经湿热，痰瘀阻胞（左侧卵巢囊肿，右侧输卵管积水）

许某，女，32岁，已婚，1977年6月2日初诊。

半年来少腹胀痛，触有硬块，两乳作胀，腰骶酸楚，经期超前，色紫有块。月经前后，带下量多，绵绵不已，色如茶汁，气味腥秽，伴见头晕目眩，口苦咽干，小溲赤热，偶或阴痒。婚后四载，嗣续维艰。妇科检查：子宫后倾，大小正常，左右两侧各有5cm×4cm×6cm及4cm×3cm×3cm之肿块，活动受限，诊为左侧卵巢囊肿，右侧输卵管积水，因拒绝手术，遂就诊于中医。苔色略黄，厚腻少律，舌质暗紫，脉沉弦略数，证系肝经湿热下注，痰瘀阻滞胞脉，治拟先泻厥阴湿热，兼以燥湿化痰。

处方：龙胆草泻肝片、二陈丸各1剂，上、下午分服，连服7天。

另用蛇床子12g，石榴皮、桑螵蛸各9g，黄柏6g，吴茱萸、枯矾各3g。

布包、泡水，坐浴熏洗，一日2次，7剂。

二诊（6月10日）：带下略减，色转淡黄、头晕目眩、口苦均较前为轻，惟小腹胀痛，坚块仍在。思之先以丸剂缓图以测之，再拟汤剂软坚散结，清热利湿，破瘀通经。

处方：山慈菇9g，昆布、海藻、冬葵子、车前子布包，各12g，夏枯草15g，牡蛎粉布包，24g，王不留行9g，炒青皮、醋柴胡、穿山甲、粉丹皮各4.5g，蒲公英12g，瞿麦、天仙藤各15g。6剂，水煎服。

另用：蛇床子12g，石榴皮、黄柏、桑螵蛸各9g，吴萸3g，布包，泡水，坐浴熏洗。日3次，6剂。

三诊（6月17日）：药后带减七八，胁痛已除，少腹胀痛已较前轻减，惟触之坚块仍在，又加头晕泛恶。再予清肝胆，软坚散结。

处方：夏枯草24g，海藻、昆布、山慈菇各9g，牡蛎粉、车前子布包，各12g，淡竹茹、淡黄芩、盐黄柏各6g，决明子、香附米、川茜草各9g。

3剂，水煎服，外用药同前。

四诊（6月20日）：带下已止，头晕泛恶亦除。惟仍少腹胀痛，坚块不移，腰背酸楚。再拟理气活血，化瘀软坚之剂。

处方：醋柴胡6g，炒青皮4.5g，香附米、赤芍药、当归尾、桃仁泥各9g，海藻、昆布各9g，光慈菇12g，牡蛎粉布包，21g，广寄生9g。7剂，水煎服。

嘱药后每日上午服化坚丸1剂，下午服消核丸1剂，均白水送下，连服10天。

此后即以上法，或服汤剂，或服丸剂，行经期间则养血调经。治疗间月，诸症悉已，月事如常。惟经期小腹尚感胀痛。妇科检查：左侧卵巢囊肿已缩小，右侧输卵管呈索状增粗。再以三诊方加茯苓、海金砂各9g，与上述丸剂交替服用，约40天停药。于

1977年12月6日妇科复查：子宫略有后倾，两侧附件（－），小腹偶或微痛，余无不适。

［按］《内经》谓："任脉为病，女子带下瘕聚。"本例少腹胀痛，触之有块不移，带下量多，深黄气秽。西医诊为"卵巢囊肿""输卵管积水"当属于中医"带下瘕聚"范畴，乃因湿热下注，痰瘀络阻，冲任失凋所致。其病理变化与《灵枢·水胀篇》所述"肠覃"的形成极为类似。如说："寒气客于肠外，与卫气相搏，气不得荣，因有所系，瘕而内著，恶气乃起，息肉乃生。……久者离岁，按之则坚，推之则移，月事以时下。"由于寒湿客于肠外，积久化热。湿热下注而为带，郁滞脉络，气血受阻，则痰湿淤血（所谓"恶气"）搏结成块。初诊以胆草泻肝，二陈丸清热燥湿，俾肝气条达，气机通利，则湿热无所依存；药力虽则平平，意在为荡涤之汤剂奠定基础，故再诊遂以海藻、昆布，枯草、牡蛎等软坚散结；辅以山甲、王不留行破瘀通络；山慈菇、蒲公英、丹皮等清热凉血解毒；柴胡、香附、青皮等疏肝理气行血；黄芩、黄柏苦寒清热燥湿；再加车前子、冬葵子、瞿麦、天仙藤等，清热利水，引邪下行，诸药针对病机，共奏清热利湿、舒肝理气、溃坚破积之功。四诊带下已止：湿热已清，而仍少腹胀痛不移，乃病在血分，瘀结未化。《医学汇海》谓："血症者，妇人行经，及产后，或伤风冷，或伤饮食，以致内瘀血搏，凝滞不散，久则成块作痛。"故投以破瘀散结，理气行滞之剂，汤丸互进，缓缓图治，终获痊愈。

案2　气滞血瘀，冲任失调

齐某某，女，30岁，已婚，1975年11月23日初诊。

经产两胎均健在、于去秋怀妊3个月时，因跌仆而致堕胎，从此月讯失调，经期延长，行经腹痛，量中色紫，夹有血块。伴有腰背酸楚，带下黏浊，胸胁胀闷不舒，纳谷不健，腑行不畅等症。妇科检查：子宫水平位，宫体增大如孕50天大小，质硬，表面不光滑，活动良好，附件阴性，诊为子宫肌瘤。诊脉细弦，舌苔白，舌边瘀紫。此系气滞血瘀，冲任失调。现值经期，治予理气活血、化痰消瘀之品。

处方：醋柴胡6g，香附米、紫厚朴各9g，刘寄奴12g，紫丹参、瓦楞子各10g，川茜草、三棱片、苏木、赤芍、白芍、女贞子各9g，粉甘草4.5g。5剂，水煎服。隔日1剂。

二诊（12月3日）：上方服后，块下量多，腹痛大减。行经7天而止。仍腰酸膝软，脘腹隐痛，胸胁痞满，拟从前法治之。

处方：醋柴胡6g，香附米、炒枳壳各9g，广木香4.5g，秦当归、杭白芍各9g，金狗脊去毛，12g，女贞子、旱莲草各9g，三棱片、川楝子各9g，粉甘草4.5g。

6剂，水煎服。连服3剂停1天。

三诊（12月17日）：药后诸症已减。今日又感腰酸腹坠，有少量白带，脘痞不舒。此乃月事欲潮之征，拟予益肝肾，行气血，化瘀积之法。

处方：女贞子12g，旱莲草、秦当归各9g，杭白芍、醋鳖甲各15g，云茯苓9g，醋柴胡、台乌药各6g，炒枳壳12g，粉甘草6g。6剂，水煎服。连服2剂停1天。

四诊（1976年1月3日）：上方服未尽剂，月事来潮，量中色可，偶有血块，腹痛未作，经行6天而止。又自服上方10数剂后，经妇科检查：宫体有所缩小。仍予一诊方减厚朴，加昆布15g、生牡蛎21g、秦当归12g，共服40余剂，诸症悉已。妇科检查：子宫略后倾，宫体较正常稍大，稍硬，表面光滑。嘱每日上午服得生丹1剂，下午服二至丸20粒，经2个月后复查，子宫已恢复正常大小。

［按］ 本例子宫肌瘤属中医癥积范畴。以其经期延后，色紫有块，行经腹痛，舌有瘀紫，胸胁痞闷，诊为气滞血淤。《内经》谓："血实宜决之。"初诊虽在经期，仍须因势利导，不宜姑息，故用柴胡、香附、厚朴理气解郁，行血中之气；寄奴、赤芍、丹参、三棱、茜草、瓦楞子，苏木活血化瘀，软坚散结；佐以女贞、白芍滋阴养血，俾破瘀而不伤血。二诊因瘀块量多，腰膝酸软，故用狗脊、女贞、旱莲草，当归、白芍等滋补肝肾为主，参以理气活血之品，俾补中有破。末诊破瘀消瘤，继以丸药缓调，消补兼施，祛邪扶正，治疗数月，遂使子宫肌瘤消除，而达治愈目的。

案3　肝郁脾虚，瘀血停滞，湿热内蕴（盆腔炎，炎性包块）

王某某，女，27岁，已婚，1979年8月15日初诊。

数月前，因"不完全流产"曾做刮宫，术后阴道出血，淋漓而下，经月始止。近3个月来，时感腰酸乏力，纳呆便溏，小腹坠胀，痛楚难支。带下量多，色呈灰白，且有臭味。经期延长，量少色淡，夹黑紫血块。妇科检查：宫颈光滑，子宫体偏右，有压痛，活动欠佳，左侧可扪及4cm×3cm×3cm大小之肿块，不活动，压痛明显，诊为"盆腔炎"（炎性包块）。现值经期，腰腹疼痛，出血量少，有紫黑血块，脉来沉细，舌质胖淡，苔白薄腻，中有裂纹，证属肝郁脾虚，瘀血停滞，湿热内蕴，治拟疏肝健脾，养血调经，兼化湿热。

处方：秦当归、杭白芍各15g，醋柴胡、香附米、台乌药、川楝子各9g，延胡索6g，野党参15g，炒白术9g，云茯苓12g，净红藤15g，干虎仗9g，粉甘草6g。4剂，水煎服。

二诊（8月20日）：月经已过，腹痛依然，喜按喜暖，四末不温，便次增多，带下稀薄，体倦神疲，脉沉细无力，苔薄腻仍有裂痕。此系寒湿凝聚，瘀血内停，脾阳不振，气机不利。更方变法，治予益气温中，暖宫散寒，行气活血。

处方：野党参、炙黄芪各15g，炮姜炭9g，吴茱萸6g，台乌药、川荜茇、醋柴胡各9g，制乳香、没药各4.5g，川楝子9g，延胡索6g，杭白芍15g，粉甘草6g，附子理中丸、藿香正气丸各1付，布包、同煎。

3剂，如有效，再服3剂。

外用：吴萸3g，黄柏6g，蛇床子9g，布包，泡水，坐浴熏洗，每日2次。

三诊（8月27日）：药后腹痛大减，体力渐增，四末转温，带下量少，便泻已止，惟体质素瘦，稍事家务，即感腰背酸楚，舌淡苔薄，脉已较前有力。此中阳渐复，胞寒渐散，转予补脾肾，行气化滞为法。

处方：太子参15g，炒白术、云茯苓各9g，金狗脊15g，去毛，炒杜仲、桑寄生、川续断各9g，酷柴胡9g，台乌药6g，醋鳖甲15g，橘核9g，川楝子9g，生牡蛎15g。布包，粉甘草6g。

6剂，水煎服。

另以蛇床子9g，淡吴萸3g，川黄柏6g，桑螵蛸9g，布包、泡水，坐浴熏洗，日

2次。

此后即以上方出入，隔日1剂，治疗2月余，精神体力日有增加，带下已止，腰腹疼痛偶有。妇科检查：炎性肿块消失，左侧附件增厚。嘱每在经期连服二诊方4剂。又经月余，妇科检查：左侧附件已复正常，腹部压痛尽除。

[按] 本例初见腹痛坠胀，触有肿块，带多气臭，经期错后，量多有块，体疲纳呆，大便溏薄，苔腻有裂痕。辨为肝郁脾虚，瘀血内停，积湿化热。予健脾疏肝，和营凋血，兼化湿热之剂后，腹痛未止，反增便泻。后经细询：腹痛喜温喜抚，带稀有腥气，乃知非湿热为患，此脾阳不足，寒湿凝聚，气机不利，瘀血内停之候，舌苔干燥裂纹，亦非燥热，而系寒湿久积，气不化津之故，遂改弦易辙，以参、芪、炮姜、吴萸、乌药、荜茇等，合附子理中丸、藿香正气丸、补中益气，散寒暖宫；以乳没、川楝、延胡索、柴胡理气活血、化瘀止痛；芍药、甘草酸甘化阴，以防止辛燥伤阴，并能缓解腹痛。三诊则肝、脾、肾同治，并佐鳖甲、橘核、牡蛎、川楝等化滞软坚。此后即恪守斯法，假以时日，遂得获效。此例说明，临床辨证，应详问诊，始能不为假象所惑，误入迷津。

上述三例虽病种不同，但都属于中医“癥瘕”范畴。《证治准绳》说：“推之不移名曰癥，言其病形可征验也。”“瘕者，假也，其结聚浮假而动，推移乃动也。”说明癥为有形可征，推之不移、痛有定处；瘕则聚散无常，推之可移、痛无定所。大抵癥为有形之实邪，病多在血分；瘕为无形之气结，病多在气分。但血分病每多兼有气分亦病，气分病也常导致血分亦病，故临床总应全面考虑，不可印定眼目。

癥瘕的发生多因经期或产后内伤生冷，或感受风寒，或七情所伤，以致气逆血涩、留滞经络，闭塞隧道而引起。但瘕属无形，治疗多以理气止痛为主，不宜峻利破瘀以伤元气；癥为有形之实，治疗多需活血化瘀、软坚破积为主。癥或瘕每与痰湿宿食夹杂，证候又有虚实寒热之异，治疗中又须审慎而行。如武叔卿《济阴纲目》说：“痞气之中，未尝无饮，而血食证之内，未尝无痰，故消积之中，当兼行气消痰消瘀之药为是。”《医宗金鉴》也说：“凡治诸癥积，宜先审身形之壮弱，病势之缓急而治之。如人虚则气血衰弱，不任攻伐，病势虽盛，当先扶正，若形证俱实，当先攻病也。”如上述三例中，案1许案乃湿热、痰瘀互结，形病俱实，故治以清热燥湿，化痰软坚，破瘀通络之法，攻病为主，案2齐案，气滞血瘀，冲任失调，初予活血化瘀、调和冲任，继则补益肝肾、兼行气血，以扶正为主。末诊加昆布、牡蛎之消痰软坚，扶正祛邪；案3王案，形体不足，脾肾两虚，寒湿阻胞，形证俱虚，故初治温脾益气，暖宫散寒，继则两补脾肾、行气化滞，始终以扶正为主，从而体现了中医异病同治的辨证观点。

2. 乳癖

案1　肝肾阴虚，气郁络阻（乳腺增生）

白某某，女，50岁，已婚，1974年3月3日初诊。

素有“甲亢”病，迄已10年余、间断服用西药已获效机。现届围绝经期，常感烦热喜凉，头晕自汗，腰酸乏力。两手时有震颤，持物不稳，下肢微肿。近1月来，发现乳部胀痛难耐，两侧触有条索状肿块，表面光滑，质地较硬，推之可移动，妇科诊为

"乳腺增生"，因不欲手术而改就中医治疗。询之尚有腹胀纳少、大便不畅、夜寐不实诸症，并已断经2年，婚后迄未孕育。诊见舌红苔白。脉象弦细。揆度此证，乃由肝肾阴虚，气郁络阻所致，治拟疏肝理气，凉营养血，通络散结为法。

处方：醋柴胡，全当归各9g，杭白芍12g，带皮茯苓、香附米、青桔叶、王不留行、粉丹皮各9g，醋青皮、焦山栀各6g，生龙骨、生牡蛎各15g，生鹿角9g，广寄生15g，粉甘草6g，6剂，水煎服。

另用白芷、五倍子、草红花、姜黄、皂角各9g，煎水，浸湿纱布，热敷乳部，冷则更换，日2次，每次15分钟。

二诊（3月10日）：前方服后乳痛轻减，肿块略有缩小，浮肿渐消，惟牙龈及咽部肿痛，口干欲饮，头晕腰酸，胸胁痞闷，脉弦细数。此火热上炎，阴虚血燥之象，拟泻热平肝，滋阴凉血为治。

处方：生地、玄参各15g，麦冬12g，丹皮、黄芩、山栀子各9g，忍冬藤15g，杭菊花后下、炒枳壳各9g，桔梗6g，广寄生15g，醋青皮6g。6剂，水煎服。

另，每日随汤剂加服化坚丸2剂。热罨法同前。

三诊（3月17日）：乳痛消失，肿块稍能触及，齿龈及咽痛已解。热势得戢，再予平肝养阴，软坚散结之剂。

处方：粉丹皮、炒山栀、杭菊花后下，各9g，嫩钩藤、夏枯草、生牡蛎各15g，盐橘核、荔枝核各9g，赤、白芍各9g，麦门冬9g，大元参、广寄生各15g。4剂，水煎服。

外治法同前。随后每日上午服化坚丸1付，下午服二至丸20粒，观察月余，乳腺肿块消失。

[按] 本例年已五旬，冲任已衰，症见头晕腰酸，烦热少寐，两手振颤，自汗心悸，诸系肝肾阴虚，阳失潜降，水不涵木，筋脉失养所致。肝脉布两胁，循行乳部，若肝肾阴虚，肝木失荣，则肝之疏泄失常，气血循经上逆，瘀滞络中，故乳部胀痛，生有肿块；肝郁犯脾，脾失健运，则纳少腹胀，便下不爽，下肢浮肿。初用丹栀逍遥散加味，疏肝理气，凉营养血，通络散结，并加鹿角、寄生温补肝肾以调冲任。二诊乳痛虽减，而热势仍炽，因改弦易辙，转予平肝泻热，滋阴凉血之法，并始终配合外治法，活络止痛，遂获效果。

案2 肝郁气滞，痰瘀阻络，冲任不调（乳腺增生）

任某某，女，24岁，未婚，1974年5月8日初诊。

1年来，经前10天左右乳房开始发作胀痛，逐日加重，寝食难安，至经净后疼痛始渐次消失；两乳外侧散在多个硬结，大如蚕豆，推之可移，压之觉痛，且乳痛程度每与情绪有关，两腋下无硬块及淋巴结，西医诊为乳腺增生，服止痛药，效果不显。询之月经错后，量少有块，经前腹痛腰酸，烦躁易怒，纳谷不馨。刻诊经期将届，乳痛颇甚，舌质淡红，舌苔薄白，脉象细弦，证属肝郁气滞，痰瘀阻络，冲任不调，治拟疏肝理气，养血凋经，通络散结为法。

处方：软柴胡6g，全当归15g，杭白芍9g，女贞子12g，香附米9g，小青皮6g，川楝子9g，延胡索6g，橘叶，荔枝核各9g，刘寄奴、天仙藤各12g，清半夏9g。3剂，水煎服。

另以白芷、五倍子、荔枝核、皂角子各9g，煎水浸湿纱布，热敷乳部，冷则更换，每日2次，每次15分钟。

二诊（5月12日）：乳房胀痛轻减，腰酸腹坠依然，此经汛欲临之兆，治宜因势利导，拟疏肝和营，养血调经法。

处方：柴胡6g，当归、杭芍各9g，女贞子、旱莲草各12g，刘寄奴、紫丹参、怀牛膝、车前子包，各9g，炒青皮、川芎片各6g，川楝子9g，青橘叶6g。

3剂，水煎服，外治法同前。

三诊（5月20日）：月经已净，此次带经4天，色量均可，偶有血块，现乳痛已消，惟觉腰酸乏力，治予补肝肾，理气散结法。

处方：女贞子、旱莲草、炒杜仲、广寄生、秦当归各9g，软柴胡、香附米各6g，生牡蛎、夏枯草各15g，海藻、昆布各12g，南红花6g，川楝子9g，丝瓜络4.5g。

3~6剂，水煎服。仍配合外治法同前。

此后，经前7天服二诊方，每日1剂，至月经来潮停药，经后服三诊方5剂，日常服逍遥丸1付，二至丸15粒，早晚分服，白水送下。调理3个月，经前乳痛及乳部结块均消失，月经亦基本正常。

［按］ 本例经前乳房胀痛，生有硬结，其疼痛程度与情绪有关，伴有痛经，量少，有块。诸系肝气郁结，痰瘀阻络，冲任不调，壅塞不通之故。治以疏肝理气，通经散结为主，使冲任调和，经行通畅，则疼痛自减。经后则补肝肾，调冲任，理气散结，通络活血，标本兼顾，调理数月，遂告痊愈。

3. 宫外孕

案1　气滞血淤，冲任不调，胞脉失和

刘某某，女，26岁，已婚，1972年9月6日初诊。

既往月经周期如常，惟经前腹痛，经中偶见小血块。此次停经45天，于3天前尿检妊娠试验阳性，伴见头晕，泛恶，纳呆，脘痞。近2日突感右侧少腹胀痛，腹坠欲便，阴道见有少量出血，暗红色。经妇科检查：外阴正常，阴道有少量血。宫颈无明显举痛，子宫正常大小，稍软，右侧可触有一个软性包块，有压痛，顷刻尿检妊娠试验阴性，拟诊为“宫外孕”，欲收住院观察，患者要求中医治疗。诊见舌质淡红，边有瘀斑，舌苔薄白，脉象弦细。证属气滞血瘀，冲任不调，胞脉失和。拟活血通经，理气止痛为法。

处方：醋柴胡、全当归、赤芍药、生蒲黄各9g，紫丹参15g，乳香、没药各6g，三棱，莪术、苏木各9g，香附米、台乌药各6g，车前子布包，12g，生牡蛎15g。3剂，水煎服。

二诊（9月12日）：药后腹痛已减，阴道仍有出血，纳少泛恶尚在，原方加水蛭6g，怀牛膝12g，炒稻芽15g，清半夏9g，3剂，水煎服。

三诊（9月28日）：上方出入续服10剂，出血量增多，夹血块若干，取其大者一块，经化验为蜕膜组织。刻诊：胸闷泛恶已除，右侧腹痛续减，阴道出血渐少。再予一诊方去牡蛎、乌药、三棱、莪术、丹参，加党参12g、川茜草6g、炒地榆15g。3剂，水煎服。

四诊（10月4日）：前方服讫，血已止净，诸症悉除，惟感乏力，右少腹稍有隐痛，舌质淡红，苔薄白，脉弦缓，拟健脾和胃，调肝理血为治。

处方：野党参15g，炒白术、云茯苓、香佩兰各9g，广陈皮6g，炒稻芽15g，香附米6g，秦当归、刘寄奴、泽兰叶各9g，粉甘草4.5g。6剂，水煎服。

药后于10月24日又经妇科检查：子宫大小正常。包块消失，右侧附件稍有增厚，无压痛，

［按］本例因气滞血瘀，冲任不调，胞脉不利，以致胎孕异常。少腹胀痛，触之有块，阴道少量出血，色暗，乃因瘀血内积；阻滞血脉，血瘀则气滞，气机升降不利，故见头晕泛恶，脘痞纳呆，腹坠欲便。治以活血化瘀为主，药用赤芍、蒲黄、丹参、当归、苏木等活血化瘀，通经止痛；乳香，没药、三棱、茯苓、香附、乌药、柴胡等，行气破瘀，止痛消癥；又加牡蛎软坚结，车前子利水道，协诸药共奏化瘀通经之效。二诊加牛膝、稻芽、清夏等，既能入脾和胃，又可散结通经，合前述诸药使其加速疗效。四诊蜕膜组织排出后血已止，遂以健脾和胃，调理气血之剂，增强后天之本，以滋气血之化源。

案2　瘀血内积，阻滞胞脉（输卵管妊娠破裂）

张某某，女，32岁，已婚，1971年4月8日出诊。

停经2月余，尿检妊娠试验阳性、于1周前突见阴道少量出血，伴右下腹疼痛增剧，肛坠欲便。妇科检查：宫体正常大小。稍软后位，宫颈举痛，右侧附件压痛明显，扪及一包块约4cm×3cm×2cm、诊为“输卵管妊娠破裂”。刻诊右下腹疼痛拒按，经血淋漓，色暗，夹有血块，便秘纳少，舌质紫暗，苔薄黄而腻，脉弦数。证属瘀血内积，阻滞胞脉。冲任失调，不通则痛，治拟化瘀以止血，理气以止痛。

处方：全当归12g，赤芍药、刘寄奴、生蒲黄、五灵脂各9g，制乳香、制没药各6g。益母草15g，川茜草6g，川芎片、香附米各6g，火麻仁9g，番泻叶3g，后下、便后停服。3剂，水煎服。

二诊（4月12日）。

药后腹痛轻减，腑气得行，出血渐减，脉弦略数，舌质略紫，苔腻已退。原方去泻叶、麻仁，加三棱、莪术、车前子（布包）、鸡内金各9g。3剂，水煎服。

三诊（4月26日）。

上方出入续10余剂，出血已止，诸症悉除，再予五味异功散加减，以为善后之计。

处方：太子参15g，炒白术、云茯苓各9g，广陈皮6g，稻、麦芽各12g，鸡内金6g，香附米6g，佩兰叶，泽兰叶各9g，郁李仁9g，炒枳壳6g，粉甘草4.5g。5剂，水煎服、

于5月5日妇科检查：右侧包块消失，附件增厚，轻度压痛。嘱服八珍益母丸，每日早、晚各服1丸，连服半个月。

［按］本例输卵管妊娠破裂后，血液外溢，瘀积少腹，气血凝滞不通，故腹痛拒按，触有包块；瘀血阻脉，血不归经，故阴道出血，淋漓不断，血瘀气滞，腑气不行，加之失血后，肠道失润，故见纳少，便秘。上述诸症，关键在血瘀内结，故用当归、赤芍、寄奴、蒲黄、乳香、没药、香附等破瘀活血、行气止痛；益母草、茜草、川芍等，行血止血，相反相成；再加泻叶，麻仁润肠通便，以利气机。诸药功专力伟，寓止于行，因

而收效较速。一二诊出血势缓，原方加三棱、莪术、内金等，以防瘀血留滞，遗有后患。末诊助脾胃以滋化源，行气血，调冲任，标本兼顾，以善其后。

宫外孕的发生，从中医角度来看，多由气血失调，冲任不和，胞脉受阻，从而导致胎孕位置异常。胚胎在输卵管内孕育，常阻滞血脉畅行，而一旦输卵管妊娠破裂或流产时，则血脉外溢，离经之血内蓄少腹，遂成少腹血瘀之证。故宫外孕的主要病机在于瘀血停积，阻滞经脉。虽然因发病阶段不同，病程之久暂、体质之强弱、寒热之所属各异，而临床治法宜随证变化，但活血化瘀则为本病之主要治疗原则。

输卵管妊娠尚未破裂以前，由于症状不明显，临床易被忽略，但此阶段的治疗意义却又很为重要，如能及时有效地流产，终止妊娠，即可以防止输卵管妊娠破裂出血，苟免变证豁起。据报道天花粉能使胎盘绒毛膜滋养叶细胞变性坏死而引起流产，取得了良好的效果，根据这一原理能否用于宫外孕流产是值得进一步探索的问题、

输卵管妊娠破裂以后，根据临床表现，大致可分为休克型（阴血暴脱）、不稳定型（气滞血瘀）和包块型（血瘀成癥）三类。由于本病之主要病机是瘀血内结，故在治疗上，休克型病证宜在益气固脱的同时，兼予活血化瘀，以消除瘀血的原因；包块型病证在破瘀消癥，理气、止痛的同时，则应兼顾正气，使破瘀而不伤新，不稳定型病证，则应以活血化瘀为主。本型常兼有腑实证候，故宜兼通府气。如上述二例均属此型。但例一专用理气活血破瘀之剂，例二伴见腑实现象，故亦兼通府气。

在活血化瘀的治疗中，每宜参以稻、麦芽、山楂、内金等药，其作用在于理脾胃，增饮食，以扶助正气，兼能化瘀散结；此外车前子、冬葵子、天仙藤之类利尿行血药物，每能通经化瘀也可酌情加入。

（摘自《哈荔田妇科医案医话选》）

祝谌予

（调气血，和脾胃，理肝肾，固冲任）

【医家简介】

参见第95页。

【主要学术思想和主张】

参见第96页。

【验方效方】

1. 盆腔炎

方一　止带方加减

［组成］猪苓、茯苓、车前子、泽泻、茵陈、赤芍、丹皮、黄柏、栀子、牛膝，加芦根、茅根、金银花、连翘、败酱草、黄连。

［主治］老年性阴道炎，急性盆腔炎（发热期）。症见发热，少腹痛，白带多，带下如脓腥臭味，口干，尿黄，便干，舌红，苔黄，脉滑数。

［治法］清热解毒，活血利湿。

［加减法］少腹两侧有炎性包块（癥瘕期），以止带方为主加消肿块药，如三棱、

莪术、丹参、当归；疼痛甚者加川楝子、延胡索、或乳香、没药。

方二 大全温经汤《妇人良方大全》加减

［组成］人参、牛膝、当归、川芎、芍药、桂心、莪术、丹皮、甘草，加吴萸。

［主治］老年性阴道炎，慢性盆腔炎（肝肾双亏，寒湿型）。症见白带多而清稀，少腹腰胯部冷痛，喜温怕寒，行经时或劳累后疼痛加重，月经后错，量少，色暗有血块。

［功效］温通散寒祛湿。

方三 完带汤《傅青主女科》加减

［组成］白术30g，土炒，山药30g，炒，人参6g，白芍15g，酒炒，车前子9g，酒炒，苍术9g，制，甘草3g，陈皮15g，黑芥穗15g，柴胡18g。

水煎服。加败酱草、椿根白皮、黄柏。

［主治］老年性阴道炎，慢性盆腔炎（湿热型）。症见少腹热痛，灼热感，带色发黄。

［加减法］有炎性包块者加软坚活瘀药，如三棱、莪术、丹参。

2. 子宫肌瘤和卵集囊肿

方一 桂枝茯苓丸加减

［组成］桂枝30g、茯苓60g、丹皮30g、桃仁30g、加海藻60g，鳖甲60g、夏枯草60～90g、山慈菇30g、三棱30g、莪术30g、丹参30～60g、血余炭30～60g、赤芍、白芍各30g、乌梅30g、红花30g、生地、熟地各30g、当归30g、生蒲黄炭30g、五灵脂30g，云南白药9g。

［服法］上药共研细末炼蜜为丸，每丸重9g，早晚各服一丸。在月经干净后，先服20天软坚活瘀消瘤药丸，然后改用补中升清法，服8～10剂汤药，控制月经量。

［主治］子宫肌瘤和卵集囊肿，血瘀多者。

［加减法］有卵巢囊肿者用加利水药如泽泻、猪苓各30g，车前子30～60g。还可加芫花15～30g，但芫花可引起腹痛腹泻。

方二 龙胆泻肝汤加减

［组成］龙胆草、栀子、黄芩、柴胡、生地、车前子、泽泻、木通、当归、甘草，加海藻。

［主治］子宫肌瘤和卵集囊肿，偏热象出血量多者。

方三 软坚消癥方（自拟方）

［处方］制乳没各15g，穿山甲30g，皂角刺60g，三棱30g，莪术30g，昆布30g，夏枯草90g，橘核60g，荔枝核60g，柴胡30g，枳壳30g，当归60g，丹参90g，益母草90g，鸡血藤90g，生山楂90g。

［煎服法］诸药共研细末，炼蜜为丸，每丸重约10g，每饭后服1丸。

［现症］小腹坠胀，乏力，性急易怒，大便干燥。经少色暗，痛经。舌淡暗，脉弦。

［辨证立法］血瘀气滞，痰凝胞络，结为癥块。治宜活血行气，化痰软坚。

［方解］制乳没、穿山甲、皂刺、三棱，莪术破血消积；橘核、荔枝核、琥珀粉、生山楂散结止痛；夏枯草、昆布、海藻、龟板化瘀软坚。

［加减法］经少色暗腹痛，加当归、丹参、益母草、鸡血藤养血调经。

【精选验案】

案1　气血不畅，肝郁脾虚

朱某，女性，41岁，干部。

1992年1月3日初诊。

主诉：子宫全切术后3月，左下腹痛1月。患者1991年10月曾因子宫肌瘤行全子宫及双侧输卵管切除手术。术后1月即觉左下腹呈牵拉性疼痛，活动后加重。1991年12月17日腹部B超提示：左附件区可见4.0cm×2.7cm×3.3cm低回声区，内有1.9cm×1.4cm之中等回声，印象为左附件区囊实性包块，妇科未予治疗。

现症：左少腹隐痛，久立或久坐后加重。口干思饮，性急易怒，睡眠多梦，纳食不甘。舌质暗红，苔白。脉细弦滑。

辨证立法：术后气血不畅，肝郁脾虚，结为癥块。治宜疏肝健脾，调气化湿，散结止痛。方用当归芍药散加减。

处方：当归10g，川芎10g，白芍10g，茯苓10g，白术10g，泽泻10g，川楝子10g，泽兰叶10g，橘核15g，荔枝核15g，延胡索10g，生薏苡30g。每日1剂，水煎服。

治疗经过：连服上方14剂，腹痛明显好转，大便微溏，仍急躁多梦，守方加白蒺藜10g，首乌藤15g，苏藿梗各14g，白芷10g，续服14剂，诸证均愈。复查B超左附件区包块消失，迄今未发。

［按］当归芍药散为仲景治疗“妇人怀妊，腹中疠痛”之方。以方测证，实为疏肝健脾，行气利湿之剂，故祝师常用其治疗腹部手术后肠粘连性腹痛、结核性腹膜炎、肠功能紊乱之腹胀等病。本案因妇科手术损伤正气，气血郁滞，与水湿互相裹结形成附件囊实性包块，相当于中医癥积之证。肝经气血不畅则腹痛，性急易怒，睡眠多梦；脾虚水湿内停则纳食不甘，大便不调。治疗用当归、川芎、白芍、川楝子、白茯苓、延胡索、荔枝核，橘核疏肝和血、散结止痛；白术、茯苓、泽泻、白芷、生薏仁、泽兰叶、苏藿梗健脾利湿，消痰软坚。全方攻补兼施，平正通达，体现“养正积自除”之意，故而收效颇佳。

案2　血瘀气滞，痰凝胞络

田某，女性，42岁，干部。门诊病历。

1993年2月18日初诊。

主诉：小腹胀坠4个月。患者月经周期25天，量小色暗，3天干净，伴经行腹痛。自1992年10月始觉小腹胀坠，12月中旬本院妇科B超检查示：子宫6.8cm×7.9cm×7.8cm回声明显不均，边缘不规则，其间可见多个低回声区，最大为2.9cm×2.3cm，提示为多发性子宫肌瘤。患者不愿手术，求治于祝师。

现症：小腹坠胀，乏力，性急易怒，大便干燥。经少色暗，痛经。舌淡暗，脉弦。

辨证立法：血瘀气滞，痰凝胞络，结为癥块。治宜活血行气，化痰软坚。方用自拟软坚消癥方。

处方：制乳没各15g，穿山甲30g，皂角刺60g，三棱30g，莪术30g，昆布30g，夏枯草90g，橘核60g，荔枝核60g，柴胡30g，枳壳30g，当归60g，丹参90g，益母草90g，鸡血藤90g，生山楂90g。

诸药共研细末，炼蜜为丸，每丸重约10g，每饭后服1丸。

二诊（4月23日）：痛经消失，经量增多，小腹胀坠减轻。守方加桂枝30g，刘寄奴30g，再配丸药1料继服。

三诊（8月13日）：无自觉症状，7月2日B超复查：子宫大小同前，仍可见多个低回声区，最大2.5cm×1.9cm，较前变小，属守方再配蜜丸继服，以收全功。

[按] 妇女子宫肌瘤可藉B超诊断，中医则按癥积辨证。祝师常分两类：经血量多如崩如涌者，多属气不摄血，冲任不固，治宜先益气摄血固冲，调理冲任、后乃治其癥症积；经血量少，经行腹痛者，多属血瘀气滞，痰凝胞宫，治宜化瘀祛痰，软坚消癥。常用自拟软坚消癥方：制乳没、穿山甲、皂刺、三棱，莪术破血消积；橘核、荔枝核、琥珀粉、生山楂散结止痛；夏枯草、昆布、海藻、龟板化瘀软坚。本案因经少色暗腹痛，故加当归、丹参、益母草、鸡血藤养血调经。经治数月，B超复查瘤体确实变小，远期疗效待于进一步观察。

（摘自《祝谌予临证验案精选》）

罗元恺

（崇景岳，传岭南，重脾肾，创验方）

【医家简介】

参见第98页。

【主要学术思想和主张】

参见第98页。

【医论医话】

1. 盆腔炎

盆腔炎的治疗大法是行气活血化瘀，而活血化瘀药物的选择则应因证、因人而异。一般来说，热毒炽盛时应着重清热解毒，此时除使用青蒿、连翘、黄柏等清解热毒外，宜选用蒲公英、败酱草等解毒之中并能消痈肿凉血祛瘀之品，且用量宜稍重。《本草纲目》云："败酱，善排脓破血，故仲景治痈，及古方妇人科皆用之，乃易得之物，而后人不知用，盖未遇识者耳。"兼有腑实见证者，当选大黄，取其急下热结并有活血祛瘀之功。至于丹参、赤芍之类，其性较为平和，则各阶段皆可使用。

盆腔炎以下腹疼痛为主要症状，故方剂之中往往配伍一些行气止痛之品。止痛药的选用亦要根据证型，热证者当取凉性药物，如郁金、川楝子之类；偏于寒者则取温性药物，如小茴香、乌药等。由于行气止痛药多属温性，故证型属热者，不宜过多选用温热的行气药，一是药味不宜繁杂，一般用一二味即可，二是药量不可过重，以免辛温助热。此外，有些行气止痛药兼有活血的作用，如郁金、延胡索，还有一些具祛瘀止痛作用，如田七、五灵脂、蒲黄。选用这些药物既可对证，又能对症，往往效果较好。

慢性盆腔炎经治疗好转或临床痊愈后，若遇过度劳累或身体稍虚弱时，便易于复发，因而在治疗中亦应注意扶正，不可一味攻伐，以致损伤正气。并可鼓励患者适当锻炼，或辅以气功、导引等，以增强体质，防止宿疾复发。

有些病人经治疗后盆腔检查已无阳性体征，亦能照常工作，但在安静休息时仍自觉下腹隐痛，活动时反无何不适，这种情况多为肝气郁滞，气机不利所致，多见于性格内向，多忧多虑的妇女，可用逍遥散或加丹、栀以疏解之，并给予情志疏导或暗示疗法，则症状自解。

总而言之，对盆腔炎的中医治疗不可拘于西医理论而固执成方定法，应因证因人，灵活施治，取效之后，更要加以巩固，以免病情反复。

2. 子宫肌瘤的中药治疗

子宫肌瘤属于中医癥瘕或月经过多的范畴，患者多因月经过多或伴有痛经而来就诊，经检查往往为黏膜下子宫肌瘤或多发性子宫肌瘤，西医多主张手术治疗，但患者如未有小孩，或肌瘤尚未很大，或出血不太多者，多不愿作手术处理，而希望用中药保守治疗。

余根据患者这种愿望，经过长期的临床摸索，按中医对本病的辨证，认为是实中有虚之证。从病的本质来说，由于子宫体内长有肿瘤，是癥瘕之一种，乃属实证，治应消散；但因每次月经出血过多，阴血耗损，往往形成贫血，则属虚象。从标本来说，癥瘕为病之本，出血过多是病之标。治法上应先控制其月经过多之标证，以减少耗损而巩固体质，进而消散其癥瘕以缓图其本病，但癥瘕之消散，不能骤攻，只可缓图，治则必须攻补兼施，并宜按月经周期有规律地进行。因若只顾攻坚散癥，则经血便会更多，倘只图固补，则癥瘕不消，甚则日益增大，反过来经血又会愈多，体质乃愈见虚弱，证候可更趋严重。此先后缓急不能不细加考虑者也。

（摘自《中国百年百名中医临床家·罗元恺》）

【验方效方】

1. 活血祛瘀方

（1）行气活血类。

方一　膈下逐瘀汤《医林改错》

［组成］乌药，延胡，枳壳，香附，当归，川芎，赤芍，桃仁，红花，丹皮，灵脂，甘草。

［主治］气滞血瘀之证。如肝气郁结的痛经、经前紧张症、慢性盆腔炎等。

［功效］行气活血。

方二　香棱丸《济生方》

［组成］丁香，木香，小茴香，三棱，蓬术，青皮，枳壳，川楝子。

［主治］气滞血瘀之证。如肝气郁结的痛经、经前紧张症、慢性盆腔炎等。

［功效］行气活血。

方三　丹桅逍遥散《古今医统》

［组成］丹皮，栀子，柴胡，当归，芍药，茯苓，甘草，薄荷，煨姜。

［主治］气滞血瘀之证。如肝气郁结的痛经、经前紧张症、慢性盆腔炎等。

［功效］行气活血。

（2）活血止痛类。

方一 失笑散《太平惠民和剂局方》

［组成］蒲黄，灵脂。

［主治］瘀血内阻，出现疼痛症状的妇科疾病。

［功效］活血止痛。

方二 金铃子散《太平圣惠方》

［组成］川楝子，延胡索。

［主治］瘀血内阻，出现疼痛症状的妇科疾病。

［功效］活血止痛。

方三 活络效灵丹《医学衷中参西录》

［组成］丹参，当归，没药，乳香。

［主治］瘀血内阻，出现疼痛症状的妇科疾病。

［功效］活血止痛。

（3）祛瘀散寒。

方一 少腹逐瘀汤《医林改错》

［组成］干姜，桂枝，小茴香，没药，川芎，当归，芍药，灵脂，延胡索，蒲黄。

［主治］寒凝则血瘀的妇科疾病。

［功效］祛瘀散寒。

方二 金匮温经汤《金匮要略》

［组成］吴茱萸，桂枝，生姜，川芎，当归，人参，半夏，阿胶，丹皮，麦冬，芍药，炙甘草。

［主治］寒凝则血瘀的妇科疾病。

［功效］祛瘀温经散寒。

（4）通阳逐瘀。

方一 生化汤《傅青主女科》

［组成］川芎，当归，煨姜，桃仁，炙甘草。

［主治］阳虚寒凝的妇科疾病。

［功效］通阳逐瘀。

方二 桂枝茯苓丸（《金匮要略方》

［组成］桂枝，茯苓，桃仁，丹皮，赤芍等。

［主治］阳虚寒凝的妇科疾病。

［功效］通阳逐瘀。

（5）攻逐瘀血。

方一 桃红四物汤《医宗金鉴》

［组成］桃仁，红花，当归，川芎，芍药，地黄。

［主治］血索明显而形成瘀，同时体质尚壮盛者，可采用攻逐淤血之法。

［功效］逐瘀血。

方二 桃仁承气汤《伤寒论》

[组成] 桃仁，大黄，桂枝，芒硝，甘草。

[主治] 血虚明显而形成瘀，同时体质尚壮盛者，可采用攻逐瘀血之法。

[功效] 攻逐瘀血。

方三 下瘀血汤《金匮要略》

[组成] 土鳖虫，桃仁，大黄。

[主治] 血虚明显而形成瘀，同时体质尚壮盛者，可采用攻逐瘀血之法。

[功效] 攻逐瘀血。

方四 抵当汤、丸《伤寒论》

[组成] 水蛭，虻虫，桃仁，大黄。

[主治] 血虚明显而形成瘀，同时体质尚壮盛者，可采用攻逐瘀血之法。

[功效] 攻逐瘀血。

(6) 清热化瘀。

方一 解毒活血汤《医林改错》

[组成] 连翘，葛根，柴胡，生地，赤芍，当归，桃仁，红花，枳壳，甘草。

[主治] 血内蕴热，煎熬津液，使血液浓、稠、黏、聚，成为瘀热。

[功效] 清热化瘀。

方二 消乳汤《医学衷中参西录》

[组成] 丹参，乳香，没药，穿山甲，金银花，连翘，知母，瓜蒌。

[主治] 血内蕴热，煎熬津液，使血液浓、稠、黏、聚，成为瘀热。

[功效] 清热化瘀。

方三 血府逐瘀汤《医林改错》

[组成] 生地，赤芍，归尾，川芎，桃仁，红花，柴胡，牛膝，甘草，桔梗，枳壳。

[主治] 血内蕴热，煎熬津液，使血液浓、稠、黏、聚，成为瘀热。

[功效] 清热化瘀。

(摘自《中国百年百名中医临床家·罗元恺》)

2. 子宫肌瘤方

(1) 气滞血瘀证。

方一 化瘀止血软坚汤（自拟方）

[组成] 益母草 30～40g，岗稔根 40g，桃仁 12g，海藻 20g，川断 15g，乌梅 10g，荆芥炭 10g，生牡蛎 20g，珍珠母 20g，制首乌 30g，橘核 15g。

[主治] 适用于气滞血瘀之子宫肌瘤证，见月经过多或经期延长者。伴有头晕、心悸、短气、面黄肌瘦或虚浮等血虚证候。舌色暗红或有瘀斑，脉沉弦或沉弦细弱。

[功效] 出血期，以化瘀止血，佐以酸收软坚。

方二 化瘀消癥汤（非自拟方）

[组成] 桃仁 15g，橘核 15g，乌药 15g，海藻 20g，三棱 10g，莪术 10g，生牡蛎 20g，珍珠母 20g，党参 20g，桑寄生 30g，制首乌 30g，山楂子 15g。

［主治］适用于气滞血瘀之子宫肌瘤之非行经期。

［功效］非月经期，以化瘀消癥为主，佐以益气养血。

（2）痰湿结聚证。

○ 燥湿化痰散结汤（自拟方）

［组成］苍术 9g，白术 15g，橘核 15g，乌药 15g，桃仁 15g，法半夏 15g，陈皮 6g，茯苓 20g，黄芪 30g，生牡蛎 20g，珍珠母 20g，胆南星 9g。

［主治］适用于痰湿结聚之子宫肌瘤。多呈形体虚胖，疲倦乏力，腰酸，纳呆，口淡，呕恶。经色淡红质黏或夹有小血块。月经可淋漓延长，下腹重坠。舌淡胖，苔白润或厚腻，脉沉细缓滑。

［功效］健脾益气，温化痰湿为主，佐以软坚。

3. 消癥散结方

○ 橘荔散结丸（经癥）

［组成］荔枝核捣，150g，橘核捣，150g，小茴香 100g，莪术 100g，制首乌 300g，党参 150g，生牡蛎 300g，乌药 120g，续断 150g，川楝子捣，80g，海藻 200g，岗稔果 300g。

［功效］癥瘕痞块，子宫肌瘤之月经过多者，或乳腺增生。

［制法和服法］先将荔枝核、橘核、川楝子、生牡蛎、海藻、莪术、乌药、续断反复熬煎、浓缩，另将党参、首乌、小茴香、岗稔果研细，与浓缩药液混合，水泛为小丸。每次服 6g，每日 3 次，淡盐汤送下。以 3 个月为一疗程。

4. 急性盆腔炎方

○ 盆炎清热汤（自拟方）

［组成］金银花、绵茵陈、丹参各 25g，蒲公英、车前草、败酱草各 30g．丹皮，黄柏各 102g，山栀子 10g，乌药、桃仁、延胡索各 15g。

［主治］急性盆腔炎。突然发病，症见发热（中等热或高热），恶寒寡之寒战，头重痛，下腹胀痛拒按，按之有反跳痛，压痛点多在耻骨联合上缘两侧，肠鸣音减弱或消失，腰胀坠痛，带下量增多，色黄质稠有臭秽气。月经先期、量多，色深红或暗红，质稠。伴烦躁、口干渴，尿黄或尿痛、大便干结等症，舌红、苔黄厚腻，脉滑数而弦。

［功效］清热化湿，活血行气止痛。

［加减法］高热者，加青蒿（后下）12g，白薇 30g；有寒战者，再加防风 9g；月经量多者，加益母草 30g，蒲黄 9g；化脓者，加冬瓜仁、生薏苡仁各 30g；大便干结者，加生地 20g，大黄（后下）10g；腹胀严重者，加广木香（后下）10g，大腹皮 20g；尿痛者加滑石 25g，甘草梢 6g。

［外敷］四黄散：大黄、黄柏、黄芩、泽兰叶各 30g，黄连 15g，冰片 3g（共研细末，以开水蜂蜜各半调匀，或鸡蛋清调匀，用纱布包裹敷下腹部，每天换药 1 次）。

（摘自《中医妇科临床家·罗元恺》）

【精选验案】

案 1　盆腔炎

黄某，女，26 岁。1992 年 12 月 30 日初诊。

患者右少腹痛伴腰痛 1 年余。曾因人流不全行清宫术，其后发现“盆腔炎”，经常少腹痛，腰痛，时轻时重，经前下腹胀，经期腹痛尤甚。末次月经 12 月 15 日，量中，色暗，质稠，有血块。平时口干，睡眠不宁，带下黄稠，尿短赤、涩痛，大便秘结。舌暗红，苔厚白，脉细弦。

妇科检查：外阴、阴道正常，宫颈光滑，子宫后倾，正常大小，质中，有压痛，双侧附件增厚，压痛。

诊断：慢性盆腔炎。

辨证：湿浊蕴结，气滞血瘀。

治法：以行气活血化湿为主。

处方：丹参 20g，桃仁、乌药、郁金、山楂各 15g，藿香、香附各 10g，鸡血藤、桑寄生各 30g，麦芽 45g。每日 1 剂。

1993 年 1 月 6 日二诊：腹痛减轻，仍有腰痛，带下减少，二便调。舌暗红，苔白，脉细弦。诸症好转，时近经前，乃守上方，加益母草 25g。

2 月 3 日三诊：末次月经 1 月 14 日，痛经减轻，经后时有下腹痛，便秘。舌淡红，苔微黄，脉弦细。湿热未除，加生薏苡仁、冬瓜仁各 30g，去桑寄生、麦芽，以利湿通便。

治疗后症状及体征改善，半年后妊娠。

[按] 慢性盆腔炎病程较长，往往反复发作，甚至影响生育。此例以少腹痛为主，伴有腰痛和带下异常，为湿浊蕴结日久，以致气滞血瘀之证。故以丹参、桃仁配乌药、香附活血行气，佐以藿香、麦芽化湿浊，经前加益母草使经行畅顺，瘀血得以导下，二便不畅则用冬瓜仁、苡仁利湿通便。湿浊化解，瘀滞消散，则胎孕易成。

案 2　子宫肌瘤

一未孕育之年轻妇女患子宫黏膜下肌瘤，子宫增大如孕 9 周。每月经血甚多，用卫生纸 3 ~ 4 包，惟周期尚准，持续时间约为 1 周。由于长期出血过多，形成贫血。因为阴血亏损，阴损及阳，肾气亦虚。故除面色较苍白外，两侧颊部呈现成片的暗黑斑，边缘清楚。诊其舌则淡暗无华，脉象沉弦。治宜分月经期与平时两个阶段处理，攻补交替进行。平时着重于攻以散癥瘕；月经期着重于补涩以控制过多之精血。乃拟两个处方：

一方为平时服者，药物组成为：莪术 10g、生牡蛎 30g（先煎）、生鳖甲 30g（先煎）、荔枝核（打）30g、橘核 15g、五灵脂 10g、海藻 15g、何首乌 30g、小茴香 10g、乌药 15g、菟丝子 30g。

二方为月经期服者，药物组成为：党参 30g、制首乌 30g、岗稔根 30g、川断 15g、荔枝核（打）20g、生牡蛎 30g（先煎）、橘核 15g、炒蒲黄 9g、白术 15g、益母草 30g、贯众 20g、血余炭 10g。

经过 6 个月的治疗，月经已逐渐减少至正常，每次仅用卫生纸一包半，子宫肌瘤复检已缩小了一半，但不能彻底消散，面部暗黑斑已全退，达到了大大改善症状之目的，从病本来说，却未能根治。

[按] 上列两方都用荔枝核和橘核，且作为主要药物。《本草纲目》谓荔枝核性味温涩，治癞疝气痛，妇人血气刺痛。橘核性味苦辛，治小肠及阴核肿痛。故用此二味以散结。古书所言之疝气，可能包括今天所言之子宫肌瘤之类。上述病例所以用大量菟丝

子者，主要是针对其面之暗黑斑，《甄权本草》谓其久服去面暗，悦颜色。面暗，即面部之暗黑斑。菟丝子为补肾之要药，面部暗斑，中医认为是肾虚的表现，西医认为是肾上腺皮质功能低下使然。肾精充足，暗斑自然消退。

（摘自《中国百年百名中医临床家·罗元恺》）

庞泮池

（融古博古，见症方出，尤擅不孕与癥瘕）

【医家简介】

参见第110页。

【主要学术思想和主张】

参见第110页。

【医论医话】

1. 妇科恶性肿瘤的治疗

可以认识到妇科恶性肿病既属癥瘕范围，又有血瘀、气滞、热结、湿滞、毒聚等症状表现，从辨证角度来看，当属实证，但古人认为本病与正气的盛衰有关，如《医宗必读》有“积之成也，正气不足，而后邪气踞之”。华佗《中藏经》云：“皆五脏六腑真气失而邪气并，遂乃生焉。”古人的大量文献记载说明，癥症之成，较为复杂，由外因、内因以及精神因素等引起脏腑虚弱，气血失和，致使机体免疫力低下，外界致瘤因素成为变化的条件，通过内虚而诱发本病。

因此，对妇科恶性肿瘤的治疗，因其有实证的一面，故根据《内经》“坚者削之，结者散之，留者攻之，滞者导之”的原则，以攻邪为治；但同时其又有内虚的一面，故亦应扶持正气以助祛邪，通过“扶正”。来提高血象和细胞免疫功能，改善机体免疫状态，增强对外界恶性刺激的抵抗力，抑制癌细胞生长，促进机体恢复，延长生命，以达到抗癥抑癌的作用。因此中医对癌症的治疗，必须扶正与祛邪两方面综合应用。所谓祛邪就是活血化瘀、软坚散结、清热解毒等，有关这方面的药物，往往有抗癌作用；如何扶正？必须辨清阴阳气血亏损，经络脏腑损伤，然后辨证论治。同时，癥症的发生、发展都是一个正虚邪实的过程，肿瘤组织的坚实、浸润生长、感染溃败等都是邪实的表现；机体因肿瘤所造成的气血活动障碍、出血和进行性消瘦，多是正虚的表现。治疗需根据患者一系列症状表现，进行分析，辨别邪正盛衰，然后订出攻邪扶正，或先攻邪、后扶正，或攻补兼施之法。

2. 化疗、放疗暂停期间及结束后治法

化疗、放疗停用后或治疗暂停期间，出现癌症复发者，并不鲜见。因此，这段期间的治疗成败，关系到前阶段中西医综合治疗的成效能否巩固，是能否有效地控制恶瘤发展的关键。然而，在这阶段，西医已无特殊治法，中医则既不能单纯地扶正固本，也不能同术前的癌肿病人那样强调以活血化瘀、行气化痰、清热解毒之剂猛攻，必须扶正与祛邪兼顾。在扶正方药中加清热解毒，软坚消癌之品，如本院常用方剂清热消瘤煎：铁树叶30g，八月札30g，夏枯草15g，白术9g，白花蛇舌草30g，半枝莲30g，露蜂房9g，陈皮6g。浓煎500ml，每服20ml，每天3次。气虚加益气煎每次4ml；阴虚加育阴煎每次20ml；气阴两虚加益气养阴煎每次20ml；气血两虚加十全大补汤或归脾汤等加减；肾脾阳虚加脾肾双补丸（汤）加减；肾阳虚加金匮肾气丸、附桂八味丸、右归饮（丸）等加减；伴有感染，热证较显者加消炎煎（本院常用方，即红藤20g，黄柏6g，丹皮6g，败酱草20g，丹参6g，赤芍6g，当归6g，生薏苡仁9g，香附9g，延胡索9g，柴胡3g，小茴香15g，川断6g。浓煎500ml，每服20ml，每日3次。）伴有血瘀加用生化汤（本院常用方，即当归15g，川芎15g，败酱草5g，益母草25g，桃仁6g，炮姜6g，炙甘草6g。浓煎500ml，每服20ml，每日3次）。

3. 中医中药治疗子宫颈癌的基本治疗规律

我们遵循了古人对崩漏带下中一些近似于宫颈癌的治疗方法，依据以上四种证候的类型，并通过3年的临床应用，订出以下四种处理方法。

由于患者大部分消瘦，面色苍白，精神疲乏，腰背酸楚，脉细弱，应该属于虚证，这一点是要首先肯定的，至于阴虚、阳虚、寒证、热证、病属哪一脏、哪一经，则须进行第二步分析。因此，在治疗原则上，始终考虑到本病属虚的特征，即使比较早期的病变，我们也不主张攻积破瘀，妄用大下之法。以下四种治疗方法，并不是定而不移的，患者往往因病程过长而时常出现一些其他的症状，或者旷日持久，原来是阴虚的，由阴及阳，成为阴阳两虚，因此，治疗当辨证论治。

（1）温肾固涩法——紫石英汤为主。

党参，黄芪，鹿角片，紫石英，赤石脂，炒阿胶，炮姜，当归身，白芍。

这种方法适用于气血俱衰，胞冷肾损，下元虚寒者，症见白带如水，崩中漏下，腥臭不剧，腰背酸楚，时或发热，两腿酸楚，脉细小、沉细或濡细，舌苔薄白或白腻，舌质淡白无华。

（2）补中益气法——补中益气汤为主。

党参，黄芪，白术，升麻，柴胡，当归身，陈皮。

这一组方药，适于脾胃亏损，中气下陷者，应用以后，往往能恢复脾胃生气。脾胃为水谷之海、气血生化之源，脾能统血，脾胃健旺则血液能约制，冲任亦自调，可达摄血归源之目的。

（3）养阴清热法——固经汤为主。

生地，龟板，鳖甲，黄芩，川黄柏，椿根皮，制香附，琥珀末。

这种方法适用于肾阴亏损，湿热下注者，症见带下腥臭，色黄或赤白俱下，腹痛，腰腿酸楚，口渴欲饮，小便涩痛短赤，大便不通，脉细数，或弦细而数舌红或边尖红，苔黄腻。

（4）软坚消结法——仿戴氏方。

木馒头，黄芩，夏枯草，龟板，象牙屑（水牛角代），丹皮，全瓜蒌，白蔹，鹿角屑，银花，坎炁。

诸药大多入肝经，软坚散结，消肿疗疮。对早期癌症或晚期有盆腔转移而出现腹中癥瘕者，我们都采取了这种治疗方法。

除了以上总的方法外，为了便于在临床应用，我们还制订了一些加减的方法如下。

①赤带多加用阿胶、蒲黄炭、炮姜、煅牡蛎、仙鹤草等和营止血药，或用生地、丹皮等凉血药。②白带多，且有腥臭时，可佐以清化湿热和收涩之品如愈带丸、黄芩、蛇床子、海螵蛸、牡蛎、椿根皮等。③腰背酸楚可加益肾药，如熟地、杜仲、续断、狗脊、山药、菟丝子、巴戟天、何首乌等。④大便不畅者，加用润肠药，如火麻仁、瓜蒌仁、郁李仁等。小便频数，膀胱有湿热者，加用滑石、琥珀末、赤猪苓、川黄柏、生草梢、瞿麦等清化湿热药。⑤肢体浮肿者，用和营通络化湿药，如防己、黄芪、当归、木瓜、桂枝、赤芍、白芍、牛膝、白芥子、续断、茯苓、白毛藤等。

此外，我们结合西医学的诊断，认识到本病在子宫颈部有肿块或溃疡，因此，我们又参酌外科治疗毒疽恶疮的方法，应用了一些外科常用的消肿疗疮成药，如犀黄醒消丸、局方醒消丸、六神丸、小金丹等。以上治疗规律和加减方法不足以应用于所有子宫颈癌患者，仅提出作为参考。

4. 恶性葡萄胎和绒毛上皮细胞癌

中医学文献无此病名记载，但根据其临床表表可以从鬼胎、癥瘕、肺痨、咯血等疾病中去寻求病机及治疗原则。如医家滑伯仁医验载有："杨天成女，腹大如孕，经诊为鬼胎，遂予破血堕胎之药，下如蝌蚪、鱼目者二升许而愈。"又《妇人大全良方》记有："妇人瘕中瘀血者，由月经闭积或产后余血未尽，或风寒滞瘀，久而不消，则为积聚癥瘕矣。"清代唐容川说："凡痨所由成，多是瘀血为害。"结合本病常因流产不全、绒毛残留引起，其病机当属瘀毒为患；在症状方面，本病有阴道流血、怕热、口渴，有行经史，脉常滑数，舌质红绛为多等，考虑为胎火瘀毒，结聚胞宫，热迫血行，血不循经。因此，在治疗方面，应以清热解毒，凉血化瘀为法。

（摘自《妇科名家庞泮池学术经验集》）

【验方效方】

1. 恶性葡萄胎和绒毛上皮细胞癌

基本方

［组成］紫草根30～60g，鲜生地30～60g，蚤休根15g，丹皮9g，地榆12g，升麻15g，银花15g，炙穿山甲12g，赤芍9g，丹参12g。

［主治］恶性葡萄胎和绒毛上皮细胞癌。证见阴道流血、怕热、口渴，有行经史，脉常滑数，舌质红绛为多。

［功效］清热解毒，凉血化瘀。

［加减法］出血多，加生蒲黄、侧柏叶、茜草。苔黄有低热，加知母、川黄柏、地骨皮。纳差，加谷芽、麦芽、砂仁。

2. 卵巢癌恶性肿瘤术后化疗方

方一　益气煎

［组成］党参9g，黄芪12g，白术9g，白芍9g，茯苓9g，当归9g，生地、熟地各9g，补骨脂9g，木香9g，鹿角霜9g，枸杞子9g，桂圆肉9g，陈皮6g。

［主治］卵巢癌恶性肿瘤术后化疗期间，气虚型。症见：白细胞下降，面色苍白，气促心慌，肢软乏力，纳食不香，泛恶胸闷，口渴不欲饮，大便溏薄，有时面浮肢肿，自汗，舌胖或有齿印，苔薄白或白腻，脉细小。证属脾胃气虚，湿阻中焦。

［功效］益气和胃，温补脾肾。

［加减］如胃纳太差，先用香砂六君子汤益气和胃，纳增后用益气煎。

方二　育阴煎

［组成］生地9g，天麦冬各9g，天花粉15g，玄参9g，五味子5g，当归9g，白芍9g，枸杞子9g，旱莲草15g，丹皮9g，沙参9g，党参9g，地骨皮9g，阿胶9g，烊冲。

［主治］卵巢癌恶性肿瘤术后化疗期间，阴虚型。症见：白细胞下降，头晕失眠，心烦，口渴欲冷饮，有时牙宣鼻衄，小便色赤，大便不通，烘热盗汗，纳少，精神倦怠，脉细小，苔薄或剥，舌质红。证属阴亏血少，虚热内扰。

［功效］养阴生津，清热安神。

方三　益气养阴煎

［组成］党参9g，黄芪9g，白术、白芍各9g，生地9g，天麦冬各9g，天花15g，五味子5g，枸杞子9g，丹皮9g，鹿角霜9g，木香6g，佛手片6g。

［主治］卵巢癌恶性肿瘤术后化疗期间，气阴两虚型。症见：综合上述两种类型，既有气虚，又有阴虚征象，治以气阴双补。

方四　清热消瘤煎

［组成］铁树叶30g，八月札30g，白花蛇舌草30g，夏枯草15g，蜂房9g，半枝莲30g，白术9g，陈皮6g。

［主治］卵巢癌恶性肿瘤化疗间歇期或停用化疗后，在扶正中加入的清热解毒、软坚消癥药物。

［方解］几乎所有化疗病人均有食欲减退，呕吐，白细胞下降，伴随出现头晕、乏力、自汗、失眠、面色苍白或浮肿等症，中医辨证皆属虚证，故治法以补为主，随症加减。在综合治疗中辨证施治，化疗期间，主要以扶持正气为主，减轻化疗副反应，使疗程顺利结束。

（摘自《妇科名家庞泮池学术经验集》）

【精选验案】

1. 始发或复发

案1　湿热瘀血，结聚下焦

谭某，初诊：1972年因左侧输卵管囊肿在妇产科医院行手术切除，此次1974年1月26日妇科检查发现右侧输卵管又出现囊肿约6cm大小，目前右下腹胀痛，右侧腰酸楚，俯弯不利，脉弦细，苔薄，舌质红，平时带下量多而黏。证属湿热瘀血，结聚下焦。予以清热利湿，理气化瘀。

柴胡4.5g，当归丸20g，分吞，延胡索15g，丹皮9g，炒山栀9g，红藤30g，败酱草15g，小茴香6g，桑寄生9g，赤、白芍各9g，桃仁9g，青、陈皮各4.5g。5剂。

二诊：药后腹痛好转，妇产科医院复查示右侧输卵管积水3cm长，脉弦细数，苔薄，舌质红，仍宗前意。原方加薏苡仁9g，震灵丹9g（分吞），败酱草30g。7剂。

三诊：诸症续减，惟过劳后腰骶部牵引作痛，少腹隐痛。仍宗理气活血、化瘀益肾。

柴胡4.5g，赤、白芍各9g，丹皮9g，炒山栀9g，当归丸20g，吞，红藤30g，败酱草

15g，延胡索15g，小茴香4.5g，桃仁12g，薏苡仁12g，川断12g，桑寄生12g，震灵丹9g，吞。

四诊：继续服药，诸症减善。10月份妇产科医院复查示输卵管积水已消除。目前经期尚准，经行腹痛亦减，牵吊亦除，惟常常口干，临经乳房胀痛，脉细数，苔薄白，舌质红。再以肝郁气滞论治，予以理气解郁，养血调理收功。

柴胡4.5g，当归9g，白芍9g，郁金9g，川楝子9g，红藤30g，薏苡仁12g，桃仁12g，小茴香9g，黄芩9g，枸杞子9g，制香附9g

［按］本案癥瘕属输卵管癥肿。输卵管积水症临床颇为多见，系湿热瘀血积聚下焦，治以清热利湿、活血化瘀之法，以丹栀逍遥散加红藤、败酱草、薏苡仁以清热利湿散积；加延胡索、青皮、莪术、茴香以理气破结止痛，随证出入变化，连续服药，竟使积水全消，症状缓解。

案2　湿热瘀阻下焦

华某，24岁。

初诊：1977年7月12日。1975年9月因左侧卵巢黄体囊肿行手术切除，今年春节因右下腹疼痛，经超声波检查诊为右侧卵巢癥肿4cm×8cm大小，实质性。目前经期不准，右下腹时痛，临经尤甚，低热尿频，脉细弦数，苔薄，舌质红。属湿热瘀阻下焦之证。治以活血化瘀，清热化湿。

生地12g，丹皮9g，黄柏9g，延胡索15g，土茯苓30g，白花蛇舌草30g，黄药子30g，石见穿30g，失笑散包，9g，桃仁9g，薏苡仁9g，夏枯草15g，生牡蛎30g，先煎，地骨皮12g，鹿衔草30g。7剂。

二诊：1977年7月21日。右下胀疼痛已减，面色萎黄，周身乏力，头痛目眩，脉细，苔薄黄，舌质红。属气血不足，瘀结下焦之证。治以益气养血，化瘀消癥之法。

党参9g，当归9g，白术、芍各9g，枸杞子9g，夏枯草15g，生牡蛎30g，先煎，失笑散9g，包，石见穿30g，川芎9g，陈皮4.5g，蔓荆子9g。7剂。

三诊：1977年8月4日。下腹部疼痛轻微，妇科复查肿块消失，脉细小，苔薄。继以养血化瘀和营之法善后。

党参9g，当归9g，白术、芍各9g，枸杞子9g，夏枯草15g，生牡蛎30g，先煎，失笑散12g，包，旱莲草15g，石见穿12g，包，川芎9g，生地12g，女贞子9g。7剂。

［按］卵巢囊肿属癥瘕范畴，其体积较大者，一般以手术切除为多，但中医学的活血化瘀、软坚消癥之品如夏枯草、牡蛎、石见穿、失笑散、桃仁、川芎等对消除癥瘕确有一定的效果，另外，治疗中还当顾及正气之盛衰。该患者体力衰弱，气阴不足，故以益气养血，扶正消癥，使正气不受损伤，而癥瘕得以消失。

案3　气血两亏，瘀聚下焦，血不循经

罗某，31岁，已婚。

初诊：1977年10月28日。产后3个月恶露未净，小腹隐隐作胀而痛，神疲乏力，自诉7月剖宫产时发现子宫肌瘤有拳头大，未切除，脉细数，苔厚，舌质暗。妇科检查：轻度宫颈炎，宫体3个月妊娠大小，附件（－）。超声波检查：子宫平段进波2格，出波10.5格，上下径9cm，左右径9.5cm，宫区波少，出波衰减，3⁻月妊娠，符合子宫肌瘤。证属产后气血两亏，瘀露未净，瘀聚下焦，血不循经。治拟补益气血，祛瘀生新，软坚消癥。

党参9g，黄芪9g，当归9g，川芎9g，炮姜3g，桃仁9g，夏枯草15g，生牡蛎30g，失笑散9g，包，益母草15g。5剂。

二诊：1977年11月3日。药后恶露已净，但黄白带绵下，无腥臭，小腹隐痛，脉细数，苔薄，舌质暗。证属瘀露虽清，瘀结未散，湿热乘虚下注带脉。治拟消癥软坚、清利湿热。

太子参9g，白术、芍各9g，桃仁9g，薏苡仁9g，川芎9g，当归9g，黄芪9g，败酱草30g，炮姜3g，失笑散9g，包，夏枯草15g，生牡蛎30g。7剂。

上方由厂医抄服共3个月，自觉各症消减而停服。

三诊：1978年4月28日。6日行经，量多如冲，临经腹痛，精神疲乏，最近小腹不舒，自觉经期将临，脉细，苔薄。外院检查肌瘤未消，再度来诊。证属气血未复，癥聚未消。治拟益气养血，软坚消癥。

（1）党参9g，黄芪9g，白术、芍各9g，当归9g，夏枯草15g，生牡蛎30g，黄药子18g，白花蛇舌草30g，两面针18g，失笑散9g，包，制香附12g。7剂。

（2）经行时服：党参9g，黄芪9g，白术、芍各9g，当归9g，女贞子9g，旱莲草15g，菟丝子9g，制香附9g，紫石英12g，失笑散9g，包，生牡蛎18g，牛角鰓9g，仙鹤草10g。7剂。

四诊：1978年5月26日。方（1）连续服用，方（2）经行时服，5月6日经行，量稍减，行经期长，平时白带较多，身体酸软无力，脉细，苔薄白。妇科检查：宫颈光，宫体前位、略小，右方触及一肿块约4cm大小与子宫并成1^{+}月妊娠大小，附件（-）。治拟益气培肾、软坚消癥。

党参9g，黄芪9g，白术、芍各9g，当归9g，杜仲9g，桑寄生9g，紫石英12g，夏枯草15g，生牡蛎30g，失笑散9g，包，精根皮15g，制香附9g，仙鹤草15g

五诊：1978年6月23日。上方续服3周，6月12日经行，量减少至约以往之1/3，7天而净，黄白带绵下，精神较前稍振，脉舌同前。

白花蛇舌草30g，黄药子18g，两面针18g，夏枯草15g，生牡蛎30g，石见穿30g，党参9g，白术、芍各9g，失笑散9g，包

六诊：1978年9月11日。患者经厂医抄方续服至今。7月9日经量减少，8月份亦少，9月份更少。曾至外院检查谓肌瘤已消失。目前时有黄带，头晕，夜寐不安，脉弦细，苔薄黄，舌边尖红。妇科检查：宫颈光，宫体前位，略小，附件（-）。癥瘕已消，肝肾不足，肝阳偏亢。治拟调益肝肾，平肝清热。

患者获知病已愈，欣快而去。

［按］ 子宫肌瘤应属中医学癥瘕范围，由瘀结气滞引起，但若发现于产时未能除去，治则首当清产后恶露，次则软坚消瘀。另外，亦应考虑产后体虚，需攻补兼施。本例患者癥药半载，肌瘤明显缩小，未及一载，肌瘤全消，子宫体反小于正常，月经也由崩冲而减少，以至少到正常。说明此方不仅能消癥软坚，且有调冲任之功，但过于攻伐，恐有损冲任二脉，故一旦癥消，则适可而止。

案4 气血两亏，肝肾不足，瘀结下焦

胡某，50岁，已婚。

初诊：1977年9月12日。患子宫肌瘤10年多，每次经行量多如冲，且有血块，10多天方净。曾应用丙睾、甲睾、止血针药、中药治疗均无显效。超声波检查：子宫肌瘤7.5cm×7.5cm大小。妇科检查：宫体3个月妊娠大小、质硬、高低不平。患者目前头晕腰酸，周身乏力，面色苍白，脉象细小，舌苔薄白，舌质淡。气血两亏，肝肾不足，瘀结下焦。治疗分两个阶段，经期用益气血、调肝肾、固冲任，药如党参、黄芪、白术、白芍、女贞子、旱莲草、菟丝子、川断、仙鹤草、花蕊石、失笑散（包）、牛角鳃等。经后及下次经前，则以益气扶正、软坚消癥为主，药如党参、白术、白花蛇舌草、两面针、扶刺苓、石见穿、夏枯草、生牡蛎、失笑散（包）。

经过3个月的连续服药（停止丙睾注射），至11月4日经行时，经量较前减少约2/5。12月4日经行，经量续减，仅第二天量多，1周即净。此后即经事不来，至今已2个多月，体力逐渐恢复，而色红润，自诉小腹部摸不到块物。妇科检查：宫体中位、略大、质硬。超声波复查。子宫大小6.5cm×7cm。

［按］ 患者年逾七七，气血两亏，肝肾不足，瘀结于下焦。每遇经行，予益气血、调肝肾，以固冲止崩。经后以益气扶正、软坚消癥、攻补兼施，使经量大减，症状渐消，体力迅速恢复。

案5 气血两亏，瘀聚下焦，血不循经

吴某，28岁。初诊：1977年9月15日。

2年来，经期尚准，但经前乳胀腹胀，经行量多如冲，有血块，7天方净，神倦乏力，面目虚浮，面色苍白，脉细小，苔薄，舌胖边有齿痕。妇科检查：宫颈轻度炎症，宫体2^+月妊娠大小，不规则，附件（－）。

证属病久气血两亏，瘀聚下焦，血不循经。治拟益气养血，消癥软坚。

党参9g，黄芪9g，白术、白芍各9g，白花蛇舌草9g，两面针9g，黄药子16g，石见穿30g，夏枯草15g，生牡蛎30g，失笑散12g，包，没药5g，当归9g，熟地9g

二诊：1977年9月30日。末次月经9月6日，现感少腹作胀，有经行之兆，脉细，苔薄，舌质淡胖。经行在即，气虚难以摄血，先固其本。

党参9g，黄芪9g，白术、白芍各9g，茯苓9g，川断9g，菟丝子9g，紫石英12g，花蕊石12g，制香附9g，仙鹤草15g。7剂。

三诊：1977年10月7日。10月1日经行，量不减，有血块，小腹隐痛，昨日方净，面色苍白，神疲，脉同前，舌中裂纹。经期已过，当治其癥。

党参9g，黄芪9g，白术、白芍各9g，夏枯草15g，扶刺芩30g，石见穿30g，生牡蛎30g，失笑散9g，包，当归9g，熟地12g，木馒头30g。7剂。

四诊：1977年11月4日。11月1日经行，此次经量较前减少约1/3，腰酸头晕，面色不华，现经将净，脉舌同前。应用补气养血、消癥软坚之法获初效，当守方不更。守方加紫石英12g。

五诊：1977年12月2日。上方连服23剂，至11月27日经行，经量大减，脉舌同前，便不实。守方加炮姜3g。

六诊：1977 年 12 月 30 日。上方服至 7 剂后去炮姜，续服 14 剂，1 月 23 日经行，经量续减，但感头晕头胀。守方加枸杞子 9g，白蒺藜 9g。

七诊：1978 年 3 月 13 日。守方不更，连续服用 2 个多月，3 月 4 日经行，经期提前仅 4 天，量继续减少，6 天而净。患者精神渐振，面色不浮，惟经行时有腰酸肢软，连续服用上方不更。

八诊：1978 年 6 月 19 日。连续服药不停，经量减至正常，患者自觉症情好转而停药。妇科检查：宫颈肥大，轻炎，宫体前位，2^+月妊娠大小，附件（-）。超声波检查：子宫大小2^+月妊娠，诊断为子宫肌瘤。

［按］ 患者以月经过多来治，证属崩漏范围，但以其内有癥瘕，致使血不循经，崩下如冲，日久气血两虚，而癥未消，乃用补气养血固其本，活血化瘀、软坚消癥治其标，攻补兼施，使崩漏之证得以改善，但癥块未消，仍为隐患，病未根除，尚需治疗，此案仅作改善病案。

案 6　肝肾不足，瘀结下焦，聚而成癥（子宫肌瘤兼卵巢囊肿）

陈某，48 岁。

初诊：1971 年 11 月 10 日。有子宫肌瘤病史已 5 年，经期正常，但量多有块，5 天而净，临经小胀胀痛、腰酸，最近出现面部烘热，心烦易怒，脉细弦，苔薄黄，舌质红。妇科检查：宫颈轻癥，下唇有数个纳氏囊肿，宫体3^+月妊娠大小，向左突出，附件（-）。年逾七七，肝肾不足，瘀结下焦，聚而成癥。治拟调益肝肾，消癥软坚。

紫石英 12g，知母 9g，生、熟地各 9g，黄药子 18g，石见穿 30g，夏枯草 15g，生牡蛎 30g，失笑散包，9g，莪术 9g。7 剂。

二诊：1977 年 11 月 17 日。服药后自觉下腹有轻松之感，末次月经 10 月 5 日，平时经期提前 3～4 天，且有心烦易怒，现经期已近，尚无症状，脉舌同前。仍宗前法，益以疏肝清热。

柴胡 5g，当归 9g，赤、白芍各 9g，郁金 9g，丹皮 9g，夏枯草 15g，生牡蛎 30g，紫石英 12g，失笑散 9g，包，黄芪 9g，女贞子 9g，旱莲草 15g。7 剂。

三诊：1977 年 11 月 24 日。11 月 20 日经行，量减少，4 天即净，头晕腰酸亦减，腹部轻松，脉细弦，苔薄，舌质暗，仍以标本同治。守 11 月 10 方，加枸杞子 9g。14 剂。

四诊：1977 年 12 月 21 日。末次月经 12 月 16 日，量减，3 天即净，经前乳胀减轻，经后有头痛，1 天而罢，脉弦细，苔薄，舌质红。经后头痛是肝之虚也，仍予标本兼顾。守方去较术，加木馒头 30g。14 剂。

患者继续服药不断，屡屡转方，共服药约 5 个月。

五诊：1978 年 3 月 16 日。服药至今，诸症全减，经期亦逐渐延迟，1 月 26 日经行，量亦不多，期短仅二三天即净，自觉病情大有好转。但妇科检查示肌瘤不小，宫体仍为3^+月妊娠大小、质硬，且有右卵巢囊肿，约2^+月妊娠大小，质地囊性。劝患者手术切除，但患者有顾虑，要求续续服药，故守方续服。

六诊：1978 年 8 月 31 日。经期逐渐延迟至 2 个月 1 次，末次月经 8 月 11 日，量甚少，1 天即净，脉舌同前。观其形势，绝经在即，冀经绝后癥结俱缩。守方续服。

七诊：1978 年 11 月 23 日。服药未停，经期 3 个月 1 行，末次月经 11 月 20 日，量中等，3 天而净。守方续服。

八诊：1979 年 9 月 27 日。续服药，经期 4 个多月而行，患者自觉肿块减小。妇科检查：宫颈光，前唇突出、光滑，宫体前位活动，增大如 2^+ 月妊娠大小，右侧子宫角有一 50 天妊娠大小肿块。附件（－）。

守方续服。

患者服药 2 年后，肿块有所减小而症状均除，清热养阴与软坚消癥同用，守方不更，乃标本兼顾之法也。

案 7　肾虚不固，气滞血瘀

祝某，32 岁。初诊：1955 年 9 月 16 日。

病史：1954 年 3 月因阴道出血不止，经肿瘤医院病理检查证实为宫颈癌Ⅰ期晚，后行放射治疗而愈。1955 年 7 月出现赤白带下，再度经病理检查及切片，证实为宫颈鳞瘤复发，未予治疗，遂来我院门诊。

治疗经过：患者赤白带下，以白带为主，带下如水，量多似小便状，腰背酸楚，午后低热，约 37.8°C 左右，神清委顿，面色苍白，脉细小，苔薄白。治疗初用一般补气补肾固带方，药如党参、黄芪、当归、地黄、海螵蛸、菟丝子等，病情不减，后经会诊后确定仿《千金》赤石脂禹余粮方意，应用温肾固涩的紫石英、鹿角片、赤石脂；补气补血的当归、熟地、党参、黄芪、阿胶等，药后病情迅速改善，赤白带下几净，低热退清，饮食增加，连续服用 3 个月后，症状消失，体重增加至 54.5kg。1956 年 2 月复查，宫颈菜花样瘤灶消失，切片阴性，遂恢复工作，直至 1958 年大跃进时代，患者要求做三班，工作 2 周突然血崩不止，妇科检查宫颈癌又复发，重用上方已失效，且逐渐浸润至宫体、盆腔，延至 1961 年死亡。然在治疗过程中，用温肾固涩之紫石英汤，曾获得显效，故留下此方。

案 8　湿滞奇经，冲任失调

王某，42 岁。初诊：1958 年 5 月 22 日。

病史：1955 年 3 月因月经提前，并淋漓不净，在外院做妇科检查及病理切片证实为宫颈癌Ⅰ期。患者因对手术及放疗有顾虑而至开业医师戴医师处用中药治疗，3 年来一般情况良好，症状改善，复查多次，病灶未见扩散，最近因戴医师逝世而来我院门诊。

治疗经过：患者诉有赤白带下，量不多，稍有腰酸，偶有腹痛，月经提前约 1 周而行，每次淋漓 7～10 天方净，脉细，苔白。证属湿滞奇经，冲任失调。《内经》云“任脉为病，女子带下瘕聚”，戴老先生应用软坚散结之方有效，仿用其法。药用木馒头、黄芩、夏枯草、龟板、象牙屑（水牛角代）、丹皮、全瓜蒌、白蔹、鹿角屑、坎炁，银花。初服上方汤剂，后改制丸剂，长期服用，共服 3 年。病情稳定，屡次复查，病灶未见扩散。1961 年去广州探亲，因传染乙型脑炎而死亡。

案 9　阴虚内热，脾虚气陷

王某，55 岁。

病史：患者赤白带下数月，有时崩冲，1958 年 3 月在外院做妇科检查，并切片诊断为子宫颈癌Ⅳ期，未予治疗，遂于同年 6 月来我院治疗。治疗经过：患者自诉有赤白带下，经常发热 6 个月，少腹牵掣作痛，腰腹酸楚，脉细小，苔薄白。证为气血不足，阴虚内热，曾用秦艽鳖甲汤，热虽减，但余况如前。继而察其前阴坠胀，肛门垂滞，神疲纳少，合乎李东垣所描述的妇人脾胃虚损，致伤命门，中气不足，清阳下陷之证，遂改用补中益气之法。用党参、黄芪、白术、升麻、柴胡、紫石英、补骨脂、阿胶等，并重用升麻取其解毒之意，同时小金丹削坚散结。上方服后症状逐渐改善，从而能生活自理，至每日去公园锻炼，1年后能连续做易筋经十八节，每次妇检病灶均未见发展，而症状消除，生存质量提高。4年后因感冒发热，引起病情迅速恶化，不到2个月即死亡。

案10　宫颈癌

患者李某，女，47岁。

初诊日期1989年3月14日。主诉：患宫颈癌Ⅱ期手术加放疗后8月，常感乏力腰酸，下腹隐痛，带下量少色黄，咽干喜饮，夜间不寐，脉细舌红苔薄。证属气阴两虚，余邪未清，治拟益气养阴，扶正祛邪。

处方：生地9g，熟地9g，天花粉15g，太了参15g，白毛藤30g，土茯苓15g，丹参10g，生苡仁12g，椿根皮10g，黄柏9g，白芍9g，枣仁9g，柏子仁9g，八月扎30g。服7剂。

1周后复诊：自诉服药后咽干喜饮好转，夜寐亦安，腹痛已除，带下量少色转白，脉细，舌红苔薄。再拟前方化裁。

处方：生地9g，熟地9g，太子参15g，白毛藤30g，土茯苓15g，生苡仁12g，椿根皮10g，枸杞9g，白芍9g，八月扎30g，黄芪15g。7剂。

患者一诊后症状逐渐改善，体质得到增强。之后继续用上药加减治疗，随诊3年，癌症未见复发及转移。

[**按**] 该患者手术加放疗术后，气阴两虚，正气已亏，故见乏力腰酸，口渴喜饮；余邪未清则见带下色黄，下腹隐痛。初诊时药用生地、熟地、天花粉、太子参益气养阴；白毛藤、土茯苓、椿根皮、黄柏、薏苡仁解毒化湿；丹参活血化瘀；斟加安神之枣仁、柏子仁；一诊时夜寐已安，症有改善，药已见效，遂去安神之枣仁、柏子仁，续用前法而收全功。

（摘自崔林《庞泮池教授治疗宫颈癌的临床经验》）

案11　胎去瘀留，恶露未清，热毒挟滞

周某，26岁，已婚。

病史：1958年6月初，经外院妇产科诊断为葡萄胎，刮宫2次，尿妊娠试验7次阳性，稀释试验阳性。

治疗经过：患者目前漏红不已，量不多，色紫暗，口渴咽干，面色萎黄，脉滑数，苔少，舌质红。证属胎去瘀留，恶露未清，热毒挟滞。治以凉血化瘀，清解热毒。药用紫草根、升麻、银花、蚤休根、鲜生地、丹皮、生地榆、炙鳖甲、当归、赤芍。上方服用3周后，连续3次尿妊娠试验阴性，5周后稀释试验阴性，1年多后怀第二胎，育一男。

案12　瘀毒结聚成痨，上劫肺津

曲某，27岁，已婚。

病史：1967年患绒毛上皮细胞癌，曾手术切除子宫，不久出现咯血，肺部摄片示两肺有大小不等的阴影4个，诊断为绒毛上皮细胞癌转移肺部，因患者不愿化疗而来我院门诊。

治疗经过：患者咳嗽频作已2月，咯痰不爽，时有咯血，胸痛口渴，脉小滑数，苔薄，舌质红。证属瘀毒结聚成痨，上劫肺阴，津液受损。治以养肺生津，解毒消癥。药用天冬、麦冬、紫草根、五味子、生地、地榆、炒山栀、蒲公英、石见穿、徐长卿、消癥片。上方共服用3个月，每月摄胸片1次，肺部阴影逐渐缩小，摄片第三次时，肺部阴影全部消失。

2. 手术化疗后

案1　术后气血亏虚，脾肾不足

刘某，70岁。

初诊：1999年1月6日。患者1996年因子宫内膜腺癌行手术及术后化疗，并辅助使用中药治疗。1998年12月19日又行腹腔化疗，化疗后反应较大，心悸耳鸣，口干乏力，口苦无味，二便正常，苔薄，舌质红，脉细小结代。辨证为术后气血亏虚，脾肾不足。治以健脾益肾，扶正固本，兼祛邪抑癌。

党参15g，黄芪15g，生白术9g，生薏苡仁12g，枸杞子12g，鹿角片9g，八月札30g，半枝莲30g，土茯苓30g，白英30g，制半夏9g，紫苏梗9g，陈皮6g，砂仁6g，打，后下。

二诊：1999年1月20日。服上方14剂后，化疗反应减，心悸平，纳食香，夜寐乍安乍差，气短乏力，苔薄，脉细。原方去紫苏梗、鹿角片，加厚朴花6g。

三诊：1999年2月3日。服14剂后，纳寐均安，苔薄，脉细。上方去白术、制半夏、厚朴花，加当归12g，白芍15g，制香附12g，枳壳9g，青皮6g，以养血行气，巩固治疗。

［按］ 庞师认为，对于癌症术后、化疗后的治疗，既要攻邪，又要扶正。通过扶正，改善机体免疫状态，抑制癌细胞生长，促进机体恢复，延长生命。患者在癌症术后化疗期间，以扶正为主。停用化疗后，则除以扶正为主外，还应加用祛邪之品（如清热解毒、软坚消癌等药物）。方中以党参、黄芪、白术益气健脾；当归、白芍、枸杞子、鹿角片养血补肾，共达扶正固本。以半枝莲、八月札、土茯苓、白英清热解毒，祛瘀消癥，抗癌抑癌，祛邪为治。再辅以紫苏梗、陈皮、砂仁行气健脾和胃，半夏降逆止呕，以减轻化疗后反应。全方共达扶正固本、抗癌抑癌之效。

案2　灼津伤液，阴血亏虚，湿热阻滞

顾某，76岁。

初诊：1998年1月5日。患者于1997年11月因宫颈癌Ⅱ期，行手术切除全子宫加双附件及盆腔淋巴扫清。最近某院检查诊为宫颈癌复发，行放射治疗。1个月前出现便血，1周约2次，肛坠，下腹疼痛异常，纳食不香，中脘不舒，小便色深，苔薄，脉细。辨证为正气受损，余邪未尽，热邪灼津伤络。治以益气健脾和胃，清热解毒止血。

黄芪15g，党参12g，生白术9g，薏苡仁12g，升麻6g，柴胡6g，侧柏叶12g，槐花12g，土茯苓12g，白英30g，半枝莲30g，制半夏9g，陈皮6g，砂仁6g，打，后下，鸡内金9g。

二诊：1999年1月22日。服上方14剂后，便血基本停止，肛坠明显减轻，两侧鼠蹊部触痛阵作。复查复发病灶有所缩小。上方去制半夏、陈皮、薏苡仁、侧柏叶，加白芍15g，当归12g，杜仲12g，八月札30g，生茜草12g，延胡索12g，以培肾养血、祛瘀止血。

三诊：1999年2月5日。服上方14剂后，便血已止，放疗已结束，仍感腰酸，夜尿频，阴道流少许黄色分泌物，苔薄，脉沉细。证属肾阳不足，湿热下注。治以温肾健脾，清热利湿。

益智仁12g，菟丝子12g，杜仲12g，山药12g，山茱萸9g，生地、熟地各9g，党参15g，黄芪15g，生白术12g，知母9g，黄柏9g，土茯苓30g，白英30g，陈皮6g，砂仁6g，打，后下，14剂。

案3　气阴两伤，余毒未清（卵巢浆液性乳头状囊腺癌）

丁某，52岁。

病史：1993年2月因左卵巢浆液性乳头状囊腺癌（低分化）行手术治疗，术后第二次化疗时因出现皮下紫癜被迫停药。

初诊：1993年4月2日。症见：头晕萎软，口渴唇燥，尿频尿涩，夜不成寐，心嘈盗汗，腰酸，皮肤呈块状紫癜，舌红，苔中剥，脉细小。辨证为手术、化疗后气阴两伤，阴虚血热妄行，肝肾不足，余毒未清。治拟补益肝肾，养阴凉血，清热解毒。

生地、熟地各12g，枸杞子9g，女贞子9g，旱莲草15g，北沙参12g，天、麦冬各12g，天花粉15g，白芍9g，丹皮9g，八月札30g，半枝莲30g，蜂房10g，碧玉散9g，包。

三诊：随症加减服药1个月后，紫癜消退，诸症均减，但仍头晕乏力，腰背酸楚，大便不实。证属脾肾气虚，又恐停用化疗过早，残毒未尽。治拟健脾益肾、扶正攻邪。

党参12g，黄芪15g，白术9g，白芍9g，天、麦冬各1g，生、熟地各12g，枸杞子9g，杜仲9g，补骨脂12g，八月札30g，半枝莲30g，蜂房12g，炙鳖甲10g，海藻12g。另予“清热消瘤煎”长服，1日3次，每次20ml。

服中药4年余，患者症情稳定，妇科检查及有关各项化验指标均在正常范围。

[按] 本例治疗分两步进行：第一阶段在手术和化疗损伤气阴的情况下，采用补益肝肾、养阴清热的治法。待阴液恢复、血热渐清后，进入第二阶段，着重健脾益肾，扶正攻邪。如此既可抗癌，又无化疗副作用，有效地预防了癌肿的复发和转移。

案4　脾肾两虚，余毒未清（双侧卵巢内膜样囊腺癌）

诸某，42岁。

初诊：1995年8月17日。患者于1995年3月因双侧卵巢癌行手术切除全子宫、双附件及大网膜。病理诊断：双侧卵巢内膜样囊腺癌Ⅱ级。术后化疗7次，就诊时化疗已结束，查血白细胞$1.7\times10^9/L$现自觉头晕乏力，纳食一般，二便正常，苔薄，脉细。治以扶正祛邪。

党参15g，黄芪15g，生白术9g，白芍15g，生、熟地各9g，生薏苡仁12g，枸杞子12g，天、麦冬各12g，天麻9g，八月札30g，半枝莲30g，僵蚕12g，陈皮6g，青皮6g，砂仁6g，打，后下。

二诊：1998年12月30日。复查血白细胞$4.9\times10^9/L$。头晕症除，夜寐易醒，苔薄，脉细。上方去陈皮、青皮、天冬、麦冬，加菟丝子12g，以补肾固本。

三诊：1999 年 1 月 27 日。复查血白细胞 4.8×10^9/L，上皮性卵巢癌的单克隆抗体 7.44U/ml，甲胎蛋白 4.0ng/ml，癌胚抗原 5.6ng/ml。纳食香，大便爽，腰酸，矢气多，苔薄，脉细。

党参 15g，黄芪 15g，生白术 12g，白芍 15g，生地、熟地各 9g，生薏苡仁 12g，枸杞子 12g，补骨脂 12g，八月札 30g，半枝莲 30g，僵蚕 12g，青皮、陈皮各 6g，砂仁 6g，打，后下。14 剂。

[按] 恶性肿瘤化疗后患者的血白细胞总数有不同程度的下降。临床上患者常表现为或气虚、或阴虚、或气阴两虚等正气不足之虚证。庞师以中药扶正祛邪法，治以健脾益肾，益气养血，兼清热利湿，祛瘀消癥，常能使患者白细胞升高，改善机体免疫功能，抑制癌细胞生长，延长生命。方中党参、黄芪、白术、薏苡仁益气健脾，陈皮、青皮、砂仁行气和胃，生地、熟地、枸杞子、白芍养血补血，枸杞子、补骨脂、菟丝子养肝益肾固本，半枝莲清热解毒，八月札理气散结，全方共达健脾益气和胃、养肝补肾固本，兼清热解毒、理气散结之功效。

（摘自《妇科名家庞泮池学术经验集》）

班秀文

（主张辨证审慎，用药精专，崇尚肝肾，喜用花类）

【医家简介】

参见 105 页。

【主要学术思想和主张】

参见 105 页。

【医论医话】

1. 输卵管阻塞论治用药

本病的治疗，总的来说，是要活血通络，软坚散结为主，常用的药物有鸡血藤、当归、川芎、丹参、刘寄奴、路路通、夏枯草、猫爪草、香附、穿破石等通行之品。但由于病症表现各有不同，因而在治疗之时，仍然要辨病与辨证相结合，灵活地选方用药，才能做到有的放矢。如少、小腹胀痛并作，胸肋苦满，经行前后不定，量多少不一，色暗红而夹紫块，脉弦细，苔薄白，舌质有瘀点者，此属气滞血瘀，胞脉不通之变，宜用理气疏肝，行血通络之法，以柴胡疏肝散加鸡血藤、当归、刘寄奴、郁金、青皮、夏枯草治之；经行错后，量少，色淡，经期中少、小腹隐痛，得温得按则舒，倦怠乏力，舌苔薄白，舌质淡者，此属气血不足，温运之力之变，宜用补养气血，佐以通行之法，以圣愈汤加鸡血藤、肉苁蓉、路路通、桂枝、小茴香治之；经行错后，色暗，夹块，少腹、小腹掣痛，畏寒喜热，脉沉紧或细缓，苔薄白，舌边尖或有暗点者，此属外感寒湿之邪，凝滞胞脉之变，宜用温散通行之法，以少腹逐瘀汤（当归、川芎、五灵脂、蒲黄、没药、肉桂，干姜、延胡索、赤芍、小茴香）加桂枝、穿山甲、路路通、香附治之；经行超前，色泽暗红，夹紫块，平时带下量多，色白黄相兼而质稠秽，阴道痓痒，脉象滑数，舌苔白黄，舌边尖红者，此属湿热下注，蕴结胞宫之变，宜用清热利湿，活血通络之法，以四妙散（苍术、黄柏、苡仁、牛膝）加土茯苓、马鞭草、鸡血藤、丹参、赤芍、猫爪草治之；经行错后而量多色暗，带下质稠黏，平时心烦胸闷，时泛恶欲呕，苔白厚腻，舌质暗红，脉弦缓者，此属痰湿郁滞胞脉之变，宜用理气化痰，活血通络之法，以苍附导痰丸加皂刺、浙贝母、鸡血藤、刘寄奴、路路通、穿破石治之。

2. 子宫肌瘤论治用药

本着《内经》“坚者削之，损者益之，劳者温之，结者散之”之旨，本病的治疗原则，当以化癥散结为主。但人有强弱，证有偏颇，偏于气滞血瘀者，当以行气化瘀之法，谓“疏其血气，令其调达，而致和平”。偏于瘀积硬块者，则以软坚散积为佳；偏于虚者，则补而攻之。同时，还要根据疾病的久暂，人体的羸瘦，虚邪的轻重，或先攻后补，或先补后攻，或攻补兼施，才能收到预期的效果。

（1）瘀血积结：经行量多，经行时间拖长，淋漓不断，经色暗红而夹紫块，经将行及经中少、小腹疼痛剧烈，按之不减，触之有硬块，推之不移，面色晦暗，皮肤干燥，平时带下量多，色白黄相兼，质稠臭秽，脉象细涩，舌苔薄白，舌质有暗点，治宜软坚散结，破积散癥之法，以桂枝茯苓丸加莪术、刘寄奴、猫爪草，夏枯草、土茯苓、香附、北黄芪之类治之。本方具有活血化瘀的作用，是治疗“宿有癥病”的轻剂，故加用莪术、刘寄奴以增强其活血化瘀之力；加猫爪草、夏枯草以软坚散结；香附行血中之滞，气行则血行；土茯苓配白茯苓，既能加强健脾渗湿之力，又有解毒祛秽之功，防其恶化，北黄芪益气补虚，防其攻伐太过。

（2）湿热瘀结：经行前后不定，经行量多，色暗红夹块，经将行及经中腰眼与小腹胀疼，甚或灼热闪痛，按之不减。平时带下量多色黄，质稠臭秽，小便短黄，舌苔黄腻，舌质红，脉象濡缓或弦数。治宜清热燥湿，活血祛瘀之法，方用四妙散加凌霄花、南丹皮，马鞭草，土茯苓、夏枯草、海藻之类治之，以期既能清热除湿，又能软坚化瘀，逐渐消块。如湿热已退，而癥块不消者，病久入络，宜改用桃红四物汤加虫药如鳖甲、穿山甲、水蛭之类。

（3）气血两虚：癥块已久不愈，突然阴道下血量多，或长期淋漓不断，血色淡而质稀，夹有小块，小腹胀痛，痛过于胀，按之不舒，精神困倦，面色苍白，气短懒言，舌苔薄白，舌质淡，脉细弱或虚大。此属本虚标实，治宜“急则治其标”，先用补气摄血之法，以当归补血汤加人参、海螵蛸、艾叶炭治之。待血止之后，正气恢复，再用“缓则治其本”，以少腹逐瘀汤加苏木、泽兰以温化消块。

对于子宫肌瘤的治疗，除了要辨证论治之外，还应该注意以下事项：

（1）病情瘀积日久，宜徐图缓攻，不可过用峻猛攻伐之品，反而损伤元气。

（2）本病多是虚瘀夹杂，是本虚而标实，治之宜衡量虚实轻重，或先补后攻，或先攻后补，或攻补兼施，或补中有攻，或攻中有补，要做到既能顾护正气，又能散结消块。

（3）病位在下焦阴湿之地，往往多夹痰湿，在辨证的基础上，要酌加茯苓、半夏、陈皮、浙贝、海蛤、海藻等化痰软坚之品。

（4）气行则血行，气滞则血瘀，治血先治气。要适当酌用行气之品如延胡索、甘松之类。

（5）癥块过大或生长迅速，有恶化的可能者，应劝导病人到外科采取手术治疗，以免贻误病机。

（摘自班秀文《妇科奇难病论治》）

【验方效方】

方一　养血化瘀消癥汤

［组成］当归 10g，川芎 6g，赤芍 10g，白术 10g，土茯苓 20g，泽泻 10g，丹参 25g，莪术 10g，香附 10g，皂角刺 15g，炙甘草 6g。

［主治］癥瘕因湿瘀所致卵巢囊肿、子宫肌瘤、慢性炎症性包块。

［功效］养血化瘀，健脾利湿消癥。

［服法］水煎服，每日 1 剂。

［加减］久病体弱，面白神疲，四肢乏力者，上方去泽泻，加黄芪 20g 以益气化瘀；肝郁气滞者，上方加柴胡 6g、夏枯草 15g，以理气疏肝，通络散结；寒湿凝滞者，上方加制附子 10g（先煎 1 小时）、桂枝 6g；湿热下注，带下阴痒者，上方去川芎加马鞭草 15g 或合二妙散以清热利湿，活血通络。

［方解］本方由《金匮要略》当归芍药散加味而成。方中既有当归、川芎、赤芍辛苦温通，直入下焦胞脉血分，消散瘀积，又有白术、茯苓、泽泻健脾利湿，以绝湿源。方中以土茯苓易茯苓可增加解毒利湿之功，全方化瘀药与利湿药相配合，有化瘀利湿，调理气血的作用。重用丹参配当归养血化瘀，补而不滞，且一味丹参功同四物，活血而无耗血之虑。欲行其血，先调其气，故佐以芳香入血之香附，行血中之气，散血中之郁，气行则血行。胞脉闭阻，久病入络，故选用皂角刺开关利窍，涤垢行瘀；莪术化瘀消癥，借皂角刺锋锐走窜之性，引诸药直达病所；炙甘草补脾调和诸药。全方辛苦温通，攻邪不伤正，共奏养血化瘀消癥之功。寒湿凝滞者加附子、桂枝是增加其温散通行之力，其中附子走而不守，不仅能温肾壮阳通脉，且与血药同用，则温化寒凝、通行血脉之力益彰。

方二　桂枝茯苓丸

［组成］桂枝 6g，茯苓 15g，丹皮 10g，桃仁 10g，赤芍 10g。

［主治］癥瘕。

［功效］活血化瘀散结。

（摘自《班秀文临床经验辑要》）

【精选验案】

1. 乳痈

案 1　郁滞生热，外感火邪

丁某某，女，25 岁，来宾县某某邮电所，职工家属，已婚，1975 年 10 月 22 日初诊。

足月顺产第一胎已 25 天，胃纳、睡眠良好，大小便正常。但 2 周之前，开始右乳房有痒热感，肤色焮红，红肿疼痛，日渐加剧，自取灯心草蘸油点燃外烧患处 3～5 炷，红肿疼痛更剧，复自取缝衣针穿刺患处，以冀排出其秽浊之气。但针刺之后，不仅疼肿不减，反而患处热辣难忍，心烦易躁，夜难入寐，大便干结，小便黄色。脉弦数，苔薄黄干，舌边尖红，右乳红肿疼痛，触之更甚。有四处针口流出淡黄水。

诊断：乳痈。

辨证：过食肥甘，郁滞生热，外感火邪，损伤络脉。

治则：清热解毒，消滞化浊。

用药：

内服方：蒲公英15g，紫花地丁15g，银花15g，连翘9g，野菊花15g，山楂15g，桃仁5g，荆芥5g，甘草9g。

每天水煎服1剂，连服5剂。

外洗方：鲜水杨梅、鲜野菊花各适量，煎水熏洗患处，每天3次。

二诊（10月29日）：服上方及外洗之后，右乳红肿痛痒全消，二便正常，脉舌如平。嘱仍以外洗方再熏洗患处1周，以巩固疗效。

［按］ 乳房为阳明之所属，新产之妇，过食辛热肥甘厚味，以致郁滞化热，灼伤乳络，故乳房红肿痒痛，又妄用灯心火外烧，火热之毒愈炽，故不仅乳房肿痛，而且心烦易躁，夜难入寐，大便干结，小便色黄。症属一派阳热炽盛之候，故以蒲公英、紫花地丁、金银花、连翘、野菊花、荆芥、甘草清热解毒，疏通血脉，山楂、桃仁活血化瘀，导滞通络，并用水杨梅、野菊花趁热外洗，加强清热解毒之功，故药已而能见效。

案2　外邪侵袭，病毒壅滞

韦某某，女，27岁，邕宁县某某粮所干部，已婚，1983年3月2日初诊。

产后2月余，左乳红肿硬痛，恶寒发热（T：39℃），后经医院用青霉素治疗，发热始退。但现在左乳硬块未消，胀痛难忍，触之痛剧。伴有头晕、腰痛、肢倦乏力，2～3天大便一次，小便正常。脉虚细，苔薄白，舌质淡，面色苍白，唇干焦裂。

诊断：乳痈。

辨证：产后正虚，外邪侵袭，病毒壅滞。

治则：清热解毒，化瘀通络，兼以扶正。

处方：

内服方：归身9g，生北芪15g，丹参15g，夏枯草15g，蒲公英9g，连翘9g，金银花9g，皂角刺5g，赤芍5g，桔梗5g，甘草5g。每日水煎服1剂，连服6剂。

外用方：生大黄30g，红花15g。水煎趁热外敷患处，每日3～5次，每次约5～10分钟。

二诊（3月25日）：上方共服6剂，并熏洗热敷患处之后，乳痈消退，一切正常。以人参养荣汤加减调养善后。

［按］ 乳房红肿，火热之毒也，硬痛，触之加剧，瘀积之患也。故以丹参、夏枯草、蒲公英、连翘、金银花、皂角刺、赤芍、桔梗、甘草清热解毒，化瘀通络。但新产之后，倦怠乏力，面色苍白，脉虚细，舌质淡，又属正气不足之候，故以归身、北芪补益气血以扶正，内服外敷同用，标本并治，疗效遂意。

引起乳痈的原因，虽然有肝郁化火、胃热壅滞、乳头损伤、感染邪毒，或产后正虚，感受外邪等之不同。但总的来说，均属乳房阳热的病变，治之不离乎清热解毒，活血化瘀之法。案1丁某某，既有食滞化热之变，又有外用灯心火之妄，内外火交集，证属实热，虽是新产妇人，仍以清热解毒、活血化瘀之法治之。案2韦某某，产后正虚，外感邪热之毒，故既要清热解毒，活血化瘀以治其标，又要用归、芪益气补血，以治其本。

乳痈本是局部的瘀变，但由于乳与足厥阴肝经，足阳明胃经有联属的密切关系，肝藏血而主一身之气机的疏泄，胃为五脏六腑之海，五脏六腑皆禀气于胃，因此，乳痈的发生，不仅乳房局部焮热肿痛，而且有发热恶寒等全身症状。所以对乳痈的治疗，既要从整体着眼，仔细辨证治疗，又要针对局部的具体情况，采取不同的外治之法，内外兼施，标本同治，则收效较捷。

（摘自《班秀文妇科医论医案选》）

2. 输卵管阻塞

案1　冲任不足，气虚血滞，胞脉不通（输卵管不通）

潘某，女，30岁，已婚，护士，1979年7月4日初诊。

12岁月经初潮，周期基本正常。结婚3年，双方共同生活，迄今未孕。月经周期基本正常，量一般，色红夹紫块。经将行时心烦易躁，夜寐欠佳，经行之后则舒。其余无不适。脉虚细，苔薄白，舌质淡嫩。某某医院妇科检查：外阴（－），宫颈少许潮红，子宫后位，稍小，双侧附件（－）。输卵管通液。双侧输卵管不通。

根据以上脉症及妇科检查的材料，显系冲任不足，气虚血滞，胞脉不通的不孕症。治宜温肾养血，佐以通络之法。

处方：菟丝子15g，覆盆子15g，当归身9g，川芎6g，杭白芍9g，何首乌15g，炙北芪15g，白茯苓9g，刘寄奴9g，益母草15g，小茴香2g。

每天清水煎服1剂，连服6剂，每剂均复煎服1次。

7月24日二诊：上药服后，16日月经来潮，周期正常，色量一般。现畏寒、鼻塞，纳差，脉象虚细，舌苔薄白，舌质淡嫩。证属虚实夹杂。仍守温化通络为主。

处方：生北芪20g，当归身9g，川芎6g，小茴香2g，老炮姜2g，延胡索5g，赤芍6g，没药6g，生蒲黄6g，五灵脂6g，正肉桂丝3g，后下。每天水煎服1剂，连服6剂。

8月31日三诊：上方服后，胃纳转佳，精神良好。本“谷肉果菜，食养尽之”。即停药调养，以归身、鲜嫩益母草、黑豆各适量水煮，酌加油盐为饮食疗法。现经行逾期未潮，腰胀，头晕，呕恶不能食。脉象细滑，舌苔薄白，舌质淡。经小便青蛙试验阳性。证属早孕恶阻，以益气和胃，降逆止呕之法治之。

处方：太子参15g，白茯苓9g，姜炒竹茹6g，广陈皮2g，缩砂仁2g，桑寄生15g，川杜仲9g，枳壳2g，紫苏叶2g，后下，老生姜6g。

每天清水煎服1剂，连服3剂，以少量多次服为佳。

［按］输卵管阻塞，是不孕症中比较顽固的一环，大多数的病例，需要治疗3～6个月，甚或1年以上，始见疗效。本例患者之所以疗效较快，是根据其临床脉证，采取先、后天并治，以温养为主，兼以通行，从而气血恢复，胞脉通利，故收效快而能孕。

案2　阳虚宫寒，气滞血淤

唐某，女，31岁，已婚，出纳，1987年4月21日初诊。

15岁月经初潮，一向错后10～20天，色淡质稀，量一般。28岁结婚，婚后双方共同生活，迄今4年未孕。性感不强，经行错后30～60天，量一般，色泽暗红，夹紫块，持续4天干净。经前2周乳房及少腹、小腹胀痛，触之加剧，经行之后则舒。胃纳一般，二便正常。脉象虚细，舌苔薄白，舌边有瘀暗点。末次月经：2月11日~2月15日。

医院妇检：子宫稍小，后倾位，输卵管通水术两侧不通。

根据脉症及医院妇科检查，证属阳虚宫寒，气滞血瘀而导致胞脉不通的病变。拟温肾暖宫，疏通血脉之法为治。

处方：制附子10g，先煎，柴胡6g，当归身12g，杭白芍6g，白茯苓10g，白术12g，瓜蒌皮10g，郁金10g，益母草10g，白蒺藜10g，生甘草6g。

每日清水煎服1剂，连服3剂。附子要先煎1小时以上。

4月28日二诊：药已，23日经行，27日干净。本次经行，少、小腹及乳房胀痛减轻，血块少。现无不适。脉象虚细，舌苔薄白，舌边瘀点。拟转用温化之法，

处方：制附子10g，先煎，当归身12g，川芎6g，杭白芍10g，熟地黄15g，艾叶6g，骨碎补15g，蛇床子3g，菟丝子15g，北荆芥3g，炙甘草5g。

每天清水煎服1剂，连服6剂。

5月5日三诊：药已，无不适，精神好，脉象细缓，舌苔薄白，舌边有瘀点。拟用平补阴阳之法。

处方：菟丝子20g，川楝子10g，覆盆子10g，当归身12g，杭白芍6g，潞党参15g，炒白术6g，巴戟天9g，益母草10g，肉苁蓉15g。

每天清水煎服1剂，连服6剂。

5月15日四诊：药已，脉象缓和，舌苔正常，舌边瘀点未消。以温通胞脉为主。

处方：制附子10g，先煎，白茯苓20g，桂枝6g，赤芍药10g，桃仁6g，南丹皮6g，当归身12g，路路通10g，皂刺6g，通草6g，红枣10g。

每天清水煎服1剂，连服6剂。

6月8日五诊：本次经行于6月29日开始，6月3日干净，经中诸症消失。法已中的，药已见效，仍守上方，每天清水煎服1剂。

8月1日六诊：上方连服30余剂，经医院通水术复查，两侧输卵管已通畅，经期无不适，但经行仍错后7~10天，色泽暗红，无块。脉象平和，舌苔正常。拟温养以善后。

处方：当归身15g，川芎6g，杭白芍6g，熟地黄15g，阿胶珠10g，烊化，艾叶6g，菟丝子15g，蛇床子3g，川楝子10g，荆芥2g，每天清水煎服1剂，连服6剂。

[按] 中医学并无输卵管不通之名，但根据患者之脉症，属于阳虚宫寒，气滞血瘀而导致胞脉不通的病变，故以温肾暖宫，疏通血脉之法论治。病久多郁，故一诊时以逍遥散加味疏肝理气为主，配以附子之温行，其目的在于达到“疏其血气，令其调达，而致和平（《素问·至真要大论》）。”二诊至三诊，重在温肾补养，促进气血之旺盛，为活血通脉，扶正祛邪打下基础，即是先补后攻之意。四诊之后，以桂枝茯苓丸活血化瘀为主方，加用温阳通脉之品，坚持守方，连服30多剂，终能见效。

通行之法，有凉开和温化之分。本例患者，由阳虚而起，治疗全过程，虽有疏、补、行先后主次不同之分，但始终不忘温行。方中之附子，为走而不守，能通十二经脉之品，不仅能温肾壮阳，而且与血药同用，则温化散凝，通行血脉之力益彰。

3. 子宫肌瘤

案1　淤积停滞，本虚标实（子宫肌瘤）

黄某，女，32岁，已婚，乡村医生，1978年9月19日初诊。

结婚4年，双方共同生活，迄今不孕。月经超前，量多，持续10～15天干净，甚或必须吃止血药，打止血针（药名不详），出血始止。经色暗红，有紫块，经将行及经中腰胀痛，少腹、小腹疼痛，按之不减，平时带下量多，色白质稠，精神不振，肢体困倦。但尚能食，大小便一般，舌苔薄白，舌质淡，脉象虚细。经某医院妇产科检查：子宫增大，诊为子宫肌瘤。证属瘀积停滞，本虚标实之变。仿桂枝茯苓丸加味治之。

处方：桂枝9g，赤芍药9g，桃仁6g，南丹皮9g，白茯苓12g，北黄芪20g，当归身10g，刘寄奴15g，莪术6g，香附6g。

每天清水煎服1剂，连服6剂。

9月28日二诊：药已，无不适。仍守上方加鸡血藤20g。每天水煎服1剂，连服6剂。

10月5日三诊：10月1日经行，量及血块较上月少，现已基本干净。经前及中腰及小腹疼痛减轻。脉象细，舌苔薄白，舌质一般。仍守上方去丹皮、桃仁，加丹参15g、苏木12g、夏枯草10g。每天清水煎服1剂，连服6剂，每剂均复煎1次。自此之后，即以本方为依据，或增或减，连续服用6个月，经行正常，次年春受孕。

（摘自班秀文《妇科奇难病论治》）

案2　血瘀气滞，积久成癥（子宫肌瘤并腺瘤）

谢某，女，39岁，工人。

初诊：1992年12月12日。

病案：发现子宫肌瘤1年余。于1991年5月13日B超检查：子宫左后壁见4.9cm×3.1cm×2.8cm低回声区，提示子宫肌瘤并腺瘤可能。月经周期尚规则，但经前小腹疼痛，行经时疼痛加剧持工作。月经量多，色暗红，夹块，5天左右干净，末次月经为1992年12月7日。平素无任何不适，纳、寐尚可，二便如常。舌淡红，苔薄白，脉沉细。

诊断：①癥瘕；②痛经。

辨证：血瘀气滞，积久成癥。

治则：软坚散结，化瘀消癥。

处方：黄芪20g，桂枝6g，赤芍10g，丹皮10g，土茯苓20g，鸡血藤20g，山楂10g，益母草10g，延胡索10g，莪术10g，红枣10g。7剂，每日1剂，水煎服。

二诊：1993年1月6日。

病案：守上方加减服药20余剂，1月2日行经，腹痛大减，现经血欲净，无任何不适，舌淡红，苔薄白，脉细。守原方继续调治。

处方：茯苓15g，赤芍10g，丹皮10g，桃仁10g，莪术10g，刘寄奴10g，威灵仙15g，丹参15g，当归10g，海藻10g，红枣10g。

7剂，每日1剂，水煎服。

三诊：1993年2月24日。

病案：上药坚持服用至今。2月1日经行，量多，色红，夹少量血块，伴小腹隐痛，但能坚持工作。近日来咽痛，口干不欲饮，夜寐多梦，舌淡红，苔薄白，脉细。证属久服辛温，有伤津之象，拟养阴软坚散结法。

处方：当归10g，赤芍10g，川芎6g，土茯苓20g，泽泻10g，泽兰10g，生牡蛎30g，先煎，浙贝10g，玄参15g，益母草10g，红枣10g。水煎服，每日1剂。

四诊：1994年4月15日。

病案：守一诊与三诊方交替加减服用1年余，复查子宫肌瘤从缩小至消失。

［按］癥瘕乃瘀血内停，气机受阻，久积而成。因瘀阻于内，冲任气血郁滞，经血运行不畅，故经前、经中小腹疼痛；瘀血不去，新血不得归经，故月经量多；瘀血凝结，则色暗夹块。治宜化瘀消癥法，方用桂枝茯苓丸加减。本方具有活血化瘀作用，是治疗“宿有癥瘕”之轻剂，故常加莪术、刘寄奴、威灵仙以增强其活血化瘀之力，加猫爪草、夏枯草、海藻以软坚散结，加黄芪、当归、红枣益气补血，防其攻伐太过，并坚持守方治疗，使肌瘤消失，痛经亦随之而愈。

4. 卵巢囊肿

湿瘀阻滞下焦（卵巢囊肿）

张某，女，28岁，1993年6月3日初诊。

月经量少已3个月，半年前经妇科检查及B超检查发现，左侧卵巢囊肿，约3.8cm×4cm。诊时患者诉左侧少腹隐痛，放射至腰背部，白带较多，色黄白相兼，偶有阴痒，舌淡红，边有瘀点，苔微黄腻，脉细弦。

处方：当归10g，川芎6g，赤芍10g，丹参25g，土茯苓30g，白术10g，泽泻10g，莪术10g，香附10g，郁金10g，玫瑰花10g。

水煎服，每日1剂，连服6剂。

二诊（1993年6月11日）：服药后左少腹疼痛减轻，带下减少，余症好转。效不更方，守原方加夏枯草、猫爪草、泽兰、刘寄奴、海藻等药加减治疗，共治疗3个月，左卵巢囊肿消失。

［按］癥瘕一症，多因湿瘀痰阻所致，本例因B超检查发现左侧卵巢囊肿，白带较多，色黄白相兼，舌淡红，边有瘀点，苔微黄腻，脉细弦。证属湿瘀阻滞下焦，气血运行不佳，蕴久成癥，治宜养血化瘀消癥，故用养血化瘀消癥汤加减养血化瘀，健脾利湿消癥。

方中当归、川芎、赤芍辛苦温通，直入下焦胞脉血分，消散瘀积，白术、茯苓、泽泻健脾利湿，以绝湿源。土茯苓解毒利湿，全方化瘀药与利湿药相配合，有化瘀利湿、调理气血的作用。重用丹参配当归养血化瘀，补而不滞，且一味丹参功同四物，活血而无耗血之虑。欲行其血，先调其气，故佐以芳香入血之香附行血中之气，散血中之郁，气行则血行。胞脉闭阻，久病入络，故选用皂角刺开关利窍，涤垢行瘀；莪术化瘀消癥，借皂角刺锋锐走窜之性引诸药直达病所；炙甘草补脾调和诸药。全方辛苦温通攻邪不伤正，共奏养血化瘀消癥之功。

（摘自《班秀文临床经验辑要》）

何子淮

（倡教育，精辨证，因证处方）

【医家简介】

参见116页。

【主要学术思想和主张】

参见117页。

【医论医话】

1. 宫颈糜烂

宫颈糜烂多见于经产妇女。其临床表现为带下增多，呈黄色、脓性，或有接触性出血而常见血性分泌物，严重者感到下腹胀痛及腰酸。妇科检查可见，宫颈外口周围呈鲜红色，有颗粒状，或凹凸不平乳头样突起。根据范围大小，可分轻、中、重三度。为了与早期宫颈癌鉴别，必要时需作宫颈刮片和活组织切片检查，以明确诊断。

本病与中医学的“带下”相类似。如《内经》说：“小腹冤热，溲出白液。”《医学入门》说：“湿热凝滞，结于五脏，自胞上而过带脉，出于大小肠之分，淋沥以下。故曰带下”，“湿热拂郁，甚则肚腹引痛。”病因病机为湿热蕴带下焦，郁而化火，伤及胞络而致。根据糜烂范围的大小、程度的轻重和症状的不同，可采取分期治疗的方法。

对重度宫颈糜烂，范围广，有接触性出血、带下红白间杂者，治以清热解毒凉血，分清赤白，以自拟经验方赤白分清饮主治。方用制大黄6g，黄连1.5g，黄柏4.5g，红藤、车前草各30g，丹皮、银花、贯众炭各9g，苦参、川萆薢、槐米炭各12g，生甘草6g。有腹痛加延胡索9g，川楝子12g，腰酸明显加狗脊12g，川断15g；胃纳差加陈皮4.5g，竹茹9g。

对轻、中度糜烂，或重度糜烂经治后转为中、轻糜，临床以带多色黄、较臭秽为主要表现者，治以祛湿解毒，化腐生肌。采用经验方消糜汤，方用红藤、土茯苓、鱼腥草、白英、蒲公英各30g，墓头回、丹皮、臭椿皮、白槿花各9g，炒扁豆花12g，制大黄、生甘草各6g，临床有一定疗效。

2. 盆腔炎

盆腔炎是妇科中的常见病，尤以慢性盆腔炎为顽固，治疗亦颇棘手。现代中医学认为盆腔炎是指在经期、产褥期、流产后或阴道手术后，机体抵抗力减弱，大肠杆菌、链球菌、葡萄球菌等经生殖道授人，引起盆腔内生殖器及盆腔周围结缔组织和盆腔腹膜等处发生的炎症病变，其中一部分或几部分同时出现充血、水肿、粘连、化脓，后期或可形成局部炎性包块。中医学书籍中无该病名称，但其临床症状与月经不调、痛经、带下、热疝、痃瘕等病的症状有相似之处。如《金匮要略·妇人杂病篇》有“带下，经水不利，少腹满痛”的病症描述。《河间六书》说：“湿热结于脉，故津液涌溢，是为赤白带下”，“结热瘀滞于带，故女子脐下痛而绵绵阴器中时下也。”《内经》也有“任脉为病，……女子带下瘕聚”等记载。其病因病机为湿浊热毒蓄积下焦，气血壅滞。该病初期，正邪俱实，表现为急性炎性症状：高热，下腹剧痛，腹肌紧张而拒按。带下黄赤，月经量多，苔黄腻，脉洪数等；妇科检查可发现阴道不规则流血，子宫触痛（伴子宫内膜炎时），有时可扪及包块（盆腔积液或积脓）。病久、邪正俱衰或正虚邪盛，多表现为慢性盆腔炎的症状：低热，少腹绵绵作痛，经前后为甚，带多色黄，或形成癥瘕包块等。

治疗盆腔炎时，应先抓住临床各阶段的不同症状表现，即急性期发热腹痛，崩漏下血，急性过后腹痛绵绵、带下赤白、淋漓不断和慢性盆腔炎形成包块为主症的四个证候类型。然后，分别施以清热解毒凉血化瘀、除湿泄热等为主的治疗方法。

3. 癥瘕

作者临床体会，妇人癥瘕包块致病因素，不外经期或产后，饮食寒温不节，或风冷外受，或中寒停湿，内著气血，留滞经络，以致血脉凝涩，隧道闭塞。其常见症状，少腹有包块隆起，或固定有形，逐月增大，按之不移，或聚散无常，游离转动。或少腹两侧有条索状物顶起，时发腹痛，或剧烈胀痛，腰酸如折。白带增多、色黄质浓稠，尿感频急；月经或量多、或量减；或经久不孕，精神不振等。妇科检查还能触及硬性包块状物，或不硬而活动的囊状肿物。结合西医学有关资料，可将妇科癥瘕统分为两个证型。

（1）包块型：腹部触诊或阴道指诊可触及坚硬肿块，固定不移，触痛明显，经来量多如崩，秽带阵下脓臭，或有寒热。日久面色憔悴，肌肤甲错，舌有暗紫，脉象沉涩。此型的病机为败瘀聚结，其病因往往是：行经期或产（或流产）后胞络空虚，风寒之邪乘虚入袭；或房劳冲击，败瘀留滞；或崩漏下血，过用寒凉，炭类止血，剩瘀不下，凝结成积；也有忿怒忧思，动气伤血，日久渐积成块。西医学之盆腔包块、子宫肌瘤等可结合此型论治。

（2）囊胞型：阴道指诊时可触及不坚而活动呈囊泡状块物，时聚时散，触痛不甚明显，自觉胀痛也不剧，时有带下量多色青，面色㿠白，精神郁闷不振，舌润苔薄，脉弦而滑。此型病机多为郁滞气蓄。病因或为内伤七情之郁，忿怒伤肝，木失条达，或忧思伤脾，气机不畅，或痰湿停滞下焦，聚结成块。卵巢囊肿及盆腔积液多结合此型论治。

论其治法，《内经》有“坚者削之”，“结者散之”，“留者攻之”之法，“大积大聚，其可犯也，衰其大半而止”之训。在具体临证之时，又需结合患者体质强弱盛衰，根据《内经》谨守病机，各司其属，有者求之，无者求之，盛者责之，虚者责之。必先五胜，疏其血气，令其调达，而致和平”的原则而治之。特别是对那些本虚标实之癥瘕病患者，古人还提出了“养正除积”之法。如《校注妇人良方》薛立斋引罗谦甫云：“养正积自除，必先调养，使营卫气充，若不消散，方可议下。”调养之机，首先宜从调理人之后天脾胃着手。脾胃气旺，则营卫气血得以充养，故李东垣又说：“人以胃气为本，治法当主固元气，佐以攻伐之剂，必须待岁月。若期速效，投以峻剂，反致有误也。”故对癥瘕积聚的治疗，宜遵循以上治疗原则，辨证用药，拟攻，拟养，或攻补兼施相机而用。

其先父对妇科癥瘕的辨证，强调掌握以下几条原则：一应观察患者体质之壮实羸瘦，病之新起久患，辨别证之虚实；二须检触块结痛处的软硬，固定移动，辨病之在气在血；三要细询审察与其他脏腑经络的联系，辨有无其他疾患的合并症。据此确定治疗原则及立法用药。癥瘕为血结气蓄为患，血结则非攻散不破；气蓄则又非疏理不行。破血消坚、理气化滞，为癥瘕的基本治法。由于妇人经带等生理有别于男子，故其先父又主张分期施治，特别于行经期则避用攻逐之品，以防伤伐胞络。病程沉长，体质羸弱，特别是胎产过次，有出血史或有其他慢性病患者，更不宜骤然采用攻法，虽标实而本虚者，攻之则元气更乏，非但不能应手，反致诸症丛生。再者，使用攻伐之剂，还应时时顾及后天脾胃。脾胃不健患者，不能承受攻破快利之药，而致脾胃功能更伤，生机受到影响。故对此类疾患，往往以调理气血为治，促使气血和畅，在一定条件下，以攻散为伸展，既要使坚破，又不使正伤，而达到养正而不碍积，攻积又不损正。如此攻攻、养养、疏疏、理理交叉使用，使大积大聚俱消于理之中。

在辨证论治的基础上，对败瘀聚结的包块型癥瘕和郁滞气蓄的囊胞型癥瘕（均属实证患者），家传血竭化癥汤、血竭消聚汤及配用外敷消痞膏，临床有一定的疗效。

（摘自《何子淮女科经验集》）

【常用效方】

方一　血竭化癥汤（自拟方）

［组成］血竭末酒吞，干漆青烟，制没药，五灵脂，穿山甲，桃仁，制大黄。

［主治］癥瘕。

［加减］经水量少，加虎杖、鸡血藤、番红花（土红花可代）；经水量多，去五灵脂、穿山甲、桃仁，加制大黄炭、炒荠菜花、丹皮、失笑散、檵木花、参三七（或云南白药）、莲房、血余炭；经痛剧烈，加制川草乌、乌药、红木香、延胡索；白带黄稠，龙胆草、白英、米仁、臭椿皮、地丁草、七叶一枝花、白槿花、扁豆花、车前草、风尾草等均可随证选用。另外如当归、瓦楞子、浙贝母、川芎、槟榔、京三棱、蓬莪术、赤白芍、茴香、皂角刺、鸡内金、荔子核、水红子、鬼箭羽等，亦可随证加用或替换运用。当包块消散后，应改拟养血温煦胞络之剂以善后。

［方解］血竭化癥汤，仿王肯堂《女科准绳》治妇人症瘕久不消，身瘦尪羸，两胁妨闷，心腹疼痛。方用干漆散（干漆、木香、芫花、赤芍、桂心、当归、川芎、琥珀、大黄、牛膝、桃仁、麝香）。取干漆破血散瘀，治日久凝结之瘀血，削年经坚结之积滞（炒令去烟，或将漆纸烧灰存性入方，为常规炮制法），制大黄破积行瘀，攻下瘀血，治女子经闭，瘀血癥瘕；桃仁质重性降，祛局部瘀血；另加没药散血消肿；五灵脂行血中气滞；穿山甲散血通络。而以血竭为君者，其功虽“补血不及当归、地黄；破血不及桃仁、红花；止血不及蒲黄、三七”，然一药而功兼补血，破血、止血之用，能攻补兼施，散瘀生新，活血定痛，与较多的攻积散瘀之品同用则较稳妥，且无后顾之忧。

方二　血竭消聚汤（自拟方）

［组成］血竭末吞，桂枝，茯苓，桃仁，泽泻，葫芦壳，车前草，枳实，草蔻，

砂仁。

［加减］另如石韦、萆薢、赤小豆、玉米须、昆布、海藻等可随证加减。

［主治］癥瘕。

方三 桂枝茯苓丸《金匮要略》

［组成］桂枝，茯苓，丹皮，桃仁，芍药。

［主治］妊娠胎动为癥瘕所害，以轻消缓散而下其癥。

［方解］思癥聚之初，必因其寒滞，故本方的桂枝化气通阳而消其本寒；瘕聚之成，必挟湿热为窠囊，故取茯苓、泽泻、车前、葫芦壳以下其湿热。另有血竭、桃仁活血散瘀，枳实、砂仁理气消水，全方共奏行滞消聚之功。

方四 外敷消痞膏（自拟方）

［组成］麝香，公丁香，阿魏，细辛，五灵脂，肉桂，木鳖子。

［用法］上药研细末，于清膏药中加入上药末，外敷用（敷包块部位），每5天换药一次。

［主治］癥瘕。

［方解］本方取麝香、公丁香芳香浓烈，窜行经络；阿魏臭下恶气，散消痞块。凡药之性，香为天地之正气，臭为天地之恶性，大香大臭，均有行窜透性，而能破积聚，消痞块。细辛、肉桂温通经络，疏散气血；五灵脂行气活血；木鳖子消肿散结。其研细末外敷，作用局部痞块之处，直达病所，其散痞消结之力则益倍。

（摘自《何子淮女科经验集》）

【精选验案】

1. 宫颈糜烂

下元湿热蕴蒸

患者陈某某，女，38岁，工人。近几年来月经早期，且淋沥拖延10余日，时有经前少量出血，平日带多绵绵，伴有血性黏液。经妇科检查，诊断子宫颈糜烂。作宫颈刮片检查，病理诊断为“Ⅱ级良性变异细胞”。患者腰酸背痛，下腹隐痛，面色不华。脉滑数，苔薄白，舌根黄腻。

证属下元湿热蕴蒸，淋带难分。

治宜清热解毒，分清淋带。

处方：赤白分清饮方。

黄连3g，黄柏4.5g，红藤30g，丹皮、银花各9g，槐米炭、苦参、川楝子、狗脊、川萆薢各12g，制大黄、生甘草各6g。

上方连服1个月，带下赤白分清，经水准期，少腹吊痛得缓，腰酸乏力未除。原方去槐米炭、苦参，加生地15g，川断12g，桑寄生12g。5剂。

上方服后精神稍振，胃纳多味，腰背酸痛好转，改拟消糜汤清热化湿、去秽生肌。药用土茯苓、鱼腥草、白英各30g，狗脊12g，白槿花、炒扁豆花、臭椿皮各9g，制大黄、生甘草各6g。

上方连服2月，脓带减除，月经正常而至，自觉良好。妇科检查：子宫颈糜烂基本痊愈。

[按] 赤白分清饮，取三黄泻火解毒，合银花、贯众清泄邪热，丹皮、红藤、槐米清血分瘀热、凉血止血，车前草、川萆薢、生甘草利下焦湿热，收到热解血静、湿去浊清的功效，故能使患者赤白分清，经行准期。

消糜汤除选用制大黄、丹皮、蒲公英等除下焦湿热瘀滞外，遵《温病条辨》"下焦丧失，皆腥臭脂膏，即以腥臭脂膏补之"的论述，采用草药土茯苓、墓头回、白槿花、臭椿皮等腥臭之品，直达下焦治子宫颈糜烂脓带秽臭，祛秽化腐，临床疗效尚佳。墓头回气味臭秽作呕，较难下咽，则需要患者坚持配合。本例患者，连服三个多月，疗效满意。

2. 盆腔炎

案1　湿热郁滞，郁而化火，弥漫三焦

李某某，女，32岁，已婚，工人。有慢性盆腔炎史，低热时起时伏。长达2年，伴腰酸下坠，带下色黄如脓。近2个月来热度明显上升，常在37.5°C～38°C之间，1周前体温上升至39℃，腹痛剧烈。妇科检查阴道有血性分泌物、脓性白带、夹有少量血丝，子宫前倾，宫体触痛。白细胞2.1×10^9/L，中性粒细胞0.90，淋巴0.09，嗜酸性0.01。诊断为慢性盆腔炎急性发作。患者口干舌燥，下腹部坠痛拒按，舌质红绛，苔黄腻而厚，脉沉实而数。

证属湿热郁滞，郁而化火，弥漫三焦。

治宜清热解毒，拟以三黄解毒合牡丹皮汤加减。

处方：生大黄6g，黄连3g，黄柏4.5g，红藤、蒲公英、败酱草、车前草、银花各30g，龙胆草、赤芍，丹皮、制没药、生甘草各9g。5剂。

服药后，身热减，腹痛缓，热毒折熄，原法减剂而进。

[按] 急性盆腔炎热毒炽盛，邪正抗争则为高热。邪阻络道，气血闭阻，"不通则痛"，而为腹痛。邪热壅盛，气血郁滞，非重剂清解邪毒，不足为功。方用三黄配龙胆草泄热解毒、泻火；银花、红藤清热散血，荡下焦邪热；赤芍、没药活血行气通滞；丹皮除血中客热，蒲公英、败酱草解毒而散脓肿；佐车前草渗湿于下；生甘草解毒缓中，兼调药味。患者热深毒盛，证急势重，重病用重药，方不至杯水车薪，药不抵病。然热泄毒解，证势减缓，则方药相应减剂，又不致药过病所，戕伐生机。

案2　下焦蕴热，气血瘀滞，血热妄行

赵某某，女，43岁，已婚，工人。

生育三胎，曾人工流产一次。10年前，行结扎绝育术。近年来，平日带多，且常有身热，每至行经期体温在38℃左右，经来量多。诊断有慢性盆胜炎史。近3个月来，每次行经，量多如崩，淋漓日久难断，下腹疼痛拒按。苔黄腻，脉弦滑。

证属下焦蕴热，气血瘀滞，血热妄行。

治宜泄热凉血，佐以化瘀止血。

处方：血竭末3g，研吞，制大黄6g，红藤、银花、蒲公英各30g，制没药、丹皮、蒲黄炭、槐米炭各9g，川连、黄芩、生甘草各4.5g。

服3剂，血减痛缓，体温降至37.6℃。再拟清热凉血，引血归经。红藤、蒲公英各30g，丹皮、炒白芍、银花、血余炭各9g，生地15g，川连、黄芩、制大黄、生草各6g。

服5剂，身热渐退，阴道下血渐净。

［按］热留下元，冲击奇经，血海受邪热所迫，阴血离经而妄行，瘀血留经而不去，致成瘀阻崩漏之症。方以银花、蒲公英、川连、黄芩清下焦气分之邪热；制大黄、红藤、丹皮、制没药，槐米荡血分之郁热，理血中之瘀滞；血竭化瘀止血，活血生新。全方以清泄气血之邪热为主体，间以化瘀止血，俾使热去血静。复诊腹痛停，去血竭、没药、蒲黄，加生地、炒白芍、血余炭，加强凉血止血作用，则身热崩血患除。

案3　泄热除湿

金某某，女，30岁，已婚，工人。

急性盆腔炎后余邪留恋，少腹疼痛时作，腰酸带多，色黄夹红。妇科检查两侧附件增厚，压痛明显。脉弦细，苔薄黄。

治宜清荡余邪，泄热除湿。

处方：制大黄、川柏、制没药各6g，败酱草、蒲公英、马齿苋、土茯苓各30g，川萆薢、乌药、赤白芍各9g，生草6g。5剂。

服药后，腹痛缓解，秽浊下泄，时有外阴瘙痒，带下红白尚未分清。原法再进，上方去乌药，加银花9g，槐米炭12g。

迭经清泄，湿热净去，带下减少，诸症改善。适值经后，带中稍有夹红，腰酸明显。苔薄腻。拟扶正祛邪以调理善后。

炙黄芪、丹皮、白芍、小蓟炭、陈棕炭各9g，淮山药、炙狗脊各12g，旱莲草15g，制大黄、生草各5g。

［按］急性盆腔炎经治余邪未尽，湿热互滞下焦，胞络闭阻，气血不和。下腹部时有作痛，绵绵不已。湿热袭扰冲、带，血海难固，带多黄臭，伴见红丝。湿与热结，如油和面，胶结难解。前人有渗湿于热下，湿祛热自孤之论。刘河间也说："热去湿除"，则赤白带下、脐下痛病自愈。故首以土茯苓、川柏、萆薢清泄湿浊，使热无依恋；用制大黄、蒲公英、马齿苋、败酱草荡下焦邪热；制没药、赤白芍、乌药和血行气以治腹痛。腹痛除，带下少，诸症改善。湿热渐衰，邪去正虚，且在经后，又见带下夹红，而无腹痛里积，转用扶正兼祛余滞，则无伐正兴邪之弊。此清补分寸最宜把握。

盆腔炎为湿热侵入胞宫，盘踞于下焦。总的治疗原则以清热、除湿、解毒、化瘀为主。气有余便是火，清气便是降火，行气则是活血，故有时配以调理气机之品，如没药、乌药等也属必要。

3. 癥瘕

湿热蕴滞，瘀血凝聚

王某某，女，43岁，工人。

久患慢性盆腔炎，月经先期，经来量多、夹块，腹痛，遇劳后即大出血不止。婚后不孕，未曾生育。曾因盆腔炎急性发作，腹痛昏厥。妇科检查有附件炎性包块而住入某医院，经庆大霉素和中药抗菌消炎及调经治疗，腹痛缓解，但于子宫后穹隆部触及鸭蛋大小囊性肿块，质地中等，有压痛，出院后继续在门诊用中西药治疗。来本院门诊时，阴道指诊附件炎性包块仍如鸭蛋大小，有触痛，下腹疼痛明显，小便灼热感，大便不畅，肛门下坠，脉弦，苔薄黄腻。

证属湿热蕴滞胞络，日久瘀血凝聚，积而成块。治宜清热软坚化积。

处方：血竭化癥汤合桂枝茯苓丸加减。血竭、桂枝各5g，制大黄6g，川芎、六一散各9g，茯苓皮、败酱草、生山楂各15g，椒目3g。

二诊：上方连服14剂，腹痛缓解，下身胀坠、疲劳尤感不适。血竭、生草各5g，茯苓皮12g，三棱、莪术、鸡内金、浮海石、浙贝母、川芎、大腹皮各9g，草蔻仁6g。

三诊：上方又服14剂，适值经转，下血量多，伴有血块，腹痛未现。再以化瘀生新，引血归经。

制大黄炭、炙甘草各6g，炒白芍、川断、小蓟炭、焦白术各9g，炒党参、狗脊各12g，藕节30g。5剂。

四诊：经化瘀生新，经色、量较为正常，仍感头晕乏力。再拟攻补兼施。

炒党参、焦白术、川断、狗脊、穿山甲各12g，制大黄、炙鸡金，赤白芍、槟榔各9g，炙甘草5g。

五诊：先后经化瘀攻积，扶正软坚等治疗，腹痛消失，精神好转，附件包块缩小至卵巢大小。方药中肯，原意追击。

炒党参12g，制大黄、赤白芍、炙山甲、槟榔各9g，血竭3g，焦白术、广木香、桃仁、炙草各6g。

经持续服药3月余，妇科复查：子宫大小正常，宫体后倾，无触痛，双侧附件未触及肿块，无压痛。症状体征均已消失，病告痊愈。

［按］本例婚后十一多年不孕，病由郁热久滞，气血不畅，胞络瘀结而致。气滞血瘀，癥瘕由是。方拟仲景桂枝茯苓丸合祖传血竭化癥汤加减，逐瘀攻积，间或随证加入扶正生新之品，以防长期攻逐伤正。采取攻补兼施，寓消于补之治，使大结大聚渐消缓去，而人体本元不伤，此也是癥瘕积聚证治中最常用之基本方法。

（摘自《何子淮女科经验集》）

蔡小荪

（通调冲任，求因为主，蔡一帖）

【医家简介】

参见119页。

【主要学术思想和主张】

参见119页。

【临证经验】

1. 活血化瘀，消癥散结治子宫肌瘤

子宫肌瘤是妇科临床常见沉苛，难疗之疾，属中医学癥瘕范畴。因其为病多由渐而甚，年久病沉，故张锡纯曾有“治癥瘕者，十中难愈二三”之说。历代妇科医籍中均有较详细记载，《灵枢·水胀》提出：“石瘕生于胞中，寒气客于子门，子门闭塞，气不得通，恶血当泻不泻，衃以留止，日以益大，可导而下。”蔡师言，子宫肌瘤的成因，不外六淫之邪乘经产之虚而侵袭胞宫、胞络，有因多产房劳、产后积血、七情所伤等，引起脏腑功能失调、气血不和，冲任损伤，以致气血瘀，血结胞宫，积久而成。蔡师拟消坚汤治疗子宫肌瘤，运用临床，疗效颇佳。

2. 内膜异位症治疗大法

蔡教授对内膜异位症的诊治，摸索了一套独特的治疗规律，经临床验证，疗效显著。内异症以肝郁气滞、瘀血阻络者为多数，正如《血证论》中指出：“瘀之为病，总是气与血交结而成，须破血行气以推除之。”活血祛瘀散结，可以使瘀血得化，癥瘕缩小，气血流畅，痛经减轻；冲任调和，摄精成孕。治则：经行期间须控制症状，经净以后拟消除病灶。然基本方不能通治所有内异症，还须按患者的秉赋差异、受邪性质、病机转归、症状特点进行辨证施治。对体虚邪实者，如气虚阴亏者，可以攻补兼施，扶正散结，加用滋阴和补气之剂，以宗前人“养正积自除”之法；寒凝血瘀者，临床特征常表现为剧烈腹痛，用经痛方加温经散寒之剂，痛势多能缓解。内异症往往与盆腔及内生殖器各种炎症掺杂互见，炎症可加重内异症及其临床表现，而内异症能使周围组织发生局部脓肿、粘连，以致炎症加重。因此，治疗不应局限于“痛经”、“崩漏”、“癥瘕”等范畴，对兼有湿热型或热结患者，加用大剂清热解毒、利湿导滞之品。人体的内分泌功能活动，具有较强的季节倾向，气候剧变常可出现症状反复。经痛者对寒冷敏感，冬季症状发作频而剧；血崩者对热的反应明显，每至夏季则症势加重，这正是中医所谓的“寒则凝滞”、“热则流散”之故。因此在治疗上不能墨守成规，必须“同中辨异”、“动中应变”，才能提高疗效。

（摘自《蔡小荪治疗子宫内膜异位证经验》）

【验方效方】

1. 癥瘕适用方

方一 滋源开流方

［组方］全当归9g，制黄精12g，淫羊藿12g，巴戟肉9g，石菖蒲4.5g，朱远志4.5g，茯苓12g，怀牛膝9g，红花4.5g，潞党参9g，穿山甲9g。

［功能］益肾补心，化痰调经。

［主治］多囊卵巢综合征，精血不足，痰阻胞络而闭经，或月经稀少等。

［加减］①兼阳虚便溏、畏冷肢清。去黄精，加补骨脂9g，仙茅9g，或淡附块9g。②兼阴虚便艰、掌热盗汗。去淫羊藿，加生地12g，炙鳖甲9g，桑椹子9g。③兼血虚眩晕，四肢不仁。加枸杞子9g，龙眼肉9g，鸡血藤12g。④痰盛形肥。加制胆星4.5g，法半夏4.5g，白芥子3g。⑤肝郁乳胀。去党参，加柴胡4.5g，皂角刺12g，路路通9g。⑥肝火炽盛，便艰烦热。去党参、淫羊藿、巴戟肉，加酒大黄9g，炒丹皮6g，焦知母6g，焦黄柏6g。⑦带下黏稠。加椿根皮12g，焦车前子12g（包煎），卷柏9g。

［方义］明·李埏谓：“大凡经水不通，肥人多气弱有湿痰，瘦人多血怯有火。”方

用淫羊藿、巴戟肉温肾益精，滋补血海；党参、黄精健脾滋肾，益气补血；远志、茯苓、菖蒲祛痰开窍，养心益脑，远志能通肾气于心，茯苓能交心气于肾，菖蒲补五脏、通九窍、治痰浊壅闭；当归、牛膝、红花养血活血，化瘀调经；穿山甲行散走窜，祛痰瘀积结，通经脉凝滞。全方补脾肾、益精血、交心肾、化痰浊、暖胞宫、祛瘀凝、调冲任、通脉络。攻补兼施，标本同治，本源既滋，经隧得通，血流已畅，月事自调。

方二 消坚汤

［组成］桂枝 5g，赤芍、丹皮各 10g，茯苓 12g，桃仁泥、三棱、莪术各 10g，鬼箭羽 20g，水蛭 5g，夏枯草 12g，海藻、穿山甲各 10g。

［功能］活血化瘀，软坚消痛。

［主治］妇女癥瘕，主要治疗子宫肌瘤。患者一般无明显症状，黏膜下肌瘤可出现月经过多；肌瘤过大，可出现压迫症状，如小便增多，大便秘结等。肌瘤不大者可使用本方，行保守治疗，定期复查，观察疗效；如肌瘤增大，或原本过大者，应考虑手术治疗。苔薄，微腻，或有紫斑，或质暗，脉弦或涩。

［服法］子宫肌瘤之部分患者往往经量偏多或妄行，该方应在经净后服，3 个月为 1 个疗程。

［方解］方以桂枝茯苓丸为主，桂枝辛散温通；丹皮、赤芍破瘀结，行血中瘀滞；茯苓渗湿下行；三棱、莪术逐瘀通经消积；鬼箭羽既有破瘀散结之功，又有疗崩止血之效；水蛭破血消癥，《神农本草经》曰其：“逐恶血，瘀血月闭，破血瘕积聚，利水道。”全方具有消癥瘕散结的功效。

［加减］临诊时应结合患者素体强弱，病邪轻重，随症加减。早期患者一般体质较盛，宜攻为主；后期因前期出血，导致气血两虚，则可加扶正化瘀的药物，如党参、黄芪、黄精等，不宜急于求成。围绝经期前后有宫肌瘤者，应断其经水，促使肌瘤自消。蔡师每选加用苦参、寒水石、夏枯草平肝清热，消瘤防癌。瘀滞较甚者，可择用三棱、莪术；大便秘结者可增生大黄或玄明粉；有脾虚者可加用白术。

2. 内异症基本方

方一 内异一号方

［组成］炒当归 10g，川芎 6g，丹参 12g，牛膝 10g，赤芍 10g，香附 10g，延胡索 12g，血竭 3g，没药 6g，生蒲黄 12g，包，五灵脂 10g，包。

［主治］由瘀滞引起经行腹痛，翻滚不安，甚至痛剧拒按，不能忍受，以至晕厥；或经量不畅或过多，有下瘀块后腹痛稍减者，也有经量愈多愈痛者。本症多见于子宫内膜异位症，因宿瘀内结，积久不化。苔薄微腻，边有紫斑，脉沉弦或紧。

［功能］活血化瘀，调经止痛。

［方解］本方以四物汤加减。当归、川芎辛香走散，养血调经止痛；赤芍清瘀活血止痛；丹参祛瘀生新；牛膝引血下行，凿瘀破结；香附理气调经止痛；延胡索、没药活血散瘀，理气止痛；生蒲黄、五灵脂通利血脉，行瘀止痛；血竭散瘀生新，活血止痛。

［加减］经量过少、排出困难者可加红花、三棱；腹痛胀甚者加乳香、苏木；痛甚呕吐者加淡吴萸；痛甚畏冷肢清者加桂枝；每次经行伴有发热者，可加丹皮，与赤芍配

合同用；口干者加天花粉；便秘者加生大黄。

方二　内异二号方

［组成］炒当归10g，生地黄10g，生蒲黄30g，丹参10g，香附10g，花蕊石20g，熟大黄10g，震灵丹12g，白芍10g，三七2g。

［功能］活血调经，化瘀止崩。

［主治］崩漏由瘀量过多。血色暗紫质稠，下瘀块较大。有小腹疼痛，甚或便秘，或出血淋漓不绝，舌暗红或紫，边有瘀斑，脉沉弦。

［方解］本方丹参祛瘀生新；香附理气调经，以助化瘀；生蒲黄、花蕊石化瘀止血；熟大黄凉血泻火，祛瘀止血；三七化瘀定痛止血；震灵丹化瘀定痛，镇摄止血。

［加减］如出血过多而兼气虚者，加黄芪；腹痛甚者，加醋炒延胡索；大便溏薄者，加炮姜炭；胸闷不畅者，加广郁金。

方二　内异三号方

［组成］茯苓12g，桂枝3g，赤芍10g，牡丹皮10g，皂角刺30g，桃仁10g，莪术12g，石见穿20g，穿山甲9g，水蛭6g。

［功能］化瘀散结，搜剔通络。

［主治］本方主要用于子宫内膜异位症。子宫内膜组织因各种原因生长于子宫腔以外之异常位置，引起月经不畅或过多，或出现痛经、性交痛、不孕等症，经行期间可另行对症处方。经净以后，用上方以化瘀散结。苔薄或质暗红，边有紫斑，脉弦。

［方解］本方为桂枝茯苓方加味。桂枝茯苓丸治瘀阻，下癥块；皂角刺辛温锐利，直达病所，溃肿散结；石见穿活血消肿；穿山甲散血通络，消肿排脓；莪术行气破血，消积散结；水蛭凿恶血，破瘀散结。

［加减］如需增强活血化瘀，可加三棱；平素兼有小腹疼痛者加没药；如痛而兼胀者增乳香；便秘者加生大黄，便秘严重增玄明粉；平素脾虚者可配用白术，以为制约；如有后重感并肛门胀坠者，可加川牛膝、鸡血藤。

（摘自《蔡小荪治疗子宫内膜异位证经验》、《中国百年百名中医临床家·蔡小荪》）

【精选验案】

1. 直肠癌化疗闭经

脾肾不足，气血两亏

周某，44岁，已婚，职员。

1991年3月7日初诊　1990年直肠癌手术后，化疗半年，经阻不行，头晕心悸，烦热自汗，纳谷不馨，面浮肢肿，形瘦神疲，烦躁气短乏力，苔薄腻脉濡，脾肾不足，气血两亏。姑拟健脾益肾，调补冲任。

党参12g，生黄芪12g，生地10g，炒白术9g，云茯苓12g，制黄精12g，枸杞子9g，苁蓉9g，淫羊藿12g，淮小麦30g，生甘草4.5g。7剂。

3月14日二诊：投剂后精神稍振，汗出已少，经阻1年半，带下色白，腰酸乏力，苔薄脉弱。宗前法出入。

党参15g，炒白术9g，生地10g，当归9g，云茯苓12g，制黄精12g，淫羊藿12g，紫河车9g，茯蓉9g，淮小麦30g，柏子仁9g。7剂。

3月25日三诊：昨日经行，量少色淡，头晕心悸。烘热烦躁显著好转，惟经行小腹隐痛，腰酸神疲。苔薄腻，脉细弦。证属脾肾不足，冲任失盈。再拟培补脾肾，养血调经。

熟地9g，当归9g，丹参9g，制香附9g，炒白术9g，怀牛膝9g，党参12g，制黄精12g，茯蓉9g，炙狗脊12g，陈皮4.5g。7剂。

2. 盆腔炎

案1　肝郁气滞

施姓，22岁，工人。

每次经前乳房胀痛，少腹胀痛尤剧，腰酸较轻，有下坠感，头晕目花，口苦胸闷，心悸乏力，低热日久。脉象细数，舌苔薄白。经诊断为肝郁气滞，拟疏肝理气法，予丹栀逍遥散加减（软柴胡、炒当归、大白芍、云茯苓、炒白术、黑山栀、粉丹皮、制香附、台乌药、金铃子、青皮、陈皮、清炙草）。服3剂后，低热即退，腹部胀、痛亦减，但头晕、心悸、乏力未除，当再拟原法出入，予4剂后，症状消失。

案2　脾虚

陈某，39岁，职工。

发病年龄19岁，迄今已有20年病史，屡次多种治疗未愈。平时纳呆不思食，大便时觉溏薄，腹部胀痛，腰酸尤甚，下坠感，带多黄白，四肢酸软无力，头晕目眩，抑畏寒胸闷。脉细，苔腻。证属脾虚，当拟扶土为主，予四君子汤加减（炒潞党参、炒白术、炙甘草、怀山药、广木香、大白芍、淡远志、青皮、陈皮、赤丹参、川断肉、大枣、软柴胡）。计二诊，共服药7剂，症状减退。

案3　肾虚

朱姓，33岁，职员。

患者腹部胀痛喜按，腰酸下坠感颇甚，经常头晕失眠，耳鸣盗汗，形寒低热，面赤升火，大便欠畅，四肢无力。脉细，舌赤少苔。证属肾虚，当拟养阴滋肾。服药后症状陆续轻减，继用六味地黄汤加知母、远志、白芍。连前方共服10剂，症状均见减退。

案4　热毒蕴积

张某，48岁，干部。1994年7月12日初诊。

发热、小腹疼痛拒按、带下黄浊、口干而苦、小便黄赤。追问病史，近有出差南方使用盆浴史。舌红苔黄腻，脉滑数。证属热毒蕴积。治当清热泄毒。

龙胆草4.5g，蒲公英30g，椿根皮30g，败酱草30g，川柏9g，生地9g，柴胡4.5g，赤芍12g，丹皮12g，泽泻9g，生米仁12g，7剂。

另：败酱草30g，红藤30g，白花蛇舌草20g，延胡索9g，川柏9g，丹皮9g，蒲公英30g，紫地丁12g，7剂。

浓煎保留灌肠，每日2次。

7月20日复诊：诸症经内服外治后收效颇显。热退，腹痛大减可按，带下无黄臭，舌红苔薄腻，脉细数。证治同上，守前法再进。2周后诸症均消，痊愈如初。

案5　肝经湿热，瘀阻下焦

徐某，29岁，教师。1994年10月18日初诊。

下腹胀痛，经前加剧，带下色偏黄且气秽，外阴瘙痒，大便干结，小便短赤，口苦黏腻，纳谷欠馨，舌淡苔薄边尖红，脉细弦数。妇检：左下腹压痛，固定不移，并有条索状增厚感。证属肝经湿热，瘀阻下焦。治当清利湿热，疏肝化瘀。

蒲公英30g，椿根皮12g，丹皮12g，赤芍12g，白芷3g，蛇床子9g，泽泻9g，柴胡4.5g，青、陈皮各4.5g，生草梢4.5g，7剂。

龙胆泻肝丸12g，分吞。

另：蛇床子15g，野菊花12g，云茯苓12g，紫地丁12g，细辛3g，川柏12g，野蔷薇12g，白芷6g，7剂。每天1剂，外洗。

蔡氏爽阴粉内喷外扑：蛇床子30g，防风9g，白芷9g，川芎9g，川柏30g，枯矾4.5g，土槿皮20g。

上药共研细末，待熏洗后用气囊吹入阴道呈薄雾状，并外扑于外阴，每晚1次。

11月1日复诊：服上方后带下黄浊明显减少，外阴瘙痒亦除去大半，惟下腹酸胀疼痛感依然。舌淡苔白腻，脉滑数。证属湿热交阻。治拟清热利湿。

云茯苓15g，炒白术9g，白芷3g，泽泻9g，柴胡4.5g，延胡索9g，赤芍12g，丹皮12g，蛇床子30g，椿根皮12g，7剂。

11月12日三诊：原腹痛带下诸症基本消失，胃纳可，二便自调，舌淡苔薄，脉弦滑。证治同上，守法再进。病者要求成药，予龙胆泻肝丸治之。

案6　气滞血瘀，胞络失宜（输卵管阻塞）

韩某，35岁。1995年2月21日初诊。末次月经2月12日。

婚后2年不孕。妇检：右下腹触及条索状结节，压之痛。输卵管造影示右侧输卵管阻塞。平时常感右少腹刺痛，每经临乳房胀痛不可及，经行腹痛，量少色暗有块。基础体温双相欠典型。时届中期，舌淡苔薄脉细。证属气滞血瘀，胞络失宜。治当理气化瘀通络。

柴胡6g，桂枝3g，败酱草30g，川芎6g，怀牛膝9g，路路通12g，公丁香3g，皂角刺30g，炙甲片9g，广地龙12g，淫羊藿12g，石楠叶9g，7剂。

3月9日复诊：服上方后经行于3月7日，此次经行量仍偏少，色暗有瘀块，今尚未净，小腹刺痛。舌淡边有紫点，脉涩。证属肝气不疏，瘀阻胞络。仍当疏肝理气，化瘀通络。

柴胡6g，醋炒延胡索9g，桂枝3g，赤芍9g，桃仁泥9g，生军4.5g，生蒲黄包煎，15g，台乌药9g，紫丹参9g，炒淮膝9g，5剂。

3月13日三诊：服上方后经来略畅，经行5天净，腹痛减轻。兹无所苦，守法再进。

云茯苓12g，桂枝3g，赤芍9g，单桃仁9g，炙甲片9g，皂角刺34g，路路通15g，鬼箭羽12g，丹皮9g，制香附9g，川芎4.5g，14剂。

5月23日四诊：经守上法治疗4月后，近作输卵管造影，右侧输卵管已通但欠畅。

妇检：右侧附件增厚感，压痛已消；自觉症状、体征基本消失。月经色、量正常。

［按］中医文献虽无“盆腔炎”之病名，但有关其病症的描述还是不少。《景岳全书》中曰：“湿热下注而为滞浊，脉细滑数，色见红赤，证有烦渴而多热者，宜保阴煎……若热甚兼淋而赤者，宜龙胆泻肝汤。”《傅青主女科》又云：“妇人带下色黄青，宛如黄浓汁，其无腥秽，所谓黄带是也。夫黄带乃经脉之湿热也。”以上均有类似盆腔炎的记载。蔡师认为临床诊治之中以下三点需要重视：其一，发病急重，病情较长，有时数月者不足为奇，但由于主客观原因，来中医妇科求诊者却少见于急性期，故发热已退，症以带下、腹隐痛等为主，此时诊治仍不可忘却“湿热、瘀毒”之病因，处方用药须审因论治，铲除病根，以绝复发；其二，前阴两窍相邻，互为感染，治之又当相互兼顾，故可采用内服清热化湿，外用燥湿杀虫，并又以蔡氏爽阴粉内喷外扑，如此综合疗法往往收效较显；其三，本病进入后期，多见气滞血瘀络阻之症，故治之又以理气活血化瘀通络法，药多选用甲片、皂角刺、路路通、鬼箭羽、地龙等。选药虽然峻猛，但病非朝夕而就，故守法不移，坚持数月亦为至关重要。

（摘自《中国百年百名中医临床家·蔡小荪》）

3. 内膜异位症

案1　宿瘀未清

徐某，女，31岁，于2003年8月14日初诊。

经量过多1年，初潮15岁，经期7天，周期21～25天，结婚6年，2002年秋行双侧卵巢巧克力囊肿剥离术，末次月经8月13日，曾服达那唑，此次经痛较剧，经量过多，舌质嫩红，脉细略数。证属宿瘀未清，治以活血化瘀。

处方：炒当归10g，生地黄10g，香附10g，延胡索12g，赤芍、白芍各10g，丹参6g，生蒲黄20g，包，败酱草30g，桂枝2.5g，血竭3g，川芎6g，5剂，水煎服，日1剂。

2003年8月18日二诊：腹痛较剧，量多，较前略减，脉细略数，舌中根腻微黄，质嫩红，前法加减。

处方：党参12g，生黄芪12g，炒当归10g，赤芍、白芍各10g，香附10g，牛膝12g，生蒲黄20g，包，花蕊石12g，熟大黄10g，三七粉2g，吞服，3剂，水煎服，日1剂。

［按］药后经净，再拟化瘀散结。循环调治3个周期，月事准期，经量正常，腹痛轻减。临床治崩，多遵循明·方约之提出的“塞流、澄源、复旧”之大法。若遇暴崩久漏之际，则宜急取治标止血治则。蔡教授认为：本症之崩漏，乃因瘀血停滞，阻于经脉，新血不得循环所致，故治疗当谨守病机，仿“通因通用”，以化瘀澄源为主，非单纯固涩止血所能奏效。瘀血不去，新血不生，血不归经，则出血不止。选方用药不用炭剂止血，惯用自拟“内异二号方”。以四物汤为基础，选用当归、川芎、生地黄、赤芍、牛膝、丹参、生蒲黄、花蕊石、香附、延胡索、血竭。方中生蒲黄常需据病情超量用之，蒲黄本入血分，以清香之气，兼行气血，故能导瘀结而治气血凝滞之痛，且善化瘀止血，对本症经量多兼痛经者配合花蕊石、血竭尤为适宜。当归常量，川芎减量，取其祛瘀生新之功。也是正治反治法则的灵活运用。经净之后，遂取复旧之法，重在益气止血之品调理，巩固其本。

案2　宿瘀内结

黄某，女，28岁，2003年9月11日初诊。

临经腹痛加剧半年，初潮15岁，经期7天，周期21～25天。据云：未婚。2002年2月，左侧卵巢巧克力囊肿剥离术；2002年12月行人工流产术；嗣后经痛较剧，下块较多，里急感，平素疲惫，腰酸，末次月经8月15日，B超：未见异常。脉细略数，舌嫩红有齿印，苔薄微白。证属宿瘀内结。治拟化瘀散结，调理冲任。

处方：当归10g，生地黄10g，牛膝10g，炒杜仲12g，续断12g，川芎6g，补骨脂10g，白芍10g，香附10g，延胡索12g，乳香、没药各6g，生蒲黄12g，包。

7剂，日1剂，水煎服。

2003年9月18日二诊：末次月经9月11日，经期尚准，腹痛减轻，今经净，余无所苦，舌嫩红，脉细，再拟化瘀散结。

处方：茯苓12g，桂枝3g，赤芍12g，牡丹皮10g，桃仁10g，败酱草3摊，椿根皮12g，穿山甲10g，皂角刺30g，泽泻10g，水蛭6g。

7剂，水煎服，日1剂。

[按] 内异症痛经是因具有功能的子宫内膜异位于宫腔之外所致，即中医所谓“离经之血”。因而造成新血无以归经而瘀血不能排出之势。若瘀血畅行、块膜排出，则腹痛随之减轻。拟法化瘀治本为主。选方用药不能专用祛瘀通下，应采取促使瘀血融化内消之法。用自拟内异一号方，其旨在理气活血诸药中，配散寒破血见长之没药、血竭、失笑散，破散积宿血，兼具定痛之功。服药当经前三天，晚则瘀血既成，日渐增加，难收预期功效。

案3　宿瘀内结

程某，女，41岁，2003年12月2日初诊。

发现盆腔肿块1周，1998年行“全子宫+右附件切除术“，病理示：子宫内膜异位症。时有小腹隐痛，白带不多，1周前B超检查示“左侧巧克力囊肿”4.5cm×4.4cm×3.4cm，脉略细数，苔淡薄，边有齿印。

证属：宿瘀内结，日久成癥；治拟化瘀散结。

处方：茯苓10g，桂枝3g，赤芍10g，牡丹皮10g，桃仁10g，莪术10g，穿山甲10g，皂角刺30g，石见穿20g，炒白术10g，水蛭6g。

7剂，水煎服，日1剂。

2003年12月9日二诊：夜间易惊醒，寐欠安，脉略数，苔薄，边有齿印，再拟前法，加镇静安神。

处方：茯神、茯苓各10g，石斛10g，桂枝3g，远志4.5g，磁石30g，先煎，赤芍10g，牡丹皮10g，桃仁10g，皂角刺30g，穿山甲10g，柏子仁10g，水蛭6g。

14剂，日1剂，水煎服。

[按] 服中药调治5个月，9月25日经净后，随访B超示：卵巢囊肿消失。再予以巩固。癥瘕为此疾病之根本，按“血实宜决之”治则，于经净后以内异正方消癥散结，宗桂枝茯苓丸法加味。一般服药后症状改善较为显著，癥块消失。

（摘自《蔡小荪治疗子宫内膜异位证经验》）

案4

王某，47岁，女，已婚。静安区教师红专学院教师。

1977年9月20日初诊。曾育四胎，经期尚可（最近经期9月8日），始则微黑，量不多，每第二日起色鲜似崩，满腹进行性剧痛，腰酸，辄身热达38°C，平素少腹两侧作胀，并患冠心高血压，脉细微弦，苔薄质偏红，边有紫点。妇科检查：左侧卵巢囊肿大于乒乓球，两侧输卵管积水，宫颈管后壁有二结节大于黄豆，诊断为子宫内膜异位症。证属瘀结积水，姑先利水通络，清热化瘀。

处方：川桂枝4.5g，云茯苓12g，赤芍9g，丹皮9g，桃仁泥9g，炒当归9g，制香附9g，败酱草30g，柴胡梢6g，皂角刺9g，失笑散包煎，12g，7帖。

10月5日复诊：经期略早，今甫4天，过多下膜及块，腹痛较前轻减，头晕乏力，原每行发热，此次未作，脉虚，苔薄，气血较虚。

处方：炒党参9g，炒当归9g，赤芍9g，丹皮9g，制香附9g，川桂枝4.5g，败酱草30g，云茯苓12g，生蒲黄包煎，9g，柴胡梢6g，生甘草3g，3帖。

10月31日三诊：昨行准期（最近经期10月2日，10月30日），量亦不多，腹痛显减，寒热未作，臂部酸痛，晨醒自汗，脉细，苔薄，微腻边有齿印，症势见减，仍宗原法增易。

处方：炒当归9g，制香附9g，延胡索9g，川桂枝2.4g，广木香9g，怀牛膝9g，赤芍9g，丹皮9g，败酱草15g，花蕊石9g，失笑散包煎，12g，3帖。

11月21日四诊：近由妇科检查，囊肿及小结节均缩小。经期将届，胸部压痛似虫爬感，须臾即建，腰酸且胀，小腹微胀，肛掣，脉细，苔薄边有齿印，预为活血通络。

处方：炒当归9g，川芎9g，丹参12g，赤芍9g，广郁金9g，制香附9g，川牛膝9g，川桂枝4.5g，制乳香没药各4.5g，莪术9g，延胡索9g，失笑散包煎，15g，5帖。

12月2日五诊：经期已准（最近经期11月27日），量较前次略少，少腹两侧痛轻减，抽紧感显瘥，清晨自汗亦止，近左膝疼痛，脉细，苔薄边有齿印，再拟活血化瘀，通络散结。

处方：炒当归9g，丹参9g，川牛膝9g，川桂枝4.5g，云茯苓12g，赤芍9g，丹皮9g，桃仁泥9g，莪术9g，槟榔9g，炙甲片9g，真血竭1.8g，7帖。

12月21日六诊：经期将届，腰酸肛掣，小腹隐痛，左膝酸楚，脉细，苔薄胖，边有齿印，症势见轻，当从原议。

处方：炒当归9g，川牛膝9g，制香附9g，延胡索9g，干漆4.5g，川芎3g，花蕊石12g，生蒲黄包煎，30g，五灵脂9g，白芍9g，鸡血藤12g，5帖。

12月27日七诊：经行准期（最近经期12月25日），量亦适中，第一天下膜状物，色黑，量较前次略多，腹痛显减（原大便或矢气时痛剧，现亦轻减），渴不欲食，昨形寒，臀胀，腰酸，自觉两侧卵巢处痛似烧灼感，脉细，舌偏红边有齿印，症势虽减，仍难忽视，再从原法加减。

处方：炒当归9g，川芎3g，丹参9g，荆芥穗9g，赤芍、白芍各9g，川牛膝9g，花蕊石12g，生蒲黄包煎，30g，五灵脂9g，制香附9g，延胡索9g，3帖。

1978年1月21日八诊：今值经行，量亦正常，下块及膜，呈棕色，腹痛续见轻可（原满腹痛，现范围大为缩小，仅小腹两侧微痛，喜按喜暖，烧灼感亦遣），肛门抽痛虽轻未除，腰略酸，神疲，近又心区阵痛，日仍数次，脉细，苔薄质偏红，边有齿印，症显好转，原法进退。近妇检：左侧包块似乒乓球，宫颈管后壁小结节似小绿豆。

处方：炒当归9g，丹参6g，川牛膝9g，广郁金9g，制香附9g，赤芍9g，延胡索9g，川桂枝2.4g，苏木9g，花蕊石12g，生蒲黄包煎，30g，五灵脂9g，3帖。

[按] 经来过多似崩，按一般正治，自当止血塞源，惟每至下块及膜，腹部剧痛，逐月增烈，显系宿瘀蓄积。妇检有结节，是为子宫内膜异位症。由来多年，体质已虚，势颇纠缠，难许速效。症属虚中夹实，如按常规处理，则愈塞流，崩愈甚，痛更剧，且两侧输卵管积水，似是炎症引起，致平时少腹作痛，大便矢气则痛尤剧，辨症求因，法当从实论治，非活血化瘀，确难收效，经净后可略增调养，临前再为通络散结，治宗桂枝茯苓丸法，以桂枝之温经通络，通阳祛瘀，辅茯苓以利水，赤芍、丹皮清热消炎，散瘀活血，桃仁破瘀化癥。失笑散祛瘀化癥止痛，上述二方为主，余药随症加减，药后第一次经行量仍过多，腹痛见减，原每行第二天辄发热达38°C，此后从未复发，按发热为血瘀化热，瘀去则营卫调和，发热自退，桂枝茯苓法可兼顾并蓄，故不需另增方药，逐月调治，症势日见轻减，妇检囊肿及结节均缩小，末次检查宫颈管后壁处小结节已小于绿豆（原大于黄豆），左侧包块消退较慢，似小于乒乓球（原大于乒乓球）。总计治疗四月，经转五次，症状显著好转，经期经量完全正常。腹部剧痛亦除，范围缩小，仅余小腹两侧轻微疼痛，每行发热立愈，惟体质尚虚，且兼冠心病高血压，自当继续调治，按“大积小聚，衰其大半而止”之旨，扶正祛邪，冀收全功。

案5　宿瘀内结，肝气郁滞（子宫肌腺瘤）

李某，36岁，已婚。1995年12月11日初诊。

继发痛经两年许，半年来加剧，甚则晕厥。每临前乳胀烦躁，行则不畅，杂有瘀块，腹痛拒按，经净痛减，绵绵不止。妇检：子宫质硬略大，后壁可扪及数个结节，有触痛。B超提示子宫肌腺瘤。经素准期，兹又将届（末次月经11月15日），诸症又作，经痛堪虞，苔薄舌边紫暗，脉弦略细。证属宿瘀内结，肝气郁滞。治以化瘀止痛，疏肝调经。

炒当归9g，川芎4.5g，赤白芍各9g，柴胡4.5g，制香附9g，延胡索9g，川牛膝9g，失笑散包煎，1.5g，血竭3g，没药4.5g，茺蔚子9g，7剂。

12月18日复诊：月经已转，量稍多，尚欠畅，腹痛见减，5天净。惟净后少腹仍感隐痛。苔薄边紫暗，脉细弦。再以清腑散结。

炒当归9g，赤芍9g，川牛膝9g，桂枝3g，炙甲片9g，皂角刺30g，制香附9g，海藻9g，血竭3g，丹皮12g，莪术12g，败酱草30g，14剂。

如此，经前2天起服用化瘀止痛方7剂，经净后服用清瘀散结方14剂，按法调治5月，痛经基本消除，停药3月内亦未复发。

案6　宿瘀内阻，血不归经（卵巢巧克力囊肿）

金某，30岁，未婚。1995年2月20日初诊。

双侧卵巢巧克力囊肿，行左侧附件切除、右侧囊肿剥出成形术后1年许，腹痛未除，近反加剧，右侧为甚。肛检：子宫右侧扪及一弹性包块，附件略增厚。B超示右卵巢囊肿5cm×3cm×5cm，提示右卵巢巧克力囊肿复发。时值经行（末次月经2月19日），量多如注，且杂瘀块，腹痛甚剧。苔薄质偏红，脉细略弦。证属宿瘀内阻，血不归经。治以化瘀摄血，调经止痛。

炒当归9g，赤白芍各9g，丹参6g，怀牛膝9g，制香附9g，熟大黄炭9g，生蒲黄包煎，30g，血竭3g，花蕊石15g，震灵丹包煎，12g，茺蔚子9g，延胡索醋炒，12g，7剂。

2月27日复诊：药后经量显减，腹痛亦缓，6天净（原需14天）。惟有少腹痛减而未除。兼下黄带。肛检：右侧附件增厚感。苔薄质微红，脉细弦。证属宿瘀内结，湿热下注。治以化瘀散结，兼清湿热。

炒当归9g，丹参6g，赤芍9g，川牛膝9g，制香附9g，桂枝3g，炙甲片9g，皂角刺12g，金铃子9g，莪术12g，鸭肠草30g，败酱草30g，14剂。

如法调治十月，经量恢复正常，痛经基本消除，余症均减。肛检：宫体活动稍差，右侧可扪及一鸽蛋大弹性包块。B超示右卵巢巧克力囊肿2cm×2cm×3cm，较前明显缩小。

案7　卵巢巧克力囊肿、子宫内膜异位

蒋某，36岁，已婚，医师。1997年7月28日初诊。

继发痛经12年，原发不孕5年。每行腹痛剧烈，伴腰器部胀坠难忍，西医诊断为双侧卵巢巧克力囊肿。1996年4月住院，作腹腔镜结合激光手术，清除子宫内膜异位病灶，但半年后又复发。1997年4月再次经后穹隆穿刺，作双侧卵巢巧克力囊肿抽吸术。术后经痛未除，亦未受孕。其间曾作三次人工授精，其后又作一次试管婴儿，均未成功。平素经期尚可，腰酸体乏。兹将届期，诸症又作，腹痛堪虞。证属宿瘀内结，肾虚不足。姑先化瘀定痛，行血调经，后图育肾通络，清瘀散结。

炒当归9g，大生地9g，川芎6g，赤芍9g，川牛膝9g，酒炒延胡索12g，制香附9g，血竭3g，五灵脂9g，生蒲黄包煎，12g，制乳没各9g，10剂临经前三天起服，云茯苓12g，桂枝3g，赤芍12g，丹皮12g，桃仁9g，莪术9g，败酱草30g，路路通9g，炙甲片9g，淫羊藿12g，紫石英先煎，12g，7剂（经净后服）。

8月15日复诊：药后痛经明显好转，量中，5天净，时值中期，略有带下，微感腰酸。再以育肾温煦。

云茯苓12g，丹参12g，大生地9g，仙茅9g，淫羊藿12g，川断12g，鹿角霜12g，淡苁蓉9g，巴戟肉9g，女贞子9g，紫石英先煎，12g，8剂。

如法调治3个月，痛经消失，余症亦减。药既应手，再守前法调治半年，于1998年4月停经受孕。

［按］ 子宫内膜异位症基本的病理变化是血瘀，其主要病理产物是瘀血。瘀阻胞宫则痛经；瘀阻胞络则不孕；瘀阻脉道则经血量多或淋漓不净。虽然子宫内膜异位症的临床表现较为复杂，但在辨证施治中若能以血瘀为中心，则能起到执简驭繁、事半功倍之效。

（摘自《中国百年百名中医临床家·蔡小荪》）

4. 子宫肌瘤

案1　宿瘀内结

余某，女，48岁。年前妇科普查发现，子宫肌瘤。B超提示子宫肌瘤4.3cm×6.8cm×6.4cm，经水每超前而至，行则量偏多，色暗有块，经前乳胀。因惧手术而求中医治疗。舌苔薄，边有紫点，脉细弦。乃宿瘀内结。治拟活血化瘀，软坚散结为主。方以消坚汤加党参、苦参，调治半年后，复查B超提示：宫内光点分布均匀，未见实质性或液性暗区，经量正常。1年后，随访未见复发，经水已断3个月。

（摘自《蔡小荪辨治妇科杂病的经验》）

案2

王某，35岁，已婚。

1992年12月10日初诊：年前妇科普查发现子宫肌瘤，B超提示子宫肌瘤4.3cm×7.8cm×6.4cm。经每超前而至，行则量偏多，色暗有块。末次月经11月30日，经前乳胀。因惧手术而求中医治疗。苔薄，边有紫点，脉细弦。乃宿瘀内结，拟活血，软坚散结，以消坚汤为主。

桂枝3g，赤芍9g，丹皮9g，云茯苓12g，桃仁泥9g，三棱9g，莪术9g，鬼箭羽20g，水蛭4.5g，夏枯草12g，海藻9g，14剂。

12月24日复诊：药后无不适，日前转经，量一般，腰酸乏力，苔薄腻，脉细弦。再宗前法，经净后服。

患者以上方加减治疗6个月后B超复查，见宫内光点分布均匀，未见实质性包块或液性暗区；经量正常；年后随访未见复发。

[按]《妇科心法要诀》曰："治诸痛积，宜先审身形之壮弱，病势之缓急而论之。如人虚则气血衰弱，不任攻伐，病势虽盛，当先扶正；若形证俱实，当先攻病也。"本案实证实体，尚无血崩之虑，故单攻不补，方以消坚汤、桂枝茯苓丸为主。桂枝辛散温通；丹皮、赤芍破瘀结，行血中瘀滞；茯苓渗湿下行；三棱、莪术逐瘀通经消积；鬼箭羽既有破瘀散结之功，又有疗崩止血之效；水蛭破血消癥，《神农本草经》曰其"逐恶性血、瘀血、月闭，破血瘀积聚，利水道"。本方具有消癥散结功效。部分子宫肌瘤患者往往经量偏多或妄行，该方应在经净后服，三个月为一疗程。

案3　气血两亏，瘀血内阻，冲任失固

俞某，50岁，已婚。1994年4月10日初诊。

患者1993年12月B超示多发性子宫肌瘤，见2.1cm×2.2cm×2.5cm，2.4cm×1.9cm×2.0cm大小肌瘤两个。末次月经3月20日。经量日来增多，色淡红有块，迄今二旬未净。曾服止血片及注射止血针均无效。腹隐痛，神疲乏力，腰酸纳差，面色少华。苔薄腻，质偏淡，边有紫点，脉细软。证属气血两亏，瘀血内阻，冲任失固。姑先拟益气养血，化瘀调摄。

炒党参12g，炙黄芪12g，云茯苓12g，仙鹤草30g，益母草12g，生蒲黄包煎，30g，五灵脂9g，花蕊石12g，炒白芍9g，三七末吞，2g，4剂。

4月14日复诊：药4剂后经血即止。惟感腰酸肢软，头眩纳差。脉舌如前。出血经久，气血耗伤，兼有宿瘀，再宜益气养血，化瘀散结。

炒党参 12g，炙黄芪 12g，云茯苓 12g，桂枝 3g，赤芍 9g，丹皮 9g，桃仁泥 9g，炙甲片 9g，制黄精 12g，鬼箭羽 20g，苦参 9g，10 剂。

患者按月经周期变化调治，经净后益气养血，化瘀消坚，经期益气化瘀，调摄冲任，随症加减。调治年许，经水间隔 2~3 月一行，量减，4 天净。1995 年 6 月 B 超复查：子宫肌瘤缩小，为 1.5cm×1.4cm×1.0cm，另一消失。

［按］子宫肌瘤的治疗应结合病人素体强弱，病邪轻重，年龄大小，随症加减。早期患者一般体质较盛，以攻为主。后期因长期出血，导致气血两亏，则可扶正化瘀，临床上常选用益气养血药，如党参、黄芪、黄精等，不宜急于求成。绝经期前后患有子宫肌瘤者，应断其经水，促使肌瘤自消，可选用苦参、寒水石、夏枯草等药平肝清热，消瘤防癌。

（摘自《中国名年百名中医临床家·蔡小荪》）

徐志华

（倡教育，精辨证，因证创方）

【医家简介】

参见第 128 页。

【主要学术思想和主张】

参见第 128 页。

【验方效方】

化癥汤

［组成］桂枝 10g，茯苓 10g，赤芍 10g，桃仁 10g，丹皮 10g，三棱 10g，莪术 10g，橘核 10g，槟榔 10g，鸡内金 5g，焦山楂 15g。

［功用］行气活血，化癥散结。

［主治］子宫肌瘤致经期延长，月经量多，小腹胀痛等症。

［方解］徐老在《金匮要略》桂枝茯苓丸基础上易丸为汤加味而成化癥汤。方取桂枝走经络达营卫，温阳行气；丹皮、桃仁活血化瘀；赤芍行血中之滞；茯苓淡渗利于行血；加三棱、莪术行气破瘀消癥；槟榔、橘核行气消胀散结；焦山楂、鸡内金消磨积滞；山楂炒炭兼有收敛止血之功，三棱、莪术同山楂合用善攻积聚，共奏活血化瘀、消癥散结之功。

［加减］月经过多有血块加炒蒲黄增加止血之力；下腹痛剧加延胡索、制乳没以活血止痛；月经先后无定期加紫丹参以和血调经；形体壮实者可酌加昆布、炮山甲以软坚散结消癥；白带多加樗白皮以利湿止带。

（摘自《中国百年百名中医临床家·徐志华》）

【精选验案】

1. 子宫肌瘤

案 1　瘀血内结胞宫

何某，女，43 岁，工人，已婚。初诊日期：1975 年 4 月 21 日。

月经过多3年，在某医院诊断为子宫肌瘤。经期10～12天，月经周期30～40天。末次月经1975年4月8日，量多色紫红有块，12天方净。下腹胀痛，腰腿酸楚，头晕心悸，轻度浮肿，疲乏无力，纳少眠差，白带量多，质稀，平时腹部感觉坠胀。妇科检查：宫颈轻糜，宫体增大如孕6周大小，质硬凹凸不平，白带查滴虫、霉菌均为（－），宫颈刮片（－）。足产3胎，人流3胎，于1968年行人流扎管绝育术。脉沉弦、舌质淡红尖有紫点。证属瘀血内结胞宫。

治法：化瘀消癥散结。方用化癥汤。

处方：桂枝10g，茯苓10g，赤芍10g，桃仁10g，丹皮10g，三棱10g，莪术10g，橘核10g，槟榔10g，鸡内金5g，焦山楂15g。

10剂，每日1剂，水煎，早晚2次分服。

二诊：1975年5月17日。

服上方10剂，月经于5月16日来潮，经量显著减少，腹痛好转，腰腿酸楚减轻，经期治以化瘀止血。

处方用桃红二丹四物汤：桃仁10g，红花10g，炒丹皮6g，丹参9g，当归10g，赤芍10g，川芎5g，生地12g，炒蒲黄9g，另包，益母草9g，延胡索6g。5剂。

三诊：1975年5月26日。

服药后，经量减少，经行6天净。现经净4天，带下正常，腰腹胀楚不适，头晕乏力，舌质淡红，苔薄白，脉沉弦，继服原方10剂。

后嘱经期用桃红二丹四物汤，平时用化癥汤，经治3个月，病情显著改善，经期7～8天，月经周期35天。月经量减少，行经期缩短，经期反应减轻，贫血症状改善，健康水平提高。妇检：宫体缩小至如孕5周大小，观察2年，月经过多未见复发。

案2　瘀血留滞，积结成块

江某，女，40岁，教师，已婚。初诊日期：1975年9月24日。

月经过多4年余，经期10～15天，月经周期23～28天，末次月经：1975年9月5日。经量先多后少，色紫红有血块，腰腹酸胀痛，因10天淋漓不尽，经注射丙酸睾丸素6支后血止。头晕目眩，心悸疲乏，下肢浮肿。曾足产2胎，人流3胎。于1969年行“人流＋上环术”，后因月经过多将节育环取出，现未避孕亦未受孕。舌质淡，苔薄白。舌尖有紫瘀点，脉沉弦。

妇检：宫颈轻度糜烂，宫体增大6周大小，质硬，形状不规则，无压痛，附件（－）。西医诊断：子宫肌瘤。拟手术治疗，因患者形体肥胖，有高血压、高血脂病史，手术有顾虑，希望中医治疗。

证属瘀血留滞，积结成块。治则：化癥消积。方用化癥汤加丹参。

处方：桂枝10g，茯苓10g，赤芍10g，桃仁10g，丹皮10g，三棱10g，莪术10g，橘核10g，槟榔10g，鸡内金5g，焦山楂15g，丹参12g。15剂。

二诊：1975年10月30日。

服上方15剂，病情改善，月经量减少，经行7天干净，全身症状好转。嘱每次经前、经后、经期（加蒲黄10g）各服化癥汤5剂，上述方药连服3个月后，经期6天，周期28天，经量略多。妇检：子宫略大，质中。嘱其服用桂枝茯苓丸以善后。

案3　瘀血阻滞，积结胞中

汪某，女，42岁，工人，已婚。初诊日期：1992年3月20日。

月经量多伴少腹疼痛1年多，经期10～12天，月经周期32～40天，末次月经：1992年3月8日，已行经13天未净，量多色紫红有块，下腹胀痛，贫血貌，头晕心悸，纳少眠差多梦，浮肿疲乏，平时白带多下腹胀坠。足产2胎人流1胎，10年前扎管绝育。B超查子宫6cm×5.1cm×4.1cm，附件未见异常，提示子宫肌瘤。舌体胖边有齿痕。证属瘀血阻滞，积结胞中。治法：化瘀消癥。方用化癥汤加云白皮：桂枝10g，茯苓10g，赤芍10g，桃仁10g，丹皮10g，三棱10g，莪术10g，橘核10g，槟榔10g，鸡内金5g，焦山楂15g，樗白皮10g。10剂。

复诊：1992年4月11日

服上方10剂，月经于4月10日来潮，经量显著减少，腹痛好转，舌脉同前。经期治以益气化瘀止血。

处方：桃红二丹四物汤加炙黄芪10g。3剂。

按上述方药，经期用桃红二丹四物汤，平时用化癥汤3个月，病情显著好转。月经量减少，贫血症状改善，观察3年余，情况良好。

2. 盆腔炎性包块

案1　热毒蕴结下焦，致气滞血瘀

赵某，女，28岁，工人，已婚。初诊日期：1987年1月15日。

下腹疼痛加剧4天，带下量多色黄质稠。1年前曾行人流术，术后下腹疼痛、阴道流血20余天未尽，曾用青霉素等西药治疗3天，腹痛减轻。自此以后经常下腹痛，腰酸，经期前后不定，带下量多，大便干燥。生育1胎，人流1次。末次月经：1987年1月2日。妇科检查：阴道分泌物增多，色黄，秽腥。右侧附件可触及肿块约4cm×4cm×3cm大小，周围境界不清，有轻度压痛，左侧（－）。舌质红，苔黄，脉沉弦。此乃热毒蕴结下焦致气滞血瘀。治法：活血化瘀、清热解毒。处方拟用二丹败酱红藤汤加大黄。

处方：丹皮10g，丹参10g，红藤10g，败酱10g，当归10g，赤芍10g，三棱10g，莪术10g，延胡索10g，黄芩5g，薏苡仁5g，甘草5g，大黄5g。5剂，水煎服，每日1剂。

复诊：1987年1月20日。

服药后腹痛减轻，带下量减少，大便偏稀。舌脉同前，上方去大黄，再服5剂。

共服二丹败酱红藤汤15剂，诸症消失。妇科检查：右侧附件（－）。

案2　胞脉瘀热互结

吴某，女，30岁，干部，已婚。初诊日期：1992年10月28日。

平时感小腹疼痛，近日腹痛加剧，腰酸，带下色黄。妇科检查：阴道分泌物增多，黄白相兼，质稠，右侧附件可触及包块约4crn×3cm×3cm大小，周围粘连，压痛明显。B超检查诊断提示：右侧附件炎性包块。舌淡红、苔薄黄、脉弦细。证属胞脉瘀热互结。治宜活血化瘀，清热解毒。方用二丹败酱红藤汤。

处方：丹皮、丹参、败酱、红藤、当归、赤芍、三棱、莪术、延胡索各10g，黄芩、薏苡仁、甘草各5g。

5剂，水煎服，每日1剂。

复诊：1992年11月4日。

服药后腹痛等症减轻，带下量减，药已中病，效不更方，继服10剂。

三诊：1992年12月23日。

诸症消失，B超复查：子宫附件正常。追访半年，未见复发。

案3 气滞血瘀，瘀热内积

张某，女，26岁，已婚，干部。初诊日期：1991年10月6日。

下腹坠痛1个月，月经前后不定期，色暗红，间有血块，带下量多，头晕乏力，纳呆，失眠多梦，腰骶酸痛，身体消瘦，面色无华。舌质淡红边有瘀点，苔薄黄，脉沉细弦。妇科检查：左侧附件可触及约4cm×3cm×3cm大小的肿块，表面光滑，活动欠佳，压痛明显，右侧附件（－），B超检查：左侧附件可及一4.1cm×3.2cm混合性包块，边界清，内部分布不均匀，右侧附件（－）。诊断：左侧卵巢囊肿合并感染。舌质红，苔薄黄，脉滑数。证属气滞血瘀，瘀热内积。治宜活血消瘀、清热解毒。方用二丹败酱红藤汤加山楂。

处方：丹皮、丹参、败酱、红藤、当归、赤芍、三棱、莪术、延胡索各10g，黄芩、薏苡仁、甘草各5g，山楂10g。

5剂，水煎服，每日1剂。

复诊：1991年10月12日。

服药后诸症减轻，继服上方10剂。1992年元月B超复查，右侧包块消失。以归脾丸善后。

夏桂成

（论阴阳消长，创调周四期，肾心合治不孕癥瘕症）

【医家简介】

参见第132页。

【主要学术思想和主张】

参见第132页。

【医论医话】

调血类方剂小结

凡调血类方剂，可以归纳为三大类。第一类，是以养血为主的方剂。四物汤是基本方，养血调经。当归芍药散，养血利湿，并能止痛；胶艾汤养血止血，多用于出血性疾病；小营煎、肠宁汤亦都是补养阴血的方剂，前者侧重滋阴养血，后者侧重温润止痛。第二类，是以活血化瘀为主的方剂。佛手散、泽兰汤、生化汤、免怀汤均是活血化瘀中比较平和的方剂。佛手散用量大则具有催生下死胎作用；泽兰汤是一张普通的调经方剂；生化汤温调气血，用于产后尤宜；免怀汤催经止乳，用于回乳甚合。琥珀散、决津煎、膈下逐瘀汤、膈下逐瘀汤、血府逐瘀汤均有活血化瘀、调经止痛的功能。膈下逐瘀汤是治血瘀痛经常用方，止痛效果较好；琥珀散攻逐血瘀，适用于重度的血瘀痛经；决津煎用于肾虚血瘀为宜；少腹逐瘀汤用于寒凝瘀阻者为合拍；血府逐瘀汤对于血瘀所致闭经、月经后期、量少者为合适。桂枝茯苓丸、大黄䗪虫丸、活络效灵丹均有化瘀消癥的作用，但桂枝茯苓丸偏于温化，夹有痰湿者甚合；大黄䗪虫丸偏于凉化，夹有阴虚者较好；活络效灵丹是治疗宫外孕的方剂，活血化瘀中尚有止血止痛的作用。补阳还五汤是治疗中风后瘫痪的方药，用于妇科盆腔粘连也有一定效果。我们的10首验方也属于活血化瘀类方剂。脱膜散化瘀脱膜，治疗膜样痛经有效；加味失笑散化瘀止血，是血瘀性崩漏常用方剂；四草汤清热化瘀，治疗围绝经期崩漏属于瘀热证者甚合；五味调经散，类似泽兰叶汤，是调理月经的常用方；痛经汤治疗原发性痛经；内异止痛汤治疗子宫内膜异位症痛经，止痛效果较之膈下逐瘀汤等为好；消癥汤治疗癥瘕；通管散专治阻塞性不孕症，我们体会，效果较桂枝茯苓丸为好；清化止痛汤是治疗慢性盆腔炎的验方；清化消疮汤治疗盆腔炎性包块有效。第三类为止血类方剂。逐瘀止血汤用于血瘀，止血有效；十灰散凉血止血，血热性出血用此效好。但临床具体运用时，尚需据情加减，或取其方意而变化用之，不断提高临床治疗效果。

（摘自夏桂成《实用妇科方剂学》）

【验方效方】

方一　宫外孕1号方（山西医学院附属第一医院方）

［组成］丹参、赤芍各15g，桃仁9g。

［功效］活血祛瘀，消癥止痛。

［主治］宫外孕破损后不稳定型早期，及休克型经治疗纠正后腹腔、盆腔内血液尚未形成血肿包块者。

方二　宫外孕2号方（山西医学院附属第一医院方）

［组成］丹参、赤芍各15g，桃仁9g，三棱、莪术各3～6g。

［功效］活血祛瘀，消癥止痛。

［主治］治疗宫外孕破损后，腹腔、盆腔内瘀血凝滞，形成血肿包块者。

［方解］宫外孕2号方，即是在宫外孕1号方基础上加入三棱、莪术二药而成。考三棱、莪术二药、是消癥破积之常用药物。《开宝本草》说三棱能治“老癖癥瘕，积聚结块，产后恶血血结”，“通月水，堕胎，止痛，利气”，莪术能“疗妇人血气结积”，二药同用，消积散瘀，其效更佳；由于治血需先理气，气行血亦行。三棱、莪术亦有行气之功，故对血阻气滞的痛证亦有效果。凡腹、盆腔的癥瘕包块，常多用之，每收良效。

方三　内异止痛汤（临床经验方）

［组成］钩藤15g，紫贝齿先煎，10g，炒当归、赤芍、五灵脂、延胡索、莪术各10g，肉桂后下，3g，广木香6g，川续断12g，全蝎粉、蜈蚣粉各1.5g，吞。

［服法］水煎分服，每日1剂，经前经期服。

［功效］活血化瘀，止痉镇痛。

［主治］子宫内膜异位症性痛经，或其他剧烈性痛经。

［禁忌］肝火湿热偏甚所致痛经者忌。

［方解］本方为专治子宫内膜异位症所致痛经。方中用当归、赤芍、五灵脂、莪术等活血化瘀为要药。化瘀者，通畅血道也，所谓“通则不痛”指此而言。用肉桂、川断者，温肾助阳，一方面有助于通畅血道，另一方面，阳旺则可融解膜性血瘀；用木香、延胡索者，有助于镇痛也；方中又用钩藤、紫贝齿者，宁心熄风，平肝安神，亦为镇痛而用；全蝎、蜈蚣合用，有止痉的作用，止痉止痛，才能控制剧烈性疼痛。全方所用之药，均为急则治标的止痛方药，故名内异止痛汤。

［运用］血瘀性子宫内膜异位症性痛经。可见经行量少不畅，色紫黑，有血块；或经行量多，色紫红，有大血块，一般经行第一日小腹或少腹胀痛剧烈，或伴小腹、肛门作坠，胸闷烦躁，脉弦。舌质紫暗或边有紫点。行经前1～2日即服本方，至行经3天后停。兼有乳房乳头胀痛、心情急躁等肝郁气滞者，需加入柴胡、制香附、金铃子等；兼有神疲乏力，小腹肛门胀坠明显，而行经中后期疼痛属于气虚下陷者，需加入黄芪、党参、升麻等。

［按］子宫内膜异位症，属于中医血瘕（癥）的范围。血瘕之名，见于《内经》，详于《诸病源候论》。是妇科常见的疑杂顽固的病证之一。一般均从活血化瘀入手。但活血化瘀，虽有改善症状、减轻疼痛的作用，实乃急则治标之法也，非治本之道。虽然也有少数通过活血化瘀达到了治愈的目的，但我们观察仅依赖活血化瘀治愈者很少。而且在应用本方治疗时，务必结合心理疏导，稳定情绪，消除紧张恐惧等不良心理因素，避免受凉，注意休息，才能获取一定的疗效。治本的方法，必须补肾调周，促进阴阳转化，按照月经周期变化的特点，进行施治，效果较好。但仍不能忽略急则治标的重要意义。

方四　消癥汤（临床经验方）

［组成］石见穿、五灵脂、丹参各10g，炙土鳖虫6～9g，生山楂、炒当归、赤芍各12g，生鸡内金6g。

［服法］水煎分服，每日1剂。

［功效］活血化瘀，消癥散积。

［主治］血瘀性癥瘕。包括子宫肌瘤、卵巢囊种、盆腔炎性包块等。

［禁忌］湿热肝火偏甚，体阴不足，常有出血病患者忌用。

［方解］消癥汤，是由活血化瘀、消积行滞的药物所组成。方中石见穿、土鳖虫是化瘀消癥之主药，力量较强，但不峻猛，较之水蛭、虻虫、三棱、莪术等为缓和；丹参、当归、赤芍俱是活血调经药，佐之可以化瘀消癥，但又有一定的养血扶正的作用；生山楂、鸡内金有消积化滞的作用，亦可用治癥瘕。癥瘕者，非朝夕所形成，故缓缓消之为合适，本方是也。

［运用］

（1）血瘀性癥瘕。包括子宫肌瘤、卵巢囊肿、盆腔炎性包块等。可见腹中包块，或胀或痛，月经失调，行经量多，色紫红，有较大血块，或经量偏少，色紫黑，有血块。

胸闷脘痞，纳食较差，脉象细弦或细涩，舌苔黄白腻质边紫瘀。妇科检查、B超探查可证实之。

（2）输卵管子宫阻塞性不孕症。可见婚久不孕，月经尚正常，腰酸，小腹或少腹胀痛，胸闷烦躁，或黄白带偏多。妇科检查：可见附件增粗压痛。碘油造影：可见输卵管不通畅，或积水等。本方应用时需加山甲片、天仙藤等品。

[按] 消癥汤化瘀消癥，药性平和。方中土鳖虫虽为虫类药品，但力量尚属缓和，宜于较长期服用。考癥瘕之形成，除少数由邪毒所致外，一般均由脏腑气血失和，积渐而成，正如《中藏经》所说："积聚癥瘕，皆五脏六腑真气失而邪气并，遂乃生焉。"因此，运用缓和的逐瘀消癥方药，是比较合宜的。关于方中应用生山楂、鸡内金者，乃取法于张锡纯《医学衷中参西录》之化瘀通经散。药用炒白术、天冬、生鸡内金三药。白术健脾燥湿，天冬滋阴养津，化癥通经之主药者，在于鸡内金也。在临床具体应用时，常须结合补肾调肝、健脾和胃的扶正方法，才能提高治疗效果。必须指出的是，此方主治仅指慢性癥瘕而言。

方五　通管散（临床经验方）

[组成] 穿山甲片10g，天仙藤15g，苏木9g，炒当归、赤白芍各12g，路路通6g，丝瓜络6g，鸡血藤15g，川续断12g，干地龙10g。

[用法] 上药研为细末，每次服5g，日服2～3次。或水煎分服，每日1剂。月经量多者，经期停服。

[功效] 活血化瘀，疏肝通络。

[主治] 输卵管阻塞性不孕症，慢性盆腔炎包括附件积水、盆腔粘连等。

[禁忌] 脾虚湿阻者忌。

[方解] 方中用穿山甲片、天仙藤活血通络为主药；佐以苏木、当归、赤芍、鸡血藤以化瘀通络；路路通、丝瓜络擅长通络。干地龙不仅有通络的作用，而且还有利湿化浊之效；川续断与活血化瘀药合用能化瘀和络。又有补肾功能。全方合用，其活血化瘀、通畅脉络、促进湿瘀利化之力较强。如能用本方药液的1/3进行保留灌肠，其通络之功更显著。

[运用]

（1）阻塞性不孕症。可见月经后期量少，色紫红有血块。或月经正常，小腹或两少腹胀痛、刺痛、隐痛等，腰腹酸楚，胸闷烦躁，脉细弦，舌质或紫。碘油造影示：两侧输卵管不通，或通而不畅。

（2）慢性盆腔炎，包括附件积水、盆腔粘连等。可见月经量少，色紫黑，有血块，腰酸少腹作痛，行经期或排卵期少腹作痛明显，胸闷烦躁，脉象细弦，舌质暗红。

[按] 阻塞性不孕症，主要由输卵管炎所引起。输卵管慢性炎症，亦有通畅者，但因积水、粘连等仍然可以导致不孕症。既然由于炎症性阻塞，在中医药书籍中谓之湿热血瘀，蕴阻于胞脉、胞络、厥、少之脉络，故须运用活血化瘀，通络疏肝的方法来治疗。本方就具有此等作用。如伴有明显的肝郁气滞者，本方需加柴胡、广郁金、橘叶、橘核等。但一般来说，慢性盆腔炎所致不孕症，仍然与肾有关。肾不仅是生殖之本，而

且胞脉胞络及冲任等奇经皆属于肾，故方中加入一定量的补肾药，亦有利于脉络输卵管的通畅。

方六 清化止痛汤（临床经验方）

［组成］炒当归、赤白芍各10g，红藤、败酱草各15～30g，广木香6～10g，延胡索10～15g，薏米仁15～30g，川续断、桑寄生各12g，山楂、茯苓、五灵脂各10g。

［服法］水煎分服，每日1剂。

［功效］清热化瘀，利湿比痛。

［主治］慢性盆腔炎、痛经、带下等病证。

［禁忌］脾肾阳虚大便溏泄者不宜。

［方解］本方为治慢性盆腔炎的专用方。方中重用红藤、败酱草以清热利湿化瘀为主药。因慢性盆腔炎仍然是以湿、热、瘀三者为病理特点，但慢性者，尤以瘀为主导，故本方又用炒当归、赤芍、五灵脂、山楂以化瘀，木香、延胡索以止痛。茯苓、薏苡仁以利湿；慢性盆腔炎必夹肾虚，故方中又加川断、桑寄生以补肾。方药虽多，但为适应病情需要而用，且用之有效。

［运用］月经失调，经行量多少不一，色紫红有血块，少腹胀痛。腰酸少腹一侧或两侧胀痛、刺痛、隐痛不已，腹胀矢气，胸闷烦躁，或则带下较多，色黄白质稀黏不一，纳欠神疲，脉象细弦，舌苔黄白腻。

［按］慢性盆腔炎，常由于急性盆腔炎未经彻底治疗，或者起病缓慢，忽视治疗，可逐渐演变而成。在当前的门诊病人中占有很大的比例。特别是农村妇女患此病者，尤为多见。在临床具体运用本方时，需根据本病的湿、热、瘀、虚四者的病理特点进行加减，偏于湿甚的，需加入制苍、白术和省头草等；偏于热甚的，需加入蒲公英、金银花、大黄等；偏于瘀甚的，需加入红花、乳香、没药等；偏于虚证的，要辨别阴阳气血，何虚而补养之。同时要注意休息，避免房事，调节心理，祛除紧张忧郁，保护脾胃，增加营养，锻炼身体，避风寒，保温暖，才能巩固治疗效果。

方七 清化消癥汤（临床经验方）

［组成］炒当归、赤白芍各10g，广木香6～9g，败酱草、红藤各15g，延胡索12g，山楂、三棱、莪术各10g，炙土鳖虫6g，薏米仁15g，陈皮、皂角刺各6g。

［服法］水煎分服，每日1剂。

［功效］活血化瘀，清热消癥。

［主治］盆腔炎性包块，输卵管积水，卵巢囊肿等病证。

［禁忌］血虚腹大便偏溏者忌用。

［方解］方中当归、赤白芍、山楂等属于一般性的活血化瘀之品；红藤、败酱草为清利湿热之药；广木香、延胡索调气血以止痛；三棱、莪术、土鳖虫攻积逐瘀，为治癥瘕的专用药物；薏苡仁利湿，佐败酱草清利以消炎；陈皮和胃，皂角刺有排脓之效。诸药合用，故能治疗炎症及癥瘕。

［运用］

（1）血瘀性盆腔炎包块者。可见低热起伏，少腹胀痛拒按，腰酸带多。色黄质黏稠，或色黄质稀如水，胸闷纳差，神疲乏力，尿黄便艰，舌质偏红苔黄腻，或黄燥而厚，脉象洪数或滑数。妇科检查、B超探查均发现盆腔炎性包块。

（2）阻塞性不孕症。可见腰酸，少腹胀痛，胸闷腹胀，脉象弦细，舌质偏红或有紫点。碘油造影：两侧或一侧输卵管阻塞者。以本方内服外用。外用者取本方煎液1/3保留灌肠。

［按］清化消癥汤，专治盆腔炎性包块。但在急性或亚急性时，其盆腔包块，绝大多数者为脓液。如有低热起伏，白细胞数升高，苔黄腻，脉滑数者，为盆腔化脓、脓液积聚所致，必须排脓，急重者非本方所宜，较为缓和者，可在本方中加入金银花、鱼腥草、皂角刺、山甲片等。急重者，具有手术指征者，应及时进行手术治疗。切开排脓，以免贻误病情，造成不良后果。在治疗慢性盆腔炎的过程中，需要注意脾胃的运化。如发现脾胃不和者，必先从调理脾胃入手，进六君子汤、异功散、香砂六君汤、参苓白术散等。待脾胃调复后，再予本方内服外治，间或结合服桂枝茯苓丸等以助之，以提高消癥效率。

方八 脱膜散（临床经验方）

［组成］肉桂3g，五灵脂、三棱、莪术各10g。

［制服法］上药按比例增量。研细末过筛，密封储存待用。服用时间，要求在经前2～3天，每天服3次，每次3～5g，温开水送下，至经净停服。

［功效］温经助阳，逐瘀脱膜。

［主治］膜样性血瘀痛经。

［禁忌］郁火型、虚证型痛经忌用。

［方解］方中肉桂温经助阳，通过温补扶正，有助于化瘀脱膜；五灵脂化瘀，且有止痛的作用；三棱、莪术攻削逐瘀，是化瘀的峻药，膜性血瘀，道深途远，蕴结较甚，非峻药不能逐之。服此方之后，的确能使血块变小，且易排出，疼痛减轻，痛时缩短，故用之有验。

［运用］

（1）膜样性血瘀痛经。可见经行第2～3天疼痛剧烈，下腐肉样血块，经血量多，色紫红，行经期腰酸，小腹作冷，经前期胸闷烦躁，乳房胀痛，脉细弦或数，舌质暗红，苔色黄白微腻。、

（2）原发性痛经。室女经行第1天小腹疼痛剧烈，经行不畅，色紫红，有血块，胸闷腹胀，脉弦，舌质暗红。

（3）子宫内膜异位性痛经。经行第1日，小腹疼痛剧烈，经行量少或量多有血块，伴小腹及肛门作坠。妇科检查发现有痛性结节。

（4）胎盘胎膜残留。可伴出血量多，色红有小血块，阵发性出血过多，脉细，舌质淡。

（5）不全流产。如出血不过多，但呈阵发性，小腹胀痛，腰酸，脉象细弦，舌质淡红者，可用本方。如出血过多，小腹胀痛不明显者，本方慎用。

［加减］腰酸明显者，加入川续断、杜仲各10g；疼痛剧烈者，加入延胡索10g，炙

乳、没各5g，广木香5g；头昏头疼，胸闷烦躁偏甚者，加入钩藤15g，炒丹皮10g。

[按] 本方系我们临床验方。来源于《医宗金鉴·妇科心法》之琥珀散。原为治疗较严重的血瘀性痛经，临床观察大多为膜样性痛经。所以命名为“脱膜散”者，缘由本方有加速子宫内膜剥脱的作用。子宫内膜从子宫内壁剥脱，必然要加强子宫肌肉的收缩。强烈性的收缩，可以导致疼痛，剥脱时间延长，收缩性疼痛亦将延长，由于剥脱引起的出血亦将增多，因此，加速子宫内膜的脱落和化解，是行经期的主要治法。但是寻找这一治法下的理想方药，颇费周折。我们先用王清任五张逐瘀汤施治，桃仁、红花、牛膝、当归、赤芍、川芎，虽是活血化瘀的常用药，用于本病效果不著，而出血增多。使用虫类药，顾虑太多，偶然间加用三棱、莪术后，疼痛有所减轻，血块较少较小，出血未见增多。考中药专书，棱、莪乃逐瘀之峻品，有消癥散结、攻坚逐瘀之能，而膜样血瘀，我们认为：道深途远，由脂膜、痰湿、血瘀所凝结而成，非峻品逐瘀，温经助阳，不足以直捣窠臼。攻泻而祛之。笔者对此深有体会，曾治一例膜性痛经伴出血量多，以往一直用止痛止血药，效果并不理想，反而经期延长。笔者在仔细诊治后，大胆运用逐瘀脱膜汤加减（方药附后），疼痛减轻，经量亦有所减少，一周即净。隔月经行，找他医治疗，认为经量过多，非棱、莪所宜，遂去之，加入止血之品，服药后经行10天始净，可见瘀结较深，非棱、莪攻逐不可。五灵脂化瘀止血，乃失笑散之主药。并有止痛之功，故用之以助棱、莪化瘀，且能防其出血增多也。膜样血瘀，涉及痰湿脂膜，其根本原因还在于肾阳不足，或阳气虚弱，阳虚气弱，则气化不利，《景岳全书·命门余义》中说：“五脏之阳气，非此（指肾阳命门）不能发。”子宫冲任隶属于肾，阳气不发，则气血不利，运行不畅、血与痰湿等凝结成瘀膜，阻于子宫内，故方用肉桂者，有深意也。肉桂既有温经助阳的扶正作用以治其本，又有活血散结的祛邪作用以治其标，统率棱、莪以化瘀脱膜，四味药组合成方，确是治疗膜样痛经的有效方药。临床具体运用：如腰酸明显者，加入川断10g，杜仲10g，紫石英（先煎）10g，必要时，可加入制附片6～9g。川桂枝6～9g，加强温阳补肾的作用，以促进子宫内膜之化解和脱落；神疲乏力，小腹作坠，大便或溏者，加入白术10g，黄芪15，党参15g，煨木香6g。以健脾益气，温运中阳，亦有助于子宫收缩。排除膜样血瘀；腹痛剧烈，甚则昏厥者，加入延胡索10g，炙乳、没各6g，景天三七10g，以增强化瘀止痛之力；经量过多。头昏心慌者，加入蒲黄炭（包煎）6g，血竭粉、参三七粉各6g分吞，以增强固经止血的作用；胸闷烦躁，舌苔黄腻，脉象弦滑者，加入制苍术10g，炒丹皮10g，钩藤15g，金铃子9g，薏苡仁15g，以清除肝经湿热以利于瘀浊之化；若烦热口渴。大便干燥者。可加枳壳10g，大黄（后下）6g，以增强逐瘀脱膜的功能，达到迅速缓解病情之目的。

方九 逐瘀脱膜汤

［组成］肉桂后下，3～5g，五灵脂、三棱、莪术、炒当归、赤白芍各10g，益母草15～30g，广木香6g，延胡索12g，川续断15g，或加蒲黄6g，三七粉6g，炒枳壳6～9g。

水煎分服。功效、主治同上。

方十 补阳消瘀汤（临床经验方）

［组成］当归、赤白芍、怀山药、丹皮、茯苓、川断、菟丝子、鹿角片各10g，石见

穿10g，五灵脂9g，生山楂10g。

［服法］水煎分服，每日1剂。

［功效］补肾助阳，化瘀消癥。

［主治］阳虚性子宫内膜异位症，包括巧克力囊肿、子宫肌腺瘤等疾病。

［禁忌］阴虚火旺、肝火湿热偏甚者忌。

［方解］方中主要运用两部分药物。第一部分是方中的主药，着重养血补肾，故取用归、芍、怀山药、川断、菟丝子、鹿角片等，以提高肾阳的水平，阳旺则血脉流通，并能融解内膜样瘀血，是治疗子宫内膜异位症的主要部分；第二部分是活血化瘀，消散癥瘕，如赤芍、五灵脂、石见穿、生山楂等。为方中的次要药物。并可根据症状的变化而加减运用之。

［运用］阳虚瘀血型痛经。可见经行不畅，经量偏少，色紫暗，夹有小血块；或行经量多，色紫红有小血块，或夹腐肉状血块，小腹疼痛剧烈，或呈胀坠状疼痛，甚则恶心呕吐，四肢厥冷，面色苍白，舌质暗紫或有瘀点，脉象细弦。妇科检查：发现有痛性结节病灶，或伴巧克力囊肿。或伴子宫肌腺瘤等，均可应用本方。

［加减］疼痛剧烈者，可加蜈蚣粉1.5g合全蝎粉1.5g吞服。血量过多者，可加参三七粉1.5g吞服。小腹冷痛，经前白带偏多者，可加肉桂3g（后下），艾叶9g，甚则可加制附片6g；经前黄带多，少腹针刺样疼痛者，可加红藤、败酱草各15g，延胡索10g，苡仁20g。

［按］我们在临床上，曾经藉助基础体温（下称BBT）测定观察补阳消癥汤治疗子宫内膜异位症33例的疗效，在《中医临床妇科学》一书中已有详细记载，兹摘要以明之。

(1) 首先要明确诊断。一般早期诊断，有时尚有困难，我们从两个方面入手。一是测量BBT低温相，特别是行经期低温相偏高，或BBT高温相偏低、偏短不稳定，及血查子宫内膜抗体呈阳性反应者；二是从临床症状入手，凡不明原因之痛经，且呈进行性加剧，大多伴有胀坠者。具备这两点基本上可诊断之。

(2) 补阳消瘀汤方的意义，正源于BBT高温相偏低、偏短、不稳定的变化，说明阳长不及，与西医学所谓黄体功能不健有关。因此，通过提高阳气，以维持BBT高温相水平，消散内膜异位症，因而我们仿景岳毓麟之意，取用养血补肾助阳药物为主。同时又考虑到久瘀之子宫内膜异位症，依赖助阳补肾，尚恐不足以消散，故加入化瘀消癥之品。实践中发现补阳与消癥在病人体内有一定的矛盾性。故选用消癥药物，不能影响补阳的功效，应在补阳前提下消癥，故选用功效较轻的消癥药物。

(3) 关于补肾助阳药物的选择性。本方的补肾助阳药是川断、菟丝子、鹿角片，我们认为是合适的，如能加入紫石英、紫河车，则效果较好。但补肾者，必须阴中求阳，故怀山药、熟地也当随证加入，似保证阳长水平的稳定性。此外，子宫内膜异位症常表现有下坠性，认为黄芪也是助阳益气的要药，可视症情而加入之。

（摘自夏桂成《实用妇科方剂学》）

方十一 加味失笑散（临床经验方）

［组成］炒当归、赤芍、白芍、制香附、五灵脂各10g，蒲黄包煎，6～10g。茜草10～30g，大、小蓟各12g，益母草15～30g。

［服法］水煎分服，每日1剂。

［功效］化瘀止血。

［主治］月经过多、崩漏、产后恶露不绝等病证属于血瘀者。

［禁忌］气虚血热无血瘀之出血病证者忌。

［方解］本方以失笑散为基本，失笑散原为治疗诸痛证而设。痛者，瘀阻不通，血行不畅，不通则痛，失笑散是化瘀止痛的方剂，但用于出血病证，则需在五灵脂、蒲黄化瘀止痛、化中有止之外，加入炒当归、赤白芍、茜草、大蓟、小蓟、益母草，化瘀止血之力更强。且诸药平和，寒温适宜，合用则祛瘀结之污血，固离经之好血，用之有效，故为临床常用方。

［运用］

（1）血瘀性月经过多、经期延长、崩漏、产后恶露不绝、赤带等病证。可见月经周期失调，或前或后，先后不一，行经或量多，呈阵发性出血，色紫红，有较大血块；或行经量少，淋沥不畅，色紫黑，有血块，伴小腹胀痛，脘腹痞窒，胸闷烦躁，口干不欲饮，脉象弦细，舌质紫红或边有瘀点，苔黄白根部较腻。

（2）血瘀性痛经、慢性盆腔炎等病证。可见经行量或多或少。色紫红，有血块，小腹或少腹胀痛，或则经间排卵期少腹胀痛，腰酸，胸闷，烦躁少寐，口渴不欲饮，脉弦，舌质紫红或舌边有紫瘀点。运用本方，需加入广木香6g，延胡索10g，丹皮、山楂各9g。

［按］ 失笑散系《苏沈良方》所载，原是治疗诸种疼痛的验方。吴子宣在《古今名医方论》中说："经云心主血，脾统血，肝藏血，故产后瘀血停滞，三经皆受其病，以致心腹疼痛，恶寒发热，神迷眩晕，胸膈满闷，凡兹者，由寒凝不消散，气滞不流行，恶露停留，小腹结痛，迷闷欲绝，非纯用甘温破血行血之剂，不能攻逐荡平也。是方用灵脂之甘温走肝，生用则行血；蒲黄甘平入肝，生用则破血，佐酒煎以行其力，庶可直抉厥阴之滞，而有其推陈致新之功。甘不伤脾，辛能通瘀，不觉诸证悉除，直可以一笑而置之矣。"但亦有一说，瘀阻心包络，喜笑不已，服此病愈，喜笑立失，故名失笑散。本方在前人的记述中，又名"断弓弦散"，为祛瘀止痛的代表方。《苏沈良方》应用本方治"小肠气"并谓"疗妇人血气尤验"。《太平惠民和剂局方》用本方治疗"产后心腹痛欲死，百药不效，服此顿愈"。用此方治疗月经过多、崩漏等出血病证者，原因在于这类出血疾病，典型的与不典型的血瘀证型均多，失笑散不仅化瘀，而且有止血的作用，以往曾有五灵脂、蒲黄"生用化瘀，炒则止血"之说，故生炒合用，既能化瘀，又可止血；今加入茜草、大小蓟、益母草、归、芍等，化瘀止血，力量更强，为临床所常用。近年来，不仅用于产后腹痛、胃脘痛、心气痛诸病证，而且扩及到月经病、崩漏、于宫外孕、冠心病所致心绞痛等等，扩大了失笑散的使用范围。

方十二 四草汤（临床经验方）

［组成］马鞭草15～30g，鹿衔草30g，茜草、益母草各15～30g。

［服法］水煎分服，每日1剂。

［功效］清热利湿，化瘀止血。

［主治］围绝经期崩漏、月经过多、经期延长等属于血热夹血瘀的病证。

［禁忌］阴虚血热。脾弱气虚之出血病者不宜。孕期出血，虽有瘀热者，亦当慎用。

［方解］马鞭草有清热利湿、化瘀止血的作用明显，鹿衔草经我们反复使用，具有清热止血，祛风湿的作用，茜草生用则化瘀通经，炒则化瘀止血，益母草化瘀生新，有收缩子宫的作用，四药合用，清热利湿，化瘀止血，血热或湿热与血瘀相兼之出血病证，用之有验。

［运用］

（1）血热夹瘀之月经过多，经期延长，崩漏、产后恶露不绝等病证。可见月经先期，或后期，或闭经，行经量多，呈阵发性，色红有大血块；或淋沥不净，色紫红，有小血块，并伴有胸闷烦躁，内热口渴，便艰尿黄，脉象弦数，舌质偏红，苔黄腻等。如出血过多者，加入大小蓟10～30g，大黄炭6g，三七粉1.5g（吞服）；如出血过少，淋沥不畅者，加入炒当归、赤芍、泽兰叶各10g。

（2）盆腔炎偏于血瘀性质。可见赤带，或经漏，腰酸，小腹或少腹作痛，头昏烦热，或有低热，尿黄偏少，脉弦舌红。应用本方时，需加入炒当归、赤白芍各10g，败酱草15～30g，五灵脂9g，薏苡仁30g为佳。

［按］ 四草汤是我们治疗围绝经期出血病证的常用方药。但必须是血热或湿热夹血瘀的病证，始为得当。根据我们的体会，出血病证，容易引起体内外的变化，体内由于阴血亏耗。君相之火易动，出现血热病变，围绝经期尤为多见，致使出血延续，体外湿邪或湿热之邪乘虚入侵，形成湿热性感染。本方清热利湿，化瘀止血，故为出血病的常用方。考方中马鞭草、鹿衔草用量颇重，为本方之主药。马鞭草具有清热、利水、化瘀三大作用，为抗感染的要药，用于较长期出血病证中很有必要。鹿衔草根据古籍记载，谓其温补而祛风湿，二鹿汤是温肾助阳、增强性欲的方药，其中仅鹿茸、鹿衔草两药而已。但根据我们临床反复使用，曾经一度以单味药观察，证实其有清肝止血的作用。20世纪60年代，我们曾以鹿衔草一味，作为中药避孕药观察，结果发现本药的避孕作用不明显，但有一定止血作用以及祛湿的作用，上海制药厂曾将本药单味制成注射剂，他们认为本药有清热消炎的广谱抗菌作用。所以我们今天将其作为清热止血药是有一定道理的。茜草、益母草俱有化瘀调经的作用，一般用于血崩者。茜草以炒炭为好，可以达到止血的目的，如用于经漏者，两草以生为好，有利于化瘀通经，瘀化血宁。益母草化瘀缩宫，有利于止血，但如围绝经期，子宫扩大质硬者，不宜于收缩止血，应去益母草，加入失笑散较好。在临床应用中，我们常将本方合前述加味失笑散用之，化瘀止血疗效更佳。

方十三　五味调经散（临床经验方）

［组成］丹参、赤芍、五灵脂各10～15g，艾叶6～10g，益母草15～30g。

［服法］水煎分服。每日1剂，经前1天服，至经净即停。

［功效］活血化瘀，调理月经。

［主治］月经不调、行经量少不畅、痛经、经期延长等。

［禁忌］气虚血热性出血较多者忌。

［方解］本方是活血化瘀的轻剂，故为调经的常用方药。方中丹参、赤芍活血化瘀，是调经的主要药物。丹参原本是用当归，因经行期间，大便易溏，故以丹参易当归。五灵脂、益母草化瘀止痛，调经而不致过多出血；艾叶性温暖宫，经血得温则行。五味药相合，具有活血调经的较好作用。

［运用］

（1）月经不调、经行量少、行经不畅、经期延长、痛经等病证。可见月经周期或前或后，前后不一，经量偏少，色紫红，有小血块，小腹胀痛，胸闷烦躁，舌质紫暗，苔黄白根腻，脉象细弦等。

（2）月经过多属于血瘀病证。可见月经后期，行经量多，阵发性，色紫红，有较大血块，小腹胀痛，胸闷脘痞，舌质紫红有瘀点，脉象细弦。应用本方需加入炒蒲黄，茜草炭，大小蓟等品，效果较好。

［按］五味调经散，是临床上常用的调经方药。本方之丹参，原来是当归，但在使用过程中发现当归对便溏者不宜。而常有行经期间便溏者，故以丹参易当归。以免去当归润肠通便的弊端。如果患者大便偏干者，仍以当归为合适。五灵脂、益母草化瘀止痛，调理经血，化中有止，止中偏化。调经而不耗血，祛瘀而能生新，为调经之上品。艾叶性温，暖宫调经，经血得温则行，温行子宫之经血。故需加此，如有血热者，可去艾叶，加入丹皮即可。我们体会五味调经散，仅仅是调理经血。而月经不调，经血不畅，常常与肝郁、脾虚、肾虚、血瘀等丸合五味调经散；肝郁气滞的，四制香附丸合五味调经散；脾虚便溏的，香砂六君子汤合五味调经散；脾虚湿阻的，香砂枳术丸合五味调经散；肾阳偏虚，经血不畅的，《金匮》温经汤合五味调经散；肾阴偏虚。经行量较多的，二至地黄丸（汤）合五味调经散；血瘀导致月经过多的，四草汤合五味调经散；血瘀导致月经过少的，血府逐瘀汤合五味调经散。总之，本方单用或合用，均需在辨证前提下应用，但如月经过多，无血瘀症状者，应慎用或禁用，避免因服此药而致月经更多之祸害。

方十四　痛经汤（临床经验方）

［组成］钩藤15g，丹皮，炒当归，赤芍，五灵脂各10g，肉桂后15g，广木香6g，延胡索12g，川续断、杜仲各10g，莪术9g，益母草15g。

［服法］水煎分服，每日1剂，经前经期服。

［功效］活血化瘀温经止痛。

［主治］原发性痛经、膜样性痛经、子宫内膜异位性痛经等。

［禁忌］阴血不足，火热偏甚所致疼痛者不宜。

［方解］方中钩藤、丹皮清心肝而宁神魂，因为疼痛者，必与心肝神魂有关，镇静安宁，乃止痛的前提；当归、赤芍、五灵脂、茯术、益母草，活血化瘀，调经止痛，且气血畅达，通则不痛；肉桂、川续断、杜仲，补肾暖宫，温阳调血，不仅有推动子宫气血运行的作用，而且阳气温煦，又有融解血瘀的功能；延胡索、五灵脂亦有化瘀调经的

作用，但止痛尤佳，故诸药组合，治疗痛经有效。

［运用］

（1）血瘀性痛经、膜样性痛经等。可见经行量少，或经行量多，色紫红，有大血块，或夹有烂肉样血块，小腹疼痛剧烈，胸闷烦躁，腰酸头痛，脉象细弦，舌质紫红等。

（2）盆腔炎性包块、卵巢囊肿、子宫肌瘤等。可见经行量少或量多，色紫黑，有血块，少腹作痛，腹中包块，脉象细弦或细涩，舌质紫红或有瘀点。本方应用时需加入炙土鳖虫、石见穿等消症之品。

［按］ 痛经汤原是我们临床常用的验方。方药组合拄饤以下几个特点。①偏温。痛经不通而痛，因此，活血化瘀通则不痛，欲要其通，必须偏温，所谓“血得热则行”。行则气血通畅，所以本方偏温，仁非为寒湿而用，是为血瘀不通而设。②镇静。疼痛与心肝关系极大。“诸痛疮疡，皆属于心”，“脉弦三痛”，心肝为阴中之阳脏，藏神魂，内寄君相之火，紧张、恐惧、烦、怒，君相火动，脉络不通，疼痛必作，镇静心肝，君相火宁，脉络调和，疼痛缓解。③止痛。疼痛者，特别是剧痛者，首先在于止痛，一痛是治疗痛经的主要所在。所谓“急则治标”，就是指止痛而言。本方中的延胡索、五灵脂，就是止痛而用。④止痉。疼痛剧烈者。必致痉厥，现代妇产科学认为，痛经剧烈者，乃子宫呈痉挛性收缩所致，因此缓解痉挛，方能达到真正止痛的目的，故方中钩藤、芍药、当归、延胡索有一定的止痉作用，如病情需要。加入全蝎、葛根、青枫藤等，则止痉的作用更好，自然缓解疼痛也更理想。

【精选验案】

案1　急性盆腔炎

赵姓女，45岁，干部。

病历摘要：小腹疼痛、发热、带下黄稠量多已2天，初次月经15岁，经期7天，周期30～35日，量中等，色红有小血块，无痛经史。25岁结婚，经期绝育20年，有胃痛史，病名不详，平素尿频，偶有失禁。体温38.9°C，急性病容，形体肥胖，下腹压痛拒按，反跳痛（+），肠鸣音减弱。妇科检查：阴道穹隆明显触痛，宫颈摆痛，宫体中位压痛，欠活动，左侧附件片状增厚，右侧（-），血白细胞22.5×10^9/L，中性0.83，大便脓细胞（++），白带常规脓细胞（+）。

患者发病前外出，涉水受凉，自感不适，发热恶寒，下腹部疼痛，腹泻2次。后去厂医务室治疗，给予“四环素”，口服无效。发病后发热腹痛加剧，泄泻3次，大便黄臭，带下稠量多，伴见头痛汗出，发声不扬，口苦喜饮，舌质红，苔色黄腻中厚，脉象弦数。

诊治经过：初诊时病况见上述，治当予以清热燥湿，化瘀止痛法，方取红藤败酱散加减。

药用：红藤、败酱草各30g，虎杖15g，蒲公英15g，黄连3g，广木香9g，泽泻10g，薏苡仁30g，炙乳、没各5g，制苍术10g。

服药7剂后，月经来潮，经量较多，色紫红，有小血块，腹痛发热减轻，但肺气不宣，发声不利，舌苔依然黄腻，但已较薄，脉象弦数，转予进退黄连汤合泽兰叶汤治之。

药用：红藤30g，黄连3g，制苍术10g，广木香9g，薏苡仁30g，泽兰叶12g，丹皮10g，赤芍、五灵脂各10g，桔梗9g，生甘草5g，益母草15g，茯苓12g。

药服5剂，月经已净，腹痛大减，发热已解，T：36.8°C，泄泻亦愈，带下转少，色仍微黄，发声为常，舌质淡红，苔薄黄腻，脉象细弦，血查白细胞$9.2\times10^9/L$，中性粒细胞0.72，用红藤败酱散加减。

药用：红藤、败酱草各20g，黄芩9g，广木香9g，炒川楝子10g，薏苡仁20g，泽泻10g，赤芍10g，山楂10g，茯苓12g。

再服5剂，盆腔炎病证基本告愈，腹痛未见，带下正常，妇科检查：宫体轻度压痛，余无异常，血查白细胞$7.5\times10^9/L$，中性0.63，白带常规脓球（-），惟感小腹胀坠，大便偏软，有时偏溏，神疲乏力，纳差，素体脾胃不足，故转从健脾燥湿，升阳理气法治之。方用补中益气汤加减。

药用：黄芪、党参各12g，炒白术、茯苓、炒白扁豆各10g，炙升麻、广木香各6g，陈皮5g，炒薏苡仁15g，红藤15g，焦山楂10g，再服5剂，病遂告痊。

病案分析：患者下腹疼痛，发热，其病变部位在子宫。子宫又名为胞宫，或血室。所以盆腔炎在前人的论述中，归属于热入血室。且本病的特点是与大便溏泄有关，大便之所以溏泄就在于湿热。湿热侵犯脾胃，再由脾胃入侵血室，此种热入血室者，系湿热之邪入侵血室。湿热之邪，与热毒不同，湿性黏滞，传变较慢，而且由脾胃入侵血室，所以大便溏稀。而大便之溏稀，在一定程度上亦有排泄热邪的作用。而且湿热之邪入侵血室后，与经血相搏结，固然一方面得经行、产后之虚而入侵，但又可凭借经行而排除，所以湿热之邪与经血相搏结者，得月经畅行而排出，从而亦得经行而缓解病证，故是证之所以能较快康复，不仅得力于正确的药物治疗，亦得力于经行之顺利。之所以有湿热之邪为患者，亦与本体的脾肾不足有关。脾胃者，亦包括大肠与肺在内，因为脾胃虚弱后所形成的湿热，亦必影响到大肠，大肠之湿热，亦可传之于肺，肺与大肠相表里，故见肺气郁闭，声门不利，发声不扬，也是此病的特点。正是由于本病的特点，故在治疗上，首先应用红藤败酱散加减，此乃一般盆腔炎所治疗的常规处方，效果并不理想，所以服药后反引起大便溏泄，继则经行，不得不转用黄连汤合泽兰叶汤。黄连汤来之《伤寒论》，是治疗湿热病的主要方剂，故用此方而获效。在善后巩固期内，用补中益气汤竟全功。

[按] 盆腔炎在中医学的范畴中，散见于“癥瘕”、“痛经”、“带下”、‘热入血室”等有关病证中。一般急性盆腔炎均为热毒所致，所以变化多，而且可出现危证，其辨治可从温病的卫气营血着手。在治疗上也以清热解毒、行气活血为法。也有的从和解撤邪，逐瘀泄热的方法入手。已故老院长邹云翔在介绍自己学术经验时说，曾经治验一例“热入血室”后期，瘀热内结，昼则明了，夜则谵语，用桃核承气汤而获效，颇有启迪。

案2　脾肾不足，湿热内阻（慢性盆腔炎）

何姓女，35岁，职员。

病历摘要：小腹疼痛1年余，患者于1年前行人流术，半月后小腹疼痛伴发热，带下色黄如脓，量多气臭，持续至今反复发作。

初次月经14岁，经期3~5天，间隔23~30日，量偏少，色红，有小血块，或有痛经，25岁结婚。妇科检查：外阴已产式，阴道通畅，较多脓性分泌物，宫颈轻度炎症，举痛，宫体后位略大，质中压痛，活动差，附件右侧增厚压痛，左侧可触及乒乓球大小囊性包块，触痛明显，住院治疗后热退，左侧附件包块消失，脓性带下已少，因劳累后又发作疼痛，反复不已。

现症：少腹隐痛，有时坠胀，劳累后加剧，腰膝酸软，面色晦暗，形体消瘦，大便不实，月经先期，经量偏少，色暗红，有小血块，经行第一天腹痛有所加剧，纳食较差，大便有时欠实，脉象弦细，舌质红，苔黄白腻等。

诊治经过：就诊时适值经间排卵期，依据症状，系属脾肾不足，湿热内阻，予以补肾健脾，调理气血为主，佐以清利，方药选用补肾促排卵汤加减。

药用：丹参、赤白芍、山药、丹皮、茯苓各10g，山萸肉6g，紫石英10g，先煎，五灵脂12g，败酱草15g，薏苡仁20g，广木香9g。

5剂药后。基础体温上升后，按经前期论治，补肾助阳，疏肝清利为法，上方去山萸肉，加入钩藤15g，制香附9g。至行经期，转用疏肝调经法，方取越鞠二陈汤合五味调经散加减。

药用：制苍术、制香附、炒丹皮、山楂各10g，丹参、赤芍、泽兰叶、五灵脂、马鞭草各12g，茯苓10g，薏苡仁15g。药服3~5剂，经净后再予经后期常用方滋肾生肝饮合红藤败酱散。

药用：丹参、赤白芍、山药各10g，山萸肉6g，丹皮、茯苓、川断、寄生各10g，炒柴胡5g，红藤、败酱草各15g，广木香6g，薏苡仁20g。

如患者大便溏泄者，从木香六君汤加减，前后按月经周期阶段特点进行调治，即是用调周法调治慢性盆腔炎，前后调治5个月经周期，患者恢复健康，精力充沛，面色红润。妇科检查，宫体正常，双侧附件未扪及异常。事实证明，慢性盆腔炎已痊愈。

病案分析：慢性盆腔炎与急性盆腔炎不同，急性盆腔炎在于热毒、湿热、气滞、血瘀等病变，而慢性盆腔炎主要在血瘀气滞，或者兼夹湿热。是证从急性的炎症，即由湿热、热毒演变成瘀滞，但此种瘀滞，是由残余的湿浊、余瘀形成的，表面上看起来是实证病变，但本质上是以虚为主，是脾肾不足，正气虚弱，以致瘀浊内阻。因此，最终我们通过补肾调周法的系统治疗获得显效。

［按］ 慢性盆腔炎临床上颇为常见，隶属于“痛经”、“癥瘕”、“带下”、“不孕”等病证中，尤与不孕症的关系最大。一般认为慢性盆腔炎主要与气滞血瘀有关，因此治疗均从理气解郁，和络止痛入手，同时佐以清利湿热的方法。

（摘自夏桂成《中医妇科理论与实践》）

门成福

（从肾治疗，二步调经，疑难杂症）

【医家简介】

参见第144页。

【主要学术思想和主张】

参见第145页。

【医论医话】

体会

子宫肌瘤和输卵管不通，治疗时着重活血化瘀，根据其临床表现，灵活加减，同时桂枝、桃仁用量宜大（桂枝6～15g，桃仁9～18，赤芍9～15）。具体加减如下：①青壮年，病程较短者，可加三棱、莪术、刘寄奴、土鳖虫、卷柏、红花及丹参，以加强其活血化瘀之功。对年高体衰或病久虚弱的患者，可先补后攻，或补功兼使，但用量宜小。可酌加黄芪、党参、白术以扶助正气，或本方与参芪四物汤交替服用。②月经期应减少活血化瘀药服用量，配合当归补血汤；若月经量多可加乌贼骨、茜根、黑荆芥、仙鹤草等止血之品，月经量少或错后者，桃仁、赤芍用量加大。③若患者阴道出血不止（气血双虚者），应先用参芪四物汤加炒红花、茜草、益母草、乌贼骨、芡实以塞其流，然后服桂枝茯苓丸巩固。④纳差或食欲欠佳者，加焦三仙、木香、陈皮、山药；脘腹胀痛加枳壳、砂仁、青皮、香附；大便干结加大黄、番泻叶等。

卵巢囊肿主输卵管积水，临床多见下腹部疼痛，包块、带下量多或久不怀孕。其病因多由瘀血和水湿凝聚，阻塞胞络，结而不散所致，运用本方时，将方中白芍改为赤芍，茯苓改为茯苓皮，用量宜大（约25～45g）桂枝量应小（不超过9g）；加大腹皮、车前子、泽泻、猪苓、牵牛子、薏苡仁等大量利水祛湿之品。具体加减：①体质壮者，可酌加丹参、红花、益母草、川芎等。②若小腹痛甚发凉者加延胡索、小茴香、肉桂、乳香、没药、乌药。③伴腰酸腿软耳鸣加川断、菟丝子、桑寄生、杜仲、首乌、熟地等。④白带量多时可合用完带汤（陈皮、白术、苍术、党参、车前子、薏苡仁、甘草、柴胡、山药、荆芥穗、白芍）或易黄汤（银杏、黄柏、山药、芡实、车前子）。

（摘自《门成福妇科经验精选》）

【验方效方】

桂枝茯苓丸

［组成］桂枝，茯苓，丹皮，桃仁，赤芍。

［主治］宫外孕、输卵管积水、子宫肌瘤、卵巢囊肿、子宫内膜炎、子宫内膜异位症、崩漏、痛经、围绝经期综合征、多囊卵巢、慢性盆腔炎、功能性子宫出血、月经不

调、附件炎、乳腺增生、产后腹痛、胎死腹中、恶露不尽、闭经、上环后腹痛、乳房结块、不孕症等。

［功效］活血化瘀，缓消癥结。改善微循环，增强巨噬细胞吞噬功能，抑制慢性增生性炎症，抑制纤维结缔组织增生。

（摘自《门成福妇科经验精选》）

【精选验案】

案1 瘀阻胞宫，新血不得归经

赵某，女，35岁。

主诉：月经量多，延长半年。现病史：半年来月经量多，偶有血块，延长至10余天方净。经B超证实为子宫黏膜下有一9mm×10mm的子宫肌瘤。前医曾劝其手术摘除，因害怕手术而转求中医。现月经带块，量偏多，有心慌头晕口干等不适，平素带下不多，大便偏干，舌质红，苔薄白，脉细数。

分析：月经量多、延长与黏膜下肌瘤密切相关。

辨证：瘀阻胞宫，新血不得归经。

治则：活血化瘀，软坚散结。

方药：桂枝茯苓丸加味。

桂枝15g，茯苓15g，丹皮12g，赤芍15g，桃仁15g，丹参25g，甲珠10g，皂刺25g，三棱15g，莪术15g，卷柏15g，刘寄奴15g，贼骨15g，茜草15g，黑荆芥6g，黄芪25g，麦冬25g。

7剂，水煎服，日1剂。

二诊：服上药2剂后月经停止，除大便偏于外无明显不适。舌淡。苔薄白，脉细。考虑痼疾为患，需缓之图之，仍以桂枝茯苓丸加味。

上方去乌贼骨、黑荆芥，加首乌25g，10剂。

三诊：服药后无明显不适，大便不干，心情舒畅，舌淡，苔薄白，脉细。拟上方加乳没6g以加强消瘀之力。10剂。

四诊：来诊时诉服药后月经提前2天，现第6天，量已不多，色较前为鲜，偶有心烦，腰痛，余无不适。舌淡，苔薄白，脉细。月经提前，可能与活血化瘀药物有关，提前2天不作病论，拟上方加焦栀子6g，川续断25g，口渴不明显，则去麦冬，10剂。

五诊：适逢单位体检，B超报告为黏膜下有一黄豆大小肌瘤，较前次B超，则有所缩小。加之前次月经7天干净。信心大增，仍以上方为主，略作调整。

桂枝15g，茯苓15g，丹皮12g，赤芍15g，桃仁15g，丹参25g，甲珠10g，皂刺25g，三棱15g，莪术15g，卷柏15g，刘寄奴15g，茜草15g，黄芪25g。

六诊：本次来诊时月经已过，述持续6天，量中等，无明显不适，要求服丸药，遂以上方6剂为末，每日10g冲服。

3月后再次见面，说月经正常，肌瘤已消失。

［按］本例患者的子宫肌瘤生于子宫黏膜下，因而出现了月经量多和经期延长的特点。根据临床统计，黏膜下肌瘤引起月经异常的概率占100%，而肌壁间和浆膜下的肌

瘤引起月经异常发生率分别为70%和30%。黏膜下肌瘤的治疗临床上是很棘手的。一方面，肌瘤需要活血化瘀消癥，而这些药物又往往引起出血难以控制，甚至增加出血量。因而在治疗方面既要有桂枝茯苓丸消癥，又要选茜根、乌贼骨、黄芪、炒杜仲等药物益气补肾收涩，两者配合，相得益彰，则血可止，瘤可去。另外对本病的治疗，要有耐心，不能看一时的情况而自行停药，当然若瘤体大出血不易控制，手术也是要考虑的。

案2　血瘀冲任不调

郑某，女，25岁。

自15岁初潮至现今婚后3年，月经后错2～6个月不等。去年以不孕就诊时，被诊断为多囊卵巢综合征。经服调经中药及克罗米酚、黄体酮等仍不受孕而来诊。观其体格偏瘦，全身毛发较密，平素月经量中等，无血块，偶有痛经及经行乳房胀痛等，带下不多，饮食二便均正常。现月经2月余未潮，无明显不适，唯心中稍烦，舌淡，苔薄白，脉略弦数。

辨证：血瘀冲任不调。

治则：调经化瘀，调补冲任。

方药：桂枝茯苓丸加味。

桂枝15g，茯苓15g，丹皮12g，赤芍15g，桃仁15g，丹参25g，穿山甲10g，皂刺25g，三棱15g，莪术15g，卷柏15g，刘寄奴15g，贼骨15g，菟丝子25g，炒杜仲15g，柴胡6g。

二诊：服上药10剂后，无明显不适，大便偏干，自觉白带较前增多，舌淡，苔薄白，脉仍略弦数。考虑月经近3个月未来潮，适当予以调经。

桂枝15g，茯苓15g，丹皮12g，赤芍15g，桃仁15g，丹参25g，穿山甲10g，皂刺25g，三棱15g，莪术15g，红花15g，当归25g，炒枳壳15g，川牛膝15g，菟丝子25g，杜仲15g，大黄10g，益母草25g。

三诊：服上药7剂后，自觉腹痛坠胀不适，白带量多，大便不干，略溏。拟上方加香附15g，三棱、莪术改为各25g。继服7剂。

嘱其畅情志，勿进生冷之品。

四诊：述上药服至5剂时，月经来潮，量较前稍多，有小血块，无不适，现值月经第3天，舌淡，苔薄白，脉滑。考虑月经既来潮，易方如下：

桂枝15g，茯苓15g，丹皮12g，赤芍15g，桃仁15g，丹参25g，穿山甲10g，三棱15g，莪术15g，菟丝子25g，炒杜仲15g，枸杞子15g，首乌25g，淫羊藿25g，香附15g，川牛膝12g，皂刺25g。10剂。水煎服，日1剂。

同时嘱咐患者，注意观察带下情况，看有无透明拉丝状白带出现，在月经第10天以后隔日用排卵试纸测晨尿1次，察看排卵情况，一旦排卵良好，抓住时机，争取早日怀孕。

五诊：来诊时诉说现月经已第15天时，B超监测：显示左侧卵泡9mm×10mm；隔天显示为：13mm×15mm；第21天为16mm×17mm，22天为18mm×19mm，23天下午测已无。并在22天，23天时连续2次同房。现已月经第26天，带下透明状，腰部发酸，自己亦话能否怀孕，舌淡，苔薄白，脉滑弦，拟上方去连翘25g，加陈皮15g。下星期单位派其去西安学习，在家仅剩 1 周时间，嘱 7 剂。

病人后来在西安学习期间出现恶心择食等不适。在当地医院被证实为妊娠。

［按］中医无多囊卵巢综合征的病名，根据其月经稀发甚至闭经，多毛，体态肥胖等症状，与“月经后期”、“闭经”、“不孕”、“癥瘕”等病的某些表现有相似之处。多数病人在婚后数年不孕而在对不孕诊治中发现本病。表现为无排卵或排卵不良，对这一解释的多数认为是卵巢表面包膜增厚，多个囊状卵泡堆积于卵泡皮质下，从而阻碍卵子排出，造成不孕。根据这一理论，可认为是中医的癥瘕；在活血消癥的同时，予以补肾调经，部分患者效果还是相当满意的。

本例患者来诊时并无肥胖之躯，亦无体虚乏力多痰等脾肾阳虚，痰湿阻滞的表现，单纯以月经后错、不孕，等就诊。故治疗时并没有应用常规的健脾补肾、化痰除湿方法，而是以桂枝茯苓丸加补肾药，一方面调其经，同时诱发排卵，由于方证合拍，短短 2 月竟怀孕，确属不易。

（摘自《门成福妇科经验精选》）

郭志强

（中西结合，男女同治，内外兼顾）

【医家简介】

参见第 148 页。

【主要学术思想和主张】

参见第 149 页。

【医论医话】

1. 盆腔炎的概念范畴

盆腔炎是女性盆腔生殖器炎症的总称。包括子宫内膜炎、子宫体炎、输卵管炎、卵巢炎、宫旁结缔组织炎及盆腔腹膜炎。临床发病率较高。是妇科常见病之一。约占门诊病人的 1/4 ~ 1/3 之多。盆腔炎的病变虽局限于盆腔部位，但常伴有程度不同的全身症状。严重者可影响妇女的正常生活、工作及夫妻生活，继发其他疾病，甚至危及妇人的性命。

2. 黄体功能不健

黄体功能不健者，临床辨证以脾肾阳虚者居多。脾肾阳气不足，不能温煦胞宫，胞宫生化失调，冲任不固而经血先期而至；胞宫失于温煦，气血生化不及则月经后期而行以及经前滴沥下血；脾肾阳虚，胞宫胞脉失养，阳虚生内寒，故经行多块，导致经行腹痛。此类患者只需温补脾肾，暖宫祛寒，不用活血化瘀之品，经行不再夹大块内膜组织，疼痛亦不再复。诚如《景岳全书妇人规》所说：“调经之要，贵在补脾胃以资血之源，养肾气以安血之室，知斯二乾，则尽善矣。”

（摘自《郭志强妇科精华》）

【精选验案】

1. 乳腺增生

肝郁脾陷，乳房痛阻

刘某，女，23岁，哈尔滨人，保育员。

初诊（1983年6月10日）：乳房胀痛年余。

主诉：2年前每逢经前乳房胀痛并逐渐加重，静候可自行消逝。1年从前，乳房胀痛持续不休，经后仍痛。半年前当地一老中医诊断为乳腺癌，称服中药50剂可愈，后服用中药100余剂，病情不见缓解，反而加重。近来衣不可近，心烦易怒，月经或前或后无定期7个多月，经量减少，经色暗红，多血块，经行胸胁，少妇胀痛，善太息，形体消瘦，失眠多噩梦。经当地西医检查诊断为乳腺增生，而存疑，经人介绍前来求治，脉细弦，面色青黄，舌质暗。未婚，月经量中。

妇科检查：双乳外侧可及较多之结节，稍硬，推之可动，乳房无橘皮样改变。

诊断：乳腺增生。

辨证：肝郁脾陷，乳房痛阻。

先行心理疏导。但患者对此诊断怀疑颇重，反复解释仍不能释疑，仍认为自己患乳癌，道劝其服药，先观察2周。

予柔肝解郁，软坚散结之剂。

山慈菇15g，当归15g，白芍25g，黄精15g，醋柴胡10g，土贝母10g，制鳖甲12g，蜂房12g，昆布15g，白术20g，橘叶12g，7剂。

二诊（1983年6月17日）。

药后乳房胀痛有减，心烦有缓，食纳、睡眠好转，焦虑情绪明显减轻，治疗信心顷增，脉细弦，舌质暗。

治法：上方加夏枯草10g。

四诊（1983年7月1日）。

乳房胀痛明显减轻，着衣触痛已微，余症均缓，要求带药回原籍，边工作边治疗，脉细弦滑，舌略暗，面色明显红润。

检查：双乳增生结节变软，触痛大减。

方药：山慈菇15g，黄精15g，当归15g，白芍15g，醋柴胡10g，丝瓜络10g，土贝母10g，制鳖甲12g，昆布15g，白术20g，玉蝴蝶10g

半年后，来信乳腺增生结节已变软，惟经前胀痛、触痛不明显，焦虑已释，情志舒畅。

2. 盆腔炎

案1　寒湿瘀结，痰凝血瘀（子宫肌瘤、附件炎性包块）

刘某，女，44岁，河南人，统计员，住院日期：1980年7月31日。

住宿：下腹部包块3个月。

现病史：1979年9月底，因腹痛发热，住当地医院治疗，从盆腔3次共抽出脓液90ml（3次分别为50ml、20ml、20ml），经使用青霉素、链霉素、红霉素治疗18天，体温恢复正常，腹痛减轻，好转出院。此后，小腹部疼痛，腰痛时轻时重，曾服中药百余剂仍未愈。5月6日住北京市妇产医院诊治，诊断为慢性盆腔炎，右侧附件炎性包块，予消炎及理疗，症状减轻。6月19日于协和医院诊断：子宫肌瘤、慢性盆腔炎，右侧附件炎性包块，治疗月余，未尽愈，于7月26日来本院就诊，遂收入院。

刻下症：小腹疼痛、不温，腰骶坠痛，带下量多，色白，质薄。倦怠乏力，胃呆纳少，二便稠，舌质淡暗，苔薄白，脉细弦无力。

妇科检查：外阴经产型，阴道通畅，子宫颈肥大，宫体前位，如孕6周大小，质硬，活动度欠佳，双侧附件增厚，压痛（+），子宫右方触及一8cm×7cm×5cm之张力较大之囊性包块，边缘不规整，与子宫粘连，腰痛明显。

诊断：慢性子宫炎，子宫肌瘤，盆腔炎，右侧附件炎性包块。

证属：寒湿瘀结，痰凝血瘀证。

治法：温经散寒，化瘀燥湿，活血软坚。

方药：宁坤散加味。

透骨草200g，当归尾12g，三棱15g，莪术15g，赤芍15g，牡丹皮15g，水蛭10g，桂枝10g，皂角刺10g，桃仁12g，红藤15g，乳香10g，没药10g。

温盐水拌潮，淋黄酒半两（25g）装纱布袋蒸后热敷小腹部50分钟，每天1次，每剂药用5天，经期停用。

用药2周后腹痛，腰痛明显减轻。

治疗5周，9月5日妇科检查，子宫如孕6周大小，左侧附件（－）右侧附件仍增厚，压痛（±），包块变软，活动度良好，压痛已不明显，因故要求出院带药治疗，患者断续用药12剂。

1980年12月6日，门诊复查：子宫如孕5周大小，质硬、活动度好，双附件（－），经反复检查及B超探查，右侧附件包块消失。

案2　肾虚血瘀、湿热下注（慢性盆腔炎，宫小不孕）

石某某，女，26岁，造纸厂工人。初诊（1986年6月10日）。

结婚2年余，口服避孕药1个月，后未避孕未怀孕。月经14，量少色红，有少量血块，带下量多，色黄，左少腹疼痛，大便日1行，初头硬，后黏腻，小便正常，苔薄白，脉弦滑数。

妇科检查：外阴已婚型，阴道畅，子宫颈小，光滑；子宫后倾，偏左，稍小质中，活动度欠佳，压痛（－）左附件增厚，压痛（+），右（－）。

诊断：①妇人腹痛；②全不产。

辨证：肾虚血瘀，湿热下注。

治则：先攻后补（先活血化瘀清热利湿，后补肾固冲）。

治法：活血化瘀，清热利湿。

方药：生蒲黄10g，五灵脂10g，牡丹皮12g，赤芍12g，山药6g，川芎10g，当归12g，枳壳12g，金银花15g，连翘15g，蒲公英15g。7剂，水煎服。

四诊（7月3日）。

服用上药3次后腹痛减轻，偶有隐痛，末次月经（Lmp）7月1日，量适中，色红夹血块，第1天腹痛，大便初头硬，苔薄白，脉沉细。

方药：吴茱萸10g，当归12g，白芍10g，艾叶10g，香附10g，熟地黄12g，川续断15g，肉桂6g，牡丹皮12g，乌药10g，蒲公英15g，川牛膝10g。7剂，水煎服。

五诊（7月10日）。

Lmp：7月1日，4日净，带下一般，腹痛已微，苔薄白，脉沉细。治法补肾调经。

方药：女贞子15g，覆盆子12g，菟丝子15g，枸杞子12g，当归12g，淫羊藿12g，熟地黄12g，山药12g，川芎10g，茺蔚子10g，羌活10g，7剂，水煎服。

六诊（7月17日）。

诸症如前。基础体温无变化，上方加丹参15g，肉桂6g。7剂。

七诊（7月24日）。

基础体温升高5天，升高缓慢，大便溏，日1次，腰酸腿软，苔薄白脉沉细。

方药：党参12g，白术15g，山药15g，菟丝子12g，补骨脂15g，炒川续断18g，桑寄生15g，覆盆子15g，淫羊藿15g，仙茅10g，肉桂6g。

九诊（8月5日）。

Lmp：8月1日，3天净，量适中，色暗红，无血块，第1天腹痛，经期便干。苔薄白，脉沉细。

方药：女贞子15g，枸杞子15g，覆盆子12g，菟丝子15g，当归12g，熟地黄12g，白芍10g，山茱萸10g，仙茅10g，白术15g。7剂，水煎服。

十三诊（9月4日）。

月经过期未行，查早早孕阳性。要求中药保胎。

案3　宫寒血瘀（炎症不孕）

程某，女，39岁，干部。初诊（1990年4月2日）。

初次月经16岁，结婚5年，1987年自然流产1次，此后经量减少，经前乳房胀痛，心烦易怒，曾用工具避孕1年，未避孕2年欲孕未孕。带下较多，腰骶疼痛，纳可便调，苔薄白，脉弦滑。

妇科检查：外阴（－）阴道畅，宫颈光滑。子宫后位常大质中、活动；左附件增厚，压痛（＋），可扪及数个3cm×2cm×2cm之囊性包块，右附件（－）。

印象：①慢性附件炎。②继发不孕（断绪）。

治法：温经活血，化瘀消癥。

方药：少腹逐瘀汤加减。

生蒲黄10g，小茴香10g，当归12g，丹参12g，五灵脂10g，川芎10g，没药10g，肉桂10g，延胡索10g，白术15g。14剂。

三诊（4月16日）。

基础体温（BBT）升高2天，余症悉如前。

治法：温补脾肾，养血调经。

方药：紫河车10g，熟附子10g，肉桂10g，当归12g，熟地黄15g，党参15g，白术

15g，菟丝子15g，枸杞子15g，锁阳10g，山药15g，12剂。

六诊（4月30日）。

BBT升高16天，乳头胀，腰痛；苔薄白，脉细滑。早早孕试验阳性。

治法：补肾健脾安胎。

方药：菟丝子15g，川续断20g，桑寄生15g，熟地黄15g，党参15g，白芍12g，炙甘草10g，石莲子12g，山药15g，炒杜仲10g。

十一诊（9月3日）。

孕22周，腰痛，双腿抽筋，脉滑，舌尖红，苔薄白。

前方加木瓜12g。

另外服钙片，鱼肝油丸，调理后安。

案4　冲任不足，肾虚湿瘀（慢性盆腔炎，不孕）

廖某某，女，28岁，民航职员。初诊（1986年6月17日）。

1984年结婚，1984曾孕57天，因淋巴结核行人工流产术，后同居，未避孕，未再怀孕，今年5月就诊于某医院，药物治疗后（具体不详），月经量减少，Lmp：6月8日，量少，色暗红，无血块，带下一般，腰酸，纳可，二便调，苔黄腻，脉细弱。

月经史：初潮13岁，经期3~4天，周期28天。

妇科检查：外阴已婚型，阴道（－），宫颈轻糜；子宫后倾，常大偏左，质中，活动欠佳，压痛（－）；双附件增厚，压痛（＋），骶韧带增粗，触痛（＋）。

诊断：月经量少、少腹癥瘕（慢性附件炎）。

辨证：肾虚、冲任不足；湿阻瘀滞。

治法：补肾调经，化瘀除湿。

方药：

（1）五子补肾丸，1丸，日1次。

（2）桂枝6g，茯苓15g，赤芍12g，牡丹皮12g，桃仁10g，莪术12g，蒲公英20g，地丁20g，红藤12g，乌药10g，泽泻10g，羌活10g。7剂，水煎服。

二诊（7月8日）。

Lmp：7月5日，量不多，色红，无血块，小腹胀，舌体肥大，质暗，有齿痕，苔白，脉沉细。

方药：桂枝6g，茯苓15g，炒山药15g，白术12g，赤芍12g，牡丹皮12g，桃仁12g，红藤12g，乌药10g，吴茱萸10g，小茴香10g，蒲公英20g，7剂，水煎服。

三诊（7月22日）。

经间期少腹胀，腰酸，几天后消失，平素经前乳房胀痛，苔脉同前。

方药：桃仁10g，红花10g，熟地黄12g，当归12g，川芎10g，赤白芍各10g，柴胡6g，枳壳12g，炙甘草6g，川牛膝12g，狗脊15g，炒川续断18g。

五诊（8月19日）。

月经未至，乳房胀乳头痛，查尿妊娠（＋）。要求中药保胎。

1987年4月产一男婴。

案5　湿瘀互阻（月经后期，盆腔炎，不孕）

赵某，29岁，女，北京人。初诊（1989年8月12日）。

婚后2年半，当年曾人流1胎，近2年多未避孕未孕。月事沉滞40～70天1行，常用黄体酮撤退，行经3～7天，经行量多，色红，夹块，经前1周即小腹疼痛不温，乳房胀痛，腰痛如折，经行第2天痛减，末次月经（Lmp）7月22日，再前次月经（Pmp）6月12日。带下一般，纳谷正常，二便自调，苔薄白脉细弦。

妇科查体：外阴（－），阴道（－），宫颈轻度糜烂，子宫后倾、稍小、质中，活动度差，压痛（－），左附件增厚，压痛（＋），牵拉痛（＋），右附件增厚，轻压痛，骶韧带增粗，触痛（＋＋）（右）。

诊断：①慢性附件炎；②断绪；③月经后期。

辨证：湿瘀互阻。

治法：化瘀祛湿，活络调经。

方药：败酱草30g，红藤15g，三棱15g，莪术15g，虎杖15g，赤芍15g，牡丹皮15g，昆布15g，木香10g，大黄10g，槟榔12g，乳香10g，14剂，浓煎保留灌肠。

三诊（1989年9月12日）。

腰腹疼痛明显减轻，小腹不温，Lmp：7月22日，尚未行，乳房胀，脉沉细，苔薄白。

专科查体：宫颈轻度糜烂，子宫后倾，常大，质中，活动欠佳，压痛（－），左附件稍厚，压痛（＋），右稍厚，压痛（－），骶韧带触痛（－）。

方药：

（1）败酱草30g，虎杖15g，红藤15g，三棱15g，莪术15g，赤芍15g，牡丹皮15g，昆布15g，槟榔12g，乳香10g，桂枝10g，附子10g，7剂，浓煎灌肠。

（2）八宝坤顺丹，每次1丸，日2次。

四诊（1989年10月5日）。

Lmp：9月15日，月经不畅。今月经第19天，基础体温（BBT）单相，带下一般，余症如前，脉沉细，苔薄白。

专妇查体：子宫活动佳，双附件（－）。

治法：补肾活血，调经助孕。

方药：菟丝子15g，枸杞子15g，紫河车10g，锁阳10g，淫羊藿12g，当归15g，党参15g，肉桂10g，丹参15g，羌活10g，蛇床子10g，益母草12g，5剂，水煎内服。

五诊（1989年11月16月）。

Lmp：10月29月，周期30天，BBT仍单相，经行量不多，色红，夹块，少腹隐痛，腰痛不著，今经行第15天，带下不多，苔薄白，脉细弱。

方药：熟地黄15g，当归15g，枸杞子15g，菟丝子15g，紫河车12g，淫羊藿15g，丹参15g，赤白芍各12g，益母草15g，羌活10g，紫石英20g，肉桂10g，5剂。

八诊（1990年1月18日）。

月经第22天，BBT无明显变化，带下黏稠，苔白滑，脉沉细。

方药：肉桂10g，肉苁蓉12g，当归15g，羌活10g，益母草15g，木香10g，赤白芍各12g，枸杞子15g，菟丝子15g，丹参15g，月季花10g，川牛膝15g，5剂。

九诊（1990年1月23日）。

BBT上升6天，诸症同前，苔薄白，脉沉细。

方药：熟附子10g，肉桂10g，肉苁蓉12g，当归12g，枸杞子15g，锁阳10g，菟丝子15g，熟地黄15g，紫河车12g，紫石英20g，香附10g，川牛膝15g，5剂。

十诊（1990年2月15日）。

BBT上升22天，乳房胀痛，少腹疼痛，乳晕着色，苔薄白，脉细滑。尿早孕试验（+）。

治法：补肾健脾安胎。（药略。）

十二诊（1990年10月11日）。

9月7日足月产一男婴，体重3.32Kg，身长49cm。刻下：恶露淋漓不净，腰及小腹疼痛不温，纳可，乳汁清稀，大便质软不溏，多汗，乏力。脉细弱，苔白。予益气缩宫止血、益乳之方。

3. 子宫肌瘤

气虚血瘀

郭某，女，41岁，山西太原人，商场职员。

初诊（1996年8月7日）。

主诉：月经量多近2年。

现病史：近2年，月经周期基本正常，经量明显增多，色鲜红常有大血块，腹痛不明显，但下坠较著，腰酸，如厕时血下如注，伴头晕，心慌，体倦乏力，纳可，二便调，带下时多，面色㿠白，唇舌色淡，舌边齿痕，脉沉细。Lmp：7月30日，初次月经14岁，经期5～6天，周期28～30天，24岁结婚，孕4产2，输卵管结扎，并查血红蛋白8g。

妇科检查：B超，子宫6.8cm×5.5cm×4.2cm，前壁可见3.5cm×3.2cm×3.3cm之低回声结节，向外突出，肌壁间低回声结节2.5cm×2.4cm×2cm，后壁结节2.0cm×1.8cm×1.5cm，向宫腔膨出，双附件（－）。

诊断：子宫肌瘤，继发性贫血。

辨证：气虚血瘀。

治法：

（1）活血化瘀，软坚消癥。

方药：桂枝10g，桃仁12g，水蛭10g，莪术15g，鳖甲12g，昆布15g，当归12g，赤芍13g，牡丹皮15g，生黄芪15g，益母草15g，22剂，水煎服，经期停服。

（2）益气健脾，固冲止血。

方药：炙黄芪20g，党参20g，山茱萸肉12g，生蒲黄25g，白芍20g，焦白芷10g，益母草30g，阿胶烊化，10g，赤石脂12g，棕榈炭10g，白术20g，三七粉分冲，2g，4剂，月经前1～4天服。

四诊（1996年9月4月）。

Lmp：8月24月。经行7天净，量明显减少仍偏多，色鲜红，血块较多，大血块减少，腰腹酸坠不痛，余症悉如，脉沉细，舌淡齿痕。

治法：同前，因医者被派遣境外讲学，嘱患者可循环用药。

五诊（1997年2月11日）

患者前药循环服药4个月Pmp：1月8月，月经25~28天一行，7天净，量中等偏多，Lmp 2月5月，经行7天，量中，鲜红仅有数枚小血块，诸症均明显好转，舌淡红，边齿痕，脉细滑。

B超：子宫5.8cm×4.2cm×3.8cm，前壁结节2.8cm×2cm×2.1cm，肌壁间结节1.9cm×1.9cm×1.3cm，查血红蛋白10.2g。

方药：

方（1）加夏枯草10g，连翘15g，白术20g。水泛为丸，每次6g，日2~3次，淡盐水送服。

方（2）中白芷改升麻炭10g，生蒲黄改20g，经期服4g。

追访：因月经量正常后，忙于工作，未再服药。

4. 子宫内膜异位症

案1　寒凝血瘀（巧克力囊肿）

杨某某，女，29岁，科研人员。初诊（1989年8月1日）。

结婚3年未避孕未孕。既往月经规律，初次月经14岁。1984年行双侧卵巢巧克力囊肿摘除术，术后服妇宁片、己烯雌酚1年，闭经1年后月经复潮。1987年右侧巧克力囊肿6cm×6cm×7cm大小，1988年8月起服达那唑。Lmp：7月18日，量中色，暗红，有血块，经前头痛，乳房胀痛，小腹疼痛不温。近来腰痛，小腹胀，畏寒喜暖，带下量多，色白或黄，舌质紫暗，脉细弦。

内诊：外阴（-）阴道（-）宫颈重度糜烂，子宫后屈前倾，大小正常，质中，双附件增厚压痛（+），右附件区可及4cm×6cm大小之包块，囊性，张力较大，子宫直肠窝可触及痛性结节。

治法：温经活血，化瘀消癥。

药物：肉桂10g，生蒲黄10g，五灵脂10g，当归12g，水蛭10g，虻虫6g，益母草12g，没药6g，乌药10g，昆布15g，川花椒10g，桃仁10g，水煎服。

同时配以中药烫敷：透骨草100g，水蛭10g，虻虫10g，红藤15g，三棱15g，莪术15g，赤芍15g，牡丹皮15g，乳香10g，大黄10g，桂枝10g，昆布15g，10剂。

温盐水拌潮，布袋装蒸后热敷小腹部。

四诊（8月15日）。

基础体温呈双相，高温期持续14天，今下降，乳房胀痛有减，经将行。

治法：温经活血。

肉桂10g，生蒲黄10g，五灵脂10g，水蛭10g，虻虫6g，当归15g，丹参15g，桃仁12g，没药10g，延胡索10g，益母草12g，川牛膝12g，4剂。

六诊（8 月 22 日）。

Lmp：8 月 16 日，量偏少，色红无块，头痛，小腹疼痛如故，便溏，日 2 次，手足凉，脉弦滑。

治法：补益肝肾，养血调经。

药物：肉桂 10g，当归 15g，党参 15g，菟丝子 15g，枸杞子 15g，山药 15g，炒白术 15g，淫羊藿 12g，锁阳 10g，炙甘草 10g，女贞子 15g。

九诊（9 月 17 日）。

Lmp：9 月 13 日，经量增多，色红，夹块及膜样物，头痛，腹痛明显减轻，乳未胀，大便正常，脉弦滑。

9 月 22 日方去女贞子、炙甘草，加炒杜仲 12g，补骨脂 15g。

十诊（11 月 21 月）。

因治他病、中断治疗 2 个月。

Lmp：11 月 15 月，经行 5 天净，经前头痛，乳房胀痛复发，小腹疼痛剧烈，腰痛，带下一般，脉细弱，舌质紫暗变浅。

紫河车 10g，当归 12g，枸杞子 15g，菟丝子 15g，桃仁 12g，桂枝 10g，水蛭 10g，虻虫 6g，川续断 15g，乳香 10g，水煎服。

十二诊（12 月 7 日）。

Lmp：12 月 2 日，量中，色暗红，有少血块，头痛、腹痛明显减轻，腰酸，畏寒有减，舌质暗渐淡，脉细弦。

11 月 21 日方继服。

十八诊（1990 年 3 月 8 日）。

BBT 持续升高 27 天，乳房胀，恶心欲呕，胃呆纳少，腰酸畏寒，尿频，脉细滑。查乳晕着色，尿妊娠试验阳性。遂予补肾、健脾、安胎。

于 1990 年 12 月 4 日，足月顺产一男婴，身长 53cm，体重 3.95Kg，半年后再次怀孕行人工流产术。

案 2　肾虚血瘀

张某某，女，30 岁，北京市人，公司职员。初诊（1993 年 11 月 30 日）。

结婚 3 年，未避孕而未孕 2 年。去年 8 月北大医院 B 超提示：“双附件包块”，10 月份北京妇产医院诊为“子宫内膜异位症”，服“内美通” 1 个月，在北大医院行腹腔镜剥离术，后继续服用“内美通”半年，今年 7 月份停药，停药后月经于 8 月 10 日复潮，7 天净，量少，色红，无血块。今年 8 月 3 日北大医院 B 超提示“巧克力囊肿”，Lmp：11 月 23 日，经前乳房胀，经期腹痛不著，便溏，BBT 呈双相，高温期欠佳，带下少，舌苔白，脉细弦。

妇科检查：阴道畅，分泌物多，宫颈中度糜烂；宫体前位，大小、质正常，活动可，后穹隆触及片状结节，触痛，右侧触及约 4cm×4cm×3.5cm 囊性包块，左侧附件明显增厚。镜检：清洁度Ⅲ。未见滴虫及真菌。

诊断：①全不产；②癥瘕。

辨证：肾虚血瘀。

治法：补肾填精，化瘀消癥。

方药

（1）女贞子15g，枸杞子15g，菟丝子15g，当归15g，党参15g，白术15g，紫河车10g，何首乌12g，黄精15g，锁阳10g，香附10g，川续断20g，6剂，水煎服。

（2）化瘀宁坤液，保留灌肠，日1次，经期停。

二诊（12月18日）。

BBT双相，高温期欠佳，前6天升高较差，乳房胀痛，今日体温下降，舌体胖大，脉细滑。

处方：

（1）当归15g，赤芍15g，川芎10g，莪术15g，党参15g，桂枝10g，丹参15g，生山楂15g，苏木10g，炙甘草10g，川牛膝15g。水煎服3剂，月经1～3天服。

（2）月经第4天起服11月30日方。

三诊（12月28日）。

Lmp：12月18日，月经7天净，量适中，色红，有血块，易疲劳，偶有腹胀，纳可，二便调，舌体胖，苔薄白，脉细。

处方：11月30日方3剂。11月30日方去女贞子、何首乌，加丹参25g、肉桂10g，4剂，水煎服。

四诊（1994年1月8日）。

BBT持续升高，高度佳，乳房稍胀，苔薄白，脉细。

处方：

（1）巴戟天10g，菟丝子15g，枸杞子15g，锁阳10g，淫羊藿10g，当归15g，紫河车10g，党参15g，何首乌15g，肉苁蓉15g，川续断15g，怀牛膝15g，6剂，水煎服。

（2）经期服用12月18日的方（1）。

五诊（1994年4月5日）。

BBT 4个周期分析：2次正常，2次高度欠佳，现手足凉，面色晦暗，便薄溲调，脉细。

治法：补肾健脾、固本调经。

（1）鹿角胶烊化，10g，菟丝子15g，枸杞子15g，党参15g，覆盆子12g，补骨脂炒，15g，当归12g，炒白术15g，炒山药15g，淫羊藿10g，何首乌15g，炒川续断20g，5剂，水煎服。

（2）12月18日方（1）加炒白术25g，2剂，月经期服。

九诊（6月21日）。

Lmp：5月7日，7天净。现月经逾期不至，6月18日查尿妊娠试验（+），当天阴道少量出血，注射黄体酮后血止，现恶心，未呕吐，乳房胀，苔白，脉弦滑。治以补肾、健脾、安胎。

5. 多囊卵巢综合征（未孕）

案1　多囊卵巢综合征、慢性附件炎

贾某某，女，32岁，天津人，职员。

初诊（2005年8月24日）。

月经后期20年。初次月经12岁，量或多或少，近年来经前头痛，腹泻，经期小腹疼痛，带下一般、或黄或白，纳可，近日大便秘结2～3天一行。

结婚7年，结婚当年及次年人流、药流各1次，工具避孕1年半，后未避孕未孕，2005年5月行试管婴儿术，胚胎移植成功，孕40天胎停育，经遂行，量多，色鲜红，有血块，腰酸腹痛，舌体胖大，多裂，边齿痕，苔薄白，脉细弱。Lmp：6月9日。

2003年协和医院检查，诊断多囊卵巢综合征。

2004年9月协和医院行“腹腔镜下盆腔粘连分解术＋右卵管滤液囊肿切除术＋双侧卵巢打孔术＋通液术”。

查体：双乳晕周边长黑毛2～3根，左乳溢乳。

妇科检查：宫颈糜烂，接触出血，子宫体后位偏左，双附件增厚压痛（＋＋），骶韧带增粗触痛（＋＋），清洁度Ⅲ度。

诊断：①月经后期（多囊卵巢综合征）；②断绪；③慢性附件炎。

治法：补肾健脾调肝理气，调经助孕（中药序贯治疗）。

（1）女贞子15g，枸杞子15g，当归15g，菟丝子15g，何首乌15g，党参15g，淫羊藿10g，益母草15g，川续断20g，制香附10g。

（2）菟丝子15g，何首乌15g，丹参25g，羌活10g，当归15g，枸杞子15g，益母草15g，玫瑰花4g，淫羊藿10g，川牛膝15g。（见拉丝白带开始服用。）

（3）补骨脂15g，覆盆子12g，山药15g，当归15g，党参15g，淫羊藿10g，何首乌15g，炒麦芽30g，香橼皮12g，锁阳10g，怀牛膝15g。经行停。

（4）肉桂10g，莪术15g，丹参15g，熟地黄15g，当归15g，赤芍15g，川芎10g，益母草15g，炒麦芽60g，香橼皮12g，川牛膝15g。月经第1～3天服。

三诊：（10月12日）。

Pmp：8月26日，Lmp：9月27日周期32天，经行5天，量中色红，腹未痛，大便已调，BBT仍呈单相，舌体胖大，苔薄白，脉细滑无力。仍遵前方顺序服药，上方（3）去补骨脂加熟附子10g。

四诊（11月22日）。

BBT升高19天，乳房胀、乳头痛、畏寒、小腹胀，腰酸，体倦，尿频，脉滑，舌胖大。乳晕着色，早早孕试验（＋）。予补肾健脾安胎。

讨论：多囊卵巢综合征者，部分患者卵巢包膜较厚，常影响到卵子的排出，而影响妊娠，随腹腔镜的广泛应用，在卵巢表面打孔，对促排卵而促孕有良好的效果。

案2　脾肾两虚，肝气郁滞（多囊卵巢综合征）

李某，女，29岁，山西省阳城人，公务员。初诊（2007年2月8日）。

月经先后不定期9年。量多，鲜红，20岁后月经或提前或落后，13～160余天一行，量多时经色红，量少时经色黑红，夹膜，多血块。经前恶心腹泻，乳房胀痛，腹痛，经行腰酸。Lmp：1月13日带盛色黄，溲调。结婚5年，未避孕未孕。脉细弱，舌体胖齿痕，苔薄黄。

2006年4月，B超示：子宫5.0cm×4.2cm×3.0cm，子宫内膜厚0.7cm，右卵巢3.7cm×2.6cm，内见小卵泡15～20个。左卵巢3.2cm×1.5cm，内见小卵泡9～10个。

查体：双侧乳晕周边长黑毛4～5根，无溢液，无溢乳，腹中线有长黑毛。BBT单相。

诊断：①月经先后无定期（多囊卵巢综合征）；②原发性不孕症。

辨证：脾肾两虚，肝气郁滞。

治法：补肾健脾，调肝理气（中药序贯治疗）。

方药：

（1）育胞汤加减：紫河车10g，女贞子15g，枸杞子15g，当归15g，菟丝子15g，何首乌15g，黄精15g，益母草15g，淫羊藿10g，白芍20g，川续断20g，党参15g，炒白术20g。

（2）促排卵汤加减：淫羊藿10g，当归15g，丹参20g，羌活10g，何首乌15g，益母草15g，枸杞子15g，川芎10g，肉桂10g，熟地黄15g，党参15g，川牛膝15g。

（3）两固汤加减：补骨脂15g，覆盆子12g，熟地黄15g，党参15g，当归15g，炒杜仲12g，炒白术25g，枸杞子15g，山药15g，锁阳10g，川续断20g，14剂，经行停。

（4）养血调经汤加减：当归15g，莪术15g，丹参15g，益母草15g，熟地黄15g，党参15g，泽兰12g，桃仁12g，红药12g，川牛膝15g，3剂，月经第1～3天服。

二诊（10月17日）：返原籍间断服药4个周期。Lmp：8月25日，今BBT高经期已升高21天，高度佳，乳房胀，时腰酸，小腹隐痛，脉细滑，舌质红。

今查：B－HCG＞1000mIU/ml。

治法：补肾健脾安胎。

方药：菟丝子15g，川续断20g，山药15g，桑寄生30g，党参15g，炙黄芪15g，白术25g，何首乌15g，枸杞子15g，苎麻根12g。

服法：每周服6剂，连服4周；再每周服5剂，连服2周；进而2天服1剂，服至孕12周后停。

案3　多囊卵巢综合征、子宫肌瘤，附件炎，克罗米酚无效

刘某，女，28岁，干部。初诊（1990年2月8日）。

月经16量少，色红无块，经行乳房、腰、腹无胀痛，Lmp：1月3日，带盛色黄，无阴痒，纳可，二便调。结婚5年未避孕未孕。舌质红，苔薄白，脉沉细，手足凉。唇毛浓，乳晕及腹肌线多长毛，外院确诊，多囊卵巢综合征。

妇科检查：外阴（－）；阴道畅；宫颈轻糜；子宫后倾稍大，质中左偏，活动度差，双附件增厚、左压痛（＋）。

B 超：子宫 6.6cm×5.1cm×4.2cm，内膜回声不清，右前壁见 0.9cm×0.7cm 低回声团，左附件增厚，双卵巢大，可见多个小卵泡。

诊断：①多囊卵巢综合征；②子宫平滑肌瘤；③左侧附件炎；④宫颈糜烂；⑤不孕症。

治疗方案：中药序贯与西药克罗米酚配合治疗。

（1）月经第 1～3 天予养血活血调经。

方药：桃仁四物汤加味。

酒当归 15g，赤芍 15g，川芎 10g，熟地黄 15g，桃仁 12g，红花 12g，丹参 20g，泽兰 12g，刘寄奴 15g，川牛膝 15g，3 剂。

（2）月经第 4 天起予滋补肝肾，养血调经。

方药：熟附子 10g，肉桂 10g，紫河车 10g，熟地黄 15g，枸杞子 15g，当归 15g，何首乌 15g，益母草 15g，丹参 15g，菟丝子 15g，18～25 剂，BBT 上升停服。

克罗米酚：每天 50mg，每天 1 次，月经第 5 天起服 5 天。

（3）接前方或 BBT 升高后。予补肾健脾养血调经。

方药：熟地黄 15g，当归 15g，党参 15g，菟丝子 15g，何首乌 15g，淫羊藿 10g，枸杞子 15g，川续断 20g，肉苁蓉 15g，紫石英 15g，覆盆子 12g，怀牛膝 15g。

另外用宁坤散，外敷小腹部，经期停用。

用药 3 个月，月经分别于 3 月 18 日、5 月 18 日、8 月 6 日来潮，量稍增，克罗米酚于 5～8 月改为每天 100mg，连服 5 天。

BBT 无双相改变。

自 1990 年 8 月 6 日起改中药序贯治疗加外敷。具体治疗方案如下。

（1）月经 1～3 天予养血调经汤加减。

药物：肉桂 10g，丹参 15g，当归 15g，赤芍 15g，川芎 10g，党参 15g，泽兰 12g，桃仁 12g，红花 12g，吴茱萸 6g，川牛膝 15g，3 剂。

（2）月经第 4 天起予育胞汤加减。

方药：女贞子 15g，菟丝子 15g，何首乌 15g，熟地黄 15g，当归 15g，淫羊藿 12g，党参 15g，枸杞子 15g，紫河车 10g，香附 10g。

服至见透明拉丝带停。

（3）滋补肝肾温养活血促排卵。

方药：促排卵汤加减。

丹参 15g，羌活 10g，当归 15g，菟丝子 15g，泽兰 12g，熟附子 10g，枳壳 15g，紫河车 10g，川续断 20g，5 剂。

（4）补肾健脾养血调经。

方药：两固汤加减。

覆盆子 12g，菟丝子 15g，巴戟天 10g，山药 15g，当归 15g，何首乌 15g，淫羊藿 12g，紫石英 15g，党参 15g，锁阳 10g，补骨脂 15g，14 剂，经行停。

如此调治，月经分别于9月13日、10月20日、12月7日来潮，经量增多。

Lmp：1月16日。BBT均双相、高温期平均升高欠佳。

末诊（1991年3月29目）。

BBT升高20天、高度佳、乳房胀、脉细滑、苔薄白。予补肾健脾安胎。

随访：足月顺产一女婴。

（摘自《郭志强妇科精华》）

其他杂病

施今墨

（北名医，善合方，用对药，献验方，精全科，擅妇病）

【医家简介】

参见第44页。

【主要学术思想和主张】

参见第44页。

【医论医话】

阴挺、阴脱、带下、阴冷

子宫下垂或脱出者，以补中益气汤为主方，另有枳实、枳壳、白蔹、卷柏、香附、葫芦巴等，亦可选用。

妇女微有带下，为正常生理现象，不以病论，若带下绵绵量多，且有粉、黄、褐、黑等色均属病态。如腰酸痛即下白带者，其督脉亦受病矣。前世医家论带下多属虚证，亦有因湿盛者，气郁者，痰注者，阳隔者。习用二陈、二妙、完带汤、柴胡加龙骨、牡蛎汤、逍遥散、补中益气汤、景岳之克应丸等方。常用药物如龙骨、牡蛎、桑螵蛸、海螵蛸、禹余粮、赤石脂、醋香附、苍术、薏仁等。

妇女有性欲不感症者，前世医家曾以女贞子合续断，主治妇人隐疾。余则用麝香、樟脑、乳香、巴戟天、补骨脂、淫羊藿、蛇床子、葫芦巴、楮实子、覆盆子、肉桂、仙茅等兴奋性药。此病妇女多讳言，然在临诊常常遇及。亦有妇女患梦交者，与前症相反。余用黄柏、丹皮、百合、知母、金樱子、刺猬皮、五倍子、桑螵蛸、赤白石脂、龙骨、牡蛎、龟板、莲须等，与治男子梦遗，抑其相火，固其精元同法，即抑制法也。

（摘自祝谌予《施今墨临床经验集·妇科疾病》）

【精选验案】

乳少案

车某某，女，33岁。

产后三月，乳水不足，月经仍按期而至，心跳、头晕，极易发怒，饮食二便及睡眠尚属正常。六脉虚软，左关较盛。

辨证立法：《良方论》曰："心、小肠二经相为表里，上为乳汁，下为月水。"虽乳汁、月经两者不同，而由饮食精微所化则一。乳儿期间，天癸闭止，则乳汁充足，此为常理。今则月经按期而至，乳水自应不足，气不固血，血不养肝，虚则易怒，拟养血、补气、强心、舒肝以治。

处方：米党参10g，砂仁3g，醋柴胡5g，当归身10g，大熟地10g，杭白芍10g，炙黄芪12g，鹿角胶10g，炒远志10g，甜瓜子30g，炙甘草3g。

二诊：药服8剂，心跳头晕见好，乳汁量增，月经尚未及期，不知是否再来。

原方加：阿胶10g，五味子3g，可多服数剂。

三诊：前方共服10剂，月经及期未见，乳汁仍不甚足，精神好转，希予下乳方。

处方：甜瓜子60g，赤小豆30g，路路通12g。

［按］前世医家认为，乳汁亦为经血所化，故哺乳期间，月经闭止，是属正常。本案为经水按期而至，而致乳汁量少。补气养血，使之趋于正常生理，乳汁自当充足，化裁人参养荣汤、柴胡汤，加阿胶、鹿角胶以增养血之力。

（摘自祝谌予《施今墨临床经验集·妇科疾病》）

王渭川

（熟经典，重辨证，擅虫药）

【医家简介】

参见第47页。

【主要学术思想和主张】

参见第47页。

【医论医话】

乳痈

在中医学典籍中，对本病记载甚详。《景岳全书》说："产后吹乳，因见饮乳，为口气所吹，致令乳汁不通，壅结肿痛，不急治之，多成痈肿。"《临证指南》说："乳痈属胆胃二腑热毒，气血壅滞。初起肿痈，发于肌表，肉色焮赤，其人表热，或憎寒壮热，头痛烦渴。"《先醒斋医学广笔记》说："妒乳，内外吹乳，乳癌，乳痈，不外阳明厥阴两经之病。治疗之法，橘叶最妙。又法用生半夏一个研末，以生葱头研裹，左右互塞鼻孔，神验。"从以上论述，可见古人对本病的病因、病理、症状和治疗方法已有一定的认识。

（摘自《中国百年百名中医临床家·王渭川》）

【验方效方】

方一　真人活命饮加味《医方解集》

［组成］白芷3g、贝母3g、天花粉3g、生甘草节3g、当归酒洗，1.5g、防风2.1g、陈皮去白，1.5g、没药1.5g，另外碾碎，候药熬成后烊化，乳香3g，制法同没药，皂角刺、穿山甲三大片蛤粉炒、金银花6g。

［主治］乳痈初起型。乳头肿，乳汁停滞，乳部红肿坚硬，壅塞乳道，疼痛剧烈。舌质红，脉洪数。

［治则］清热解毒，通络疏利。

［加减］清热解毒：选用银花9g，连翘9g，红藤24g，蒲公英29g，丹皮9g，夏枯草60g；通络疏利选用皂角刺3g，浙贝母9g，冲服，山甲片9g，川红花6g。外用药：蒲公英、芙蓉花、野菊花，捣烂敷患处。或如意金黄散敷患处。

方二 如意金黄散方

［组成］胆南星60g，黄柏90g，黄芩150g，生大黄60g，白芷45g，花粉30g，厚朴30g，苍术30g，陈皮60g，甘草30g，杜仲30g，姜黄30g，白及60g。

［用法］以上诸药共研细末，加蜂蜜调匀，敷患处。

［主治］乳痈初起型。

［治则］清热解毒，通络疏利。

（摘自《中国百年百名中国临床家·王渭川》）

【精选验案】

案1 阴挺验案

李某某，女，55岁。成都某某餐厅工作。

第一诊：1977年8月20日。

症状：生育子女七八个，当50岁月经停后，少腹下坠。经某某医院检查结果“子宫垂脱”已近Ⅲ级，部分宫体露出阴道外寸许。由于家庭劳动与工作劳动至感太累，并导致呼吸短促，而显气紧，胸痛心悸，脱出的宫体部分，与裤裆摩擦而见皮破红肿。体尚肥胖，食欲正常，睡眠较好。脉濡缓，苔薄白。诊断：阴挺后期（子宫垂脱）。

辨证：气虚夹湿。

治则：补气清湿。

自制方（王渭川验方）：潞党参30g，鸡血藤18g，生黄芪80g，桑寄生30g，炒升麻30g，槟榔10g，红藤24g，蒲公英24g，板蓝根24g，琥珀末6g。

一周6剂，连服2周。

另用：

（1）蛇床子30g、黄柏30g煎水，熏洗，坐浴。

（2）大青叶、黄柏、冰片、琥珀等分研极细末，用菜油调搽患处。

疗效：显著好转。

二诊：9月10日。

症状：脱出之物经熏洗，坐浴及外搽药后，已变软收缩，现已进入阴道。连日工作繁忙，幸未再脱。内服药已服完16剂。嘱以内服药与外用药概不更换，续服1月。

三诊：10月15日。

症状：前方与外用药，继续又用了1个月，不但脱出的部分完全收缩，而且小腹下坠感已全部消失。嘱以暂时告一段落，敷药后随时发现问题，速来改方。后经长时期无消息。特走访一次。患者说：自停药以来，并未发病。

（摘自《王渭川妇科治疗经验集》）

案2 乳痈初起型

秦某某，女，28岁，成都东郊某某工厂工人。

初诊：1978年6月30日。

病情：产后10余日，乳汁充足。突发乳房肿痛，发红，乳汁闭塞。不但婴儿吮不出，用吸乳器也吸不出。恶寒发热，体温达39.7°C，鼻塞头痛，周身关节同时剧痛，不能饮食。西医用鱼石脂外敷无效。

脉浮洪。舌苔薄腻。

治则：清热解毒，通瘀活络。

处方：真人活命饮合通窍活血汤加减。

红藤60g，蒲公英30g，败酱30g，大青叶10g，茵陈10g，萹蓄10g，淡豆豉10g，知母10g，王不留行20g，柴胡10g，三七粉3g，冲服，全瓜蒌30g，川贝母10g，冲服，夏枯草20g，薤白12g，水蛭6g，土鳖虫9g，炒蒲黄10g。

1天1剂，连服4天。

外用：金黄散，加蜂蜜调匀，敷患处。

二诊：1978年7月5日。

病情：病人服上方4剂，并外敷金黄散后，体温降至正常，食欲恢复，体力渐增，乳房红肿消退，乳汁自出，可照常哺乳。

脉弦缓。舌苔光薄。

治则：清热解毒，通瘀活络，佐以益气。

处方：真人活命饮合通窍活血汤加减。

红藤60g，蒲公英30g，王不留行20g，柴胡10g，土鳖虫虫9g，炒蒲黄10g，潞党参30g，鸡血藤18g，生黄芪30g，夏枯草10g。

1天1剂，连服1周。

疗效：病情痊愈。

[按] 乳房部位在胸，属肝脾区城，为阳明胃气之所聚，又为肝经厥阴之所络。乳痈的病因，并非七情所伤，而是病毒感染。乳房内有许多筋膜乳管，上细下粗，储藏乳汁，故一经病毒侵袭，极易腐溃，形成乳痈。

本病例属乳痈初起型。但病势已酝酿化脓，故全身高热。笔者以清热解毒，通瘀活络为主要治则，采用内服药、外敷药等内外夹攻的办法，外敷金黄散，以消肿消炎。内服处方，红藤、蒲公英、大青叶消炎解毒；败酱草抑制白细胞增高；淡豆豉解表热；知母养阴清热；柴胡疏泄壅塞之凝聚；三七、蒲黄化瘀活络；王不留行、水蛭、土鳖虫通经活络；诸药协和，故投方良效。

（摘自《中国百年百名中医临床家·王渭川》）

王慎轩

（首求因，治本病，调奇经，疏情志，药轻灵）

【医家简介】

参见第49页。

【主要学术思想和主张】

参见第49页。

【精选验案】

1. 阴门痒痛

案1　肝郁湿热

李，阴门痒痛，黄白带多，已延一年。形寒怯冷，下部尤甚，头眩目花，面浮肢肿，腰酸膝痛，性情急躁，五心烦热，心悸寐少，胸闷太息，嗳气泛恶，小溲黄热而不畅，面色苍黄，目下灰暗，舌苔薄白微黄腻，脉弦滑数，治宜清解郁热，清利湿热。

北柴胡 1.5g，焦山栀 9g，萹蓄 9g，瞿麦 9g，木通 1.5g，飞滑石 15g，车前子 15g，朱灯心 0.9g。

外用：苦参片 15g，蛇床子 15g，生白矾 6g，煎汤薰洗下部。

二诊：阴门痒痛已瘥，黄白带多亦少，形寒怯冷已解，面浮肢肿亦轻，夜寐已安，溲行亦畅。

案2　肝经湿热

顾，坠胎崩漏止后，阴门瘙痒，白带连绵，面肢浮肿，精力疲乏，清晨咳嗽，痰白成块，心悸寐少，左胁酸痛，胸闷太息，骶骨酸痛，舌苔薄白，中前黄干，脉象弦细滑数，弦为肝郁，细属血虚，滑数为湿热，治宜养血疏肝，清热利湿。

全当归 6g，生赤芍 6g，生丹参 15g，生丹皮 6g，焦山栀 9g，北柴胡 4.5g，广郁金 6g，土茯苓 15g，生薏苡仁泥 15g，苦桔梗 4.5g，炙甘草 3g，朱灯心 0.9g

外用：蛇床子 30g　生白矾 9g　煎汤熏洗下部。

［按］王师认为妇女阴门痒病，多由肝郁气滞，湿热循经下注而成。治宜疏肝解郁，清利湿热为主，代表方八正散加柴胡，肝经热甚者，以龙胆泻肝汤为主，外用蛇床子散加苦参煎洗之，内外合用，疗效甚好。

（蔡小玲整理）

（摘自《近代江南四家医案医话选·王慎轩》）

2. 妇科奇病治验

案1　夙蕴痰热，惊恐气乱

苏州浒关正大席行，夏姓女，年十二岁，新岁来城，游城隍庙，归家即发狂言，两目圆睁，两手抽掣，口称城隍老爷，饰役夹召，即须往矣。其母惶急甚，求神许愿，延僧拜忏，所费不赀而病仍如故，乃延余往诊。诊其脉象或迟或数，或大或小，望其面色时青时白，时紫时红。余曰：此病古名客忤，或称鬼祟，实系痰热内阻，神经错乱之病，非鬼神也。先予至宝丹一粒，去壳研末，以淡竹沥 5g 燉温和匀服之，再以铁落、龙齿、牡蛎等镇定其神经，血珀、茯神、灯心等安静其心神，川贝、胆星化其痰，羚角、川连清其热，煎汤与服，是夜即得安寐，寐醒之后，狂言已止，诸恙均愈，次日即来城复诊，已与常人无异矣。

［按］此病夙蕴痰热，复又得之于惊恐，惊则气乱，气乱引动痰热，以致清窍被蒙，神明为之失灵，热甚动风，风行数变，故神识痴迷，口出狂言，目睁手掣，脉色异常，状如鬼祟。慎师辨为痰热作祟，非为鬼神所附，乃径投清热化痰开窍、熄风解痉定惊之至宝丹，重镇安神定志之生铁落饮，清降熄风止痉之羚羊角散等方药，以冀痰消热解神

清风熄。一剂下咽，即得安寐，醒如常人。此症似属流行性脑炎、乙型脑炎之类所出现的前驱症状，神昏高热属痰热型者，可参慎师之治法试之。

（陈平整理）

案2　肝虚胆寒、神不守舍

阎门外，新舞台司帐，青君之夫人，仲春忽患奇病，恍惚易惊，悲伤欲哭，时而涕泪交流，时而懊侬莫名，头目昏晕，胸脘痞闷，腰酸如折，经多如崩。望其色，面青颧赤，诊其脉，左弦右滑，其证虽似脏躁，但不喜食滋补甘腻之食品，则《金匮》之甘麦大枣不可妄投。其病虽如郁证，但不伤于忧思悲郁之情志，则《局方》逍遥、归脾亦难中肯，筹思再三，惟学士之真珠母丸，可治惊悸怔忡，妄笑妄哭；魏夫人之震灵丹可治眩晕恍惚，崩中漏下；孙真人之温胆汤可治惊惶怯慑，痞闷懊侬，三方相合，始与此证针锋相对，遂以三方加减进治，果得一剂而病大减，再剂而病若失矣。

［按］案中真珠母丸用治肝胆虚风、神魂不安，状若惊悸者；震灵丹用治妇人血气不足，崩中虚损者；温胆汤用治大病后，虚烦不得眠，属胆寒者。由是观此三方，慎师均从肝胆入手，且多遣温药治之，何以故？揣测师意，大抵此属病后，血气不足，或素体不足，肝胆失养，以致肝虚胆寒、神不守舍而现状如脏躁之证。但既不是甘麦大枣之对证，又非逍遥、归脾之的候，细审脉证，推本求因，实为阳虚气寒，肝胆为病，故投与温药以补之、涩之、泄之、镇之，辨证正确，析理细微，遣方用法，别出机抒，足可效法矣。

案3　痰湿留恋，痰瘀交阻

杭州陈少山君来函云：舍妹素体肥盛，于上月24日生产一女，产后昏昏欲睡，状如虚脱，幸服人参、黄芪等药，得以挽回。惟近日变一奇怪之病，左半身极冷，右半身极热，左面色青，右面色红，左舌苔白，右舌苔黑，少腹疼痛，小便不利，遍请名医诊治，均谓奇病难治，故特专函奉恳，乞赐灵方云云。余乃细究病情，答谓此由肥人痰湿留恋，产后恶露阻滞，痰瘀交阻，络道不通，左右阴阳不和，阴阳之旋转不周，《内经》曰："左右者，阴阳之道路也；阴阳者，水火之征兆也。"左右之道路窒塞，阴阳之水火偏胜，火胜于右，则右面红而右身热；水胜于左，则左面青而左身冷。右苔色黑，阳盛之象；左苔色白，阴盛之征。其阴阳水火之偏胜，实由痰瘀之内阻。少腹疼痛尤为瘀血凝阻之明症，小便不利更属瘀湿停蓄之确据。深虑阻塞益甚，昏厥暴至，阴阳偏极，喘汗骤来，亟宜化痰湿而通络道、祛瘀血以调阴阳。方用半夏曲、橘红络、茯神、赤芍，桂枝、血珀、红花、桃仁、泽兰、茺蔚、郁金、延胡索、车前、失笑散等。嗣据陈少山君来函致谢云：服此药之后，忽觉全体均热，继面热势渐退，即得安眠。再服一剂，下瘀血甚多，诸恙遂顿失矣。

［按］本案所述之症状怪异，实属罕见。新产妇人，气血俱虚，医者见状如虚脱者，急投参芪以大补之，虽不为过，但确是恶露瘀滞不行之主因也。既有素体痰湿蕴结，又产后误用早补，以致痰瘀交阻，络道不通，阴阳乖和，各循所行之部位而现偏胜，是以症状之异，实难为常人所分辨。慎师运用医经原理，结合色脉，缜密分析，演绎由来，痰瘀交阻，阴阳失和为此病的源由当属无疑，虽在产后，不忘产后，但有实证，当先治

实，此为古训，不可虑虚而不敢放手治实，以致不能驱邪外出而闭门留寇，或助纣为虐，终致不起（倘若失治则阻塞益甚，昏厥暴至，阴阳偏极，喘汗骤来）。慎师认为急症当前，亟宜化痰湿而通络道，祛瘀血以调阴阳，以二陈燥湿化痰，桂枝、赤芍温经通咏调理阴阳，失笑散、桂枝桃仁散祛瘀活血通隧而交通阴阳，是以阴阳和，瘀血行而诸恙顿失。设非辨证确的，胸有定见，温投温补或辛散，岂不误人哉？然此法亦是示人治产后实证之一规矩也。

（刘华整理）

（摘自《近代江南四家医案医话选·王慎轩》）

朱小南、朱南荪

（乙癸同源，肝肾为纲；重视奇经，善用对药）

【医家简介】

参见第51页。

【主要学术思想和主张】

参见第52页。

【医论医话】

阴痒

阴痒均属湿热所致。而湿热之所以内蕴，与本身虚弱，也有关系。《女科经纶》述及本症谓："肝经血少，津液枯竭，致气血不能荣达，则壅郁生湿，湿生热。"本症虽非重笃，但奇痒难受，得热则瘙痒更甚，甚至彻夜不能安睡；复多兼有带下，浊带刺激外阴皮肤，又引起瘙痒，相互影响，遂顽固难固。

（摘自《朱小南妇科经验选》）

【验方效方】

方一　川楝汤《竹林女科》

［组成］川楝子炒，3g，大茴3g，小茴3g，猪苓3g，泽泻3g，白术3g，蜜炙，乌药炒，2.4g，槟榔2.4g，乳香去油，2.4g，延胡索2.4g，木香1.5g，麻黄1.8g。

［主治］经来有两条筋从阴吊至两乳，痛不可忍，身上发热。

［功能］疏肝理气，温中止痛

［用法用量］加生姜3片，葱1根，水煎服。

方二　知柏八味丸加减

［组成］鲜生地、山药、萸肉、丹皮、茯苓、泽泻，加知、柏，金银花、樗白皮、甘草梢。

［主治］治"阴茎中痛"等，可知对小便频数不舒、流脓带血等症，用之有效。

［方解］以鲜生地清热滋阴，山药补脾固肾，萸肉温肝兼固带脉，丹皮清君相之伏火，凉血退蒸；茯苓健脾化湿，泽泻泄膀胱之湿邪，加知、柏清热化湿，消除下焦虚火；金银花清热解毒，樗白皮燥湿止带。甘草梢清热解毒功著，如《本草逢原》认为本

品擅长医治痈疽肿毒，《珍珠囊》谓能治“阴茎中痛”等，可知对小便频数不舒、流脓带血等症，用之有效。

（摘自《竹林女科》）

【精选验案】

1. 吊阴痛

案1　气滞寒凝（足厥阴痛）

某某，52岁。正产5胎，人流1次，绝经3年，阴内吊痛感，已有3年，1周前突然吊痛颇剧，持续至今未缓解。

1970年8月就诊。两腿不能步履，起卧也受牵制，精神萎顿，心烦胸闷，咳嗽多痰，苔薄黄，脉弦细。此乃足厥阴痛。治宗《竹林女科》之川楝汤加减，疏肝理气，温中止痛（妇检：无异常）。

案2　命门虚弱，肾阴不足（阴道涸干吊痛）

邹某，27岁，已婚，工人。

患者生育颇密，现幼孩16个月，自哺。产后迄今经水未转，面色萎黄，头晕目花，腰酸肢软，精神疲惫，性欲淡漠，阴道内有涸枯感，缺乏滋润分泌物，时有抽痛，在同房时深感干涩不舒，小腹并感虚冷。乃于1962年春季来就诊。

初诊：2月11日。小腹虚冷而阴内枯干吊痛，性欲淡薄，脉象尺部微弱，舌质淡，苔薄白。此系命门虚弱，肾阴不足。治宜壮命门、滋肾水。

处方：淡附片9g，肉桂3g，巴戟天9g，淫羊藿12g，紫河车9g，紫石英9g，先煎，当归9g，山萸肉9g，女贞子9g，狗脊9g，肥玉竹9g。

二诊：2月19日。服药后精神稍振，同房时已有分泌物，疼痛亦瘥。现感下部虚冷，并有腰酸，仍是命门火衰。治宜温补冲任。

处方：淡附片6g，肉桂2.4g，鹿角霜9g，淫羊藿12g，紫石英9g，先煎，巴戟天9g，五味子4.5g，制冬术6g，肥玉竹9g，制首乌9g，狗脊9g。

三诊：2月24日。调治后诸恙均瘥，性感业已恢复，阴内亦无干涩感，下肢转温，精神转佳。再予温补肾气，巩固疗效。

处方：鹿角霜9g，紫河车9g，淫羊藿12g，巴戟天9g，金樱子9g，菟丝饼9g，制首乌9g，肥玉竹9g，怀山药9g，杜仲9g，续断9g。

［按］肾主水，亦为相火之源。明·虞抟《医学正传》谓：“夫两肾固为真元之根本，性命之所关，虽为水藏，而实有相火寓乎其中，象水中之龙头，因其动而发也。”清·周自闲谓：“命门者，人身之真阳，肾中之元阳是也。”上例患者，多产而胎不实，性欲淡薄，小腹乃下肢虚冷，乃命门火衰，阴内涸枯，肾亦为亏损，于是虚象蜂起。

初诊时以温命门、滋肾水为主。补命门之法，据周自闲谓：“自古命门治法，亦惟温补肾阳而已，别无他法也。”所以用附、桂、巴戟、淫羊藿、狗脊等药，温肾助阳，复用归、萸、女贞、玉竹以滋润肾水，并以河车填补损伤的胞宫，服后肾阴已复，阴内分泌物增加，而下部虚冷依然。二诊乃增加血肉有情之品鹿角霜峻补，服后下肢转温，性感恢复。三诊时增入调补肝肾的仲、断、金樱子、菟丝子等，以巩固疗效，症遂痊愈。

（摘自《朱小南妇科经验选》）

2. 经行乳肿

肾虚肝旺，冲任气滞

张某，45岁，1991年4月22日初诊。近1年经间乳房胀痛，经前尤甚，经行自缓，经期延长，经量偏多，烦热口燥，神疲膝软。末次月经4月2日9天方净，时值经间，诸症蜂起，触之乳房胀硬，舌暗红。苔薄腻少津，脉细滑带数。证属时届更年，肾虚肝旺，冲任气滞，乳络失和。治拟滋肾平肝，疏冲和络。予女贞子、桑椹子、生地、玄参，青蒿、夏枯草、紫草、生牡蛎、白花蛇舌草、川楝子，服药10余剂。5月19日经汛延期而至，乳胀大减，烦热悉消，经行量中，6天净。继以滋肾平肝调治2月，经前乳胀未发。

（胡国华整理）

（摘自《朱小南论妇科·朱南荪医论拾萃》）

3. 子宫脱垂

中气不足，肾气不固，胞络松弛

毛某，35岁，已婚，农民。

产后过早起床，蹲地洗衣，突感下部垂胀，子宫脱出，后即卧时缩上，立时脱垂，腰酸带下，精神疲惫。于1960年6月就诊。

初诊：6月23日。产后阴挺已3个月。检查为子宫Ⅱ度下垂，面色㿠白，腰酸膝软，舌淡多苔，脉象虚弱。气虚下降。治宜扶正固托。

潞党参9g，生黄芪9g，怀山药9g，焦白术9g，白芍6g，升麻2.4g，五味子4.5g，炒枳壳4.5g，丹参9g，大熟地9g，新会皮6g。

外用薰洗方：川黄柏9g，金银花9g，蛇床子12g，炒枳壳12g，五倍子9g。

二诊：6月25日。调治后，子宫业已上升，惟步行时尚有小腹垂坠感，腰酸肢楚。治宜固肾益气，巩固疗效。

处方：黄芪9g，升麻3g，白术6g，白芍9g，五味子4.5g，炒枳壳4.5g，杜仲9g，川断9g，狗脊9g，丹参9g，陈皮6g。

三诊：6月29日。阴挺已愈，垂堕感消失。刻感纳食不馨，略有腰酸。治宜固肾健脾。

处方：白术6g，新会皮6g，茯苓9g，白芍6g，黄芪9g，丹参9g，炒枳壳3g，苏梗6g，佩兰6g，狗脊9g，杜仲9g，金樱子12g。

［按］ 阴挺，民间名“落袋”。清代陆以湉《冷庐医话》记浙语名“鱼袋”。因子宫脱垂，其形状如袋。本症宋时《妇人良方》即有记载，名“阴挺下脱”。而《医宗金鉴》认为即《内经》所谓的“㿗疝”究其病因，为身体虚弱，中气不足，肾气不固，胞络松驰所致。盖脾为后天之本，气血之源，脾气虚弱，纳运不健，则中气不足，肾为先天之根，并系胞，肾气受损，胞络松驰，子宫易脱垂。产后未曾满月，过早操劳，或咳嗽，以致腹压聚增，为引起发作的诱因。

治疗以补脾肾，升提固脱为主。惯用成方为补中益气汤（李东垣方：黄芪、人参、甘草、白术、陈皮、当归、升麻、柴胡）。该方偏于补中气，对肾虚未能兼顾。而本症患者无有不腰酸者，下垂越深则腰越酸，说明胞络与肾经有密切联系，本例治疗乃用脾肾兼顾法，参、芪、术、陈补中气，仲、断、脊、五味子益肝肾，另用升麻以升提固托，丹参、枳壳并用，对本症亦有卓效。

至于子宫脱垂后，宫体与衣裤等增摩擦，表层易致破碎而受感染，引起肿痛、糜烂和白带增多，此种症状即薛己《女科撮要》所谓“肝经湿热”。一般可服龙胆泻肝汤（《局方》方：龙胆草、柴胡、泽泻、车前子、木通、生地、当归尾、栀子、黄芩、甘草），并用薰洗方（见初诊）医治，候湿热症状消失，自行调养升陷。

4. 阴吹

肾气不足，中气下陷

李某，24 岁，已婚。

1963 年 9 月间就诊：据述，取后白带较多，小便频数不舒，阴道里时时有矢气，近日工作较忙，常偶一转身，下部即放气连连有声。面色㿠白而少血色，时有头眩腰酸、脉虚细，舌质淡而苔白。乃肾气不足，中气下陷。治以固肾益气，升陷固托。

升麻 2.4g，黄芪 9g，肉桂 2.4g，甘草梢 4.5g，白芍 6g，狗脊 9g，巴戟天 9g，白术 6g，菟丝子 9g，覆盆子 9g，五味子 4.5g。

用上方加减先后服用 6 剂后，阴吹症状好转，白带亦少，小便次数恢复正常。

［按］ 阴吹一症，在临诊中并不罕见，惟有些妇女不肯说明。本症《金匮要略》即有记述：“胃气下泄，阴吹而正喧，此谷气之实也，膏发煎导之。”《金匮要略》所记之阴吹，乃大便艰燥，津液不足，治用油类滋润。临床颇多系气血虚弱，肾亏中气下陷者，治疗扶气固托。《赤水玄珠》曾有医案：“令媳长卿之妇……此后但觉浊下坠，屁从子户中出，以补中益气汤加酒炒黄连，调养而平。”

本例患者，肾气亏损，中气下陷，而有阴吹、带下、小便频数等症。治疗以升麻升提胃气，使气不下陷；芪、术能健脾益气；肉桂、狗脊等堪以温补肾阳，能治小便频数之症；用甘草梢以解除小便不舒。服后尚能见效。

5. 阴痒

脾虚血少，湿热内蕴

洪某，48 岁，已婚。

患者绝经已有 10 个月，近日阴部瘙痒，带下连绵，坐卧不安，难忍以受，平肝偏亢，时常心烦头晕，情绪急躁。乃于 1959 年冬来诊。

初诊：10 月 12 日。阴痒多带，连绵 2 个月，腰酸膝软，夜寐不安，脉象浮数，舌苔黄腻。此乃脾虚血少，湿热内蕴。治宜健脾益血，清热化湿。

处方：怀山药 9g，焦白术 9g，生地 9g，陈皮 9g，茯苓 9g，川柏皮 9g，蛇床子 9g，金银花 9g，炒枳壳 9g，绵杜仲 9g，鸡冠花 9g。

二诊：10 月 14 日。调治后带下渐少，阴痒较差，肝阳上扰，头眩复作。治拟平肝泻火，兼清湿热。

处方：龙胆草 4.5g，夏枯草 9g，决明子 9g，蛇床子 9g，黄柏 9g，淡子芩 9g，茯苓皮 9g，新会皮 9g，焦白术 9g，樗白皮 9g，生地 9g。

三诊：10 月 17 日。阴痒已愈，白带亦止，稍感头晕。此乃肝阳上扰。治宜平肝泻火，清理余湿。

处方：夏枯草 9g，龙胆草 4.5g，苦丁茶 9g，川黄柏 9g，陈青蒿 6g，桑寄生 9g，决明子 9g，茯苓 9g，炒枳壳 4.5g，海螵蛸 9g，樗白皮 9g。

[按] 治疗本症，一般以龙胆泻肝汤（龙胆草、柴胡、泽泻、车前子、木通、生地、归尾、栀子、黄芩、甘草）化裁。《女科经纶》认为："然其本元，又当滋养肝血，补助脾土，益阴燥湿也。"所以应详细辨证，标本兼顾。本例阴痒兼有肝阳，初诊用生地养阴补血，术、苓、陈、山药健脾胃、化湿邪，川朴、金银花、蛇床子等清热化湿，鸡冠花束带，杜仲补肝肾。服后阴痒已瘥，阳偏亢。二诊时以平肝泻火为主，以龙胆草、夏枯草、川柏、黄芩等能兼以平肝阳又清湿浊之品，对两种证候合治。三诊时症已痊愈。再进泻火化湿药，清肃余邪。如龙胆草、夏枯草、川柏、金银花、蛇床子等诸般清理湿热之品。外用一般亦有杀虫制菌，止痒化湿功效。朱老中医治疗本症，每嘱患者自行煎药，头一二煎内服，三煎可留作外用薰洗；尤宜于临睡前薰洗局部患处，然后就寝，更可使卧后不感瘙痒，安心入睡，此一物二用，节药药材费用之一法也。

6. 小便频数

脾肾虚弱，下元不固

顾某，29 岁，已婚。

患者曾生 3 胎，孩均夭。目前曾怀孕 3 月而小产，经水超早量多，时有头晕目花，腰酸腹胀，小便虚冷。最后小便频数，甚至妨碍睡眠，精神颇感痛苦，乃来门诊。

初诊：1962 年 9 月 16 日。患者面色萎黄，眼泡浮肿，精神倦怠，据述最近因小便频数而妨碍睡眠，深感痛苦，昨晚一夜小溲 20 余次，转辗床侧，时刻起床，几乎彻夜未能合眼。尿色清淡。切脉细迟，舌质淡而苔薄白。中气不足，肾气虚寒。治宜固肾宁心，益气举陷法。

处方：桑螵蛸 9g，肉桂 2.4g，潞党参 9g，茯神 9g，淮山药 9g，山萸肉 9g，焦白术 6g，远志 6g，菟丝子 9g，当归 6g，益智仁 6g。

复诊：上方服 2 剂，小便频数十愈其八，晚间亦能安寐。惟常腰酸膝软。再服健脾温肾，填补冲任法调理。

处方：鹿角霜 9g，肉桂 2.4g，巴戟天 9g，狗脊 9g，怀山药 9g，山萸肉 9g，焦白术 6g，白芍 6g，黄芪 9g，益智仁 9g，五味子 4.5g。

服后小便频数痊愈，小腹乃下肢渐感温暖，精神好转，面色渐润。于 2 个月后得胎，并于次年 8 月 26 日平安生产。

[按] 小溲频数，主要关系脾、肾两脏，脾为中宫属土，主消谷运化，中气不足，对水分统摄产生影响，往往能够影响膀胱机能，所谓上虚不能制下即是。《灵枢·口问》谓："中气不足，溲便为之变。"至于肾脏，与本症关系更密，因为肾司二便，和膀胱为表里，肾虚不能约制水液，因而小便频数而清冷。《素问·至真要大论》谓："诸病水液，澄澈清冷，皆属于寒。"

本例为脾肾虚弱，下元不固之小便频数，兼有失眠，精神委顿，面目虚浮，治疗以培本为主，用桑螵蛸散（《本草衍义》方：桑螵蛸、远志、龙骨、石菖蒲、人参、茯神、龟甲、当归）加减。涩可去脱，以桑螵蛸为君，能固肾益犄，敛缩小便；辅以菟丝子、益智仁、山萸肉等补肝肾，摄小溲；潞党、山药、白术等补中气，健脾胃；以当归养心血，茯神、远志安心宁神；用肉桂之辛温以温暖下元，恢复膀胱的气化功能。服后获效。

7. 阴癣

风热湿邪侵入外阴

胡某，45 岁，已婚。

外阴奇痒已 13 年，阴门局部皮肤发黑，部分感觉麻木，并有杨梅刺形状细粒，痛苦万分。因为隐疾，羞不敢言，拖延至今，刻实无法忍耐，乃于 1960 年初来诊。

初诊：1 月 9 日。外部瘙痒，夜眠不安，脉象细故，舌苔薄白。症属阴部牛皮癣。治宜清理湿浊。

处方：生地 30g，地肤子 12g，茯苓皮 9g，龙胆草 4.5g，黄柏 9g，炒枳壳 4.5g，赤芍 9g，丹皮 9g，金银花 9g，天花粉 9g，车前子 9g。

另用外用熏洗方（忌入口）：蛇床子 12g，羊蹄根 12g，土槿皮 12g，川楝子 9g，白鲜皮 9g。

二诊：1 月 12 日。内外并治，阴痒减轻，阴门皮肤由黑转紫，病有起色，内热口燥，小便热赤。治宜平肝泻火。

处方：龙胆草 6g，夏枯草 9g，苦丁茶 6g，地肤子 12g，苍耳子 12g，赤苓 9g，丹皮 9g，炒枳壳 4.5g，蛇床子 9g，苦参片 9g，陈皮 6g。

三诊：1 月 15 日。瘙痒大减，夜寐亦安，局部症状好转，阴部皮肤较前转润，刺形细粒已消，食欲不振，腿膝无力。治宜健脾化湿。

处方：焦白术 6g，新会皮 6g，茯苓皮 9g，大腹皮 9g，蛇床子 12g，地肤子 12g，车前子 12g，苍耳子 12g，赤芍 9g，宣木瓜 9g，炒枳壳 4.5g。

［**按**］本症系风热湿邪侵入外阴，郁久风盛，化而为虫，引起局部生癣，瘙痒无休，日久皮肤焦枯，搔破之处则生湿疹，顽固难愈。治疗宜用清热，渗湿化浊。内服药中如龙胆草、地肤子、苍耳子、苦参片、黄柏等均能驱风渗湿，制菌化浊。外用熏洗方中的羊蹄根、土槿皮、川楝子等对癣症有卓效，已为近代科学实验证明。内外并治，经 3 次治疗，症已基本好转，奏效颇捷。

阴痒熏洗后，如局部仍有潮湿或流黄水，宜用黄柏、乌贼骨各等分，研成极细末，渗扑患处，能燥湿消毒，增强疗效。

8. 妊娠皮肤发黑

林某，27 岁。

初诊：1970 年 8 月 19 日。第 1 胎，怀孕 5 月余，期间无特殊不适，最近 2 周起病于足趾瘙痒，1 周后牵及四肢，奇痒不堪，尤其遇风和见阳光更痒，上下肢皮肤遂见枯黑。脉象弦滑，舌苔薄白。治拟清血健脾利湿。

处方：生地 12g，茯苓皮 9g，穞豆衣 12g，忍冬藤 12g，嫩钩藤 9g，地肤子 9g，苍耳子 9g，黄芩 9g，归身 9g，生甘草 3g，白术 6g，赤豆 9g。5 剂。

二诊：8 月 20 日。服药 2 剂后，自觉瘙痒减轻，四肢皮肤枯黑颜色见减淡。治以原方 7 剂。

三诊：9 月 19 日。药后精神已好，四肢黑皮全退，手掌脚底似有轻微痕迹，夜寐欠安，四肢麻木，胎动亦好。治拟凉血安胎。

处方：生地 12g，茯苓 9g，黄芩 9g，白术 6g，绿豆衣 12g，穞豆衣 12g，赤小豆 12g，打，银花 9g，甘草 3g，夜交藤 15g，钩藤 12g。

续服 6 剂，以巩固疗效。

［按］该病员怀第一胎妊娠 5 个月时，四肢皮肤枯黑，上肢自手掌至肘以上，下肢自足趾至膝盖以上，且奇痒不堪，彻夜不寐，面部及躯干均正常。起始曾在某医院皮肤科治疗，诊为过敏性皮炎，每天静脉注射硫代硫酸钠，并配合外敷，诊治半月，未见奏效。先来本部外科门诊，后转妇科诊治。根据患者正值妊娠期，血聚以养胎，又体质素虚，血虚不能濡养四肢，当需养血，用当归 9g；胎热宜清，则用生地 12g，养血又凉血，淡芩清热安胎。又皮肤枯黑，乃胎火偏旺，热毒熏灼，泛之皮肤所致，当以清热解毒。故用扁鹊三豆饮（穞豆、绿豆、赤豆、生草），而其中赤豆又有养血作用；银花改用忍冬藤，可清热和络，走达四肢；脾主四肢，故方中又用白术健脾，茯苓皮健脾利水；苍耳子、地肤子祛风止痒，钩藤清热平肝祛风。

上方 2 剂后，奇痒见减，5 剂后皮肤枯黑逐渐转淡，仅剩手掌心及指掌关节少许。再服 7 剂全部消退。

9. 子宫外伤

血虚宫伤（内伤胞宫腹痛）

孙某，24 岁，已婚。

患者经前小腹被踢，疼痛颇剧，经来量多，绵延 8 天，经注射止血剂而停，但腹部疼痛未除。阴道检查：小腹压痛明显，诊断为子宫外伤。曾用活血祛瘀理气药未效，乃转来门诊就诊。治用养血补宫法。

处方：黄芪 9g，党参 9g，熟地 12g，当归 9g，白芍 6g，焦白术 9g，白茯苓 9g，枳壳 3g，陈皮 3g，海螵蛸 9g，甜苁蓉 9g。

服药 3 剂而愈。

［按］本病病情简而不繁，似识诊颇易，因小腹被踢受伤而致病，经期未临而先至，兼小腹部胀痛，原用药认为其痛者为气血滞结之故也，故以活血去瘀理气药数剂，未奏效验，疼痛依然。朱老乃用补养气血之法 3 剂告愈。其所用补养得效者，乃为伤后经行出血过多，疼属虚证，非气阻实痛也，故宜补养为是。

（摘自《朱小南妇科经验选》）

韩百灵

（肝肾学说，异病同治）

【医家简介】

参见第 55 页。

【主要学术思想和主张】

参见第55页。

【临证经验】

1. 肝肾学说

韩老认为：肝肾的关系密不可分，不失为“母子之脏，水火之宅”，肝肾之间，息息相通，相互制约，协调平衡。故在病理方面伤则俱伤，耗则俱耗，必然相互影响，互为因果。如：肾阴不足，可引起肝阴不足，若“水为涵木”即可导致肝阳偏亢；反之肝血不足可导致肾精亏损，肝火过盛可下劫肾阴，而形成肾阴不足的病理变化。在妇科疾病中，经带胎产乳杂诸多病证，皆可因肝肾失调而引起。韩老每每临证，对凡由肝肾阴虚所引起的诸多病证，均以滋补肝肾为主，提出“养肾之阴，敛肝之阳，壮水之主，以制阳光”的根本法则。积累数十年的临床经验，创制了数首验方。以其著名的“百灵育阴汤”为例，方中诸药皆入肝肾两经，与其“肝肾学说”相得益彰，丝丝入扣。以该方加减，统筹治疗由肝肾阴虚而引起的经带胎产乳杂诸疾，均收到显著效果。

2. 同因异病、异病同治

韩老启蒙于《金匮要略》，受学于名医王化三老先生，认为疾病的发生和发展、治疗和转归是相互联系的，不是孤立的，而是运动的，二者是对立统一的整体。同中有别，注意个性；异中求同，寻其共性。他认为中医证候虽千变万化，但总有其规律可循，妇女在生理上，因经孕产乳伤于血，在病理上也就容易产生气血两虚；在七情方面，女子性多忧思，情志不遂，气机不畅，气病及血，易致气滞血瘀；脾为后天气血生化之源，肾为先天之本，内寄真火，气血不足，命火虚衰，则发生脾肾阳虚；肝藏血，肾藏精，精血亏耗，则多有肝肾阴虚发生。

3. 阴痒、阴䘌

妇女阴内外痛痒，或外阴部瘙痒流黄水，为阴痒，亦称阴内瘙痒。阴䘌者，即阴内生虫而言之。阴痒发病原因是性躁多怒，肝经郁热，贪食生冷，湿热相搏，脾虚湿盛，湿浊不化，久居阴湿之处，湿邪侵入胞中，经期产后，胞脉空虚，感染毒邪和病虫。

4. 子宫脱出

对于子宫脱出一症，历代医家都各有不同之说，如《巢氏诸病源候论》称阴挺出下脱，《千金方》称为“阴脱、阴癞、阴菌、阴痔”，叶天士称为“子宫脱出”，也有为“子肠不收、产后肉线”。

子宫脱出主要是脾气不足，中气下陷，肾气虚弱，冲任不固；肝经湿热，湿热下注；产时劳力过度，气不提固等等。

《医宗金鉴·妇科心法要诀》云：“妇人阴挺，或因胞络损伤，或因分娩用力太过，或因气虚下陷，湿热下注，阴中突出一物如蛇，或如菌，如鸡冠者，即古之癞类也。属热者，必肿痛，小便赤数，宜龙胆泄肝汤；属虚者，必重坠，小便清长，宜补中益气汤加青皮、栀子。外用蛇床子、乌梅熬水熏洗之，更以猪油调藜芦末敷之，无不愈者。”这一临床辩证论治，确有指导意义。

（摘自《百灵妇科》）

【验方效方】

方一 韩氏百灵育阴汤（月经不调）

［组成］熟地 20g，山萸肉 15g，川断 20g，海螵蛸 20g，龟板 20g，阿胶 15g。

［功效］调补肝肾，滋阴养血

［方解］方中以熟地、山萸肉滋阴补血，山药健脾补虚，滋阴固肾，治诸虚百损，疗五劳七伤。海螵蛸、牡蛎、龟板为介类有情之品，合白芍共奏补肾益精、潜纳虚阳，养血敛困之效。川断、寄生、杜仲补肝肾，调血脉。阿胶滋阴补血，全方配伍严谨。

［加减］

对月经先期，量少，质稠，色鲜红，腹无胀痛者，宜百灵育阴汤加地骨皮 15g，丹皮 15g，以养阴清热治之。对月经过多，色鲜红，无块，小腹空坠者，宜百灵育阴汤，加旱莲草 20g，炒地榆 50g，以凉血止血固冲之。

对月经后期、量少、色红、小腹隐痛、不拒按者，宜百灵育阴汤，减川断、寄生，加当归 20g，何首乌 15g，怀牛膝 15g，以补血调经，引血下行。

对月经过少，点滴而下，色红，腹无胀痛者，宜百灵育阴汤，加当归 15g，以补血调冲任。对经闭，经水由少至闭止不行者，宜百灵育阴汤加当归 20g、川芎 15g、怀牛膝 15g，以养血调经，引血下行。

对于崩漏，经水淋漓不断，色鲜红，质黏稠者，宜百灵育阴汤，加炒地榆 50g，旱莲草 20g 以凉血止血。

方二 补阳益气汤（月经妊娠产后）

［组成］熟地 20g，山药 15g，白术 15g，巴戟天 20g，菟丝子 20g，川断 20g，寄生 20g，附子 10g，肉桂 10g，黄芪 20g。

［功效］补阳益气，健脾益肾。

［方解］方中以白术、山药健脾益气，培补后天。《本草经》云："山药益肾气健胃并补先后二天。"《药性赋》记载："菟丝子治疗男子女人虚冷，填精益髓，去腰痛膝冷。"川断、寄生补肝肾，强筋骨。附子温肾助阳。肉桂温中补阳，散寒止痛。再以熟地养阴补血，黄芪补气升阳，一阴一阳，合之诸药，使之达到阴中求阳，阳中求阴之功效。张景岳曰："善补阴者，必阴中求阳，则阳得阴助，而生化无穷。"诸药配伍，补阳益气，健脾益肾。

［加减］对于月经病、经漏，或突然大下、色淡质稀者，宜用补阳益气汤，加炒杜仲 20g，地榆炭 50g，以补脾益肾，固冲止血。

对于月经后期，量少色淡者，宜用补阳益气汤，加当归 20g，怀牛膝 15g，以益肾健脾养血调经。而对于闭经不行，腹无胀痛者，宜用主方，并加补骨脂 20g，鹿角胶 15g，香附 20g，以血肉有情之品，使其阳生阴长而经水自调。

对于痛经，小腹疼痛，喜温喜按，得热痛减，血色淡，血质稀薄者，宜在主方基础上加艾叶 20g，吴茱萸 15g 以温通血脉，散寒止痛。对于经行泄泻，腹痛肠鸣，喜温喜按者，宜在主方基础上加党参 15g，茯苓 20g，薏苡仁 20g，以温阳扶脾，渗湿止泻。

对于经断前后诸证，宜用补阳益气汤，补益脾肾。对于带下病，带下量多，色白或如血，气味腥臭者，宜用主方并加茯苓 20g，芡实 20g，龙骨 20g，牡蛎 20g，以温肾健脾，固涩止带。

对于妊娠病，胎动不安，滑胎，宜服主方，若流血尚未损及胎儿者加炒地榆 50g，牡蛎 20g，以固冲安胎止血。对于妊娠肿胀，宜用主方并加茯苓 20g，大腹皮 15g，陈皮 15g，补骨脂 15g 以温肾助阳，健脾行水。对于妊娠小便不通，小便不利，甚则点滴不出，小腹胀痛，宜用主方加桂枝 15g，以温阳化气行水。对于胎萎不长者，宜用主方并加鹿胶 15g，枸杞子 15g，以益精血，补肾气。

对于产后病，产后小便失禁或小便频数者，宜在主方基础上加覆盆子 15g，益智仁 20g，桑螵蛸 20g，以益肾固摄止尿。

对于妇人不孕，脾肾两虚，气血不足或命火虚衰，脾失健运，痰湿内生，脂膜阻络不能摄精成孕者，宜久服主方，以补益脾肾，填精助孕。

方三　益气养血汤（月经妊娠产后不孕围绝经期）

［组成］人参 10g，黄芪 20g，熟地 20g，白芍 20g，当归 15g，白术 15g，茯苓 15g，远志 15g，五味子 15g，甘草 10g。

［功效］益气养血敛阴。

［方解］方中用人参大补元气。《本经》记载：“人参主补五脏，安精神，定魂魄，止惊悸。”黄芪补气升阳，益气固表。白术、茯苓、甘草益气健脾和中。熟地、白芍、当归养血补血，《本草纲目》记载：“熟地……生精血，补五脏内伤不足，通血脉，利耳目，黑须发，男子五劳七伤，女子伤中胞漏，经候不调，胎产百病。”《珍珠囊》中云：“熟地补气血，滋肾水，益真阴。”五味子、远志益气生津，补肾宁心，宁神益智。全方共奏益气养血敛阴之效。

［加减］对于月经病，月经过多，崩漏，色淡，质稀，甚至突然大下不止，小腹微痛不拒按者，宜用主方，加阿胶 15g，烊化，海螵蛸 20g，炒地榆 50g，以养血固冲止血。

对于月经后期，月经过少，色淡质稀，小腹空痛喜按者，宜用主方并加枸杞子 20g，女贞子 15g，黄精 15g 以补血填精。对于经闭日久者，宜用主方加龟板 20g，怀牛膝 20g 填精血，通血脉。对于痛经，经期腹痛，绵绵不断，喜按，或经量少、色淡者，宜用主方加桂枝 15g，重用白芍以补气温中，缓急止痛。

对于妊娠病，妊娠腹痛，胎动不安而出现胎元不固，腰痛，阴道流血者，宜用主方加川断 20g，寄生 20g，重用白芍以养血安胎，缓急止痛。若流血者加陈阿胶 15g（冲服），炒杜仲 20g，炒地榆 50g，以补气养血，安胎止血。

对于产后病，产后血晕，四肢厥逆，昏不识人者，宜用主方加鹿角胶 20g，煅龙牡各 20g，以助真阳，升提固脱、并加荆芥穗 15g 清头明目，泽兰 15g 辛散芳香以利醒神。对于产后腹痛，宜主方加阿胶 15g，枸杞子 20g 以养血益阴。

对于产后恶露淋漓不止，血色浅淡，血质清稀，小腹空坠，绵绵作痛者，宜方主加升麻 10g（蜜炙）以升阳举陷，加阿胶 15g 补血止血。

对于产后发热、汗出者，宜用主方去人参、白术，加生地 15g，丹皮 15g，地骨皮 20g 以清热凉血滋阴。

对于产后身痛，宜用主方加狗脊20g，怀牛膝15g，川断20g，寄生20g以补肾养血，强筋健骨，加秦艽15g通络止痛。

对于产后缺乳，甚至全无，而乳大且软者，宜用主方加王不留行15g，白通草10g，桔梗15g以疏通经络，载药上行，气血充足，经络畅通，则乳汁自生。

对于妇女不孕，经行量少或经行后期，色淡质稀者，宜用主方加龟板20g，枸杞子20g以滋阴生血，填精助孕。

对于脏躁、哭笑无常、频频呵欠者，宜用主方去人参、黄芪，加浮小麦15g，大枣5枚以养心补脾安神定志。

方四 调气活血汤（月经妊娠产后癥瘕）

［组成］当归15g，白芍15g，丹皮15g，川楝子15g，枳实15g，甘草10g，柴胡10g，川牛膝15g，生地15g，青皮15g。

［功效］调肝理气，活血散瘀。

［方解］方中以当归、生地、白芍养血补血，平抑肝阳。丹皮、牛膝活血散瘀，川楝子行气止痛，枳实行气散结消痞。《别录》记载：“枳实除胸胁痰痞，……消胀满，……逆气，胁风痛，安胃气。”青皮疏肝破气。《珍珠囊》云：“青皮破坚癖，散滞气……治左胁肝经积气。”《本草纲目》中说：“青皮治胸膈气逆，胁痛，小腹疝气。消乳肿，疏肝胆，泻肺气。”甘草调和诸药。全方配伍共奏调肝理气，活血散瘀之效。

［加减］对于月经病，气滞血瘀崩漏，或月经涩滞难下，量少，色紫暗，或突然大下血块，小腹坠胀疼痛者，宜调气活血汤加川芎15g，红花15g以行血逐瘀。若小腹刺痛者加延胡索以行瘀止痛。若小腹胀痛者加乌药以行气除胀。若血瘀难下，大便秘者，加少量大黄以行瘀血，涤肠垢。若突然大下血块，血色由深变浅者，加沙地榆50g，蒲黄炭20g以塞其流，此乃标本兼顾之法。若气滞血瘀致月经衍期，血色深红，量涩少者，以调气活血汤加川芎行血调经。气滞血瘀致月经衍期，血量温少，色紫暗，乳房胀痛者，用调气活血汤加王不留行，通草以通络疏肝。若气滞血瘀致发痛经，少腹刺痛拒按，血量涩少，色紫暗者，宜用调气活血汤加川芎、桃仁以行瘀止痛。对于气滞血瘀经闭，月经延至数月不通，乳房及少腹胀痛者，宜用调气活血汤加乌药、川芎以行气活血通经。

对于妊娠病，气滞血瘀致妊娠腹痛者，用调气活血汤。减川牛膝以调肝理气而不伤胎。气滞血瘀致妊娠浮肿，孕后三四月之间体胀，下肢及两足浮肿，皮色苍厚不变者，宜调气活血汤加天仙藤、紫苏以疏通气机而肿自除。韩氏还特别指出应用理气活血法治疗妊娠病，必须辨证准确，做到胆欲大而心欲细，智欲圆而行欲方。《内经》云：“有故无殒亦无殒也。”有病则病受其药，但应衰其大半而止之，不可太过。对于产后病，气滞血瘀而致产后恶露不下，或下点滴，色紫暗，少腹硬痛拒按者，宜用调气活血汤加生蒲黄、赤芍、川芎以行恶露。若气滞血瘀致产后恶露不绝，迁延日久，或量多如崩，色暗有块，小腹痛而拒按者，宜用调气活血汤中加生蒲黄、川芎以逐瘀血，止恶露。

对于气滞血瘀致产后血晕，产后恶露涩少，或点滴而下，色紫暗，少腹硬痛拒按，甚至瘀血上攻而心烦乱如狂，卒然昏倒不省人事者，宜调气活血汤加赤芍、干漆、生蒲黄、川芎以行血逐瘀，宁心醒神。若气滞血瘀致产后胁痛，不得转侧，恶露涩少，色紫暗者，宜用调气活血汤加郁金、延胡索以舒肝解部。若气滞血瘀致产后遍身疼痛，其痛时游走不定，时而固定不移，脉络色青，关节尤痛甚，昼轻夜重者，宜用调气活血汤加桂枝、木瓜、秦艽、川芎以活血通络。若气滞血瘀致产后发热，恶露涩少，色紫暗，小腹硬痛拒按者，宜用调气活血汤加丹皮、红花以通络除热。若气滞血瘀致产后小便不通，或点滴难出，小腹胀急难忍者，宜用调气活血汤加滑石、车前子以通利水道。若气滞血瘀致产后乳汁不通，乳房胀痛者，宜用调气活血汤加王不留、通草、皂刺以通乳络。

对于气滞血瘀而致癥瘕，腹内积块，推之不移，揉之不散者，宜用调气活血汤加三棱、莪术、鳖甲以行气活血，软坚散结。对于气滞血瘀致不孕症，素性抑郁或急躁多怒，肝失条达，脉道不通，月经先后不定，婚后 3 年以上不孕者，宜用调气活血汤加王不留行、通草、皂刺以调肝理气通络。

韩氏认为以上由于气滞血瘀而致 17 种妇科疾病，皆属同因异病之范畴，临床中只要辨证准确，选用调气活血汤灵活加减，其疗效会非常突出。

方五 调肝理气汤

［组成］当归，白芍，柴胡，茯苓，白术，牡丹皮，香附，瓜蒌，怀牛膝，川楝子，王不留行，通草，甘草。

［功效］疏肝解郁，理气通络。

［适应证］肝郁气滞引起的胸胁或少腹胀满窜痛，胸闷善太息，烦躁易怒或情志抑郁，妇人可见乳房胀痛、月经不调、痛经等，舌质暗或有瘀点，脉弦或弦涩。

［加减］肝郁气滞，肝失疏泄，气机不利，冲任失调而致月经过少、月经后期闭经等。临证中酌加川芎、桃仁、红花、益母草以行气活血调经；经行腹痛者加延胡索行气止痛；经血有块者加丹参活血调经；乳房胀痛者加皂角刺、甲珠以通络止痛。

肝郁日久化热，热伤冲任，迫血妄行而致月经先期者加栀子、黄芩以清热凉血；量多者加炒地榆、旱莲草以凉血止血；经行不畅或有血块者加益母草、泽兰活血化瘀调经。

肝气郁结，气滞血瘀而致痛经者加延胡索、蒲黄、五灵脂以行气活血止痛；致癥瘕者加醋制鳖甲、龙骨、牡蛎以软坚散结。

肝气郁结，郁久化热，经期气血下注冲任，冲气挟肝火上逆而致经行吐衄者加栀子、黄芩、小蓟、白茅根以清热凉血，加少量大黄以降逆止血。

肝郁化热，阳气外越致经期发热、产后发热等。临证适加牡丹皮、黄芩、栀子清热凉血。口苦咽干者加龙胆草清肝泻火。

肝郁化火，上扰心神而致经行情志异常、子烦、经断前后诸证等。头晕目眩者加决明、木贼草以平肝潜阳；头痛者加川芎、藁本通络止痛；失眠者加酸枣仁宁心安神；手足心热者加生地、栀子清热凉血；烦躁者加莲子芯、麦冬以清心除烦。

肝气郁结，气机不利而致经行乳胀者加甲珠以通经活络；妊娠腹痛者去牛膝、通草，倍白芍缓急止痛；妇人腹痛者加三棱、莪术、延胡索行气活血止痛；胁痛者加郁金以调肝理气而除胁痛。

肝郁日久，克于脾土，脾胃不和而致经行泄泻、妊娠恶阻、妊娠泄泻、妊娠肿满等。泄泻者加山药、防风；呕吐者加芦根、竹茹；肿满者加茯苓、天仙藤。

方六　加味当归泽兰汤

［组成］当归，泽兰，川牛膝，红花，桃仁，延胡索，独活，桑寄生，防风。

［功效］补肾活血通络。

［适应证］血滞经脉而致的腰痛、胁痛，或全身痛，痛如针刺，昼轻夜重，面色暗滞，妇人月经不调、经色紫暗或产后恶露不绝等，舌质红，脉弦涩。

［加减］瘀血阻滞，气血运行不畅而致经行头痛、经行身痛、产后身痛等。头痛者根据疼痛部位酌加川芎、藁本、白芷；身痛者加鸡血藤、秦艽、木瓜以活血通络止痛；兼肾虚者加杜仲、狗脊以补肾壮腰膝；兼寒者加制川乌、制草乌、桂枝以温经散寒止痛。

瘀血阻于冲任，气血运行不畅，经期气血下注冲任，胞脉气血瘀滞而致痛经者，去独活、防风，加蒲黄、五灵脂以行气止痛；若兼有寒凝者加桂枝、小茴香、炮姜以温经散寒止痛；胁肋疼痛者加郁金、川楝子口。

瘀血阻滞，血行不畅，痛滞于内而致癥瘕者去独活、防风，加三棱、莪术、鳖甲、牡蛎、川楝子以行气破血，软坚散结。

瘀血阻于冲任，气血运行不畅，血海满溢失常而致月经后期、月经量少、闭经等。临证去独活、防风，酌加香附、川芎行气调经，以达气行则血行之意。若气滞明显，见有烦躁胁痛者加柴胡、枳壳以疏肝理气止痛；乳房胀痛者加王不留行、通草、皂角刺以通络止痛；腹胀者加乌药以理气；腹痛者加木香以行气止痛；寒凝者加艾叶、吴茱萸、小茴香以温经散寒止痛。

瘀血阻于冲任，旧血不去，新血难安，血不归经而致的月经量多、经期延长、经间期出血、崩漏、经断复来、产后血崩、产后恶露不绝等。临证去独活、防风、延胡索，酌加炒蒲黄、三七粉、茜草以逐瘀止血；出血量多者加阿胶、海螵蛸、炒地榆以养血止血；夹热者加旱莲草、炒地榆，以凉血止血；气虚者加黄芪。

瘀血内阻，血海空虚，营卫不和，阴阳失调而致经行发热、产后发热等。临证去独活、防风，酌加银柴胡、生地、牡丹皮以滋阴清热；烦躁者，加栀子、莲子芯、竹茹清热除烦；大便秘结者，加一大黄以清热通便。

瘀血内阻，气血运行逆乱，扰乱心神而致产后血晕者加五灵脂、没药以增行气活血之功。大便燥结者加大黄、芒硝以活血化瘀，软坚通便；瘀久化热者加牡丹皮、栀子、水牛角以清血凉血。

方七　清热除烦汤

［组成］竹茹，陈皮，枳实，茯苓，麦冬，竹沥，黄芩，知母，石菖蒲。

［功效］理气化痰，清热除烦。

［适应证］痰热内扰所致的头晕目眩，心烦，胆怯，胸胁胀满，时吐痰涎，甚则卒然昏倒，不省人事等，舌质红，苔黄腻，脉滑或滑数。

［加减］素体痰湿内盛，积久化热，经行之际，冲脉气盛，挟痰火上蒙清窍而致经行眩晕者加半夏、胆南星；经行头痛者加川芎、藁本、白芷；痰涎壅盛者加胆南星、瓜蒌。

素体痰湿内盛，积久化热，经行之际，冲脉气盛，挟痰火上逆，扰乱心神而致经行情志异常者加牡丹皮、栀子。

素体痰湿壅盛，值孕期阳气偏盛，阳盛则热，痰热相搏而致妊娠恶阻者，去枳实、石菖蒲，加芦根；妊娠心烦者，去枳实、石菖蒲，加栀子、莲子芯；妊娠眩晕者去枳实，加石决明、钩藤；妊娠痈证者加钩藤、羚羊角。

素体痰湿内盛，遇情志异常，七情化火，痰火郁结而致癫、狂、痫等。临证酌加石决明、钩藤、胆南星、半夏。

方八 清热养阴汤

［组成］生地，黄芩，地骨皮，知母，麦冬，白芍，杜仲，阿胶，续断，桑寄生。

［功效］滋肾阴，清虚热。

［适应证］阴虚内热引起的五心烦热，潮热盗汗，口干咽燥，颧红，头晕眼花，耳鸣，腰酸，盗汗，大便秘，小便赤等，舌红少苔或无苔，脉细数。

［加减］阴虚内热，热扰冲任，迫血妄行而致月经先期、崩漏、经间期出血、经断复来、赤白带下、胎漏、产后恶露不绝等。临证酌加炒地榆、小蓟、焦栀子以凉血止血；夹有血条血块者，加炒蒲黄、茜草炭以逐瘀止血；五心烦热者，加栀子、牡丹皮以清心除烦；口渴者，加沙参、石斛以滋阴止渴；若子病及母，累及于肺而见咳嗽者，加百合以润肺止咳；肾水不能上济心火而见心悸气短者，加五味子、党参以益气养阴。

素体阴虚，复因经期或产后失血过多，精血亏损，虚热内扰而致经行情志异常者去杜仲，加枸杞子、女贞子、龟板以育阴填精。若肾水不足不能上济心火而致心肾不交者，加党参、五味子、远志以益气养阴，交通心肾；兼心火偏盛烦躁者，加栀子、竹茹、莲子芯以清心除烦；水不涵木而致肝阳偏亢者，去杜仲，加山茱萸、枸杞子、石决明、牡蛎以滋阴平肝潜阳；口苦咽干者，加龙胆草清肝胆之火；胸胁胀满疼痛者，加香附、郁金、川楝子、瓜蒌以疏肝理气通络。

素体阴虚，正值经断前后，天癸渐竭，肾阴不足，虚热暗生而致经断前后诸证者去杜仲，加枸杞子、女贞子、龟板、牡丹皮；口渴者，加党参、沙参；潮热汗出者，加五味子、黄芪；烦躁者，加栀子、牡丹皮。

素体阴虚，正值经期冲气偏盛，冲气挟虚火上逆，灼伤口舌而致经行口糜者，加怀牛膝、牡丹皮、黄柏；经行吐衄者加旱莲草、茯苓、怀牛膝、牡丹皮。

阴虚内热，热伤冲任，损伤胎气而致胎动不安者，加枸杞子、女贞子、栀子以滋阴清热。

阴虚内热，耗伤气血，胎失所养而致胎萎不长者，加山茱萸、山药、党参、黄芪。

素体肾阴不足，正值妊娠期间气血下注以养胎，阴血益感不足，无力上乘，心阴不足，虚热内生而致妊娠心烦者，加党参、竹茹；口渴者加沙参、石斛。

素体肾阴不足，正值妊娠期间气血下注以养胎，阴血益感不足，虚火内生，灼肺伤津而致妊娠咳嗽者，加百合、玄参养阴润肺止咳。

素体肾阴不足，相火妄动，上扰心神而致脏躁者，去杜仲、续断，加牡丹皮、山茱萸、山药、玄参、酸枣仁以清虚热，滋肾水，养心安神。

素体肾阴不足，精血亏乏，虚热内生，热扰冲任。不能摄精成孕者，以补肾填精益髓；加巴戟天、山茱萸，而达到阴平阳秘。去杜仲，加山茱萸、山药、龟板、女贞子。若阴损及阳而致阴阳两虚者，加菟丝子、山药，以阴中求阳，阳中求阴，阴阳并补而达到阴平阳秘。

方九 养阴除烦汤

［组成］知母，麦冬，黄芩，生地，白芍，茯苓，竹茹，豆豉，石菖蒲。

［功效］清热养阴除烦。

［适应证］阴虚内热，肝阳上扰所引起的心烦不宁，坐卧不安，口苦咽干，手足心热，潮热盗汗，颧红，大便秘，小便赤等，舌红少苔或无苔，脉弦细数。

［加减］素体阴虚，妊娠期间，气血下注以养胎，阴血更虚，阴虚生内热，虚热上扰心神而致妊娠心烦等。潮热盗汗者加五味子；口渴者，加沙参、石斛；便秘者，加郁李仁、火麻仁；兼肺阴虚咳嗽者加百合。

素体阴虚，妊娠期间，气血下注以养胎，阴血更虚，阴虚阳亢，肝阳上扰而致妊娠眩晕、妊娠痫证等。临证酌加钩藤、石决明以平肝潜阳。

素体阴虚，妊娠期间，气血下注以养胎，阴血更虚，阴虚生内热，津液亏耗，膀胱气化不利而致妊娠小便淋痛者，去豆豉、石菖蒲、竹茹，加淡竹叶；尿中带血者加旱莲草、小蓟。

方十 益气养荣汤

［组成］人参，黄芪，白术，茯苓，陈皮，香附，当归，川芎，熟地，白芍，桔梗，甘草。

［功效］益气养血。

［适应证］气血两虚引起的头晕目眩，少气懒言，乏力自汗，面色淡白或萎黄，心悸失眠，妇人月经不调、乳痈、缺乳等，舌质淡而嫩，脉细弱。

［加减］素体不足，气血两虚，冲任失养，血海不能按时满溢而致月经量少、月经后期、闭经等。临证酌加阿胶、枸杞子、山茱萸、龟板以滋补精血，调理冲任；经前适加益母草、丹参以增活血调经之力。

素体气血虚弱，复因经期或产时失血过多，气血更亏，冲任不固而致月经先期、经期延长、经间期出血、崩漏、胎漏、产后血崩、产后恶露不绝等。临证去当归，加阿胶以养血止血；量多者加炒地榆、旱莲草、棕榈炭以塞其流；气虚夹瘀见有血条血块者加三七粉、茜草、炒蒲黄以逐瘀止血；气随血脱见四肢厥逆、面色苍白者，重用人参回阳救逆。

气血虚弱，濡养失职，不荣则痛而致痛经、妇人腹痛、产后腹痛、产后身痛等。腹痛者倍白芍，加甘草以缓急止痛；腰痛、身痛者加木瓜舒筋通络止痛；若见肾虚者加杜仲、川断、桑寄生补肝肾强腰膝。

气血虚弱，胞脉失养而致胎动不安、滑胎、堕胎、小产、胎萎不长等。临证酌加菟丝子、阿胶、续断、桑寄生；若见阴道流血者加炒地榆、旱莲草以止血。

素体气血两虚，不能上荣清窍而致经行头痛、经行眩晕、妊娠眩晕、产后血晕等。头晕头痛者加阿胶、何首乌、枸杞子、川芎、鸡血藤养血补血，活络止痛。

素体气血虚弱，复因产时失血耗气，气血亏虚，化源不足而致产后缺乳者加穿山甲、通草、桔梗通络下乳。肠道失于濡养而致产后大便难者加黑芝麻、火麻仁、郁李仁以滋阴润肠通便。

气血虚弱，冲任失养，无力摄精成孕者，加阿胶、龟板、山茱萸、枸杞子、女贞子滋阴养血，填精益髓。

（摘自《中国百年百名中医临床家·韩百灵》）

【精选验案】

案1　血枯

这是一则使韩老名声大振的病例，是近乎传奇的故事。20世纪30年代初，还是在哈尔滨道外“世和堂药店”当坐堂医生的时候，经友人介绍，韩老为东北军阀张作霖的老师、晚清巡抚曾子固的儿媳治疗“痨瘵病”。此病又称“肺痨”，在女性多导致血枯经闭症。曾的儿媳患此病已1年之久，屡次更医，百治不效，奄奄一息，家人已备棺待殓。韩老面对危证从容不迫，镇定自若，投以大剂“秦艽鳖甲汤”加味，结果服药10余日，病人已能扶床站立，1年后月经畅通，好如常人。如此超人的胆识和精良的医术，使韩老在建国初期即已成为原松江省四大名医之一。

案2　肾精亏损，胞脉失养

郭某，女，25岁，哈市某高校大学生，1998年秋天初诊。

病史：该患来诊时，自诉外院确诊为卵巢早衰，要求中医治疗，并出示检查结果。B超示子宫萎缩。性激素检查提示：雌激素、孕激素降低，促卵泡生成素及促黄体生成素升高。问及病程经过，该患长叹不已。从其叙述中得知，该患月经14岁初潮，月经未见异常，身体发育亦正常。直至3年前患肾病，曾用雷公藤多苷，其余用药不详，肾病得以控制，但出现月经稀发、经量逐渐减少的症状。近1年月经闭止不行，西医用人工周期法调经，初始尚可，后月经亦不行，或经行量少，点滴即止，遂求治中医。观其面色无华，精神萎靡，问其症状，自觉腰酸腿软，倦怠乏力，头晕耳鸣，记忆力减退，两目干涩，带下量少，阴部干涩。舌质淡，苔薄白，脉细。

辨证：韩老认为该病乃因他病伤肾，肾精亏损，胞脉失养，冲任失调而致。

治法：拟补肾填精益髓，滋水行舟之大法。

方药：熟地15g，山茱萸15g，山药15g，续断15g，桑寄生15g，杜仲15g，怀牛膝15g，白芍15g，菟丝子30g，巴戟天20g，龟板25g，牡蛎20g，枸杞子20g，女贞子20g，酸枣仁15g。

7剂，水煎服，日1剂，早晚分服。

二诊：服药后睡眠转安，精神好转，余症无大变化，舌质淡苔薄白，脉细。但患者因能正常休息，已觉欣慰，积极接受治疗，仍守上方，再进7剂，服法同前。

三诊：腰酸腿软减轻，带下一增多，惟头晕耳鸣、两目干涩未见改善，舌脉同前，上方去酸枣仁，加菊花、青葙子，再进7剂，服法同前。

四诊：患者腰酸腿软消失，惟劳累后觉倦怠乏力，带下已津津常润，两目干涩好转，偶有头晕耳鸣，舌质淡红苔薄，脉较前有力，仍守上方，更进10剂。

五诊：患者自觉症状消失，惟月经未至，且自觉腹胀，乳房微胀，舌质略红，脉滑，知其为月经欲行之象，以上方加香附、丹参因势利导。再进7剂。

六诊：患者昨日月经来潮，色淡，质稀，量少，现经血已渐止，并自觉倦怠，腰酸，舌质淡苔薄白，脉细弱。以上方去丹参，继服10剂。

七诊：患者无不适感，舌质正常，苔薄白，脉缓。继以上方服用。

此后该患者复诊数次，均以上方随症加减，1个月后患者告知月经再次来潮，量较前为多，经行4天，前症再为出现，知其病已渐愈，以上方制成丸剂，嘱其长期服用。

半年后随访，得知其月经基本规律，量、色、质均可，无不适感，嘱其注意饮食，生活调摄，并可逐渐停药。

［按］ 卵巢早衰是指妇女在40岁之前因某种原因引起的以闭经、不育、雌激素缺乏及促性腺激素水平升高为特征的一种疾病，属于中医的“闭经”、“不孕症”等范畴。古今医家多从肝肾入手论述此病。肾藏精，主生殖，肝主疏泄，主藏血，在月经的产生及胎儿的孕育中起主导作用。《傅青主女科》云“经水出诸肾”，“肾水非血，乃天一之水，出自肾中”；又云：“肾水之生，原不由于心肝脾，而肾水之化，实有关于心肝脾”。韩老认为肾虚是本病的基本病机，补肾填精是本病的基本治疗大法，同时佐以疏肝、养心、注重运用血肉有情之品。卵巢早衰是妇产科中西医界的疑难重证，治疗过程长，难以治愈，西医多采用雌孕激素资料替代疗法，许多患者难以接受，并不可长期服用；而中药治疗可使临床症状得以改善，部分患者还有望恢复卵巢功能。

（摘自《中国百年百名中医临床家·韩百灵》）

裘笑梅

（名师传承，送子观音，验方成药）

【医家简介】

参见第61页。

【主要学术思想和主张】

参见第61页。

【医论医话】

1. 调理脾胃在妇科临床上的应用

个人体会：在应用滋阴养血方药时，要适当佐以理气或助消化的药物，如：陈皮、枳壳、山楂、神曲、谷芽、麦芽、鸡内金、佛手柑之类，刚柔相济，动静结合，使之补而不滞，滋而不腻，故无碍胃之弊，以利于消化吸收。应用清热药物，亦要防止寒凉太过，克伐胃气，我在实践中摸索出蛇舌草、土茯苓、半枝莲等清热药物性味平和，既能清热，又不伤脾胃，临床乐于采用。对于慢性病的治疗，更须重视脾胃，因为久病多虚，通过调理脾胃调动了机体内在的能动性，常可改善体质，增强机体的抗病能力，同时又为其他治疗方法的应用创造有利条件，促使疾病向好的方向转化。同样，对于疾病的恢复期，调理脾胃亦为重要的治疗方法，常能收到事半功倍之效。

2. 治肝常用法则在妇科临床上的应用

肝为五脏之一，是贮藏血液的主要器官，有调节血量的功能。肝主疏泄，主身之筋膜，开窍于目，其华在爪。肝喜条达，是指肝气贵于舒畅通达而不宜郁结，肝郁则病变横生，肝为风木之脏，内寄相火，其性至刚，极易变动。肝的生理功能失常，不仅引起肝的本脏病变，如肝气、肝火、肝阳、肝风等，而且还可扰心、犯肺、乘脾、及肾，引起其他脏腑的病变。临床所见杂病中，肝病十居六七，所以有人称“肝为五脏六腑之贼”，寓意是很深的。

肝与妇女的生理、病理关系极为密切。由于肝藏血，全身各部化生的血液，除营养周身外，皆藏于肝，其余部分下注冲脉（血海）；从经络循行来看，冲脉起于会阴，挟脐上行，而足厥阴经脉亦绕阴器，行抵少腹，故与冲脉相连，肝血充足则血海盈满，月经能以时下。又因肝主疏泄，性喜条达，肝气舒畅，血脉流通，则经血按期来潮。若肝的上述功能失常，在妇女可引起经、孕、产、育方面的多种病变。正因为肝与女子的生理、病理关系至密，故有“肝为女子先天”之称。……治疗肝病的常用法则在妇科临床上的应用，结合个人体验，简述如下：舒肝法、泻肝法、镇肝法、养肝法、滋肝法、温肝法。

（摘自《裘笑梅妇科临床经验选》）

【验方效方】

方一　二藤汤及复方红藤灌肠剂（验方）

［组成］忍冬藤4g，蜀红藤30g，大黄9g，大青叶9g，紫草根9g，后下，牡丹皮9g，赤芍9g，川楝子9g，制延胡索9g，生甘草3g。

［用法］水煎服。

［功用］清热化湿，凉血活血，解毒祛瘀，消肿止痛。

［主治］盆腔炎、子宫内膜炎、附件炎等。

［方解］方以忍冬藤、蜀红藤为主药，取其清热解毒；配大青叶、紫草、赤芍、牡丹皮凉血活血，大黄泻血中之热而导秽浊；延胡索、川楝子行气止痛；甘草和中解毒。合之而成清热解毒凉血祛瘀之剂。

［应用］二藤汤是治疗妇科一炎症性疾患的一个良好方剂，尤其对急性盆腔炎、子宫内膜炎、附件炎等病症，据证而施，颇有卓效。

方二　调经定痛散（验方）

［组成］当归9g，白芍9g，川芎4.5g，生地15g，川楝子9g，延胡索9g，广木香9g，乌药9g，乳香4.5g，没药4.5g，去油。

［用法］水煎服。

［功用］活血疏肝，理气祛瘀。

［主治］经行气滞腹痛。

［方解］本方以四物汤养血调经，合金铃子散理气止痛，更加木香、乌药增强疏肝理气之力，佐乳香、没药活血祛瘀以定痛。本方通补并用，气血两调，是治疗气滞血瘀痛经的良方。

［应用］痛经为妇科常见疾病之一，临床以气滞血瘀型较多见。因为女子善怀，每多忧郁，则肝不条达，气不和畅，导致肝郁气滞，往往于经前经初，腹胀疼痛。夫气为血帅，气行则血自扬。调经定痛散是裘师治疗气滞血瘀痛经之秘方，临床卓有疗效。对其服法，宜在经行前三天开始，服至经转第二天或经净后止。

方三　活血祛瘀化癥汤（验方）

［组成］三棱 9g，红花 6g，五灵脂 6g，生蒲黄 9g，苏木屑 9g，当归 9g，川芎 3g，赤芍 9g，花蕊石 12g，乳香 3g，没药 3g，炙鳖甲 12g，台乌药 9g，木香 9g。

［用法］水煎服。

［功用］活血祛瘀，软坚化癥。

［主治］痛经（膜样痛经），癥瘕积聚。

［方解］气为血帅，血随气行，气滞则血瘀，淤积日久，遂成癥瘕积聚。方以三棱、五灵脂、蒲黄、苏木活血散瘀破积；当归、红花、赤芍养血活血；乳香、没药、木香、乌药、川芎疏理血中之气而止痛；更入花蕊石、鳖甲软坚化瘀。合之而为活血祛瘀化癥之剂。

方四　蒺麦散（验方）

［组成］白蒺藜 9g、八月札 9g、大麦芽 12g、青皮 3g、橘核 3g、橘络 3g、蒲公英 9g。

［用法］水煎服。

［功用］疏肝理气消结。

［主治］肝郁乳癖、闭经、痛经、不孕症等。

［方解］方中蒺藜、青皮、八月札、橘核、橘络均有疏肝理气，解郁散结之功，合蒲公英软坚消结，配大麦芽开胃健脾，合之为疏肝理气消结之剂。

［应用］肝属木，性喜条达，肝气贵于舒畅而恶郁结。女子善怀多郁，易引起肝郁气滞而出现经、孕、产、育方面的多种病变。所以古人称“女子以肝为先天”，说明肝与妇女生理、病理的密切关系。蒺麦散是裘师的有效验方，主要适应于肝郁而致的乳癖、痛经、闭经、不孕等症，只要辨证确切，投之每有卓效。

（摘自《裘笑梅妇科临床经验选》）

【精选验案】

1. 阴挺（子宫脱垂）

案1　肾虚湿热

张某某，59 岁。

初诊（1987 年 7 月 14 日）：患者绝经已 5 年，原有内脏下垂史，近半年，玉户脱垂较前严重，每遇疲劳，玉户脱落于阴道口外，休息与平卧后亦不易自行回纳，现用宫顶托，行动不便，带下色黄。妇检：阴部局部红肿，黄水淋漓，有并发溃疡之势。自觉腰腿酸软，小便短赤，形体消瘦，面色萎黄。苔薄，舌质偏红，脉细弦。治拟补肾托举，佐以清利。

生黄芪15g，煨升麻9g，柴胡6g，生熟地各10g，陈萸肉10g，淮山药10g，丹皮9g，泽泻9g，土茯苓10g，金樱子15g，炒杜仲15g。

外法：川柏6g，苦参10g，苏叶3g。

煎汤乘热先熏后洗外阴部，早晚各1次。

嘱其卧床休息。

二诊（7月20日）：药后带下、腰酸、小便均明显好转，子宫脱垂因休息较多，亦未出现。嘱其前方继用7天，可适当增加活动。以后用知柏地黄丸与补中益气丸交替治疗3月，能担负一定的家务劳动，诸恙未呈。

[按] 患者素体中气不足，年老体虚，肾气亦衰，不能维系胞宫，带脉失约，而致子宫脱垂，宫体经常脱落于阴道外，引起感染。证属肾虚湿热型，故用六味地黄汤合补中益气汤加外用药而获良效。

案2　气虚下陷，无力系胞

赵某某，48岁。

初诊（1988年4月20日）：患者常感小腹坠胀已多年，此次妇科普查，发现子宫脱垂Ⅰ度，并伴有阴道壁膨出。患者自觉气短神疲。苔薄舌质润，脉细。证属中气下陷。治拟益气升提。

清炙芪10g，炒璐参9g，晒白术9g，煨升麻9g，柴胡6g，炒枳壳9g，金樱子10g，芡实10g，淮山药10g。

另配补中益气丸250g，汤药与丸剂交替服用。小腹坠胀缓解，精神振作，嘱其长服补中益气丸。

[按] 此例子宫脱垂乃气虚下陷，无力系胞所致，常用益气升提之法有一定疗效。

2. 阴吹

脾气虚弱，中气下陷

许某某，33岁。

初诊（1984年9月5日）：自觉阴道排气，簌簌有声已4年有余，形体消瘦，面色㿠白，头晕目眩，两腰酸坠，下肢酸软，食欲不振，脘腹肤垂。舌质淡红，苔薄腻，脉沉细。此乃中气下陷入于奇经所致。治拟健脾益气升提，佐以补肾。

炒潞参9g，生黄芪6g，柴胡9g，煨升麻6g，炒枳壳9g，炒山液9g，炒鸡内金10g，炒谷麦芽各9g，制川断10g，菟丝子10g，煨狗脊10g。

服药5剂阴吹明显减少，腰酸亦痛，再服7剂，多年痼疾痊愈。

[按] 阴吹是指妇女阴道排气，它的病因主要有中气下陷，肝气郁结，肠胃燥结，饮停中焦四个方面。其总的病机正如《医学顾问大全·妇人科》云：“谷气不能上升清道，复不能循经下走后阴，阴阳乖僻，遂使阴户出声……。”此案阴吹实属脾气虚弱，中气下陷所致，中气下陷日久波及肝肾，故病人有腰脊酸软等症。根据“陷者举之”的原则，方用补中益气汤化裁，以健脾益气为法则，使清气上升，浊阴下降，则阴吹自愈。

3. 阴痒

案1 外感六淫

姚某某，37岁。

初诊（1981年3月5日）：患者外阴瘙痒，日夜不休，热则更甚，冬季严寒，盖被较暖，则外阴部痛痒难忍，弃被则痛痒减缓。痛起于1976年初夏，雷雨方晴，患者坐于热气未消之石凳上，休息片刻，次日即感外阴部瘙痒，初自认为痱子，其后逐渐增剧，疼痛瘙痒，已有4~5年。妇检：皮肤变色，呈苔藓状。形体消瘦，面色萎黄，困倦无神。脉象弦涩，苔薄黄，舌质艳红。西医诊断"外阴瘙痒症兼湿疹"。治用蛇床子洗剂并青马一四膏。

蛇床子9g，苏叶3g，黄柏9g。

煎汁外洗，并配青马一四膏（青黛30g、马齿苋120g组成）外敷。

复诊（3月16日）：洗敷10天，外阴瘙痒疼痛显减，湿疹几无，夜寐较安，精神振作。嘱继用上药，2月后随访，前诊完全消失。

［按］本患者系六淫外感，引起外阴湿疹，瘙痒疼痛，日夜不安，病延4~5年，外用蛇床子洗剂并外敷青马一四膏，清热、解毒、止痛，药到病除，效如桴鼓。

案2 脾肾亏虚，湿热下注（霉菌性阴道炎）

彭某某，26岁，工人。1962年10月初诊。

常流白带已3~4月，病势加剧，色白转黄如脓性样，有腥秽，外阴部瘙痒，小溲短赤，大便难下，腰酸口干，食欲尚可。脉滑细数，苔薄黄。检查白带为霉菌，诊断为"霉菌性阴道炎"。外洗蛇床子洗剂，内服清解汤。嘱外洗早晚各一次，内服药7剂。

清解汤：凤尾草6g，红藤15g，紫花地丁9g，土茯苓15g，栀子6g，黄柏6g，黄芩9g，白果10枚。水煎服。

二诊：经治疗后，大便润，小溲清，阴道脓性分泌减少，色转白，外阴瘙痒亦瘥。脉细滑，苔薄黄。复查白带，霉菌阴性。嘱继续服用前方10剂。

三诊：外阴痛痒已止，胃口正常，口干已除，白带极少，无腥秽。脉细，苔薄。停外用药，继服补肾方收功。

（摘自《裘氏妇科临证医案精萃》）

案3 湿热蕴郁肝经

任某某，33岁。1978年2月17日初诊。

湿热蕴郁肝经，下注阴户，外阴瘙痒已近2年余，伴有带下。脉弦，舌苔薄黄腻。治用清热利湿，佐以祛风止痒。

龙胆草9g，地肤子9g，荆芥穗4.5g，白鲜皮9g，苍术9g，茵陈15g，芦荟9g，黄柏2.4g。7剂。

另用狼毒、七叶一枝花、花椒各9g，煎汤洗阴部，日分2~3次。

二诊（1978年2月24日）：药后外阴瘙痒显著减轻，带下亦瘥。脉舌同前。再从前意出入。

龙胆草9g，焦栀子9g，车前子9g，柴胡9g，泽泻9g，苍术9g，炒黄柏4.5g，墓头回

12g，木贼草 9g。7 剂。

外洗同前法。

案 4　湿热下注

方某某，50 岁。1978 年 5 月 14 日初诊。

湿热下注，外阴部湿疹，瘙痒异常，时发时止，尿黄赤。脉弦细，苔微腻。治宜清利湿热。

萆薢 9g，茵陈 9g，防风 2.4g，地肤子 9g，泽泻 9g，焦栀子 9g，白鲜皮 9g，荆芥穗 4.5g，土茯苓 30g。5 剂。

另用狼毒 9g，花椒 4.5g，黄柏 9g，煎汤洗外阴部，日分 2～3 次。

二诊（1978 年 5 月 31 日）：药后外阴瘙痒显减，湿疹亦退。脉细，苔薄腻。仿龙胆泻肝汤化裁。

龙胆草 9g，茵陈 9g，地肤子 9g，白鲜皮 9g，泽泻 9g，荆芥穗 4.5g，防风 2.4g，焦栀子 9g，土茯苓 30g。5 剂。外洗同前法。

案 5　湿热流注下焦

张某某，36 岁。1978 年 11 月 22 日初诊。

湿热久蕴，流注下焦，带下绵绵，外阴瘙痒，于 1977 年 8 月至今。近感腰酸腹胀，经律尚正。脉细，舌质偏紫。治用清热化湿。

萆薢 9g，制苍术 9g，地肤子 9g，炒黄柏 4.5g，荆芥穗 4.5g，蚤休 9g，黄芩 9g，防风 2.4g，白鲜皮 9g。5 剂。

另用花椒 4.5g、苏叶 3g、七叶一枝花 9g，煎汤外洗，日分 2～3 次。

二诊（1978 年 11 月 27 日）：药后腹胀减轻，带下减少，外阴瘙痒好转。再从原法。萆薢 9g，泽泻 9g，地肤子 9g，黄芩 9g，荆芥穗 4.5g，蚤休 9g，苍术 9g，防风 2.4g。5 剂。

外洗同前法。

三诊（1978 年 12 月 4 日）：外阴瘙痒基本消失，近感腰酸。脉弦细，舌质带紫，苔薄。治守原法，佐以养血，以杜复辙。

炒当归 9g，白鲜皮 9g，龙胆草 9g，炒川芎 2.4g，泽泻 9g，焦栀子 9g，地肤子 9g，车前子 9g，包，桑寄生 9g。5 剂。

4. 外阴白斑症

案 1　肝肾亏虚，湿热下注

鲍某某，26 岁。1973 年 10 月 8 日初诊。

外阴白斑症，下身瘙痒异常，日夜难忍。脉细，苔薄质淡红。

治用：七叶一枝花 9g，白花壶瓶草 9g，狼毒 9g，花椒 4.5g，苏叶 3g。

煎汤洗外阴部，日分 2～3 次。

二诊（1973 年 11 月 1 日）：外洗后外阴瘙痒减轻，自感腰酸，头晕。脉细，舌淡红苔薄。治用养血益肾，佐以利湿，兼用外洗。

炒当归 9g，牡丹皮 9g，淮山药 9g，炒赤芍 9g，续断 9g，桑寄生 9g，丹参 12g，狗脊 9g，天花粉 9g，土茯苓 30g。7 剂。外洗法同前。

三诊（1974 年 1 月 28 日）：外阴白斑症经治后瘙痒未现。妇科检查：白斑色已转红。仍用前意巩固：炒当归 9g、红花 9g、荆芥穗 9g、炒赤芍 9g、天花粉 9g、防风 2.4g、丹参 15g、土茯苓 30g、银花 15g。7 剂。外洗法同前。

案 2　湿热下注

袁某某，54 岁。1979 年 8 月 27 日初诊。

湿热下注，外阴瘙痒，色素减退，已 4 年余，久经治疗未愈。脉弦细，舌质微红苔薄黄。治宜清热化湿。

地肤子 9g，荆芥穗 4.5g，泽泻 9g，白鲜皮 9g，赤芍 15g，赤苓 9g，防风 2.4g，薏苡仁 30g。7 剂。

另用白花壶瓶草 9g、七叶一枝花 9g、花椒 4.5g、狼毒 9g，煎汤外洗，日分 2～3 次。

二诊（1979 年 9 月 3 日）：药后外阴痧痒显减，继用原法治疗 7 天。

三诊（1979 年 9 月 10 日）：外阴瘙痒已除，色素增深。脉细、苔薄。治宜健脾益肾养血，以善其后。

太子参 30g，炒扁豆 12g，制续断 9g，茯苓 12g，淮山药 12g，炒当归 9g，炒赤白芍各 9g，制狗脊 12g。5 剂。

案 3　肝热脾湿

章某某，5 岁。1964 年 6 月 25 日初诊。

外阴及肛门红肿，常感瘙痒，少腹隐痛，溲少，时有刺痛，食欲不振，病延已久。经中西医外科及皮肤科治疗未获显效。妇科检查：外阴部及肛门周围红肿，皮肤干燥，并伴有细小稠涩之瘰疬。面黄形瘦，舌质淡红，脉缓。乃因肝热脾湿，加之忽视清洁，感染病虫所致。治用龙胆泻肝汤化裁。

龙胆草 6g，焦栀子 4.5g，生甘草 2.4g，车前子 9g，包，黄芩 4.5g，柴胡 4.5g，桑白皮 9g，茵陈 9g，百部 9g，炒谷麦芽各 9g。3 剂。

另用杀虫止痒、清热消肿之剂，黄柏末 6g、青黛散 3g、冰硼散 3g，麻油调匀外敷。

注：青黛散，出《太平圣惠方》，由青黛、蟾灰、胡粉、黄连、麝香、赤石脂、诃子皮组成，主治小儿疳痢不止，外阴发痒。

冰硼散，出白《外科正宗》，由冰片，硼砂、玄明粉、朱砂组成，主治咽喉口齿肿痛碎烂。

二诊（1964 年 6 月 29 日）：内外并治 3 天，外阴红肿瘙痒均显著好转，食欲稍进，小溲清利不痛。妇科检查：会阴部红肿渐消，瘰疬已除，皮肤干燥转润。脉舌如前。治宜原方去车前、谷麦芽，加黄柏 4.5g、扁豆 9g。4 剂。外敷药如前。

三诊（1964 年 7 月 3 日）：外阴红肿瘙痒均除，肤色转润。原方续用 5 剂，乃获痊愈。

［按］ 阴痒是一种以外阴瘙痒为主要临床表现的病证，或伴有不同程度的带下。从西医学的观点来看，有许多全身性或局部疾病均可引起阴痒，其中以滴虫性阴道炎、霉菌性阴道炎、老年性阴道炎和外阴白斑症等为多见。

中医学认为，本病的病因多系湿热合邪，流注下焦所致，其病变部位，多见于肝、脾二脏功能失调。如肖慎斋说："足厥阴经环阴器，妇人阴户为肝经之分。"《妇人良方》说："妇人阴内痛痒，内热倦怠，饮食少思，此肝脾郁怒，元气亏损，湿热所致。"又说："若阴中有虫痒痛，亦属肝木。"由是观之，脾虚生湿，肝经郁热，湿热相搏，流注下焦，是本病的主要原因和机制。此外，平时不注意卫生，感染病虫，虫蚀亦可引起阴痒。且湿热下注，为病虫生存繁殖提供有利条件，两者常互为因果。再则，肝肾不足，精气两亏，血虚生风化燥而致阴痒者，亦可见之。

我对本病的治疗，根据上述病因病机，注重清热利湿，致力于调整肝、脾两脏的功能，常采取内服和外洗兼治的方法，效果比较满意。具体来说，若肝郁化火，挟脾湿下注而致者，屡用龙胆泻肝汤，甚或与当归龙荟丸化裁，佐入防风、荆芥、白鲜皮、地肤子等祛风止痒；为了增强利湿之力，配以茵陈、萆薢、土茯苓，剂量宜重；若外阴炎症充血，可加入蚤休、黄柏、银花、忍冬藤等，虫蚀作痒者，复入蛇床子、苦参、百部之类，外用（涂或洗）方一般随证选用验方青马一四膏、外洗清热解毒汤、蛇床子洗剂等，药如狼毒、蛇床子、七叶一枝花、苏叶、苦参、花椒、枯矾之类。若局部已破溃者，忌用狼毒。至于肝肾不足，血虚生风化燥而作痒者，宜用归芍地黄汤加减；阴虚火旺，则用知柏地黄汤化裁。上列病例，按上述方法治疗，均取得较好效果。

最后还需提出的是，若因全身性疾病如糖尿病引起阴痒者，当以治疗原发病为主。其全身情况改善后，阴痒亦随之好转或消失。

4. 阴疮

肝胆湿热

章某某，6 岁。

初诊（1964 年 6 月 25 日）：小儿阴户及肛门周围红肿甚剧并有结节，时流稠水并拌有瘙痒，病延 4 载，经中西医多方治疗未获显效。近来食欲不振，两色萎黄，小腹时有隐痛，小便时亦感阴户疼痛。脉细缓，舌淡红，指纹正常。症属湿热型阴疮。内拟龙胆泻肝汤化裁，外用滋润粉剂。

龙胆草 6g，炒车前子 9g，包煎，桑白皮 9g，黑山栀 6g，黄芩 6g，柴胡 6g，生草 3g，绵茵陈 15g，谷麦芽各 9g。

外敷：飞黄柏末 10g，青黛敷 5g，冰硼散 5g，麻油调。

复诊（6 月 29 日）：药后，症势显著好转，食欲亦较振，再宗前方去车前子、谷麦芽，加炒扁豆 9g、川柏 6g、生炒薏苡仁各 15g。

三诊（7 月 3 日）：阴疮基本已除。

改用：六一敷 10g，包，地力苗 20g，川柏 6g，绵茵陈 15g，小木通 6g，炒车前子 9g，包煎，丝通草 6g。以祛余邪。

［按］ 方用清热利湿为主，以清为贵。但清热之药多为苦寒之品，有伤脾胃，临证中须加健脾之品灵活应用。

5. 外阴溃疡

气血未复，复感湿邪

潘某某，29 岁。

初诊（1年4月3日）：患者人工流产术后月余，近1周外阴红肿，疼痛甚剧，伴有瘙痒，自觉头晕腰酸，现正值行经期。妇检：大小阴唇红肿，小阴唇下部内侧溃疡，大阴唇内侧有针尖大点状糜烂。苔微黄，脉细软。治用养血凉血祛风，溃热利湿止痒。

紫丹参15g，炒白芍10g，丹皮9g，制川断10g，桑寄生10g，赤芍9g，地肤子9g，防风3g，荆芥穗6g，白鲜皮9g

外洗：蛇床子9g，黄柏6g，苦参子9g。

二诊（10月7日）：药后，月经净，外阴瘙痒减轻，疼痛亦有好转，仍感头晕腰酸，脉舌如前。治用前方去丹参、白芍，加淡子芩9g、炒贯众10g、绿豆衣10g（包）。外洗改用：五倍子3g、紫草6g、黄柏6g。内外用药月余。

三诊（11月11日）：患者外阴溃疡已基本好转，面色转红润，经转11月9日，经前似有复发之势，嘱其每遇经前7天按前方及外用药巩固治疗，以防覆辙。

［按］患者流产后气血未复，复感湿邪，致外阴溃疡。药用丹参、白芍、防风、荆芥、桑寄生养血，祛肌表之风；地肤子、白鲜皮、绿豆衣清热利湿，祛风止痒；复加丹皮、黄芩、山栀、贯众等药清营凉血。配合外洗，清热化湿止痒，以翼奏效更捷。

6. 产后创伤不愈

案1　营卫两虚

韩某某，30岁。

初诊（1972年1月5日）：患者妊娠足月，剖腹产，产后50余天，腹部创伤似愈非愈，常有淡色似血腥分泌液，偶有疼痛，肌肤干燥苍白。脉细，苔薄，舌质淡红。治用创伤愈合散。

白及末3g，肉桂末3g。

以上两药研细末，温水吞服，每日1次。

复诊（1月13日）：服药7天，肌肤转润，血腥分泌已除，服部伤口感有瘙痒，继服7剂痊愈。

［按］患者素体虚弱，兼之产后出血过多，营卫两虚，运化失职，致创伤愈合不良。用创伤愈合散，其意使营卫气血运行，肌肉再生。

案2　气郁血滞

赵某某，25岁。

初诊（1972年10月17日）：患者产后会阴破裂，至今20余天，创伤难以愈合，导致疼痛异常。妇检：会阴破裂Ⅲ度，创伤口有血腥黏液，肌肤略有红肿。治用创伤愈合散。

白及末3g，肉桂末3g。

复诊（10月25日）：服药1周，创伤处逐渐愈合，血腥黏液已除，疼痛消失。

［按］产后会阴破裂系常见病。由于气血难以达至会阴，用创伤愈合散，促使气血畅行，有生肌止血、去旧生新之作用。

（摘自《裘氏妇科临证医案精萃》）

刘云鹏

（为学旁征博引，治病辨证求因）

【医家简介】

参见第68页。

【主要学术思想和主张】

参见第68页。

【临证经验】

狐惑病

《金匮要略·百合狐惑阴阳毒病》篇曰："狐惑之为病，状如伤寒，蚀于喉为惑，蚀于阴为狐，甘草泻心汤主之。"仲景认为狐惑属于虫病，虫因湿热而化生，往往腐蚀于幽阴之处，肉眼看不见，故有狐惑之称。狐惑病的病变部位有二处：喉部和前后二阴。治疗当清热化湿，安中解毒，用甘草泻心汤主之。此病相当于西医学白塞综合征，在临床上比较少见。患者口腔及外阴有多处溃疡，乃湿热虫毒腐蚀肌肤所致。刘师拟甘草泻心汤加味治疗此病，方中芩、连为君，苦寒清热解毒杀虫；姜、夏为臣，辛燥化湿，而使虫得辛则伏；佐参、枣、草和胃扶正；新增连翘、金银花、蒲公英，意在加强清热解毒杀虫之力；麦冬、石斛滋阴润燥，可防芩、连过燥伤阴。再配合外洗药苦参、白花蛇舌草、百部解毒杀虫生肌，特别用狼毒一味以毒攻毒。内服外用，尽收全功。

（摘自《刘云鹏治愈狐惑病验案一则》）

【验方效方】

1. 内服方

甘草泻心汤 《金匮要略》

［组成］甘草四两，黄芩、人参、干姜各三两，黄连一两，大枣十二枚，半夏半斤。

［煎服法］右七味，水一斗，煮取六升，去滓，再煎。温服一升，日三服。

［主治］百合狐惑阴阳毒病。狐惑之为病，状如伤寒，默默欲眠，目不得闭，卧起不安，蚀于喉为惑，蚀于阴为狐，不欲饮食，恶闻食臭，其面目乍赤、乍黑、乍白。蚀于上部则声竭，甘草泻心汤主之。

［加减］蚀于下部则咽干，苦参汤洗之。苦参汤方（苦参一升）。以水一斗，煎取七升，去滓，熏洗，日三服。

蚀于肛者，雄黄熏之。

（摘自《金匮要略》）

2. 外用方

方一 黄柏粉（验方）

［组成］黄柏4g，冰片15g，枯矾3g，五倍子6g。

［功用］清热解毒，去腐生新。

［主治］宫颈糜烂，带下。

［用法］上药四味共研成细末，用栓塞棉球上入宫颈糜烂处，6～8小时后取出，3天一次。

方二 妇科外洗药（验方）

［组成］蛇床子30g，地肤子30g，赤皮葱10支。

［功用］燥湿止痒。

［主治］白带，外阴瘙痒，或外阴溃烂。

［用法］上方用纱布包好，放在砂锅内煎煮，趁热先熏后洗。此方可选加苦参30g，金银花30g，百部30g，玄明粉30g等，以清热燥湿，解毒杀虫。

方三 外阴白斑外擦药（即密陀僧散《外科正宗》方）

［组成］雄黄6g，硫黄6g，石黄3g，轻粉2g，蛇床子6g，密陀僧3g。

［功用］解毒杀虫。

［主治］外阴白斑（原治“白癜风”）。

［用法］上药共研细末，醋调擦敷，本院用凡士林调之擦敷，1日数次，越擦薄越好。

方四 霉菌胶囊（验方）

［组成］磺胺粉1g，苏打粉2g，冰硼散1.5g。

［功用］解毒杀虫。

［主治］霉菌性阴道炎。

［用法］按以上比例配药若干，研为细末，混合用胶囊装，栓塞阴道内，每天1粒，7天为一疗程。

3. 缺乳

方一 发乳方（验方）

［组成］党参30g，黄芪30g，当归15g，山甲珠9g，通草6g，王不留行3g，七孔猪蹄1只。

［功用］补气，活血，通乳。

［主治］产后气血虚弱乳少，质稀，色淡，脉虚无力，舌质淡红，舌苔薄。

［方解］本方是一首益气养血通络下乳的方剂。方中党参、黄芪补气，气旺则乳汁亦旺，当归养血活血，血旺则乳汁自生，此三味药益气活血，则乳汁充盈，佐以炮甲、通草、王不留行以通脉络利乳管，全方补益气血，通络下乳，适用于产后气血虚弱的缺乳症。

方二 逍遥散（《太平惠民和剂局方》方）加减

［组成］柴胡9g，当归9g，白芍9g，白术9g，茯苓9g，甘草3g，乌药9g，姜炭6g，香附12g，木香9g，川芎9g。

［功用］疏肝健脾，理气调经。

［方解］方中柴胡、当归、白芍疏肝开郁，白术、茯苓、甘草健脾除湿，再加乌药、

木香、香附、川芎理气调经。此方之用，重点在于疏肝理气。

［主治］产后肝气郁结，胸乳胀痛，少乳，脉沉弦软，舌质淡红，舌苔薄。

［加减］乳房胀痛加郁金 9g，香附 12g，川芎 9g 等，以舒肝理气活血消胀痛。

通乳可加炮山甲 9g，通草 9g，王不留行 9g 等，以通脉络，利乳管。

心慌气短，脉虚舌淡者，加党参 12g，以扶脾益气。

厌油纳差者，可加山楂炭 12g，以消食和胃，兼以活血。

方三　回乳方（验方）

［组成］炒麦芽 30g，水煎作茶饮。

［功用］产后不欲哺乳者，可用此方回乳。

【精选验案】

狐惑病

湿热虫蚀

巴某，女，15 岁，2002 年 10 月 12 日就诊。反复外阴痉痒、溃烂 2 年，伴口腔溃疡。

患者诉 2 年前无明显诱因开始出现外阴溃烂伴口腔溃疡，反复感冒。经某医院用甲硝唑、氯霉素治疗及淘米水外洗后，外阴溃烂好转。但隔 1 个月复发，如此反复 2 年。现始复发，症状较前加重。

诊见：外阴瘙痒，右侧阴户红肿，质坚硬，表面溃疡，稍有疼痛，口腔有多处溃疡，声音嘶哑，咽痛。

入院时查体：口腔黏膜及舌有多处溃疡，咽充血，扁桃体两侧有滤泡，颌下淋巴结可触及，外阴右侧见一 3cm×6cm 肿块，皮色红，触痛，其下 1/3 处可见 1.5cm×2.5cm 溃烂面，上有脓性分泌物，无渗血。实验室检查：血沉 40.25mm/h，抗“O”298IU/ml，外阴刮片见大量中性粒细胞、少许淋巴细胞、红细胞和鳞状上皮细胞。

患者舌红苔黄，边有溃疡，脉弦滑，尺脉洪大，寸关脉弦滑。刘师辨为因湿热虫毒引起的狐惑病。采用甘草泻心汤加味。半夏、黄连、黄芩各 9g，生甘草 24g，炮姜 3g，连翘、金银花、石斛各 15g，大枣 12g，太子参、蒲公英各 30g，麦冬 10g。14 剂，水煎服。

另用苦参、白花蛇舌草各 60g，狼毒 20g，百部 30g。

7 剂，外洗阴部。

2002 年 10 月 27 日复诊：口腔及外阴溃疡已基本愈合。仍按前方再服 14 剂。外洗方去狼毒，用药 4 剂后，痊愈。随访未再复发。

（摘自《刘云鹏治愈狐惑病验案一则》）

刘奉五

（经病分漏闭，治肝有八法，验方十六病）

【医家简介】

参见第 74 页。

【主要学术思想和主张】

参见第75页。

【医论医话】

1. “乳疬”、“乳癖”、“乳核”

本病是妇女常见病之一。发病的原因与卵巢功能失调有关。从目前临床情况来看，多见于青期或绝经期的妇女，常同时或相继在两侧乳房内发现多数大不等的圆形硬结，分界尚清，与周围组织不粘连。患者常感乳房刺痛或胀痛，尤以月经前期较为明显，有时乳头内可以流出少量黄绿色、棕色或血性液体。根据其临床特点，属于中医学所说的“乳疬”、“乳癖”、“乳核”的范围。本病势缓，缠绵日久，多因气血不足，肝郁血滞，肝胃经脉瘀阻气血凝结而致。所以多见有体乏气壅，滞塞不通，故乳房胀痛加重。经行则冲脉气泄故而痛减。另外，肝胃经脉瘀阻，久而蕴热，热伤乳络则见咖啡色（血样）分泌物流溢。肝胃经脉瘀阻，致使肝胃失和。肝气失于条达，胃气失于和降则脾运失健，脾虚湿盛则乳头流黄水。所以在治疗上以调补气血，疏郁化滞为主。若见热伤乳络，佐以清热凉血，若湿象明显佐以健脾除湿。

2. 冲任不能独行经

临床用于调治冲任的药物，绝大部分都有补肾、理脾、和肝的作用。因此可见冲任二脉不能看成是一个独立的经络，而是附属于肝、脾、肾三脏的两条脉络。所以说、“冲任二脉不能独行经”。另外，十二正经与五脏六腑直接相通，而奇经八脉是经外之经、脉外之脉，并不与五脏六腑直接相通。营卫、气血、津液依靠脏腑通过十二正经，才能运送到奇经八脉。若脏腑发生病变时，往往通过正经而累及奇经。因此在治疗时必须以治脏腑为先。若病发于外在的奇经也必然累及正经，或由正经向脏腑传变。临床上一般也多以治疗脏腑、正经为主。试从以下三方面进一步说明“冲任不能独行一经”的道理。

（摘自《刘奉五妇科经验》）

【验方效方】

方一 清肝利湿汤

［组成］瞿麦12g，萹蓄12g，木通3g，车前子9g，黄芩9g，牛膝9g，丹皮9g，川楝子9g，柴胡4.5g，荆芥穗4.5g

［功用］清肝利湿，升阳除湿，活血止带。

［主治］肝经湿热、热入血分所引起的赤白带下，月经中期出血，以及由盆腔炎所引起的子宫出血或血经淋漓不止。

方二 解毒内消汤

［组成］连翘30g，金银花30g，蒲公英30g，败酱草30g，冬瓜子30g，赤芍6g，丹皮6g，犀黄丸9g（分2次吞服）。

［功用］清热解毒，活血化瘀，消肿止痛。

［主治］盆腔脓肿属于热互壅聚者。

方三 清热利湿汤

［组成］瞿麦 12g，萹蓄 12g，木通 3g，车前子 9g，滑石 12g，延胡索 9g，连翘 15g，蒲公英 15g。

［功用］清热利湿，行气活血，化瘀止痛。

［主治］慢性盆腔炎属于湿热下注者。

方四 暖宫定痛汤

［组成］橘核 9g，荔枝核 9g，小茴香 9g，胡芦巴 9g，延胡索 9g，五灵脂 9g，川楝子 9g，制香附 9g，乌药 9g。

［功用］疏散寒湿，温暖胞宫，行气活血，化瘀止痛。

［主治］慢性盆腔炎属于下焦寒湿，气血凝结者。或用于宫冷不孕等证。

方五 疏气定痛汤

［组成］制香附 9g，川楝子 9g，延胡索 9g，五灵脂 9g，没药 3g，枳壳 4.5g，木香 4.5g，当归 9g，乌药 9g。

［功用］行气活血，化瘀止痛。

［主治］慢性盆腔炎腰腹疼痛属于气滞血瘀者。

（摘自《刘奉五妇科经验》）

【精选验案】

1. “乳疬”、“乳癖”、“乳核”（慢性纤维增生性乳房病）

案1 气血不足，肝郁血滞

李某，女，26 岁，门诊手册。初诊日期：1974 年 9 月 2 日。

主诉：经前期乳房胀痛 2 年余。

现病史：2 年多以来乳房胀痛，月经先期量少，色粉红，行经 2 天，经期腹痛、腰痛，全身乏力，纳呆，乳房胀痛。两乳内散在多数小的硬结，压之疼痛。于经前 2 周即开始疼痛加重，不能触摸。行经后乳房胀痛逐渐消失，至下次经前又加重。末次月经为 1974 年 8 月 15 日。平时烦躁易怒，情绪不佳。

舌象：舌质淡。脉象：沉缓。

西医诊断：慢性纤维增生性乳房病。

中医辨证：气血不足，肝郁血滞。

治法：养血益气，舒郁化滞。

方药：生黄芪 15g，当归 9g，川芎 4.5g，远志 9g，黄精 12g，甘草 6g，白芍 9g。

治疗经过：9 月 9 日。服上方 7 剂后，经前两乳房疼痛减轻，身倦乏力及腰痛腹痛仍在，继服上方 7 剂，症状基本缓解。

案2 血热夹湿，热伤乳络

魏某，女，39 岁，门诊手册。初诊日期：1974 年 8 月 31 日。

主诉：乳头流咖啡样液体 1 年余。

现病史：患者自去年 10 月开始，发现经前期乳房胀痛，一侧乳头经常有咖啡色血性分泌物流出，曾经病理检查除外癌症，诊为慢性纤维增生性乳房病，大便时稀，白带量多、色黄、有味。

舌象：舌质暗红，舌苔薄黄。脉象：细滑。

西医诊断：慢性纤维增生性乳房病。

中医辨证：血热夹湿，热伤乳络。

治法：清热利湿，佐以凉血。

方药：白茅根4.5g，藕节4.5g，丹皮9g，川大黄炭3g，黄连4.5g，黄芩9g，瞿麦12g，萹蓄12g，车前子9g，茯苓9g。

治疗经过：9月13日，服上方6剂后，乳头咖啡样分泌物已止，经前症状好转，继服上方，以巩固疗效。

案3 脾虚湿盛，肝郁不舒

张某，女。26岁，门诊简易病历。初诊日期：1972年7月4日。

主诉：乳头流黄水已半年。

现病史：半年来经前期乳房胀痛，一侧乳头经常流黄水，伴有气短，身倦乏力，食纳减少，大便溏。曾经病理检查，未见癌细胞。

舌象：舌质暗淡，有齿痕。脉象：细滑。

西医诊断：慢性纤维增生性乳房病。

中医辨证：脾虚湿盛，肝郁不舒。

治法：健脾舒肝，益气除湿。

方药：茯苓9g，白术15g，荆芥穗4.5g，柴胡4.5g，山药15g，党参15g，芡实24g，白果9g，砂仁6g。

治疗经过：7月10日，服上方6剂后，乳头已无黄水流出，余症减轻。继服上方，以巩固疗效。

2. 外阴白斑

肝肾阴虚

殷某，女，35岁，门诊简易病历。初诊日期：1972年9月2日。

主诉：外阴痒痛8年。

现病史：患者于5岁时曾患过严重的外阴炎，治疗后病情好转。1964年外阴痒痛，经多方治疗症状未缓解。1965年结婚，到1967年未孕，外阴一直痒痛不止，分泌物较少，月经周期正常，经期腹痛，量多有血块，外阴逐渐萎缩。局部皮肤逐渐发白，平素易急躁、头晕。阴道分泌物极少，性生活困难。

舌象：舌质红。脉象：沉细。

西医诊断：外阴白斑。

中医辨证：肝肾阴虚。

治法：滋补肝肾。

方药：覆盆子4.5g，菟丝子12g，枸杞子9g，车前子9g，五味子9g，柴胡4.5g，木香3g，当归9g，益母草9g，蒲黄9g，五灵脂9g。

治疗经过：服上方12剂后已妊娠，但不慎流产。其后于1973年底又来治疗。外阴痒痛未除，曾经某医院检查，进一步证实为外阴白斑。中医辨证为肾虚精亏。拟以补肾益精为法，方药如下。

覆盆子12g，菟丝子12g，枸杞子9g，车前子9g，五味子9g，桑寄生15g，炒山药15g，淫羊藿12g，仙茅9g，牛膝9g。

服上方5剂后，外阴干枯好转，阴道分泌物增加，外阴皮肤变软，痒痛大减，上方长服。于1974年2月20日来诊时已怀孕，伴有腰痛、腹痛，投以下方。

黄芪15g，焦白术12g，山药15g，桑寄生9g，杜仲12g，川断12g，炙甘草6g，菟丝子6g，炒枣仁9g，五味子9g，藿香9g，陈皮6g，党参9g。

服本方30余剂。于1974年11月8日剖腹产1男婴。1974年12月24日追访：外阴干枯较产前又有好转。外阴白斑未见发展。

3. 面部黄褐斑

案1　气血瘀滞

张某，女，30岁，初诊日期：1971年12月2日。

主诉：面部两颧部起黑斑已3年。

现病史：患者从1986年开始，有似妊娠斑，以两颧部最为明显，逐渐向四周蔓延，实际并未怀孕，曾经治疗未见消退。

舌象：舌苔薄白。脉象：弦滑。

西医诊断：面部黄褐斑。

中医辨证：气血瘀滞。

治法：理气活血消斑。

方药：柴胡6g，当归9g，赤芍9g，生地15g，木香6g，枳壳9g，丹参9g，川芎6g，益母草15g，泽兰9g，牛膝15g，炙甘草6g。

治疗经过：12月30日，服上方10余剂，面部色黑斑逐渐消退，再予下方继服。

当归9g，赤芍、白芍各9g，生地9g，丹参12g，益母草15g，卷柏9g，瞿麦9g，木通3g，泽泻9g。

上方继服10余剂，面部黑斑已基本消退。1974年12月10日随访时，面部黑斑消失后，未再复发。

案2　气滞血瘀，冲任失调

徐某，女，28岁，门诊手册。初诊日期：1975年8月17日。

主诉：面部起黑斑，月经后错已2年。

现病史：自1973年下半年开始，月经后错20多天，不能按月而至，同时面部起黑斑，以两颧部最为明显，形似蝴蝶，黑色逐渐加重，经血量少，色黑，行经2天。平时心烦急躁，口臭，经常齿龈出血。每遇经前期1～2天口腔生溃疡，经期小腹胀痛，近2个月以来面部黑斑已蔓延至鼻部、口唇周围。来诊时月经正行。

舌象：舌苔薄白。脉象：沉缓。

西医诊断：①面部黄褐斑。②月经不调。

中医辨证：气滞血瘀，冲任失调。

治法：理气活血，调理冲任。

方药：当归9g，川芎3g，白芍3g，益母草15g，枳壳6g，木香4.5g，柴胡4.5g，丹皮6g，瞿麦9g，萹蓄9g，车前子9g，黄芩9g。

治疗经过：9月24日复诊时称：上方仅服5剂。月经按期（9月17日）来潮，但经量仍少，色黑，行经2天。伴有口干思饮。脉沉缓，舌苔浮黄，再继服上方3剂后，口腔溃疡愈合，齿龈出血已止，口内臭味消失，面部黑斑明显消退，仍按前方加瓜蒌12g，石斛12g，继续治疗。

案3　风邪伤于营卫，气血失和

张某，女，26岁，未婚，门诊手册。初诊日期：1976年6月2日。

主诉：面部起黑斑已5年。

现病史：5年前无意中发现面部起黑斑，开始在两颧面部，范围逐渐增大，颜色加深，近年来更加重，以至面颊部均为黑花斑，情绪焦虑，睡眠不安，月经尚属正常，曾经多次治疗未愈。

舌象：舌质稍暗。脉象：缓涩。

西医诊断：面部黄褐斑。

中医辨证：风邪伤于营卫，气血失和。

治法：活血散风。

方药：当归12g，川芎4.5g，益母草9g，泽兰9g，白芷9g，荆芥穗6g，羌活6g，柴胡4.5g，蝉蜕3g。

治疗经过：6月23日复诊：上方服7剂后，面部黑斑逐渐消退，来诊时已消退80%以上，仅遗留两颧部浅褐色斑块，其他部均已显露正常皮色。嘱继服上方7剂，以巩固疗效。

案4　风邪伤于营卫，气血失和

赵某，女，28岁，门诊手册。初诊日期：1976年7月7日。

主诉：面部起黑斑已6年余，近3个月来腰痛。

现病史：近6年来逐渐发现面部起黑斑，以两颧部为重，呈蝴蝶状。近3个月来自感腰痛。月经尚属正常。曾经治疗未效。

舌象：舌质稍暗。脉象：弦缓。

西医诊断：①面部黄褐斑。②腰痛待查。

中医辨证：风邪伤于营卫，气血失和。

治法：活血散风。

方药：当归9g，川芎3g，红花9g，益母草木9g，藁本9g，制香附9g，牛膝9g，柴胡4.5g，白芷6g　荆芥穗9g。

治疗经过：7月14日，服上方7剂后，面部黑斑逐渐消退，按上方再服7剂。7月21复诊，面部黑斑已基本消失，显露正常皮色。

（摘自《刘奉五妇科经验》）

庞泮池

（融古博古，见症方出，尤擅不孕与癥瘕）

【医家简介】

参见第110页。

【主要学术思想和主张】

参见第110页。

【医论医话】

输卵管妊娠破裂

输卵管妊娠破裂为妇产科危急重症，一般均以手术治疗。1965年，上海市卫生局要我科应用中医中药治疗妇科急腹症，故曾收治病员6例，均以中医中药辨证论治，且绝大部分用仲景方，治疗后均获痊愈，无一手术。在开展此项临床研究之前，我们除了做好一些设备、技术、思想上的准备外，特别对病人可能出现的情况与辨证论治，进行了充分的讨论研究。

在输卵管妊娠破裂时可能出现：第一，突然大量内出血，引起四肢逆冷、脉沉细、面色苍白、休克等症状，属气随血脱，有亡阳之虞；第二，下腹剧痛拒按，由于胚破血流，瘀阻下焦，血不循经，出现气滞血瘀之证；第三，由于气机不畅，腑行受阻，大便不通，有虚中夹实之兆；第四，瘀阻盆腔，极易感染而形成痈肿，兼易发热。这四大难关，非仲景方不可攻克，参考《伤寒论》少阴篇中温阳救逆的四逆汤方论；《金匮》妊娠期中妊娠漏下不止而有瘀者，用桂枝茯苓丸活血化瘀的方论；《伤寒论》中少阴病不大便，腹中病，急下存阴的大者承气汤方论，《金匮》治疗肠痈的薏苡附子败酱散方论等，加深理解，领会辨证实质，进而加减应用于临床，效果显著。

（摘自《妇科名家庞泮池学术经验集》）

【验方效方】

方一　薏苡附子败酱散《金匮要略》

［组成］薏苡仁30g，附子6g，败酱草15g。

［煎服法］上药三味，杵为粗末。用水400ml，煎至200ml，顿服。

［主治］肠痈内已成脓，身无热，肌肤甲错，腹皮急，如肿状，按之软，脉数。现用于急性阑尾炎脓肿已成，或慢性阑尾炎急性发作，腹部柔软，压痛不明显，并见面色苍白，脉弱等阳虚证候者。

［功效］排脓消肿。

［异名］附子汤（《圣济总录》卷一二九）、败酱散（《校注妇人良方》卷二十四）、薏苡附子散（《证治准绳·疡医》卷二）。

［方解］本方所治肠痈，是由素体阳虚，寒湿瘀血互结，腐败成脓所致。方中重用薏苡仁利湿排脓，轻用附子扶助阳气，以散寒湿，佐以败酱破瘀排脓。配合成方，共奏利湿排脓，破血消肿之功。

方二 失笑散《太平惠民和剂局方》

［组成］五灵脂、蒲黄各等分。

［煎服法］药研末。每服6g，先用酽醋30ml，熬药成膏，以水150ml，煎至100ml，热服。

［异名］断弓弦散（《苏沈良方》卷八）、紫金丸（《妇人大全良方》卷二十引《产乳》）。

［异名］活血祛瘀，散结止痛。

［主治］瘀血内停，血行不畅所致小肠气及心腹痛，或月经不调，、痛经，或产后恶露不行、腹痛、宫外孕等。

［方解］方中五灵脂、蒲黄相须合用，活血祛瘀，通利血脉而止瘀痛。用醋煎熬，取其活血脉，行药力，加强活血祛瘀止痛之效。古谓病此“心腹痛欲死”之人，服药后，不觉诸症悉除，只可以一笑而置之矣，故以失笑为名。

（摘自《妇科名家庞泮池学术经验集》）

【精选验案】

案1 气滞血瘀，血脱亡阳

姚某，41岁。

病历简介：患者停经57天，下腹隐痛2周，阴道出血11天，以腹痛加剧，并伴恶心及四肢逆冷，于1965年11月7日由急诊收治入院。既往月经史正常，末次月经1965年9月20日，曾育2胎，已20年未育。体检：体温37.4°C，脉搏88次/分，血压65/50mmHg，面色苍白，呈急性失血面容，四肢冰冷，腹部高度紧张，有明显压痛及反跳痛，叩诊有移动性浊音。妇科检查：宫颈提痛，体软略大，左侧附件有搏动感，右侧及后穹隆处有6cm×5cm×4cm大小之软性肿块，后穹隆穿刺有少量紫色小血块。实验室检查：血红蛋白65g/L，红细胞2.4×10^{12}/L，白细胞20.4×10^{9}/L，中性粒细胞0.94，淋巴细胞0.05，单核细胞0.01，尿妊娠免疫试验阳性。诊断：右侧输卵管妊娠急性破裂，合并重度休克及感染。

治疗经过：

(1) 1965年11月17日~11月18日：面色苍白，四肢逆冷，浑身颤抖，头晕泛恶，腹痛且胀，阵阵加剧，拒按肌紧，两胁刺痛，胸闷如窒，肛区坠胀，漏下绵绵，色暗量少，苔薄腻，舌质淡，脉沉细，有时难以应指。胚破血崩，瘀聚腹中，气随血脱，亡阳之象。急当回阳救逆，以挽重危，佐以化瘀生新，标本兼顾。

人参片10片，即刻吞服；熟附块9g，炮姜3g，炙甘草3g，检软9g，丹皮9g，茯苓9g，赤芍12g，桃仁12g，红花6g，参三七粉3g，冲服，别直参粉6g，冲服，丹参9g。1剂。

药后3小时，血压自65mmHg至114/74mmHg，并保持稳定，但体温上升至38.4℃，乃加入银花、败酱草各30g。翌日下午体温37.9℃，泛恶已止，腹部胀痛减轻，疲乏嗜睡，能进流质饮食，因血色素、红细胞甚低，故输血300ml。

(2) 1965年11月19日~11月20日：腹痛腰酸大减，但形寒发热，体温又上升至39.5℃，头痛泛恶，赤白带下，大便欲解不下，口苦且干，苔薄黄，脉濡细数。正气大伤，邪乘虚入，瘀结下焦，腑气不通。治以和解清热，理气化瘀，佐以荡涤为法。

柴胡9g，黄芩9g，败酱草30g，红藤30g，赤芍12g，桃仁12g，红花6g，丹皮15g，丹参15g，制香附12g，失笑散1g，包，银花15g，连翘15g，炙乳香6g，炙没药6g，朝鲜白参4.5g，另煎，生大黄5g，后下。1剂。

药后腹痛大减，体温降至37.8℃，续服1剂，大便泻下。翌日病情平稳，血红蛋白75g/L，红细胞2.7×10^{12}/L，腹软，右下腹包块约6cm×5cm大小，有压痛。

(3) 1965年11月21日~11月28日：低热37.5~38°C，腹痛隐隐，漏下绵绵，纳谷转馨，二便渐趋正常，面唇无华，头晕萎软，下腹包块拒按，苔薄腻，脉细。病势渐趋稳定，但气血耗损未复，瘀块留滞，邪热缠绵。治当扶正养血，化瘀消散。

桂枝6g，当归15g，丹参15g，红花6g，桃仁12g，薏苡仁12g，败酱草30g，制香附9g，三棱12g，莪术12g，党参12g。

经治疗后，血红蛋白85g/L、红细胞2.94×10^{12}/L，腹部包块自6cm×5cm扩大至10cm×8cm，压痛。妇科检查：宫体偏右前方，正常大小，轻度活动，体右后方有一约10cm×9.5cm×8cm相当于3^+月妊娠子宫大小的肿块，界限清楚，固定，有明显压痛，靠后穹隆部分质较硬。

(4) 1965年11月29日~12月25日：身热渐退，腹痛渐减，能起床缓步行走，阴道流血减少，纳食渐增，面色转红润，惟右下腹包块未消，触之隐痛，苔薄腻，舌质淡渐转红，脉仍细。邪热渐退，气血未复，瘀结成块。经云："坚者削之，留者行之，虚者补之，热者清之。"宗经之旨。

桂枝6g，当归15g，赤芍15g，桃仁15g，丹参15g，三棱12g，红花3g，党参9g，黄芪9g，熟地12g，败酱草30g，红藤30g，银花30g，连翘30g，炙乳香6g，炙没药6g，制香附9g。

服至12月8日，体温正常，血红蛋白103g/L，红细胞3.51×10^{12}/L，尿妊娠免疫及雄蟾蜍试验均连续3次阴性。妇科检查：包块缩小至2^+月妊娠子宫大小。至1月25日已起居饮食自理，血红蛋白110g/L，红细胞3.94×10^{12}/L。妇科检查：包块又缩小至2^-月妊娠子宫大小，轻度压痛。乃于12月26日出院。

出院后，续服上药14剂后，自觉无疾苦而自行停药。1988年1月14日经行，完全正常，1月21日恢复工作，至5月13日门诊随访，妇科检查：宫体中位，正常大小，右侧子宫体后方有一3cm×2cm×2cm大小之索条状肿块，质中度，无压痛，左侧附件阴性。

案2　胚破血崩，血去阴衰，孤阳无依

金某，37岁。

病历简介：患者停经46天，7天前劳累后下腹疼痛，继则有肛区胀坠感及阴道少量出血，休息后腹痛减轻。2天前，又突然下腹部疼痛难忍，全身冷汗，湿透衣衫，头晕恶心，稍顷症即减轻但阴道出血未止。翌日深夜，腹痛及肛区坠胀阵阵加剧，冷汗淋漓，头晕恶心更甚，乃1965年12月26日由急诊收治入院。患者曾于1963年因停经4天，左上腹胀痛，少量阴道出血，发冷发热，左侧附件有5cm×2cm大小之肿块伴压痛，而疑为宫外孕，观察后症状缓解而愈。以往月经正常，末次月经196年11月10日，结婚9年不育。体检：体温35.5℃，脉搏84次/分，血压90/60mmHg，面色苍白，呈急性失血面容，全身寒战，四肢冰冷，腹肌紧张，左下腹尤甚，全腹明显压痛，移动性浊音不能叩出。妇科检查：宫颈提痛剧烈，口有一块组织物嵌住，宫体前位，较正常稍大，左侧可触到6cm×5cm大小之肿块，质较软而定，压痛剧，右侧附件（－），后穹隆穿刺阳性。实验室检查：血红蛋白94g/L，红细胞3.4×10^{12}/L，白细胞15×10^{9}/L，中性粒细胞0.83，淋巴细胞0.17，尿妊娠免疫试验弱阳性。嵌于宫颈口之组织取出送检，病理报告为蜕膜组织。诊断：左侧输卵管妊娠急性破裂，伴发休克。

治疗经过：

（1）1965年12月26日～1966年1月3日：面色苍白，寒战不已，头晕泛恶，汗出肢冷，腹胀坠痛，肌紧拒按，肛区坠胀难忍，漏下绵绵，苔薄白腻，脉细涩。胚破血崩，瘀结少腹，血去阴衰，孤阳无依，虚脱之象已显。急当回阳救逆，佐以化瘀生新。

人参片10片，即刻吞服；熟附块12g，干姜3g，桂枝6g，云茯苓9g，赤芍12g，桃仁12g，当归9g，丹参12g，红花6g，党参18g，炙甘草6g，制香附12g。1剂。

服药后，畏寒止，面色转润，腹痛大减，但仍腹胀，血压120/80mmHg，脉转弦细，乃于上方加木香9g、川楝子9g。续服1剂后，脐下坠胀未解，午后身热37.5°C，漏下绵绵，头晕纳少，苔薄腻少津，脉弦细而数。阴复阳回，正犹不足，瘀结少腹，气机失宣，邪热乘袭。治以扶正祛邪，理气破瘀。

桂枝4.5g，茯苓9g，丹参12g，桃仁12g，赤芍12g，丹皮9g，红花4.5g，三棱12g，莪术12g，制香附12g，银花15g，连翘15g，败酱草15g，红藤15g。

每日1剂。便秘加生大黄4.5g（后下），枳实9g；热不退加柴胡9g。

至1966年1月3日，体温正常，腹部压痛及移动性浊音消失，少腹及肛区坠胀已除，面色红润，精神甚佳，胃纳增加，血红蛋白90g/L，红细胞3.25×10^{12}/L，尿妊娠免疫试验则仍为阳性。妇科检查：宫颈轻度提痛，后弯窿仍有饱满感，与左侧附件粘连，形成一约5cm×5cm×4cm大小之肿块，质较硬，固定，压痛极轻，右侧附件（－）。

（2）1966年1月4日～1月11日：偶有腹胀，大便欠畅，漏下未止，腹中包块如旧，苔薄，舌淡红，脉细弦。气血未复，瘀结未消，仍以前法出入。

桂枝4.5g，茯苓9g，丹参12g，红花4.5g，桃仁12g，三棱9g，莪术9g，制香附12g，川楝子9g，枳实9g，党参9g，黄芪12g。

每日1剂，便秘时加生大黄4.5g（后下）。

至1月11日，漏红已止，尿妊娠免疫试验连续3次阴性。妇科检查：宫颈提痛轻，后穹隆稍饱满，宫体正常大小，偏左，左侧附件肿块约4cm×4cm×3cm大小（1963年时已发现），质较硬，无压痛，右侧附件出现一大小约9cm×6cm×6cm之肿块，质软，界限清楚，轻度压痛。乃出院，说明此次乃右侧输卵管破裂，与左侧之肿块无关。入院诊断因左侧有肿物而误为左侧输卵管妊娠破裂，现纠正为右侧输卵管妊娠破裂。

出院后，续服上药，月经按月而至，无不适。5月1日门诊随访妇科检查：宫体后位，较正常略小，尚活动，左侧有一 2cm×1.5cm×1cm 大小之肿块（即1963年之5cm×2cm者），质坚硬，无压痛，右侧附件（-）。服药后瘀块已消失。

[按] 以上两案，当患者输卵管妊娠破裂之初，由于盆腔内大出血，引起气随血脱，有亡阳证脱之危。《伤寒论》少阴篇之四逆汤专治脉沉细，但欲寐，大汗出，四肢逆冷之亡阳证候，不仅热性病后出现亡阳适用，对妇女急性大出血后，血瘀聚踞下焦，致使瘀血不去，新血不生，血不循经，气随血脱亦适用；《金匮》妇人妊娠篇桂枝茯苓丸一条明确指出："经断未及三月，而得漏下不止，前三月经水利时，胎也，下血者，后断三月衃也，所以血不止者，其癥不去故也，桂枝茯苓丸主之。"从条文推敲，妇人有停经史，停经不久，漏下不止，非真正怀胎，为有瘀不去，瘀阻则血不循经之故，需用活血化瘀之法以治，桂枝温散，丹皮凉通，桃仁化瘀，需以桂枝茯苓丸活血化瘀而使血自止，并以此化癥消块。在病情发展中，常因血瘀气滞，腑行不畅，而有第二次破裂之虞，乃应用《伤寒论》少阴篇以大承气汤急下存阴之义，用生大黄、枳实等荡涤肠胃，使气血流畅；同时感染也是本病的并发症，除了仿《金匮》肠痈有寒者用薏苡附子败酱散，有热者用大黄牡丹皮汤排脓消痈外，又加银翘等清热解毒之品，使热退肿消，最后辅以化瘀消结，理气扶正之品，而获全功。仲景方应用得当，诚有立竿见影之功也。

（摘自《妇科名家庞泮池学术经验集》）

何子淮

（倡教育，精辨证，因证处方）

【医家简介】

参见第116页。

【主要学术思想和主张】

参见第117页。

【医论医话】

1. 阴吹证治

妇人前阴下气，簌簌有声，如后阴矢气状，谓之阴吹。古法用膏发煎，但临床亦不尽然。《金匮要略·妇人杂病脉证并治》说："胃气下泄，阴吹而正喧，此谷气之实也，膏发煎导之。"谷气实者大便结而不通，是以阳明下行之气，不得从其故道，而别走旁窍，用膏发煎润导大便，大便通，气自润。但查阅黄疸病篇用膏发煎后，病从小便出，并无润通大便之用，近来对阴吹证亦未见用膏发煎。吴鞠通《温病条辨》中对饮家阴吹脉弦而迟者，别出手眼，另立异法，谓九窍不通皆属胃病，主以橘、半、苓、枳、姜等，苦辛淡合法，自谓验方，治与《金匮要略》相左。作者临床也以胃气不和论治，以导气下行，调和脾胃为原则。采用无花果、郁金、乌药、广木香、苏梗、绿梅花、荜澄茄、沉香曲、干姜等也有显效。待症状改善后，再用补中益气汤调补之。

2. 阴挺证治

陈无择说："妇人趣产劳力，用力太过，致阴下脱者，若脱肛状及阴下挺出，逼迫肿痛，举重，房劳皆能发作……"指出了阴挺之证，概由多产用力，或产后劳役无度，或房劳过甚而致。盖妇人产育，本气血有伤，若产程延长，用力过度或劳役（过早从事重体力劳动）及房劳相加，元气更乏，致脾肾气弱，中气下陷，进而引起带脉失约，冲任不固，无力维系胎胞，而使子宫下垂。

治疗除相应节劳，多事卧床休息外，当以补气升提，佐以收敛解郁，并应防止外邪侵袭。

方药：可以补中益气汤加刺猬皮、乌贼骨、乌梅炭、车前草、龙胆草等。

3. 子宫外孕证治

子宫外孕病名不见于中医学，但历代医学文献对类似本病的各种征象和治疗方法，却有丰富的经验和论述，如宋代陈自明在《妇人大全良方》妇人痃癖诸气方论中说："盖痃者，在腹内近脐左右，有筋脉急痛，如臂，如指，如弦之状"。陈氏所谓"痃"，从部位来看与予宫外孕病位极相近，就症状推测也相当于子宫外孕。其他论述多散见在妇科"经闭腹痛"、"血结成瘕"、"石瘕"、"过期经行"等病症中。近年来，中西结合大大提高了本病的诊断率和治愈率。作者对该证治疗方法大致以行气活血、疏导与养血相结合。初起痛剧伴发热，治以清热化瘀活血，如无发热则理气化瘀活血为主，热退痛缓再以养血温通消瘀；证势稳定后，转用扶正和营。十余年前，某院曾邀作者会诊一例，疗效显著。

（摘自《何子淮女科经验集》）

【验方效方】

方一　赤白分清饮

［组成］制大黄6g，黄连1.5g，黄柏1.5g，红藤、车前草各30g，丹皮、金银花、贯众炭各9g，苦参、川萆薢、槐米炭各12g，生甘草6g。

［适应证］对重度宫糜，范围广，有接触性出血、带下红白间杂者，治以清热解毒凉血，分清赤白。

［加减］有腹痛加延胡索9g，川楝子12g，腰酸明显加狗脊12g，川断15g，胃纳差加陈皮4.5g，竹茹9g。

方二　消糜汤

［组成］红藤、土茯苓、鱼腥草、白英、蒲公英各30g，墓头回、丹皮、臭椿皮、白槿花各9g，炒扁豆花12g，制大黄、生甘草各6g。

［适应证］对轻、中度糜烂，或重度糜烂经治后转为中、轻糜，临床以带多色黄、较臭秽为主要表现者，治以祛湿解毒，化腐生肌。

（摘自《何子淮女科经验集》）

【精选验案】

1. 带多绵绵，伴有血性黏液（宫颈糜烂）

案　下元湿热蕴蒸，淋带难分

陈某某，女，38岁，工人。近几年来月经早期，且淋漓拖延10余日，时有经前少量出血，平日带多绵绵，伴有血性黏液。经妇科俭查，诊断为宫颈糜烂；作宫颈刮片检查，病理诊断为“Ⅱ级良性变异细胞”。患者腰酸背痛，下腹隐痛，面色不华。脉滑数，苔薄白，舌根黄腻。

证属下元湿热蕴蒸，淋带难分。治宜清热解毒，分清淋带。

处方：赤自分清饮方。黄连3g，黄柏4.5g，红藤30g，丹皮、金银花各9g，槐米炭、苦参、川楝子、狗脊、川萆薢各12g，制大黄、生甘草各6g。

上方连服1个月，带下赤白分清，经水准期，少腹吊痛得缓，腰酸乏力未除。原方去槐米炭、苦参，加生地15g，川断12g，桑寄生12g。5剂。

上方服后精神稍振，胃纳多味，腰背酸痛好转，改拟消糜汤清热化湿、祛秽生肌。药用土茯苓、鱼腥草、白英各30g，狗脊12g，白槿花、炒扁豆花、臭椿皮各9g，制大黄、生甘草各6g。

上方连服2个月，脓带减除，月经正常而至，自觉良好。妇科检查，子宫颈糜烂基本痊愈。

（摘自《何子淮女科经验集》）

2. 阴挺

案　肾气内匮，中虚气弱

蒋某某，女，38岁，农民。生育3胎，最后一产未满月上山负薪，当晚即感阴中有物作顶，次日晨起好转，未加重视，又作田间劳动，后发现阴户中有物凸出。经当地卫生院诊治，症状悉减。未得休歇，阴挺又复，几经医院手术整复，至施用丁字带，行走站立仍感重坠不适。大小便时，有鸡冠样物露出阴外。

脱垂多年，阴挺难收，证属肾气内匮，中虚气弱。

处方：拟补中益气汤加味。党参、炙黄芪、焦白术、熟地炭各15g，山萸肉、乌梅炭、柴胡各6g，枳壳30g，升麻9g，刺猬皮12g，炙甘草5g，煎服。

并另用枳壳60g煎汁坐浴。经上方治疗半月余，阴中脱垂物还纳，虽仍有重垂之感，但从事轻微家务无仿。嘱续以补中益气丸每日24g，分2次吞服，作长期巩固调理。1年后患者来杭，诉及旧疾，参加劳动后仍有物自阴中脱出，但睡后能自行纳还。

子宫脱垂是经产妇的常见疾病，都是起于产后养息不慎，一旦致病则甚难复原。本证治以补中益气升提固涩法，能改善症状，缓解病情，减轻痛苦。恶化总难以根治，特别是对病程已久，年龄较大的经产妇，疗效更不易巩固，故西医学有主张采用手术根治的，必要时可考虑采纳。

（摘自《何子淮女科经验集》）

3. 子宫外孕

案　瘀热下滞

马某某，女，34岁，已婚，干部。曾有流产史，平素月经规则。本届经水过期1周，因持续性下腹疼痛伴见发热而入院。经妇科检查，外阴未产式，有少量血液，宫颈呈蓝色，白带分泌多伴脓臭夹血液，宫颈有触痛，宫体未见增大，腹肌紧张，后穹隆不膨胀，少腹左侧臌满而疼痛，可摸到鸡蛋大包块。曾作穿刺，见有褐色血液，诊断子宫外孕，患者拒绝手术，而邀会诊。

症见月经过期9天，今晨骤然下腹剧痛，重按可触到较明显的包块，阴道少量出血，体温38℃，大便2日未解，心烦不安。舌质淡紫、边有瘀点，苔黄厚，脉象弦紧而数。白细胞计数 $19.2\times10^9/L$，中性粒细胞0.9，嗜酸性粒细胞0.02，淋巴细胞0.08。

证属瘀热下滞，治拟清热活血止痛。

处方：生大黄6g，蒲公英、红藤各30g，当归18g，川芎、香附、五灵脂、制没药各9g，桃仁、生甘草各5g。1剂。

服上药后，热度减至37.3°C，痛缓但仍拒按，大便仍未下，阴道流血量减少。西医用葡萄糖盐水静脉滴注支持外，中药加用理气活血破血之品。

当归30g，莪术、蒲公英各15g，丹皮、赤芍、白芍、三棱、红花、牛膝、川芎、瓜蒌仁各9g，生甘草5g。

药后便下少许，呈酱褐色，腹痛已缓，微按未见触痛，包块部未见作顶，阴道流血不多，但精神不佳。

守前法再进：当归30g，赤芍、白芍、川芎、失笑散（包）、香附、延胡索各9g，艾叶炭、川楝子各6g，炙甘草5g。

服上方2天后，包块缩小如小胡桃大，舌边瘀点全退，大便已顺，体温正常，食欲增进，改投扶正和营养血。

当归、红藤各15g，炒白芍、党参、丹参各12g，川芎、橘皮、橘络、枳壳、炙甘草各5g。

服3剂后，经妇科复查，阴道尚存有少许血液分泌外，小腹包块未触及。原法调理，带方出院。

党参，炒白芍、焦白术、炒谷芽、炒麦芽各12g，当归炭、小蓟炭、血余炭各9g，藕节15g，炙甘草5g。

药后诉血流已停，下腹重按亦无痛感，精神食欲均如常。下届月经提早4天来潮，量不多，无痛感，给以养血调冲法而愈。

子宫外孕的病因病机，中医学认为血瘀积聚，在未见穿孔出血之前，多属里实之证，因气血不行，则生疼痛；营卫不和，则见身热，这种发热并不属外感或阴亏，而属瘀血蕴滞；气血结聚，则包块突起，治可攻下。前治着力于活血行瘀，清血分瘀热，三诊后体征显著改善，则又不宜为之过甚。《内经》有“大积大聚，其可犯者，衰其大半而止”之说；《女科经纶》也说，善治癥瘕者，调其气而破其血，衰其大半而止。从第四诊起，改以调理气血为主，佐以扶持正气，意在扶正以消余积，故使患者病去较速，身体恢复也快。

（摘自《何子淮女科经验集》）

哈荔田

（知常达变以调肝脾肾，尤重调气）

【医家简介】

参见第82页。

【主要学术思想和主张】

参见第83页。

【医论医话】

1. 阴痒

阴痒是一个症状。为临床所常见，西医学称为“外阴瘙痒症”，可见于多种外阴和阴道疾病。阴痒的发病原因，中医学多认为由湿热生虫，虫蚀阴中所致，因而又称“阴䘌”如《女科经纶》引徐春甫语云：“妇人阴痒多由虫蚀所为，始因湿热不已。”张景岳《妇人规》也说：“妇人阴痒者，必有阴虫，微则痒，甚则痛，或为脓水淋漓，多由湿热所化，名曰䘌。”说明中医学早已认识到阴痒的病因与“阴虫”有关，而临床也确以滴虫性阴道炎、霉菌性阴道炎所引起的阴痒较为常见。但阴痒也有非因虫蚀所引起者，如临床常见的老年性阴道炎和外阴白斑等。《杂病源流犀烛》说：“阴痒而有虫，止是一端，有痒而竟无虫者，或由郁怒伤于肝脾，致阴中闷痒，……或由肝脾气虚湿热下注，致阴内痛痒……或由肝脾郁怒，元气亏损，兼有湿热，致阴中痒痛，……此皆但痒而无虫者也。”据临床体会，阴痒一症总与湿热有关，因而治疗每多应用清热利湿之药，以消除致病因素，缓解临床症状。个人主张对此病除内服药外，尚须配合外用熏洗法，以改善局部血液循环和杀菌消毒的作用，俾内外合治，相得益彰，从而达到治愈的目的。但因引起湿热的病机不同，临床表现也因而各异。如郁怒伤肝，肝郁化火，可导致湿热的产生，肝热脾虚，脾湿夹热，也可形成湿热；阴虚火旺，肝克脾土，也能导致湿热的形成。其中肝郁化火者，多见有阴痒难忍，烦躁易怒，胁痛便秘等症，一般带下量少，可用加味逍遥散化裁；肝热脾虚，脾湿夹热者，多见阴部奇痒或疼痛，口苦苔腻，溲赤便秘等症状，一般带下量多，质稠气秽可用龙胆泻肝汤加减；阴虚火旺者，多见阴部干燥，灼热瘙痒，带下量少色黄，头晕目眩，耳鸣腰酸等症，可用知柏地黄丸加减。上述三种情况，临床常常兼见，用药也宜互相斟酌配伍。

……

2. 老年性阴痒（外阴白斑）

外阴白斑在中医古籍中虽无明确记载，但因其多伴有阴部痒痛等症状，故多从阴痒、阴痛门中论治。个人曾治疗过一些此类患者，认为本病也主要由湿热蕴积下焦所致，并依据引起湿热之不同原因，而概括为肝热脾虚，肝肾阴虚、肾阳虚衰等不同证候类型，分别论治。肝热脾虚者可见头晕目眩，食少腹胀，大便不实，口苦溲黄，月经不调或痛经等症。阴部初起红肿，带下黄白，继则表皮增厚，角化，粗糙，色素减退，瘙痒或触痛，舌淡红，苔薄白，或薄黄，脉弦细或兼数。治以清泻肝热，燥湿健脾，方用加味逍遥丸加胆草、苦参、白术、薏苡仁、地肤子、白鲜皮等味，肝肾阴虚者，症见头晕目眩，耳鸣烦躁，腰背酸楚，便秘溲黄，月经愆期，量多有块等，外阴萎缩、干燥，皮色逐渐变白，痒痛不止，带下量少，性生活困难，舌红，脉弦细或细数。治以滋补肝肾，清热利湿，方用归芍地黄丸、二至丸合方化裁，佐以地肤子、白鲜皮、苦参等味，肾阳虚衰者，可见月经量少或闭经，面色不华，腰酸肢冷，性欲衰退，阴部表皮角化干燥，或伴肿痛裂纹，或萎缩瘙痒，局部触痛，带下清稀，舌淡苔滑，脉沉细无力。治以温肾助阳，利湿止痒，方用五子衍宗丸合二仙汤，佐以白鲜皮、地肤子、净蝉蜕之类，多能收到一定效果。

……

3. 阴吹

阴吹是妇女阴道有气排出，并带声响的一种疾病。其作为一个症状，也可伴随其他疾病出现，一般并不严重。作为主症出现时，则往往簌簌作响，连续不断，患者虽隐忍不肯告人，但因精神负担沉重，常能加重其他疾病。本病始见于《金匮要略·妇人杂病脉证并治》篇。如说："胃气下泄，阴吹而正喧，此谷气之实也，猪膏发煎导之。"说明本病的成因，是由于谷气实，胃气下泄所致。但谷气实如何能引起阴吹，诸家解释不一，因而对猪膏发煎的作用机制也就产生了不同看法。《良方大全》引程云来说："胃满则肠虚，肠满则胃虚，更虚更实，则气得上下，今胃中谷气实则肠胃虚、虚则气不得上下而肾又不能为关，其气但走胞门而出于阴户。膏发煎者，导小便药也，使其气以化小便，则不为阴吹之证也。"萧慎斋对这种解释颇不以为然，他认为："夫人谷气，胃中何尝一日不实，而见阴吹之证者，未之尝闻。"但他也并未谈出所以然的道理，因此主张"千百年之书，其阙疑可也。"至于认为猪膏发煎为"导小便药"的，尚有李时珍、吴谦等，他们大都是从猪膏发煎尚能治黄疸这一点推测而来，恐难为训。尤在泾则认为："谷气实者，大便结而不通，是以阳阴下行之气，不得从其故道，及别走旁窍也。猪发膏煎润导大便，便通气自归矣。"其说是较有道理的。

阴吹与矢气相似，发病有虚实之别。实者多因热结肠胃，煎熬津液，致使大肠津枯，血脉不利，络中血瘀，大便不下，肠腔变窄，以致胃中浊气不行不畅，别走旁窍，发出声音，遂成为阴吹而正喧。方用猪膏润燥，乱发消瘀，合奏滋润通便，利血脉之效，以促使肠胃功能的恢复。从临床所见，本证多兼见口渴思饮，大便秘结，小腹急满等症状。除用猪膏发煎外，也可应用脾约丸化裁，以使便通气自归，并配合坐浴熏洗药资助治疗。

阴吹虚证，多由于素体脾弱，不慎卫生，复因操劳过度，房室不节，以致气血亏虚，中气下陷所致。临床并见体弱无力，腰肢酸软，面白气短，大便溏薄等症，可用十全大补汤，益气养血，升提中气。因此，同为阴吹而虚实殊异，治疗宜详为分辨，方不致误。

……

4. 妇人梦交

妇人梦交一病，原非罕有。但因患者每多隐情不言，讳莫如深，所以临床乃为罕见。关于本病的发生《金匮要略》曾有："脉得诸芤动微紧，男子失精，女子梦交，桂枝加龙骨牡蛎汤主之"的记载。按芤动为阴虚，微紧为阳虚，说明遗精或梦交均为阴阳两虚之证。故尤在泾《金匮心典》指出："脉得诸芤动微紧者，阴阳并乖，而伤及其神与精也，故男子失精，女子梦交。"后世医家据此多认为，女子梦交与男子遗精的发病机制相同。如张景岳说："妇人之梦与邪交·……亦如男子之梦遗，其机一也。"个人认为，男子遗精，女子梦交的发病机制有相同之处，其发病关键总因肾失闭藏，精关不固所致；女子梦交，则必有梦始交，其发病关键总在五脏功能失调，神失其常所致。如《女科经纶》引产宝百问说："人有五脏，有七神，脏气盛则神强，外邪鬼魅不能干犯；若摄理失节，血气虚衰，鬼邪侵伍，故妇人多与鬼魅交通。"萧慎斋也说："夫人之五脏，各有所藏：心藏神，肝藏魂，肺藏魄，脾藏意，肾藏精与志。心之血虚，则神无所依；肝之血虚，则魂无所附；肺之气虚则魄无所归；脾肾两脏虚，则意与志恍惚而不能自主。神明之官一失，而魂已离其体，夜梦鬼邪乘虚，而慌慌若有所见者，即我之魂魄也。"说明五脏均与神有关。五脏功能失调，皆能影响神之失常，但心主血脉，主神明，为五脏六腑之大主，心摇则五脏六腑皆摇；反之，各脏功能失调影响心血的盈虚，也都能导致心神的功能失常。如肝血不足，心血亦常因之而损：脾不健运，化源匮乏，则致心血亏耗；肾水不足，不能上济心阴，则心火独亢；肺气虚弱，宗气不足，血运无力，则心脉失和，凡此都足以影响神的正常活动，神摇魂荡则发为梦交。因此，对于梦交的治疗，应率先安神定志，而后针对发病的具体原因，或交通心肾，或两补心脾，或脾肾兼治，或肝肾并益。如薛立斋说：本病"多由七情亏损心血，神无所护而然，用安神定志之药，正气复而神自安。"张景岳《妇人规》更明确提出："凡治此者。所因虽有不同，而伤精败血其病则一。故凡病生于心者，当先以静心为主，然后因其病而药之。"

（摘自《哈荔田妇科医案医话选》）

【验方效方】

○ 补中益气汤（《脾胃论》）

［组成］黄芪16g，人参党参代，12g，白术10g，炙甘草5g，当归10g，陈皮6g，升麻3g，柴胡3g。

［用法］水煎服。或制丸剂，每服10～15g，每日2～3次，温开水送服。

［功用］调补脾胃，益气升阳。

［主治］气虚发热，身热有汗，渴喜热饮，头痛畏寒，少气懒言，食不知味，四肢倦怠，脉虚大无力，舌淡苔白，以及内脏下垂，久泻，久痢，崩漏，小便淋漓失禁等一切清阳下陷之证。

［方义］脾虚气弱，清阳下陷，当以甘温之品温养脾胃，补中益气，升阳举陷，使脾气充而清阳复位。方中黄芪益中气，升清阳为主药，人参、炙甘草补脾益气，白术燥湿健脾，共辅黄芪以奏补中益气之功；用小量升麻、柴胡协助黄芪升阳举陷；陈皮利气醒脾，使补气而无气滞之弊；当归养血调肝，脾具喜温畏寒、喜甘恶苦、喜补恶攻、喜运恶滞、喜升恶降、喜燥恶湿等特性，而本方恰好是甘、温、补、运、升、燥等药结合而成，方义之深，用药之精，堪称用药组方之典范。柯韵伯分析此方说："……凡脾胃一虚，肺气先绝，故用黄芪护皮毛而闭腠理，不令自汗；元气不足，微言气喘，人参以补之；炙甘草之甘以泻心火而除烦，补脾胃而生气，此三味除烦热之圣药也。佐白术以健脾，当归以和血。气乱于胸，清浊相干，用陈皮以理之，且以散诸甘药以防滞之。胃中清气下沉，用升麻、柴胡气之轻而味之薄者，引胃气以上腾，复其本位，便能升浮以行生长之令矣………。

［临床应用］

（1）本方是补中益气，升阳举陷的代表方，临床用治中气不足，气虚下陷者有显著疗效。以少气懒言，四肢乏力，饮食无味，舌淡苔白，脉虚软无力为辨证要点。

（2）本方去升麻、当归，加半夏、羌活、独活、防风、白芍、茯苓、泽泻、生姜、大枣，名升阳益胃汤。治脾胃虚弱，怠惰嗜卧，口苦舌干，饮食无味，大便不调，小便频数。

本方去柴胡、当归、陈皮、白术，加葛根、蔓荆子、白芍、黄柏，名益气聪明汤。主治中气不足，清阳不升而目生障翳，视物不清及耳聋、耳鸣等。

本方去当归、白术，加木香、苍术，名调中益气汤。治脾胃不调，胸满肢倦，食少短气，口不知味及食入反出等。

（3）西医学广泛应用于内脏下垂，营养不良、贫血、慢性胃炎、慢性肝炎、慢性腹泻、慢性痢疾、眼睑下垂、乳糜尿以及素体气虚易患感冒，或气虚外感，发热不退、身倦多汗等症。

顾小痴等报告：若用本方加枳壳、益母草，治疗子宫脱垂，效果更好。

［现代药理研究］

（1）对子宫及其周围组织具有选择性兴奋作用。

（2）对小肠有双向调节作用。

（3）对心肌，小剂量使其兴奋，过量则呈现抑制。

（4）对横纹肌有兴奋作用。

（5）能改善荷瘤机体的蛋白代谢，防止贫血的发展，增强体力。

（6）对小白鼠有提高耗氧量（基础代谢）的作用。

（7）对金黄色葡萄球菌有抑制作用。

（摘自《扶正固本与临床》）

【精选验案】

1. 阴痒

案1　肝肾阴亏，肝火有余，肝脾不调，湿热下注（外阴白斑）

郭某，女，67岁，1977年5月7日初诊。

外阴瘙痒，夜间尤甚。难以入寐，迄将半年余。伴头晕目眩，干咳少痰，胶黏难咯，口苦咽干，腹胀纳少，食倾即泻，足径浮肿。查见两下肢胫侧，各有一癣苔状皮炎，约10cm×7cm及8cm×6cm大小，询之已10余年，不时作痒，搔抓脱屑，无分泌物。妇检：大小阴唇皮肤均呈白色粗糙样改变，皮肤角化，色白，有溃疡面，肛周也有同样皮损，无分泌物。印象为“外阴白斑”。阅苔白腻，舌质淡红，脉沉弦滑。此为肝肾阴亏，肝火有余，肝脾不调，湿热下注，治拟滋阴泻火，健脾利湿，清热解毒之法。

处方：细生地、北玄参各15g，北沙参、麦冬各12g，全当归9g，茅苍术、云茯苓各9g，生薏苡仁、地肤子、白鲜皮、蒲公英各15g，龙胆草、苦参各6g。3剂，水煎服。

外用：蛇床子、紫荆皮、苦参各12g，百部10g，黄柏6g。布包，泡水，坐浴熏洗。另以木鳖子适量，研成极细粉，以醋调成稀糊状，涂搽腿部皮炎。

二诊（5月14日）：上方自服6剂，口苦咽干已解，阴痒较前轻，大便转实，脉仍弦滑，舌苔薄黄，边有瘀紫，乃湿热久蕴，血滞络中，原方去麦冬，加赤芍、丹参各9g。3剂，外用药同前。

三诊（5月20日）：阴痒续减，纳食亦增，略感腹胀，小溲色黄，再步前法化裁。

生地、玄参各15g，沙参12g，当归9g，白鲜皮、地肤子、蒲公英各15g，龙胆草、川黄柏各6g，生薏苡仁15g，藿香梗、粉甘草各6g，大枣5枚。3剂，水煎服。外用药同前。

兹后即以下方出入，共服20余剂，阴痒消除，诸恙亦解。遂以六味地黄丸、二仙汤，三妙丸合方化裁，配制丸剂缓调，并配介外用洗方同前，治疗间月。1977年10月家属来告，阴痒一直未发。妇科检查：外阴白斑基本消失。腿部皮炎也恢复健康皮色。

［**按**］本例老年阴痒，外阴白斑，系因肝肾阴虚，肝火有余，脾不健运，湿热下注所致。盖肝络阴器，肾主二阴，肝肾阴虚，二阴失养，故见皮肤粗糙，角化，色白；阴虚则阳亢，故头晕、目眩、口苦；木火刑金，灼伤肺津，故干咳无痰，咽干欲饮；肝郁侮脾，脾失健运，故纳少便溏，食已即泻；脾湿蕴热，注于下焦，故阴痒不止，下肢浮肿。初用玄参、生地、沙参、麦冬、当归等滋补肝肾，顾其根本，白术、茯苓、薏苡仁等健脾渗湿，助其运化，俾精血充足，生化有源，则营卫调和，肌腠得养，外邪无所依附；再济之以胆草、苦参、蒲公英、地肤子、白鲜皮等泻火解毒，胜湿止痒，似更臻妥当。二诊加丹参、赤芍活血化瘀，除旧生新，活泼血循，遂使症状得以迅速缓解。末诊以复方制丸，滋阴助阳，水火互济，兼祛湿热，缓调善后，不仅控制了症状，而且使白斑得以消除。

案2　肝经郁火，湿热下注

李某，女，35岁，已婚，1972年6月15日初诊。

2个月来，外阴部发现有红色丘疹，瘙痒不堪，甚则疼痛，抓破后分泌黄白色液体，随后可干燥结痂。如此反复发作，以致心烦少寐，坐卧不安，并有胸闷不舒，口干且苦，小便赤涩，带多色黄等症。月经尚属正常，但经后诸症加重。刻诊经期始过，外阴奇痒，余症如前。舌质红，苔黄腻，脉滑数。此乃肝经郁火，湿热下注为患，拟清利湿热以止痒。

处方：龙胆草、川黄柏、炒山栀各9g，生薏苡仁30g，赤茯苓、滑石块、车前子布包，各3g，紫草根、干虎杖各12g，地肤子、白鲜皮、海桐皮各9g。6剂，水煎服。

另用紫花地丁15g，川黄柏6g，淫羊藿叶6g，蛇床子9g。6剂，布包，泡水，坐浴熏洗，每日2次。另以珠黄散3瓶，黄柏面6g，紫荆皮粉9g，共研匀，香油调呈糊状，摊于消毒纱布上，于临睡前敷贴患处，晨起去掉。

二诊（6月23日）：经服上方，并配合外治法1周后，阴痒显减，带下亦少，外阴部原有之溃疡均已干燥结痂，未见新溃疡面。余症亦均轻减。腻苔已退，脉滑略数。

嘱内服二妙丸、加味逍遥丸各一付，每日上下午分服，白水送下，继用前述外治法。10天后结痂脱落，痒感消失，遂停药。于7月12日月经来潮，经后未见反复。

［**按**］本例外阴瘙痒，破溃流水，伴见带多质稠，口苦心烦，胸闷不舒等症，乃因肝经郁火，湿热下注所致。治以龙胆泻肝汤加减，泻肝火，利湿热，除带止痒。方中胆

草、栀子、黄柏等清热郁泻肝火，赤苓、薏苡仁、滑石、紫草根等利湿热，除带下，与白鲜皮、地肤子等配合并能祛风胜湿止痒。虎杖一药，清热解毒，消炎定痛、止带之力颇著，配合外治法，更能增强解毒化湿，除带止痒，愈合疮面的作用，因而获效较速。

案3　阴虚肝热，湿热下注

钱某某，女，55岁，已婚，1974年9月20日初诊。

绝经迄已3年余。近2个多月来，阴部灼热瘙痒，难于忍受，以致精神烦躁，寝食不安。自用食盐水或用川椒煎水每日冲洗，洗时稍宁，继而依然灼痒难堪。妇科检查：外阴干燥萎缩，阴道有脓性分泌物。刻诊阴部灼痒，带浊臭秽，口苦咽干，便干溲短，舌质偏红，苔黄而腻，脉象弦数。证系阴虚肝热，湿热下注。先拟清热解毒，燥湿止痒为治。

内服：连翘败毒丸、二妙丸，每日各一付，上下午分服。

外用：蛇床子9g，蒲公英15g，川黄柏、苦参各6g，枯矾1.5g。布包，泡水，坐浴熏洗，洗后以紫荆皮、黄柏研细面，用香油调如糊状，摊于消毒纱布上，贴敷患处。

二诊（9月27日）：用药1周后，阴痒轻减，已能忍受，带下量少，秽气亦除，苔薄黄稍腻，脉弦滑而数。湿热未尽，仍予原法，内服及外用药依前，再予1周。于10月6日复诊时，痒止带除，已近痊愈。惟觉时有头晕、耳鸣、腰酸，脉弦细数，舌边红。嘱服知柏地黄丸，每日二付，上下午分服，连服10天。外用药继续用1～2周。

［**按**］本例阴部灼痒、烦躁咽干，便干溲短，带稠气秽。诸皆阴虚肝热，湿热下注所致。先予二妙丸、连翘败毒丸内服。并配合外治法清热解毒，燥湿止痒，治其标症。症状缓解后，再予知柏地黄丸滋阴降火，使肝木滋柔，脾土得安，自无积湿生热，流注下焦之患，是为治本之计。

2. 阴吹

案　脾肾两虚，中气下陷

于某某，女，38岁，已婚，1973年7月12日初诊。

阴吹而正喧，迄已3个月余，初不肯告人，亦不敢会客，后发作益频，日数次至数十次不等，发则连续不断，声如矢气，遂由其夫伴来求治。刻诊面色萎黄，神疲倦怠，腰酸膝软，气短声微，便溏溲频，带下清稀量多，脉象沉细无力。诊为脾肾两虚，中气下陷。《医宗金鉴》谓："气虚下陷大补治，升提下陷升柴添。"予补中益气汤加味。

处方：党参、黄芪各15g，白术9g，陈皮6g，炒杜仲、川续断、当归各9g，炮姜炭6g，乌贼骨9g，绿升麻、软柴胡、炙甘草各4.5g。3剂，水煎服。

外用：蛇床子9g，黄柏6g，吴萸3g。3剂，布包，泡水，坐浴洗。

数月后其夫来访，谓服药3剂，阴吹即减，再3剂而愈。守方服至20余剂，并坚持外用熏洗药，带下亦止，精神体力均见恢复，迄未再犯。

3. 梦交

案　心神失养，肝不藏魂

艾某某，女，29岁，已婚，农民，1971年3月15日初诊。

素体虚弱，又兼家务繁劳，夫妻失洽，因之每有心慌气短，夜寐不实等症。半年前，适值经期，因强力负重，导致经血大下，淋漓旬余始止，更加夜有梦交，几无虚夕，从此形神萎顿，愈甚于前。归宁之时，其母讶而追问，始泣言此隐，遂由其母相伴，来津治疗。刻诊形瘦神疲，面萎无华，心悸气短，夜有梦交，纳少便溏，带下淋漓，经期不准，色淡量少，舌淡苔薄腻，脉沉细无力。证属心脾不足，气血两虚，神失其养。不能守舍。拟予两益心脾，安神定志。

处方：野党参18g，炒白术、朱茯神各9g，炒枣仁12g，首乌藤15g，节菖蒲6g，秦当归、龙眼肉各9g，广木香、炙甘草各4.5g，生龙骨、生牡蛎各18g，打，远志6g，生银杏15g，连皮打。3剂，水煎服。

外用：蛇床子9g，川黄柏6g，淡吴萸3g，桑螵蛸9g，布包，泡水，坐浴熏洗，每日2次。

二诊（3月22日）：上方共服6剂，自觉精神体力较前有加，饮食略增，白带大减，虽仍有梦交，但已减少，苔腻已退，舌质仍淡，脉见沉细。投药已获效，原方加莲须6g，女贞子、菟丝子各9g，继进6剂。外用药同前。

三诊（3月29日）：药后梦交已止，体力续加，精神已振，食寐转佳。嘱每日上午服人参归脾丸一付，临睡服朱砂安神丸一付，共服10天，并注意精神调摄，增加营养。

[按] 本例因劳伤心脾，抑郁伤肝，加之失血伤精，以致心神失养，肝不藏魂，而有梦交频作之症，其形瘦神疲，气短心慌，纳少便溏，带多经稀等，皆心脾不足，血虚精亏之征。治用归脾汤化裁，补心脾、定神志，使心能化赤生血，脾能取汁化血，则血气充足。“血气者，人之神”（《素问·八正神明论》），血气既充，神安其宅，则梦交自止。二诊加菟丝子、女贞子补益肝肾，使肝能藏血，血能舍魂，肾气充盛，志意调和，则无梦交之患。

案2 心肾不交

崔某某，女，35岁，已婚，工人，1964年4月18日初诊。

婚后8年，夫妻情意甚笃，不幸中途丧偶，遗孤皆幼，奉亲抚孤之责，咸集一身。外则劳事于形，内则忧念于心，积日既久，形神大伤。每见烦躁易怒，忽又转嗔为喜；时而吸烟不停，独言自笑；时而凄然泪下，诸般表现或能自知，或不自觉，并有心悸怔忡，惕然易恐，脘闷痰多，泛恶口苦，知饥少纳，带下稠浊等症，来就诊时，欲言又止，似有隐情，难于启齿。自谓：1年多来“怨鬼缠身”，每入睡辄梦其夫来会，会必相接，每夜如是，自觉身疲乏力，精神恍惚。诊得双脉弦滑而数，舌边尖红，苔黄薄腻，此系忧思伤脾，聚湿生痰，肝气郁结，日久化热；痰热互结，上扰神明。治拟豁痰开窍，清热解郁，镇心安神之法。

处方：清半夏15g，云茯苓、化橘红、胆南星、肥知母，香附各9g，节菖蒲、远志肉各9g，生龙齿15g，粉甘草3g，血琥珀、上辰砂各3g，分2次冲。3剂，水煎服。

又每日空腹时服礞石滚痰丸三分之一付。

外用：蛇床子9g，黄柏6g，吴萸3g，3剂，布包，泡水、坐浴熏洗。并嘱其临睡时，以指轻轻按压耳后凹陷处（即翳风穴），10分钟。

二诊（4月25日）：上方共进6剂，梦交已止，神识已清，忽悲忽喜之象未再出现，惟睡眠不实。烦悸不宁，舌尖红、苔薄黄，寸脉滑数、两尺俱沉。此阴血不足，心火上炎，水火失于交泰之证，拟养阴清热，交通心肾之剂。

处方：秦当归9g，细生地15g，川黄连6g，女贞子9g，云茯神、远志、生白芍各9g，生龙齿、灵磁石各15g，上辰砂3g，冲服，3剂。水煎服。加服指迷茯苓丸一付。仍继续作指压法。

三诊（4月30日）：服上方4剂，脉现和缓，苔腻已退，诸恙悉除，梦交未作，嘱服丸剂以资巩固。每日上午服二陈丸一付，临睡前服朱砂安神丸一付，连服15天。

［按］本例因忧思气郁，致痰热互结，上扰心神，发为梦交。初用豁痰开窍，镇心安神、清热解郁之剂以治其标，方中茯苓、半夏、橘红、南星豁痰，菖蒲、远志开窍，黄连泻心火，香附疏气结，龙齿、辰砂镇心安神。俟症状缓解则二诊养阴清热，交通心肾，以顾其本，俾心火降、肾水足，则精神安，志意和，冀无梦交之虞。

案3　阴虚火旺

杨某某，女，28岁，离婚，演员，1973年8月13日初诊。

离婚2年，迄未再醮，孑然一身，形影相吊。1年来，夜难成寐，寐亦不酣，晨起则头晕耳鸣，心悸不安。近半年来更兼月事乖常。经期超前，量少色暗，每月用纸不足半包。形消神颓，五心烦热，面白颧红。午后，潮热，体温在37.2°C～37°C（腋下）之间，腰膝酸软，寐少梦多，甚者交睫即梦，梦辄与人交。刻见舌红少苔，脉呈细数。因思少艾之年，茕茕孑立，难免积想在心；心火内炽，则上扰神明，下汲肾水；肾水既乏，则经血难以施化，以致阴阳不交，神不能安其所矣。此证属阴虚火旺，治拟滋水泻火，静心安神为法。

处方：大生地、大玄参各15g，麦冬9g，五味子、川黄连各6g，云茯神、远志、紫丹参各9g，柏子仁、炒枣仁各12g，首乌藤10g，炙鳖甲15g，地骨皮12g，淡青蒿9g，朱砂粉、琥珀粉各1.5g，冲服。4剂，水煎服。

每日临睡前，用热水泡脚10分钟。拭干后搓两足心（即涌泉穴）。

二诊（8月7日）：药后眩晕已减，潮热亦退，体温36.8°C睡眠略安，梦交减而未止，仍有腰酸体倦。舌红渐润，苔薄白，脉仍细数。此水液渐滋，火势渐衰，再宗前法出入。

处方：秦当归、大生地各15g，杭白芍9g，润玄参12g，麦冬、朱茯神、远志、柏子仁、炒枣仁、女贞子、旱莲草、紫丹参各9g，莲子心、五味子各6g，首乌藤15g，朱砂粉、琥珀粉各1.5g，冲服。4剂，水煎服。继续泡脚及搓足心。

三诊（8月26日）：上方共服6剂，食眠转佳，梦交亦止，于8月22日月经如期来潮，量较前多，色红，行经4天而止，用纸近1包。嘱每日上午服归芍地黄丸一付，临睡服朱砂安神丸一付，半个月。

［按］本例之梦交，伴见头晕耳鸣，烦悸不安，颧红潮热，腰酸膝软等症，乃因心火内炽、相火功摇，肾水亏少，阴不恋阳所致。盖心为火脏，下温肾水；肾为水脏，上濡心火，水火既济，则神安其宅，精能化血。《素问·生气通天论》说："阳强不能密，精气乃竭"，若心火上亢，阳不入于阴，则神摇魂荡，恶梦迷离，而寐不安；若心火下

汲肾水，阳强不能固阴，则精不能内守，因之入寐梦交，频作不止。又胞脉络于心，心主血；冲任系肾，肾主藏精。若心火内炽，心血不足，则不能下注胞脉；肾精虚损，精不化血，则不能滋养冲任；因而月经枯少，经期失常。故本例治法先予滋水泻火，静心安神，使君火安定，则相火不摇；神安其宅，则精能内守。二诊则滋阴养血，以调冲任；安神清心，以复心血，遂获梦交止，月经调之效。

（摘自《哈荔田妇科医案医话选》）

罗元恺

（崇景岳，传岭南，重脾肾，创验方）

【医家简介】

参见第98页。

【主要学术思想和主张】

参见第98页。

【医论医话】

1. 妇女性欲淡漠的调治

在诊治妇科月经病、带下病、不孕症等过程中，有些病人反映有性欲淡漠的情况，于诊治时，顺便予以指导和调治，多能收到一定的效果。省内外的一些同仁来函建议对此加以论述，认为一般妇女不会单独为此而求治，因往往难于启齿。若能在文字上加以阐述和指导，会给患者莫大的帮助。我觉得这一建议也很有道理。

《健康报》1993年4月2日报道，我国于1992年5月在南京成立性学学会，其任务是提倡社会主义性道德，普及性知识，推进性教育，扫除性愚昧，预防性犯罪，防治性疾病，张扬性文明。按照这一宗旨，对妇女性淡漠调治的阐述，是符合性学学会的要求的。过去，性学是一个禁区，不敢公开正面讨论，致不少人对此愚昧无知，或越出道德规范，而陷于性犯罪，直接给妇女造成痛苦。今天终能打破这一禁区，成立专门学会加以研究，站在医学卫生的立场上，正确对待这一问题，开展性教育，普及性知识，可以说是思想的一大解放。性生活是夫妻生活中带有高尚情感的生理本能行为。对于感情的和谐和身心的健康有一定的作用。我国古代有“房中术”，国外有性医学，作为一门独立的知识，有专著介绍。其目的主要是遵循生理和心理的要求，获得美满的性生活，以增进爱情，促进健康，繁衍后代，使生活过得愉快。与此同时，又要注意避免不必要的损害。根据这一要求，对于性的论述，不能视为黄色或晦淫的文字。其实，《黄帝内经·素问·上古天真论》已纲要地提到这方面的问题：“能知七损八益，则二者可调。不知用此，则早衰之节也。”过去对七损八益的内容不甚了解。从长沙马王堆汉墓出土的帛书《天下至道谈》则是论述性事的专篇，文中阐明了七损八益的内容。认为两性交合时要掌握八益，避免七损，则可和调人体的阴阳，增强体质，延缓衰老。对《内经》七损八益之说，补充了具体的内容。

八益是什么？一曰治气，指房事前练气静息，使精神集中，气血流畅；二曰致沫，即将口中之津液涂涂咽下；三曰知时，选择适当的时机；四曰蓄气，指养蓄精气，不使早泄；五曰和沫，通过双方唇口的接触，共同将口津吞下；六曰积气，即等待脏腑之气至；七曰持赢，即节制房事，保持精力充沛。八曰定倾，性生活时适可而止，以免过度疲劳。

七损是什么？一曰闭，指下阴疼痛，无精可泄，称为内闭；二曰泄，交合时体弱气虚，大汗淋漓，乃元气外泄之征；三曰竭，纵欲无度，不加节制，以致阴精枯竭；四曰勿，指阴痿、阳痿；五曰烦，交合之际，心烦意乱；六曰绝，性情躁急，强行交合，陷于绝境；七曰费，不顾对方，粗暴行事，徒费精气。

夫妻性生活中，如能实践八益而杜绝七损，当可增进心身的健康，性淡漠者也可得到一定的改善。丈夫对妻子应给予真挚而热情的爱抚，爱抚不仅可令夫妇得到精神上的安慰，在交合前还会感到性的刺激，更易诱发性兴奋，则性淡漠自易消除。这对于中年以上的夫妇尤为重要。叶天士《女科证治》云："男女和悦，彼此动情，而后行事，则阳施阴受。"这是符合医理的，是调治性淡漠的主要方法。当然，有些身体虚弱之人，特别是肾阳不足或肾阴亏损者，仍需配合药物的调摄以治其本。

（摘自《中国百年百名中医临床家·罗元恺》）

2. 子宫脱垂

书本上多用"子宫脱垂"之名，"垂"与"脱"本有程度之不同，垂是离开了原有位置而垂，脱则脱出阴户以外，程度有所差异。临床上属于子宫下垂Ⅰ度者较多（即宫下垂到坐骨棘以下，但不超过阴道口），下垂Ⅰ、Ⅱ度脱出阴户之外者较少。一般都是先垂后脱，故称子宫垂脱，在程序较为恰当。本病古书称为"阴挺"、"产后阴下脱"。此外，根据脱出后形状不同有阴痂、阴癞、阴菌等多种名称，西医学称子宫脱垂。其中阴道前后壁膨出，可属于本病范畴之内……。

本病由于分娩所伤，如难产、产程过长、临产时努力太过，或产后缺乏休养，过早操劳，尤其是肩挑负重，提、吸井水以洗涤衣物等工作，容易诱发。加以素体衰弱，脾肾气虚，冲任受损，胞络弛纵，维系无力。以致子宫不固，或子宫虚冷，失于固摄，因虚而垂，因垂而脱，总属虚证。《景岳全书·妇人规》云："妇人阴中突出如菌如芝，或挺出数寸，谓之阴挺。此或因胞络伤损，或因分娩过劳，或因郁怒下坠，或因气虚下脱"。对本病的成因，述说得比较全面。治疗原则，总以补气固肾为主。至于脱出后受衣物的磨擦，宫颈宫体溃疡损破，以致发炎感染，黄水淋漓者，乃本病继发的症候，属于标病，古书称为湿热下注，其实不属本病的原因，亦不宜作为一个类型，乃一种继发证而已。

（摘自《女科述要》）

【验方效方】

方一　右归丸（《景岳全书》）

［组成］熟地 15g，怀山药 20g，山萸肉 15g，枸杞子 15g，菟丝子 20g，杜仲 20g，当归 12g，鹿角胶 12g，附子 9g，肉桂 3g。

［主治］妇女性欲淡漠之肾阳亏损证。多见于中年以上或产育过多、房劳过度之妇

女。症见形体虚衰或虚胖，腰酸腹冷，神疲乏力，头晕目眩，面色无华，性欲冷淡，阴冷，带下清稀，或月经失调，久不受孕，舌淡胖苔白，脉沉细迟无力等。

[功效] 温肾壮阳。

[加减法] 宜加淫羊藿12g，党参30g；亏损严重者，可再加蛇床子10g，炮姜10g。

（摘自《中国百年百名中医临床家·罗元恺》）

方二 荆防止痒洗

[组成] 荆芥25g，后下，防风15g，蒲公英30g，黄柏30g，枯矾冲，15g，百部20g，地肤子30g。

[煎用法] 煎水作外阴熏洗，俟药液温和时坐盆约30分钟，每日2次。

[功效] 祛风清湿热止痒。

[主治] 带下量多，外阴瘙痒。

（摘自《罗元恺论医集》）

方三 大剂补中益气汤加杜仲、菟丝子、金樱子

[组成] 党参、黄芪、金樱子各30g，当归、升麻各15g，白术、杜仲各20g，陈皮5g，炙甘草9g，柴胡6g，菟丝子25g。

[主治] 子宫脱垂。中气虚陷，下元虚冷，胞络弛纵，维系无力，子宫因而下垂，初时可见下垂Ⅰ度，继而宫颈脱出阴户外之Ⅱ度，再进而可整个宫体脱出阴道外之Ⅲ度。由于本已素体虚弱，故可伴有神疲乏力，面色黄晦无华，腰膝酸软，短气头晕，口淡纳呆，夜尿频多，大便溏薄等全身症状。舌淡红或胖嫩、苔白，脉沉细弱。

[功效] 补气健脾固肾，佐以敛涩升提。

[加减法] 若年老阴虚加熟地、山萸肉各15g；大便秘结者，去升麻、杜仲，加肉苁蓉25g，熟地20g，枳壳15g；大便溏泄者，去当归、菟丝子，加茯苓25g，诃子12g，乌梅2枚。

[按] 余曾参加农村对本病的普查普治工作，初期用补中益气汤一般份量治疗，效果不理想，后来共同考虑商议，认为本病属于下焦，而且脱于体外，非有较重之药量，则很难达到病所而收升提敛涩之效，与原方只着重于中焦者不同，尤其是升提之品，份量太轻，实难收效。

方四 熏洗法处方

[组成] 枳壳、蛇床子各30g，五倍子15g，白矾12g。

[用法] 煎水乘热外熏，俟药液热度适可时坐下浸洗。每天2次，熏洗后卧床休息，Ⅱ、Ⅲ度重脱者，宜用油剂轻轻将脱出子宫颈体推入。

[主治] 子宫脱垂。

[功效] 协助脱垂子宫回缩。

方五 温针疗法

[选穴治法] 选关元、肾俞、足三里、三阴交等穴毫针刺入，点燃艾条温灼针体，以有感应为度。

[功效] 阴阳双补，健脾固肾。

［主治］子宫脱垂。

方六 侧柏樗皮丸（《医学入门》）

［组成］侧柏叶、白术、白芍各15g，樗根皮20g，黄柏12g，黄连6g，香附10g，白芷9g。

［用法］煎服。

［主治］脱出子宫已溃疡感染，黄水淋漓者。

（摘自《女科述要》）

【精选验案】

妇女性欲淡漠证

案　肾阳亏损

余曾治一中年妇女，由于房劳过度，自诉精神疲乏，头晕目眩，腰膝酸软，下腹及阴部寒冷，全无性欲。勉强交合，亦缺乏快感，带下清稀如水，月经紊乱无定期，时多时少，色淡质稀，小腹空坠，面色苍白无华，眼眶暗黑浮肿，舌淡暗苔白，脉沉细缓弱，此乃肾阳亏损，性功能不振之候，治以温肾壮阳之剂，并嘱停止房事3个月，以资调摄。

处方：附子10g，肉桂心3g，另冲和药，鹿角胶12g，当归12g，菟丝子20g，枸杞子15g，山萸肉15g，熟地20g，党参30g，蛇床子10g，淫羊藿12g，仙茅10g，炙甘草9g。经2个多月的调治，病体渐趋康复。

（摘自《中国百年百名中医临床家·罗元恺》）

班秀文

（主张辨证审慎，用药精专，崇尚肝肾，喜用花类）

【医家简介】

参见第105页。

【主要学术思想和主张】

参见第105页。

【医论医话】

1. 老妇阴痒

老年妇人阴痒，多属阴血不足，不能濡养阴道，以致阴道失荣而引起的病变，治之当以甘润养血为主，在此基础上，佐以祛风止痒之品，则疗效可期。由于证本属阴血不足，阴户枯涩萎缩，因而渗湿通利之品，宜慎用或不用。风药多燥，最易伤阴，应用时亦以辛润之风药为宜，如防风之辛甘微温，既能祛风化湿，又不伤阴，是血虚使用风药之佳品。

（摘自《班秀文妇科医论医案选》）

2. 外阴白斑论治用药

本病的治疗，过去多从阴痒论治，但由于本病有阴痒的共同症状外，还有外阴白斑的特殊病灶。因而其治疗之法，除了清热渗湿，杀虫止痒，或温养祛风，解毒止痒之外，还要特别对外阴白斑的消除。白为阴为寒，寒则血凝，故温经通络，活血化瘀之品在所常用。如症见带下量多，色泽白黄混杂，质稠而秽，外阴白斑弥漫。脉数，苔黄，舌红者，此属湿热下注，蕴结阴道而化浊生虫，既用龙胆泻肝汤清热渗湿，又用苍术，佩兰温化湿邪，槟榔、苍耳草、贯众杀虫止痒外，还要加用凌霄花、鸡血藤、路路通以活血通络，使气血能直达冲任而濡养阴部。症见带下量多，色白质稀无特殊气味，外阴局部性白斑，瘙痒时作，伴有腰痛，便溏，溺多，脉虚细，苔薄白，舌淡者，此属寒湿为息，凝滞经脉，以致“气主煦之，血主濡之”的功能失常，外阴得不到气血的营养，故萎缩变硬，色泽变白，治之当用温经活血，佐以熄风止痒之法，常用六君子汤（党参、茯苓、白术、陈皮、半夏、炙甘草）加制附子、槟榔、川椒、蛇床子之外，还要加苏木、泽兰、当归、赤芍之类以活血通络。总之，本病属顽固之症，除了审证求因，注意整体功能的调养外，还要注意局部的治疗，经常以药物煮水熏洗或外敷阴部，才能收到预期效果。但阴道性属娇嫩，凡温燥刺激之品，均非所宜，应以冲和之品为佳。常用鲜旱莲草、鲜首乌叶、鲜火炭母叶、忍冬藤叶煎水熏洗，或洗净捣烂外敷，既能清润阴道，又能解毒止痒。

……

3. 阴吹论治用药

本病的形成，虽然有虚实之分，有阳明和肝肾的不同，但均是阴津不足的病变。其治疗方法，不离滋润柔养之品。大便燥结，为阳明腑气不通之实证，《金匮要略》用猪膏发煎导之，实取猪膏以润滑大便，头发活血兼润肠。肝肾亏损，阴津不足，风火煽动于内而起的虚证，宜用滋阴生精，柔养肝木治之，常用百合地黄汤、甘麦大枣汤、芍药甘草三方配合应用。为了加强其柔养的功能，常加柏子仁、女贞子、黑芝麻之类，取其既能滋养肝肾之阴，又取其甘润之性以缓肝之急。阴津恢复，肝木得荣，风平火潜，阴吹自止。

（摘自《妇科奇难病论治》）

【精选验案】

1. 阴痒

案　肝肾阴虚，精血不足，风火内动，外阴失养

陆某，女，54岁，已婚，1984年6月20日初诊。停经4年，半年来阴道经常瘙痒，甚或热辣灼痛，每入夜则加剧，全无带下，阴部干涩。一夜难入寐，寐则多梦，头晕头痛，目眩耳鸣，腰膝酸软，大便干结，小便淡黄，舌苔薄白，舌边尖红。证属肝肾阴虚，精血不足，风火内动，外阴失养而引起的病变。拟滋养肝肾之阴以治本，泻火祛风以治其标。方选一贯煎配甘草芍药汤加减。

处方：白芍15g，当归12g，首乌15g，生地15g，北沙参9g，麦冬9g，枸杞子9g，黄柏、知母各6g，防风9g，白鲜皮9g。

每天清水煎服1剂，连服6剂。并用鲜火炭母、鲜水杨梅适量煎水熏洗患处，每天1～2次。

6月28日二诊：药已，外阴灼痛已无，瘙痒大减，药既中的，效不更方。外用药改用冬青叶、大风艾各适量煎水熏洗患处，取其一寒一温，相反而相成。

7月3日三诊：上方共服药及外洗1周，阴痒基本消失。嘱再守方1周。

（摘自《妇科奇难病论治》）

2. 阴吹

案1　阴津不足，肝气有余

刘某某，女，30岁，已婚，1973年8月31日初诊。时感头晕，耳鸣，阴吹簌簌有声，以每天下午2~4时多发，夜难入寐，大便干结。脉弦而略数，苔少，舌尖暗红。

诊断：阴吹。

辨证：阴津不足，肝气有余。

治则：滋阴生精，以柔肝木。

药用：百合30g，白芍18g，生地24g，黄精12g，甘草10g。每日水煎服1剂，连服3剂。

二诊（9月4日）：药已，阴吹减少。脉舌如上。仍守上方加鸡血藤24g，北沙参9g。每日水煎服1剂，连服5剂。

三诊（10月31日）：阴吹发作次数极少，但左少腹时疼，能寐而多梦，溺黄，大便正常。脉弦数，苔白黄。仍守上方加川楝子12g，夜交藤15g。每日水煎服1剂，连服5剂。

四诊（11月14日）：10天来阴吹不发，能寐而梦少，但左少腹仍时疼，阴道似有热辣之感，溺黄，脉弦，苔薄白，舌尖红。仍守上方加延胡索9g，金银花9g，连翘9g，以导滞清解。

[按] 肝为风木之脏，前阴为肝脉之所络，阴津不足，则肝木不荣，风火煽动于内，故头晕耳鸣，前阴不时簌簌有声如矢气状。证属阴津不足，肝气有余。治以百合地黄汤加味滋阴生精，柔养肝木，使肝气平和，大便通畅，则阴吹能止。

（摘自《班秀文妇科医论医案选》）

案2　肝气逆乱，相火不潜（阴吹）

秦某某，女，29岁，已婚，1979年8月24日初诊。1975年底分娩第二胎之后，小腹胀坠下迫，前阴时放矢气，簌簌有声，随即上下肢阳明所属之肘、膝关节有胀感，头额及巅顶胀迫如裂，以睡床初起或行走之时，或每年夏秋之交多发，曾长期中西药治疗，效果均不满意。现头晕胀，前阴时放矢气，簌簌有声，四肢关节胀感，小腹胀坠，心烦易躁，能寐而多梦，其余胃纳、二便正常。脉沉细，苔薄白，舌尖红。

诊断：阴吹。

辨证：肝气逆乱，相火不潜。

治则：养血柔肝，健脾和胃。

处方：北沙参10g，麦冬10g，归身9g，白芍15g，枸杞子9g，夜交藤15g，淮山药15g，大枣15g，甘草9g。每日水煎服1剂，连服3剂。

二诊（8月31日）：药已，阴吹发作较少，但口苦，有热感，小便淡黄，脉舌如上。

拟加重清热养阴之品。

药用：百合15g，生地15g，知母10g，浮小麦20g，夏枯草15g，麦冬10g，甘草10g，大枣10g。每日水煎服1剂，连服3剂。

三诊（9月3日）：除少、小腹有胀感之外，余症消失，守上方去知母，加川楝子5g，延胡索9g，防其壅滞，再服3剂。

［按］肝脉络阴器，主筋，“诸筋者皆属于节”。肝气怫逆，相火内煽，波及前阴，则前阴簌簌有声如矢气状，横逆乘上，阳明经脉郁热，上则头巅头额胀疼如裂，四旁则上下肢阳明所过诸节有胀感。证属肝气逆乱，相火不潜，故用一贯煎加减养血柔肝，健脾和胃治之，旨在甘润以缓肝之急。二诊时阴吹虽减，但郁热依恋，故加用夏枯草、知母平肝清热。前后三诊，药虽有所出入，但均本着“肝苦急，急食甘以缓之”之旨，或柔养为主，或柔清并用，或养中有疏，药因证而用，灵活加减，故能收效。

对阴吹一症，《金匮要略》曾有“胃气下泄，阴吹而正喧，此谷气之实也”之说。即是说大便燥结，腑气不通，浊气下泄干扰前阴而形成的病变。诚然，阳明主津液，津液不足，濡养失常，大便燥结不通，是以阳明下行之气，不得从后阴故道排出，而乃别行旁窍之于前阴，阴吹乃作。但肝脉络阴器，又为风木之脏，肾为水火之脏而开窍于二阴，肝肾内寄相火，肝肾亏虚，阴血不足，同样可导致大便燥结，腑气不通，风火相煽，直接干扰前阴，浊气从前阴出而为阴吹。

治阴吹必须注意肝的特性。对肝的特性，前人有不少的论述，如《内经》：“木曰敷和”。《中藏经》：“嫩而软，虚而宽。”《医学启源》：“软而弱。”简而言之，肝的特性，以柔和疏泄为贵，故治肝之法，当以甘润柔养为佳，即使肝气郁结不畅，非疏不解，亦宜疏中有养，或养中有疏，防止肝阴易亏、肝阳易亢之变。何况阴吹一症，多是阴血津液不足，以致相火不潜，风木内动而干扰前阴。

（摘自《班秀文妇科医论医案选》）

3. 外阴白斑

案　脾肾气虚，水湿阻遏胞脉

方某，女，22岁，1974年11月12日初诊。多年来阴道不时瘙痒，不以为意。近来瘙痒加剧，入夜尤甚，坐卧不安。曾到某医院妇科检查，诊断为外阴白斑。月经周期正常，量多，色暗红，夹紫块。平时带下量多，色白，无特殊气味，伴腰脊胀疼，脉细而略数，舌苔薄白，舌质一般。1974年10月21日医院妇检报告大、小阴唇及前蒂、前庭、肛门颜色均变白色，无明显变硬及粗糙现象，分泌物少许。

根据以上脉症，并结合医院妇科检查情况，证属脾肾气虚，水湿的运化、蒸腾失常，反而下注而阻遏胞脉，以致气血不能濡养阴部而引起的病变。考虑患者正值年青力壮之时，暂以燥湿杀虫之法大治。采用内服、外洗、外敷综合疗法。

（1）内服药：杭白芍20g，苍术6g，黄柏6g，地肤子9g，何首乌15g，土茯苓15g，川楝子9g，北黄芪20g，凌霄花9g，鸡血藤20g。每天清水煎服1剂。

（2）外洗药：土茯苓60g，槟榔30g，忍冬藤30g，泽兰叶20g。以适量清水煮，乘温热熏洗阴部，每天2～3次。

（3）外敷药：以鲜旱莲草、鲜首乌叶，各取适量，洗净捣烂外敷患处。

守上方内服、外治并行，治疗4个月余，带下正常，瘙痒基本消失。经医院妇科检查，发现外阴部尚有白斑。但白斑范围明显缩小，除阴蒂、前庭部分仍稍白外，其余颜色变红，分泌物一般。

（摘自《妇科奇难病论治》）

4. 宫颈糜烂

案　湿热蕴结于下焦

郑某，女，30岁，已婚，服务员，1987年5月12日初诊。月经周期前后不定，量多少不一，色泽暗红而夹紫块，经将行少腹、小腹胀痛剧烈，腰脊胀坠，经行之后则舒。平时带下量多，色泽白黄相兼，质稠腥秽，甚或如脓样，或夹血丝性交之时常有胀痛之感。胃纳不振，大便溏薄，小便色黄。脉象濡缓，舌苔薄黄而润，舌质边尖有瘀点。经某医院妇科检查：两侧附件增厚，宫颈糜烂Ⅱ度。

根据以上脉症及医院妇科检查，证属湿热蕴结于下焦，或感染邪毒，胞宫络脉受损，以致气血凝滞而导致湿瘀胶结之变。治宜清热利湿，解毒化瘀之法。仿四妙散配当归芍药散加减。

处方：（1）内服方，鸡血藤20g，土茯苓20g，苍术9g，黄柏9g，全当归6g，丹参15g，淮牛膝6g，生薏苡仁15g，杭白芍9g，泽泻6g，甘草6g。每天清水煎服1剂，连服6剂。

（2）外治方：苍耳草20g，九里明20g，忍冬藤20g，蛇床子15g，白鲜皮10g，贯众15g，白矾10g，黄柏10g。清水煎乘温冲洗阴道，每天1～2次。

5月20日二诊：经过上方内服、外治之后，带下腥秽脓样减少。昨日月经来潮，色泽暗红，血块较上次少，少腹、小腹胀痛减轻。脉象虚弦，舌苔薄白，舌质边尖有瘀点。在经行之中，宜治血以调经。

处方：当归12g，川芎6g，白芍10g，茯苓10g，炒白术10g，益母草10g，川续断10g，川杜仲15g，炒山楂10g，红枣10g。每天清水煎服1剂，连服3剂。

5月25日三诊：本次经行5天干净，色量较上月为佳。脉象细缓，舌苔薄白，舌边尖瘀点未消。转用健脾渗湿，养血化瘀法。

处方：鸡血藤20g，丹参15g，炒淮山15g，芡实15g，炒薏苡仁15g，车前草15g，马鞭草15g，土茯苓20g，全当归9g，赤芍9g，北黄芪15g，甘草5g。清水煎服，每天1剂，连服6剂。

6月4日四诊：带下量少，无脓样，无血丝。1周性交1次，已无胀痛之感。脉舌如上。药已见初效，效不更方，仍守上方再服6剂，每天1剂。

6月15日五诊：胃纳正常，大便调和，精神良好。脉象缓和，舌苔薄白，舌质边尖瘀点减轻。经医院妇科检查，两侧附件压痛（+），宫颈糜烂Ⅰ度。拟健脾益气，养血化瘀善后，缓图全功。

处方：北黄芪20g，潞党参15g，土茯苓20g，炒白术9g，刘寄奴10g，鸡血藤20g，丹参15g，凌霄花9g，甘草5g。每天清水煎服1剂，连服6剂。

子宫颈糜烂，是西医学的名词，根据临床症状表现，是属于中医学“湿瘀带下”的范畴。其致病的原因，多由七情过极，郁久化火，损伤肝脾二经，疏泄运化失常，湿热下注，湿瘀互结，损害胞宫，或由于经行产后，阴部经脉损伤，感染邪毒，因而气滞血瘀而成。故其治疗之法，既要清热利湿，又要解毒化瘀，才能收到预期的效果。方中鸡血藤、土茯苓为必用之品。盖鸡血藤性味苦而微甘温，既能养血化瘀又能舒筋活络，土茯苓性味甘淡平，不仅淡渗能利湿，而且有解毒祛浊之功。

本病为阴部局部的疾患，治之宜徐图用药，不可操之过急，妄用过寒攻伐之品，反而导致他变。同时，在治疗过程中，要注意饮食的调节，禁止性生活。

5. 性感异常

案　肾阳虚衰，生发无源（卵泡发育不良）

韦某，女，28岁，已婚，技术员，1986年2月6日初诊。结婚3年，双方共同生活，迄今不孕。经行错后，量色淡，质稀，经后小腹绵绵而痛，一向性欲低落，甚或厌恶畏惧，平时阴中及小腹寒冷，四肢困倦，神疲健忘，腰酸胀堕，腹胀食少，大便溏薄，小便清长，舌苔薄白，舌质淡嫩，脉象沉迟。经医院妇科检查：子宫稍小，诊断为卵泡发育不良症。根据脉症及检查，证属肾阳虚衰，生发无源之变。治宜温肾扶阳，益气生血。

处方：制附子9g，先煎，北黄芪20g，潞党参15g，菟丝子20g，枸杞子10g，紫石英20g，熟地黄15g，淫羊藿9g，当归10g，艾叶6g。每天清水煎服1剂，连服6剂。

2月15日二诊：药已，腰酸胀坠减轻，精神较好，但胃纳仍不振，脉舌如上。守方去滞腻之熟地，加补肾健脾之炒淮山药15g。每天清水煎服1剂，连服6剂。

2月26日三诊：昨日月经来潮，量较上月多，色泽淡红，胃纳一般，大便基本成条。舌苔薄白，舌质淡红，脉象虚缓。拟用补肾调经之法。

处方：鸡血藤20g，菟丝子20g，枸杞子10g，当归身10g，杭白芍6g，巴戟天10g，茺蔚子10g，炒淮山药15g，女贞子10g，红枣10g。每天清水煎服1剂，连服3剂。

3月1日四诊：本次经行，4天干净，经后腹部不痛，性感较好，胃纳正常，大便调和。舌苔薄白，舌质淡红，脉象缓和。拟用温肾暖宫之法。仿艾附暖宫丸加味。

处方：艾叶10g，香附6g，当归身12g，杭白芍6g，川芎6g，北黄芪15g，吴茱萸3g，熟地黄15g，川续断10g，菟丝子15g，淫羊藿15g，肉桂3g，另包后下。每天清水煎服1剂，连服6剂。

经过以上的调治后，精神良好，月经周期及色量均佳，性感正常。继续以核桃肉15g，鸡蛋1个，黄砂糖适量蒸吃，每天1～2次。并注意血肉有情的调养，半年后而受孕。

性感异常为西医学之名，从其临床症状有阴中及少腹，小腹寒冷，性欲淡漠等特征，属中医学“阴冷”之范畴。其致病的原因，《诸病源候论·妇科杂病阴冷候》：“子脏虚损，风冷客之”。多由于禀赋不足，或劳役过度，肾阳虚衰，不能温煦下焦，复感受风冷之邪而导致的病变。故始终用温肾助阳之药如制附子、肉桂、紫石英、菟丝子、淫羊藿等，但在温肾暖宫的同时，配用党参、北芪、归身、熟地等益气生血之品，善于立法守方，先后天并治，就能收到满意的效果。

（摘自《妇科奇难病论治》）

丁启后

（谙药性，擅妇科，求盛通）

【医家简介】

丁启后（1924～2005），男，贵州瓮安人。贵阳中医学院教授，国家首批名老中医药专家继承对象。出身中医药世家，曾跟师王聘贤，尽得其传。对中医妇科、中药学尤为见长，造诣精深。曾任贵阳中医学院医疗系中药教研室主任，药学系副主任，贵州省中医药学会常务理事暨贵阳市分会理事，贵州省第六届人大代表，第七届、八届人大常委。

主要著作：《贵州中草药》、《医林拔萃》。撰写论文《不孕症治疗浅谈》。参编、编审多种《中药学》教材，整理出版王聘贤遗稿《伤寒论自序考评》、《伤寒论三阴考略》。其女儿及学生整理其验案、论文多篇。

【主要学术思想和主张】

丁启后临床诊疗经验丰富、深谙药性药理，尤擅妇科，讲求脏腑气血，奇经八脉之盛、通。以“滋养肝肾，固护阴血”为调经、种子、安胎的基本法则，提出固护阴血六法：养血滋阴法、养血益气法、滋阴清热法、滋阴补肾法、滋阴潜阳法、柔肝疏肝法。同意“妇人多郁症”观点，提出解郁化滞五法：解郁活血化瘀法、解郁理脾和胃法、解郁泄热清肝法、解郁化瘀温经法、解郁行滞化痰法。对不孕症，强调不能单纯从寒、热、虚、实治疗，必重视活血祛瘀，“瘀去血畅，孕育可望”、“久不孕，必治瘀”。善用古方、虫药。

【临证经验】

1. 阴痒证（外阴白斑）

外阴白斑，即外阴黏膜白斑，一般分为三类，即特发性黏膜白斑、症状性黏膜白斑、癌前期黏膜白斑。其中症状性黏膜白斑是由于某种皮肤黏膜的疾病而继发的黏膜白斑，如白癜风、外阴瘆痒、女阴干枯等。所谓“女阴干枯”一病，多发生于绝经前后之老年妇女，其病理变化有阴唇、阴蒂萎缩，可合并黏膜白斑。而本患者正是老年妇女，其病理变化有外阴萎缩，已绝经4年。故笔者认为该患者的外阴白斑是由女阴干枯发展而来。至于“外阴白斑”实为西医病名，属于中医妇科杂病“阴痒”的范畴，为当今妇科难治之症。

阴痒的病因一般分为湿热下注、肝经郁热和肝肾阴亏。本例患者是由于肝肾阴虚而引起，其致病根源主要责之于“肾阴虚”，肾阴虚损，津亏液耗，则可致外阴干燥；黑色属肾，肾阴虚损，则外阴黑色素自退，呈现外阴白斑。肾水为肝木之源，肾阴虚，津液亏，水不涵木，肝血不足，外阴失养出现萎缩、白斑，血虚生风化燥，故见外阴干燥、瘙痒之症。从病机分析，本病主要以肝肾为病，然脾亦受累及，而脾主肌肉，精血的化生有赖于中焦受气取汁。脾虚则精血化源不足，外阴肌肉失养亦可出现萎缩干燥，甚至皲裂。本病与心亦有一定的联系，如《证治准绳》所言："凡妇人少阴脉数而滑者，阴中必生疮，名曰䘌疮，或痛或痒"，经云："阳明主肌肉，痛痒皆属于心，治之当补心养胃，外以熏洗药治之乃可。"

……

2. 外阴白斑

"外阴白色病损"的顽固性阴痒证，丁老认为本病发生的根本是肝肾阴亏，血虚不荣阴器，燥而生风致痒。该例患者天癸将竭，阴血已虚，故而阴痒难忍，绵缠不愈。丁老用麦味地黄汤加减内服并辅以外治，获滋补肝肾、养血润燥、祛风止痒之效，阴痒得治。

（摘自《丁启后教授妇科典型病案析》）

【验方效方】

方一　阴痒

麦味地黄汤加减内服并辅以外治。

［主治］阴痒。

［组成］熟地15g，山萸肉12g，麦冬12g，山药15g，石斛15g，五味子9g，女贞子12g，旱莲草12g，白蒺藜12g，丹皮9g，茯苓12g，泽泻9g。

［服用法］每周5剂煎服。并加中药蒸洗坐浴，每日2次，每次15分钟。

外洗方：

［组成］山豆根、儿茶、苦参、蛇床子、白鲜皮、乌梅、蛇蜕各20g，川椒15g，补骨脂30g。

［功效］滋补肝肾、养血润燥、祛风止痒。

方二　外阴白斑

六味地黄汤加减，并辅以局部清热解毒，燥湿止痒中药熏洗。

［组成］熟地15g，山药15g，山萸肉9g，茯苓12g，泽泻12g，丹皮9g。

［功效］滋阴补肾，养血柔肝。

［主治］阴痒。

（摘自《丁启后教授妇科典型病案析》）

【精选验案】

1. 阴痒

案1　阴痒

何某某，51岁，已婚。因外阴瘙痒1年，于1992年1月15日初诊。

自述1年前开始阴痒，发病初期用淡醋水洗后痒可缓解，以后上法无效。半年前在贵阳某院诊为"外阴白色病损"。病历记录："大小阴唇及阴蒂色素减退变白，阴蒂萎缩明显。"给可的松软膏外用症不减。经上海某医院活检报告："外阴白斑伴鳞状癌间变Ⅰ级，伴慢性炎症。"建议激光照射治疗，未执行。就诊时阴痒难忍，夜间加重，带下黄少，月经延至40天来潮一次，量不多，心烦口苦，手心发热。舌瘦红、苔少，脉细。

辨属肝肾阴亏，血燥生风之阴痒证。拟养阴润燥，祛风止痒法治。

处方：熟地15g，山萸肉12g，麦冬12g，山药15g，石斛15g，五味子9g，女贞子12g，旱莲草12g，白蒺藜12g，丹皮9g，茯苓12g，泽泻9g。每周5剂煎服，并加中药蒸洗坐浴，每日2次，每次15分钟。

外洗方：山豆根、儿茶、苦参、蛇床子、白鲜皮、乌梅、蛇蜕各20g，川椒15g，补骨脂30g。上药用后2个月，阴唇脱皮3次，色素减退处渐正常，阴痒减轻明显。上方去泽泻、茯苓加白芍、玄参、丹参各12g，服至3个月症状完全控制。嘱再坚持用药3个月，于1992年7月25日妇查："大小阴唇、阴蒂色泽正常，阴蒂稍萎缩"，临床治愈。

（摘自《丁启后教授妇科典型病案析》）

案2　外阴白斑

虞某某，女，57岁，已婚，副教授。因外阴瘙痒、变白1年多，而于1年前到某院妇科门诊求治。检查：外阴部及会阴部、阴道口有白色病变区，阴蒂部有溃疡，左侧外阴部有苔癣样变。病理检查结果为"外阴萎缩性营养不良"，诊断为"外阴白斑"。予激光治疗等无效，后又拟行手术治疗，患者不予接受。1990年12月1日求治于丁教授。症见：外阴白斑、干燥、瘙痒外，腰膝酸软，心烦不寐，舌质红苔白，脉细数。诊为肝肾阴虚，肝血不足，治宜滋养肝肾，补血柔肝，投六味地黄汤加减，并辅以局部清热解毒，燥湿止痒中药熏洗。经治年余，外阴白斑退尽，病变区呈粉红色，出现色素恢复区，瘙痒消失，精神尚佳，追踪观察，并未复发。

[按] 丁教授根据患者的主要症状，将本例"外阴白斑"患者按中医妇科"阴痒"一病进行辨治。辨证属肝肾阴虚阴，精血两亏，治拟滋阴补肾，养血柔肝，施以成方六味地黄汤加味：熟地15g，山药15g，山萸肉9g，茯苓12g，泽泻12g，丹皮9g。

在治疗中，患者除有外阴白斑、瘙痒等主症外，兼见肝阳上亢、五心烦热之症，可加投知母、黄柏（知柏地黄丸）以滋阴降火；若阴虚血热，血虚生风，兼见全身皮痛肤痒时，又改用凉血地黄汤加味以清热凉血：若见气阴不足之症，即用参脉地黄汤合二至丸兼养气阴。总之，法不离滋阴补肾，养血柔肝，方不外六味地黄汤加减，如此守方，经治年余，服方数十剂，疾病得以痊愈。

（摘自《丁启后治验举隅及思路初探》）

2. 干燥症

案1　口腔干燥症（卵巢功能早衰）

刘某某，女，42岁，已婚，因绝经3年，口腔干燥2年，于1992年11月12日初诊。自述1年前停经，此后常夜间口唇发干，绝经半年后加重，入睡后无唾液分泌，常因口干难忍而醒，喝水润口暂可缓解，入睡后又现口腔干燥而醒，如此反复。患者神疲乏力，纳谷不香，心烦易怒，并感阴部灼热干痛，就诊时面容憔悴，少气懒言，屡述月经早绝忧虑，舌体瘦红有裂纹少苔，脉细无力。诊为：阴虚血热口腔干燥症（卵巢功能早衰）。此为肝肾阴虚，阴虚生热，肾水不能上承而致上述诸症。治法拟滋阴清热，生津止渴。方药拟两地汤加减。

处方：沙参15g，麦冬9g，石斛15g，生地12g，白薇12g，地骨皮12g，青蒿12g，知母9g，玄参12g，天冬12g，丹皮9g，乌梅12g，白芍15g。5剂水煎内服，每次200ml，每日3次。

二诊（11年19日）：夜间口腔干燥稍减，入睡时间加长，上方加阿胶15g，滋阴补血。续服10剂。

三诊（12年6日）：口腔干燥明显减轻，夜间可不饮水。上方不变，续服10剂。

四诊（12年24日）：口腔干燥基本控制，余症减轻，述其出差，杞菊地黄丸调理2~3个月巩固疗效。

辨证思路：患者就诊时有3年绝经史（39岁），月经早绝，属卵巢功能早衰。是由于肾阴亏虚，天癸早竭，冲任失养，血海空乏，无血可下而至月经早绝。肾阴为一身阴液之根本，肾阴虚亏，不能上滋脾胃及肺阴，脾开窍于口，肺胃阴亏，不能滋润口腔，因而患者口腔干燥，日益加重。方中生地、玄参、麦冬、石斛、沙参、天冬、白芍养阴滋液，壮水以制火：地骨皮、青蒿、白薇、知母清虚热；乌梅助白芍敛阴养血。本例用滋阴生津法获效，症状控制后用“杞菊地黄丸”调理。丁老认为：本案患者肾阴精亏为其主要发病机制，故用滋阴清热，生津止渴之法。滋补阴液，使津液上承，为本病辨证治疗的关键。

（摘自《丁启后教授妇科典型病案析》）

案2　皮肤瘙痒

白某某，女，53岁，已婚，因皮肤瘙痒4年，加重2年，于1993年4月20日初诊。

述4年前始感皮肤瘙痒，痒不重，发作稀少。2年前绝经，皮肤瘙痒渐加重，入冬后发作频繁，痒症加剧，搔抓后起淡红痕疹。西医诊为“绝经期皮肤瘙痒症”，给“复合维生素”、“谷维素”、“镇静药”内服，间或服中药，症缓解不明显。平素恶风自汗，倦怠乏力。就诊时面色少华，形容痛苦，不时搔抓皮肤。舌胖淡苔白，脉细无力。证属血气不足，营卫失和之皮肤痒症，拟益气和营，祛风止痒法治之。

处方：黄芪20g，党参、白芍各15g，当归、乌梢蛇、蝉蜕、白术、僵蚕各12g，桂枝、防风各9g，大枣10个，甘草6g。每周6剂，服药1个月痒症控制，方不更张，改每周3剂。于1993年7月28日复诊，述已停服药30天痒症未发。此例用“益气和营止痒方”加味治愈。

（摘自《中医妇科专家·丁启后》）

蔡小荪

（通调冲任，求因为主，蔡一帖）

【医家简介】

参见第119页。

【主要学术思想和主张】

参见第119页。

【医论医话】

1. 外阴瘙痒

引起外阴瘙痒的局部原因为霉菌和滴虫。外阴白色病变、围绝经期因卵巢功能低下也可致外阴瘙痒；药物过敏与化学药品的刺激，如香皂、避孕器具、尼龙裤等化纤织品均可引起接触性皮炎，出现痛痒；有刺激性的阴道排液，如老年性阴道炎、宫颈糜烂、宫颈息肉的尿液刺激。糖尿病、膀胱炎、肾盂肾炎的胺尿刺激外阴产生瘙痒；外阴皮肤病，扁平苔藓、慢性湿疹，脂溢性皮炎、牛皮癣等也可出现瘙痒。

引起外阴瘙痒的全身性原因有：糖尿病、维生素A和维生素B缺乏、贫血、白血病等。不明原因的外阴瘙痒，目前认为可能与精神心理方面因素有关。

中医学认为外阴瘙痒多见于体质虚弱，营养不良者，常与湿热下注、阴虚血燥、心肝郁火有密切关系。虽然瘙痒属于局部症状，但与全身气血阴阳有一定的关系。忽视卫生，久居阴湿之地，或过食辛辣刺激之物，湿热蕴郁生虫而致阴痒；或者因年老体弱，久病不愈，肝肾不足，精血两亏，血虚生风化燥，阴部肌肤失养而致阴痒。

外阴瘙痒症的治疗原则主要是清热利湿，杀菌止痒。如果肝火较旺，外阴瘙痒夜间加剧，带多色黄或赤，急躁易怒，应当清肝泻火止痒，可用龙胆草9g，生山栀12g，黄芩9g，胡黄连9g，柴胡6g，白芍9g，生地12g，泽泻10g，木通9g，竹叶9g，生甘草5g，也可服龙胆泻肝丸。如果属于湿热下注，或有霉菌感染，出现外阴瘙痒，甚则抓破而溃，带多色黄，或如豆渣样，或有秽臭气味，心烦不安，小便短赤刺痛，应当清利湿热，杀菌止痒，可用土茯苓、防风、白芷、枯矾、细辛、土槿皮、川芎、黄柏、冰片、蛇床子，制成粉剂，内喷外扑，也可煎水熏洗。如果外阴瘙痒日久不愈，外阴皮肤、黏膜干燥或粗糙，这属于阴虚血燥，应当滋阴润燥止痒，用当归、川芎、白芍、熟地、龟板胶、麦冬、知母、黄柏、制首乌、泽泻。如口干咽燥，加玄参、沙参；痒甚加白蒺藜、防风、白鲜皮；大便秘结加全瓜蒌、火麻仁；皮肤干燥加黄精、女贞子、鸡血藤等。

（摘自《中国百年百名中医临床家·蔡小荪》）

2. 清热利湿，杀菌止痒治阴痒

阴痒，是指妇女外阴及阴道瘙痒不堪，痒痛难忍为主。它可以由多种疾病引起，如外阴炎、阴道炎、神经性瘙痒，围绝经期卵巢功能低下等。蔡师认为，外阴瘙痒是由于忽视个人卫生，久居阴湿之地；或过食辛辣刺激食物，湿热蕴郁生虫而致阴痒；或者因年老体弱，久病不愈，肝肾不足，精血两亏，血虚生风化燥，阴部肌肤失养而致阴痒。临床上常选用蔡氏爽阴粉为主，内喷外扑，每每见效。

（摘自《蔡小荪辨治妇科杂病的经验》）

3. 外阴白色病变治病重脾、治本当调经、治标先止痒、治愈应断根

（1）治病重脾。历来中医治痒，非湿即风，治阴痒，非湿即虫。蔡师认为此虽圣言，但不可统而论之，更不可单纯套用。清·沈金鳌《杂病源流犀烛》中有云："阴痒有虫，止是一端？有痒而无虫者……宜归脾汤"。因此，蔡师根据本病系自身内分泌失调造成的局部皮肤黏膜营养不良性疾病的病因病理以及外阴局部的皮肤、黏膜变化的特点，提出在治疗中要善于吸收西医学这一正确的观点，审因论治，主张治病首重脾气。因脾主肌肉，为气血生化之源，若脾虚失于健运，一则肌肤失于濡养，久之皲裂、萎缩；二则脾虚生湿，湿浊蕴积，故治疗本病要抓住根本，从健脾入手，大补脾气，脾健则肌肤得养，脾健则湿无所生，如此病源自消。同时稍佐化湿之品，此乃治疗的关节。用药以炒党参、生黄芪、炒白术、云茯苓、淮山药、生薏苡仁、白芷、海螵蛸、蛇床子等为主。

（2）治标先止痒。《胎产心法》形容阴痒为："或瘙痒如虫行状。"可见此症奇痒之甚，然而又因痒之所隐晦，欲搔不能，坐立不安，难言之隐，苦不堪言。曾遇一患者因患此病久治不愈，寝食不安，神志恍惚，几欲自杀。因此治疗本病的另一要点是迅速、有效的止痒，痒止则自觉病已去大半。止痒手段有干湿二种，奏效称速。"湿"为煎剂熏洗，方以蛇床子、野菊花、蔷薇花、紫花地丁、鱼腥草、土茯苓、白芷、细辛等组成。"干"则以蔡氏祖传"爽阴粉"（主要有川芎、白芷、细辛、防风、蛇床子、黄柏等中药研细末组成）以薄雾状喷施患处，喷后当即有凉爽舒适之感，令患者破涕为笑。然不论干湿之剂，其外治的次数疏密与症状的改善成正比。

（3）治愈应断根。外阴白色病变一病，得之者非一朝一夕，除之者如抽丝样，故临诊中每遇此类病人，切勿被暂时瘙痒得减而中止治疗，即使经过外敷内治，症状体征有所好转，也不能停止治疗，当"治病为本"，宜追穷寇，如若不然，药退病进，再治更难。值此，蔡师每以健脾丸、二妙丸续服1个月，以断其根。

近3年来共治疗外阴白色病变60例，其中治愈、好转55例，有效率为91%，无效5例，占9%。从临床资料分析，无效者大多为65岁以上的老年妇女和病程3年以上者。由此可见，此病早治、根治亦为关键。

（摘自《中国百年百名中医临床家·蔡小荪》）

【验方效方】

○ 爽阴粉

［组成］蛇床子30g，防风、白芷、川芎各9g，川黄柏30g，枯矾9g，土槿皮20g。

［使用法］上药共研细末，待外阴清洁后用气囊将粉末吹入阴道呈薄雾状，并外扑在外阴，每晚1次，7天为1疗程。

［方解］蛇床子燥湿杀虫止痒，药理研究表明，本品具有明显的抗真菌、抗病毒、杀滴虫的作用及性激素样作用；黄柏清热燥湿、杀虫止痒；土槿皮杀虫止痒、散风除湿；枯矾解毒消肿，收湿抑菌止痒；白芷、防风祛风止痒；川芎活血化瘀，祛风止痛。全方具有清热利湿，杀菌止痒的功能，对滴虫性阴道炎、霉菌性阴道炎反复发作者，疗效颇佳。

（摘自《蔡小荪辨治妇科杂病的经验》）

【精选验案】

1. 阴痒

案1　肝经湿热

黄某，女，49岁。外阴瘙痒3个月，初未予重视，自用肤阴洁外洗略有减轻，继而效不显，每夜间加剧，带下颇多，气秽，妇检无滴虫、霉菌，曾用甲硝唑泡腾片治疗，未见减轻，大便干燥，小便短赤，证属肝经湿热，治当清热利湿，杀菌止痒，蔡师拟爽阴粉内喷外扑，加用龙胆泻肝丸内服治疗7天。

二诊：药后带下明显减少，外阴瘙痒亦除大半，再拟上法治疗2周，痒止，带下已愈，随访3个月，未见复发。

（摘自《蔡小荪辨治妇科杂病的经验》）

案2　肝经湿热，瘀阻下焦

徐某，29岁，教师，1994年10月18日初诊。下腹胀痛，经前加剧，带下色偏黄且气秽，外阴瘙痒，大便干结，小便短赤，口苦黏腻，纳谷欠馨，舌淡苔薄边尖红，脉细弦数。妇检：左下腹压痛，固定不移，并有条索状增厚感。证属肝经湿热，瘀阻下焦。治当清利湿热，疏肝化瘀。

蒲公英30g，椿根皮12g，丹皮12g，赤芍12g，白芷3g，蛇床子9g，泽泻9g，柴胡4.5g，青皮、陈皮各4.5g，生甘草梢4.5g，7剂。龙胆泻肝丸12g，分吞。

另：蛇床子15g，野菊花12g，云茯苓12g，紫花地丁12g，细辛3g，川柏12g，野蔷薇12g，白芷6g，7剂外洗。

蔡氏爽阴粉内喷外扑：蛇床子30g，防风9g，白芷9g，川芎9g，川柏30g，枯矾4.5g，土槿皮20g，上药共研细末，待熏洗后用气囊吹入阴道呈薄雾状，并外扑于外阴，每晚1次。

11月1日二诊：服上方后带下黄浊明显减少，外阴瘙痒亦除去大半，惟下腹酸胀疼痛感依然。舌淡苔白腻，脉滑数。证属湿热交阻，治拟清热利湿。

云茯苓15g，炒白术9g，白芷3g，泽泻9g，柴胡4.5g，延胡索9g，赤芍12g，丹皮12g，蛇床子30g，椿根皮12g，7剂。

11月12日三诊：原腹痛带下诸症基本消失，胃纳可，二便自调，舌淡苔薄脉弦滑。证治同上，守法再进。病者要求成药，予龙胆泻肝丸治之。

2. 外阴白色病变

案　脾运不健，冲任不调，湿浊蕴下

杨某，30岁，新闻记者，1995年6月24日初诊。

16岁初潮，月经周期24天，行经期4天。妊娠1次，足月顺产。末次月经5月27日。3个月前始觉阴部瘙痒，初未予重视，自用“洁尔阴”外洗，略有减轻，继而效不显，至上海某妇产科医院治疗，并取大阴唇白斑区域组织作病理切片，证实为混合型营养不良型。曾用1%氢化可的松软膏、2%丙酸睾丸酮鱼肝油软膏治疗，但效果不佳。阴痒不分昼夜，严重影响工作及生活，遂来医院求治。诊时但见神疲乏力，胃纳不佳，经期先后2周不定期，量中色淡，带下色白略黄稠且多，舌淡体胖边有齿痕，苔薄白腻，脉细滑。辨证属脾运不健，冲任不调，湿浊蕴下。治当健脾化湿，调理冲任，佐以止痒。

方用：炒党参12g，炒白术10g，云茯苓12g，生薏苡仁20g，淮山药10g，白芷3g，赤芍、白芍各10g，当归10g，制香附6g，鱼腥草12g，蛇床子10g，淡竹叶10g，7剂。水煎服。

另用：蛇床子15g，野菊花12g，紫花地丁12g，云茯苓12g，蔷薇花12g，川黄柏10g，细辛3g，鱼腥草12g，白芷3g，7剂。水煎熏洗，每日3～4次，熏洗后复以蔡氏“爽阴粉”薄施患处。1周后瘙痒得减，能忍而工作。此法再治3周，痒止，外阴皮肤黏膜颜色基本恢复正常，后以三妙丸合健脾丸、乌鸡白凤丸连服1个月以资巩固，3个月后随访未见复发，经行正常。

（摘自《中国百年百名中医临床家·蔡小荪》）

徐志华

（倡教育，精辨证，因证创方）

【医家简介】

参见第128页。

【主要学术思想和主张】

参见第128页。

【临证经验】

黄褐斑

黄褐斑中医治疗方药很多，有以滋水养营，有以活血化瘀，有以平肝清郁热等。徐老针对产后失护、气血失调，内分泌系统功能紊乱所致。从气血入手，益气和血养荣祛斑，外病内治，药能奏效。

黄褐斑，患者主观上没有什么症状和痛苦，“有诸内必形诸外”，毕竟是内部病变的一种外在表现，除了美容方面的治疗意义外，以内治法，如徐老的祛斑八珍汤施治，是十分得体的。从临床实践出发，该病症又不是很快或很容易见效，基于此，徐老从气血入手，首选取八珍。外病如此，内病更是这样。万变不离其宗治妇人病不离“气血”二字。

（摘自《中国百年百名中医临床家·徐志华》）

【验方效方】

方一　止痒消风散

［组成］炒苍术10g，苦参10g，知母10g，荆芥10g，防风10g，当归10g，牛蒡子10g，蝉蜕3g，大胡麻10g，白鲜皮10g，地肤子10g，生地10g，木通5g。

［功用］燥湿清热，杀虫止痒，养血祛风。

［主治］外阴部皮肤或阴道瘙痒，严重时灼热疼痛伴带下异常。

［方解］徐老认为阴痒的原因虽然很多，归总起来多因脾虚肝郁，郁久化热，湿热下注，蕴结下焦而致；或因感染病虫致阴部虫蚀作痒。方中在苦参、地肤子、白鲜皮清热祛湿，止痒杀虫基础上，用荆芥、防风、蝉蜕、牛蒡子祛风散热；苍术健脾化湿；木通利水泄热；再以当归、大胡麻、知母养血祛风润燥。

［加减］如年老体弱，精血亏耗，血虚生风化燥而致外阴干涩作痒者，加生首乌

10g，生地10g，以养血润燥。

方二 祛斑八珍汤

［组成］党参10g，白术10g，茯苓10g，甘草5g，当归10g，生地10g，川芎5g，白芍10g，白芷10g，白鲜皮10g，地肤子10g，何首乌10g。

［功用］益气养血，祛风化斑。

［主治］面部黄褐斑。

［方解］由四君与四物，既补气又可健脾补血；加首乌滋肾养肝；加白芷、白鲜皮、地肤子祛风消散。全方益气养血，气血调和，运脾渗湿，祛风化斑。

（摘自《中国百年百名中医临床家·徐志华》）

【精选验案】

1. 阴痒

案1　湿热蕴结下焦，郁久化燥生风

余某，女，36岁，工人，已婚。1974年5月29日初诊。

1年前曾患滴虫性阴道炎，经治好转，外阴有时发痒，近半年来外阴瘙痒逐渐加剧，反复查白带滴虫、霉菌均为阴性，曾用灭滴灵片内服、外用治疗3个月亦无疗效。妇科检查未见明显异常。查尿糖、血糖均为阴性。患者自诉外阴瘙痒难忍，睡在被褥内身体温暖时以及衣服的磨擦，情绪紧张均致瘙痒加重，每日须热水烫洗数次仍不能解除痛苦，影响工作和眠食。诊脉沉缓，舌质淡红，苔薄黄。印象：阴痒。证属湿热蕴结下焦，郁久化燥生风。治以祛风、利湿、止痒。

处方：（1）止痒消风散：炒苍术10g，苦参10g，知母10g，荆芥10g，防风10g，当归10g，牛蒡子10g，蝉蜕3g，大胡麻10g，白鲜皮10g，地肤子10g，生地10g，木通5g。7剂内服，每天1剂，水煎服。

（2）苦参汤：苦参30g，百部15g，花椒15g，蛇床子15g，土槿皮15g，地肤子15g。7剂，煎水先熏洗后坐浴，每天1剂。

二诊（6月12日）：服止痒消风散和外用苦参汤后瘙痒明显好转，嘱继用上方药治疗。经治2个月余外阴瘙痒完全消失，观察半年，未见复发。

案2　湿热下注，郁久生风

庞某，女，28岁，干部，已婚。1975年6月15日就诊。

2年前因外阴瘙痒而就医，经某医院检查为外阴湿疹，按炎症治疗未见好转，近半年症状逐渐加重，每日须热水烫洗数次，仍未能解除痛苦，头晕心烦，结婚3年未孕。经期3～5天，周期24天，量中、色紫红有块，腹痛腰酸楚，白带时多。查滴虫、霉菌均为阴性。妇科检查：双侧大小阴唇均呈灰白色，肥厚粗糙，肛门周围色素减退。诊脉弦数，舌质淡红尖赤，苔薄黄。证属湿热下注，郁久生风。治法拟燥湿清热、祛风止痒。

处方：（1）止痒消风散：炒苍术、苦参、知母、荆芥、防风、当归、牛蒡子、大胡麻、白鲜皮、地肤子、生地各10g，木通5g，蝉蜕3g。5剂，水煎内服，每天1剂。

（2）苦参汤：苦参30g，百部、花椒、蛇床子、土槿皮、地肤子各15g。5剂，外用，煎水先熏洗后坐浴。

二诊（7月6日）：经用止痒消风散10剂，苦参洗剂15剂，病情明显好转，外阴疹痒减轻。嘱停服止痒消风散，只用苦参汤外用熏洗。

三诊（9月23日）：经治疗3个月余，自觉症状消失，全身情况好转。妇科检查：会阴处仅有0.5cm大小区域色素减退，余恢复正常，停药随访2年余未见复发。

案3　湿热下注，虫邪攻侵

汪某，女，36岁，工人，已婚。1981年4月12日就诊。

阴部痒痛近5个月，白带时多，色黄有异味，精神疲乏。口苦欲饮，小便黄，大便干结。舌质红，苔黄腻。妇科检查：外阴及大腿内侧近阴部红肿有抓痕，阴道内及阴道口有少许黄色泡沫样分泌物，气味臭秽，阴道黏膜潮红；子宫、附件未见异常。实验室检查：阴道分泌物涂片可见滴虫。印象：滴虫性阴道炎。证属中医阴痒，为湿热下注，虫邪入侵。治法拟杀虫止痒，清热燥湿。

处方：（1）止痒消风散：炒苍术、苦参、知母、荆芥、防风、当归、牛蒡子、大胡麻、白鲜皮、地肤子、生地各10g，木通5g，蝉蜕3g。5剂煎水内服，每日1剂。

（2）苦参汤：苦参30g，百部、蛇床子、土槿皮、地肤子各15g，千里光10g，外用，煎水先熏后洗，每日1剂。

二诊（4月19日）：经用药治疗后，阴部痒痛明显减轻，白带不多，诸症减轻，继用上次方药各5剂。经用上法治疗半月后，外阴痒痛完全消失，白带正常，诸症消失，阴道分泌物涂片检查未见滴虫。

2. 阴疮

案1　热毒蕴结下焦

钱某，女，15岁，学生，未婚。1972年6月5日就诊。

3天前突感左侧外阴疼痛，有灼热感，带下质稠，行走时外阴疼痛加剧，口干喜饮，小便黄，大便干燥，脉弦数，舌边尖红苔黄。妇科检查：外阴左侧大阴唇红肿。诊为阴疮，证属热毒蕴结下焦所致。拟清热解毒、消肿散结。方用败毒饮。

处方：板蓝根30g，金银花15g，连翘10g，黄柏15g，紫花地丁15g，野菊花15g。3剂，水煎服。

二诊（6月8日）：左侧肿块溃破流少量脓，红肿疼痛减轻，继用原方3剂。共享败毒散8剂，诸症消失。

（摘自《中国百年百名中医临床家·徐志华》）

案2　热毒壅滞下焦

周某，女，28岁，工人，已婚。1978年8月21日就诊。

近3天外阴部肿胀疼痛，逐渐加重，们及如蚕豆和黄豆大小结节二个，有压痛，伴畏寒发热，口干纳呆，大小便尚正常，舌质红苔薄黄，脉弦数。妇检：外阴左侧大阴唇红肿，有3cm×2cm和0.5cm×1cm肿块各一个，质较硬，有压痛，左侧腹股沟淋巴结肿大。此乃热毒壅滞下焦，治以清热解毒，消肿散结。方用败毒饮。

处方：板蓝根30g，金银花15g，连翘10g，黄柏15g，紫花地丁15g，野菊花15g。3

剂，水煎服。

二诊（8月24日）：阴部一大肿块溃破，流少量脓，另一小肿块消失，疼痛减轻，效不更方，继服3剂。

3. 妇人黄褐斑

案1　冲任失调，气血瘀滞

金某，女，28岁，干部，已婚，1995年3月10日初诊。

面部黄褐斑2年。患者自产后面部两颧即开始起黄褐斑，逐渐加深，加大，伴月经后期，经量少，色淡，烦躁易怒，便秘。舌淡苔薄腻，脉沉细。证属冲任失调，气血瘀滞。方用祛斑八珍汤。

处方：党参10g，白术10g，茯苓10g，甘草5g，当归10g，生地10g，川芎5g，白芍10g，白芷10g，白鲜皮10g，地肤子10g，制首乌10g。7剂，水煎服。

二诊（3月17日）：药后，面部黄褐斑略有些隐退，按上方，继服15剂。

三诊（4月10日）：月经按期而行，经量少，面部黄褐斑渐消。继服1剂。3个月后随访，面部黄褐斑已基本消退，月经正常。

案2　气血两亏

张某，女，35岁，工人，已婚，1984年5月20日初诊。

患者近半年面部黄褐斑渐增，月经后期，经量少，色淡质稀，神疲乏力，面色苍白，舌淡苔薄白，脉细弱。治以益气养血，祛风化斑，方用祛斑八珍汤。

处方：党参10g，白术10g，茯苓10g，甘草5g，当归10g，生地10g，川芎5g，白芍10g，白芷10g，白鲜皮10g，地肤子10g，制首乌10g。7剂。

二诊（3月20日）：脸部黄褐斑隐退。继用上方20剂。

三诊（4月28日）：黄褐斑全部消退，月经按期而至，精力渐充。

案3　肾阴不足，气血瘀滞

陆某，女，46岁，已婚。1987年9月18日初诊。面部黄褐斑1年。患者1年来，月经不调，经量少，色暗有块，少腹隐痛，伴腰膝酸软，手足心热，面部自两颧先起点状褐色斑疹，以后逐渐增多、色加深。舌淡苔黄腻，脉沉细。证属肾阴不足，气血瘀滞。

方用祛斑八珍汤：党参10g，白术10g，茯苓10g，甘草5g，当归10g，生地10g，川芎5g，白芍10g，白芷10g，白鲜皮10g，地肤子10g，制首乌10g。10剂。

二诊（10月5日）：面部黄褐斑缩小，色变淡，继服30剂。

三诊（11月2日）：面部黄褐斑全部消退，月经恢复正常。随访1年未复发。

（摘自《中国百年百名中医临床家·徐志华》）

夏桂成

（论阴阳消长，创调周四期，肾心合治，不孕癥瘕症）

【医家简介】

参见第132页。

【主要学术思想和主张】

参见第132页。

【验方效方】

方一 灭滴丸（临床经验方）

［组成］蛇床子8g，明矾2g。

［制用法］上药按比例增加药量，研为细末，炼蜜为丸，如弹子大，约9g。每晚洗净后，将此丸以纱布用线扎好，纳入阴道内，保留线头于阴道外，24小时换1次，7次为1个疗程，一般使用1～2个疗程。

［功效］燥湿杀虫。

［主治］治疗妇人湿浊为主的阴痒带下病症。

［禁忌］湿热为主偏于热证、带下赤者不宜。

［方解］本方仅蛇床子、明矾二味药。蛇床子是主药，具有温阳祛寒、燥湿杀虫的。

［功用］明矾酸寒，有燥湿杀虫、解毒止痒的作用。二药相合，故燥湿杀虫、祛寒止痒的功效明显，采用阴道塞药的方法，就在治疗阴道局部的病症，用之合宜，效果明显。

［运用］带下量多，色白或灰黄，质黏腻呈泡沫状，或质稀薄，伴有腥臭气，阴痒或剧痒难忍，胸闷心烦，或有腰酸，小便偏少，舌苔白腻，脉象细弦。

方二 蛇花洗剂（临床经验方）

［组成］蛇床子10g，花椒5g，明矾5g，苦参10g，远志9g，大黄6g，白鲜皮10g，大蒜10g。

［制用法］上药浓煎，冲洗阴道，或先熏后洗外阴，每日1～2次，连用7～10天。

［功效］清热燥湿，杀虫止痒。

［主治］阴痒，带下量多，色黄白，质黏稠，有臭秽气。

［禁忌］阴虚血燥者忌。

［方解］下焦湿热，或虫菌感染，以致阴痒带下。蛇床子燥湿杀虫，外治阴痒带下较好。《集简方》用以配白矾，二药水煎外洗阴肿阴痒有著效，明矾酸涩，善能疗湿疮疥癣，妇人阴肿，能止痒杀虫辟秽；苦参能清热燥湿，凉血解毒，祛风杀虫；花椒杀虫止痒；远志、大黄、白鲜皮、大蒜均有清利湿热、杀灭滴虫的作用。全方对滴虫性阴道炎有良好效果。

［运用］（1）滴虫性阴道炎。可见阴痒带下，量多色黄白，质黏腻呈泡沫状，脉濡滑带数，舌苔黄白腻，经检验为滴虫者。

（2）外阴湿疹。可见阴门痛痒，或者外阴奇痒，带下黄水，质稀或黏腻，有脚湿气病史，脉象弦滑，舌苔白腻。

方三 土槿皮洗剂（临床经验方）

［组成］土槿皮15g，龙胆草、苦参、黄柏各10g，威灵仙12g，白芷5g，冰片3g，后冲入烊化

［制用法］上药浓煎后，去渣，冲入冰片烊化备用，或进行阴道冲洗，或则自行先

熏后洗，每日1～2次，连用10天为1个疗程。

［功效］清热燥湿，杀菌止痒。

［主治］阴痒、带下过多等病症。

［禁忌］阴虚血燥无湿热者忌。

［方解］槿皮，因产地不同而有不同名称，江苏、浙江、安徽产者名土槿皮。土槿皮性甘滑微寒，有清热润燥消肿之功，主治一切风癣、疥疮之疾，以外用为宜；合以龙胆草、苦参、黄柏苦寒清热燥湿之品，又加冰片清凉止痒和威灵仙祛风燥湿，可以增强止痒之功。故全方有清热燥湿、杀菌止痒的作用，治疗湿热性霉菌性阴痒有效。

［运用］（1）湿热性阴痒带下病症。可见外阴瘙痒，带下量多，色黄白，质黏腻，有腥臭气，或带下量甚多，色白质稠如豆腐渣状，纳食不馨，苔黄白腻厚，脉细濡数等。

（2）霉菌性阴道炎。外阴痛痒，或奇痒不堪，带下量或多，色黄白，质黏稠呈豆腐渣状，小便量偏少，苔色白腻，脉象细濡。经化验确诊为霉菌者。

方四　龙胆草洗剂（临床经验方）

［组成］龙胆草15g，苦参、黄柏各10g，一枝黄花12g，甘草6g，白矾3g，野菊花9g。

［制用法］上药浓煎后备用，或进行阴道冲洗，或先熏后洗，每日1～2次，连用7～10天为1个疗程。

［功效］清热解毒，利湿止痒。

［主治］阴痒带下病症。症见黄白带下，质黏腻，有秽臭气、阴道热痛等。

［禁忌］阴虚血燥无湿热者不宜。

［方解］妇人阴部瘙痒，灼热作痛，小便黄少，带下量多，色黄白，质黏腻，有臭秽气，此属下焦湿热为患，故本方用大苦大寒、善清肝胆经湿热的龙胆草为主药。结合苦参、黄柏、一枝黄花以清热解毒，燥湿止痒；野菊花疏风清热，解毒止痒；白矾燥湿；甘草调和诸药又能保护局部皮肤黏膜。故凡具有湿热，或脾虚、肾虚夹有湿热者，均可使用本方。

［运用］湿热性阴痒、阴痛、带下病症。可见外阴或阴门瘙痒或疼痛，带下量多，色黄或黄白相间，质黏稠，或呈脓样状，有秽臭气，小便黄少，有热痛感，苔黄腻根厚，脉细濡带数等。

（摘自《实用妇科方剂学》）

方五　玉容散（《医宗金鉴·外科心法要诀·面部》）

［组成］白牵牛、团粉、白蔹、白细辛、甘松、白鸽粪、白及、白莲心、白芷、白术、白僵蚕、白茯苓各30g，荆芥、独活、羌活各15g，白附子、鹰条白、白扁豆各30g，防风10g，白丁香30g。

［制用法］上药共研末，每用少许，放手心内，以水调浓搽搓面上，良久再以水洗面，早晚日用2次。

［功效］祛风燥湿，润洁肌肤。

［主治］面部黄褐斑。原书指证：此证一名黧黑斑，初起色如尘垢，日久黑似煤形，枯暗不泽，大小不一，小者如粟粒赤豆，大者似莲子芡实，或长或斜或圆，与皮肤相平。由忧思抑郁，血弱不华，火燥结滞面生于面上，妇女多有之。宜以玉容散早晚洗之。

［禁忌］面部疮伤出血以及过敏者不宜。

［方解］《诸病源候论》说："面黑皯者，或脏腑有痰饮，或皮肤受风邪，皆令血气不调，致生黑皯。"故本方中用荆芥、羌活、独活、防风、白芷等散风邪，僵蚕、茯苓、白术、细辛、白牵牛、白附子等辛温化痰饮，丁香、白蔹、甘松、扁豆等调理肝胃气血，团粉、鸽粪等润结皮肤，故能治疗面部色素病变。

［运用］（1）面部黄褐斑、雀斑等病症。可见月经不调，量或多或少，色紫红，有血块，胸闷烦躁，腰俞酸楚，脉象细弦，舌质偏红。

（2）面部粉刺、脂溢等病症。可见形体或较肥，月经失调，量多少不一，色紫有块，胸闷烦躁，脉细，舌苔黄腻等。

［按］面部色素沉着，古人称为面黑皯，现代称为面部黄褐斑。前人认为系气血不足，风湿外侵所致，但我们临床体会，主要有以下几种情况。

一是阴虚火旺，或阴虚心肝火旺，由于火旺，故面部出现斑点，大多在经前期加重，行经后减退；其次是血瘀痰浊，瘀阻不畅，血气不能上荣面颊部，故亦出现面部斑点；再次是痰饮湿热，同时阻滞血脉，使气血不能上荣于面。因此在内服药方面，必须按此辨治。但在外用药方面，除火旺者须要加入一些滋阴降火、润泽肌肤的药外，均可运用玉容散或玉容丸，或者玉肌散。玉容散与玉容丸，均能祛面部之风湿，调局部之气血，使风湿类邪浊排除，血脉畅行，以保持面部的荣洁，自然能消退已存在的斑点。在治疗同时，务必注意如下几点的配合。

（1）稳定情绪，精神乐观，避免急躁、忿怒、抑郁等不良刺激。陈实功在《外科正宗》中说："盖戒忧思、动火、劳伤等"是非常重要的。

（2）讲究食养疗法，注意饮食宜忌。凡是油腻过多，辛辣刺激，酱色较重及过咸的饮食，以及猪头肉、羊肉、公鸡等所谓发物，均有所忌，尽可能少吃或不吃；新鲜水果、蔬菜等，特别是含有大量维生素C的食品，可以多服常服。

（3）面部护理，注意避免日光的直接照射，又要防止患处的抓、擦、压抑的刺激，保护好面部皮肤，同时禁止使用腐蚀性或毒性较强的药物外用，以免损害皮肤，导致不良后果。

（摘自《实用妇科方剂学》）

方六　玉容丸（《外科正宗》方）

［药用］甘松、山奈、细辛、白芷、白蔹、白及、防风、荆芥、僵蚕、山栀、藁本、天麻、羌活、密陀僧、枯矾、檀香、川椒、菊花各3g，红枣肉7枚。

［用法］上药共研细末，用去净弦膜（皂荚）肥皂300g，同槌作丸，如秋冬加生蜜15g，如皮肤粗糙加牛骨髓10g，早晚洗面。肌肤自然荣洁如玉，温润细腻。并治男妇雀斑、酒刺及身体皮肤粗糙。

方七 玉肌散（《外科正宗汤方》）

［药用］绿豆250g，滑石、白附子各6g。

［用法］共为细末，每周3匙，早晚洗面时，汤调洗患处，主治功效同上药。运用散剂及粉团蜂蜜等调敷面部，洗涤患处，实际上就是美容的早期的治疗方法。

方八 外阴白色病损油膏（临床经验方）

［组成］绿矾0.6g，白砒0.6g，轻粉0.6g，补骨脂1.2g，五灵脂1.8g，密陀僧0.6g。

［制用法］上药共研细末，用凡士林30g调匀备用。每晚涂搽局部薄一层，连用7～10天为1个疗程。

［功效］燥湿化痰，杀虫止痒。

［主治］外阴白色病损及外阴顽固性奇痒等病症。

［禁忌］老年性阴道炎阴痒者不宜。严禁口服及手指等直接接触。

［方解］绿矾与轻粉性偏寒，燥湿化痰杀虫等作用，白砒与补骨脂性温大热，杀虫止痒，五灵脂活血化瘀，密陀僧杀虫收敛。全方合用，有燥湿化痰，杀虫止痒之功，且寒热并用，行中有止，敛中有散。

［运用］外阴白色病损，阴痒奇甚，伴有黄白带下，量多，质黏稀不一，或有腥臭气，腰俞酸楚，神疲乏力，舌苔黄白而腻，脉象细弦等。

［按］外阴白色病损，以往称为外阴白斑，曾认为是癌变的前期病证，但现在已经证实这种认识是不确当的。应用本方外治，根据我们体会，止痒的效果是肯定的，但改变病损部位的颜色尚不够理想。山西省中医研究所妇科，在“中药为主治疗女阴白色病损214例小结”一文中介绍，根据中医理论，白为寒，寒则凝，考虑本病的病因在寒，病变部位在阴部表面，肾藏精，开窍于二阴，肺主皮毛，脾主肌肉，肝脉绕阴器，故此病与肾、肺、肝、脾等脏有关。素体肾气虚损，风寒乘虚侵袭阴部，客于腠理，致阴部肿、痛、痒，寒邪与气血相搏，血遇寒则凝涩，阻滞经络，气血不荣于皮毛，水湿停积于血瘀之部，以致阴部色泽失润，皮色退而呈白，干裂脱毛，或溃烂萎缩粗糙。概括本病辨证，为肾阳虚损，寒凝血瘀，痰湿蕴积，立法为温阳化瘀，燥湿化痰，本方外治，就有类此作用。

方九 外阴白色病损洗方（临床经验方）

［组成］一枝黄花30g，艾叶、泽漆、苦参各15g，白鲜皮、鸡血藤、淫羊藿、土槿皮、野菊花各30g，花椒、甘草各10g，冰片1g，后冲入。

［制用法］上药煎汤，去渣，趁热先熏后洗，每日2～3次，连用7～10天为1个疗程。

［功效］清热燥湿，活血消斑。

［主治］外阴白色病损，阴痒带下等病症。

［禁忌］虚证慎用。

［方解］方中一枝黄花、苦参、白鲜皮、野菊花、土槿皮、冰片等清热解毒，利湿消肿止痒；泽漆有行水消肿、杀虫解毒之功用，可治瘰疬、神经性皮炎等疾；艾叶、花椒、淫羊藿、鸡血藤等辛温助阳，活血和络，恢复局部病损部位的营养供给；甘草调和

诸药，且有保护皮肤黏膜的作用。诸药相合，故有清热燥湿痒、活血和络消斑的功用。

［运用］（1）二外阴白色病损。可见外阴瘙痒，或奇痒难忍，带下量或多或少，或者少量黄带，腰酸尿频，胸闷心烦，脉象细弦，舌质淡红，苔色黄白而腻。

（2）阴痒带下病证。可见外阴瘙痒，带下量多，色黄白质黏腻，有秽臭气，小腹作胀，尿少色黄，大便偏干，脉象细濡，舌苔黄腻根厚。

［按］外阴白色病损，亦属于“阴痒”范畴，所以阴痒经一般处理，效果不佳者，必须注意到有无外阴白色病损的存在。妇科检查，应细心观察外阴皮肤，有无点斑状的色素改变，弹力是否减退。活体组织检查，有无发现上皮细胞增生间变，有则就可确诊为本病证。治疗除辨证内服药外，外治也很重要，我们在外治法中，首先是应用本洗方熏洗之，1 日 2～3 次，洗后，涂敷外阴白色病损油膏。油膏有毒性，宜妥为保存，以免中毒。

方十　外用熨包（临床经验方）

［组成］千年健、地骨风、羌活、独活、川椒、白芷、乳香、没药、红花、血竭各 6g，川续断、桑寄生、五加皮、赤芍、当归、防风各 21g，透骨草、艾叶各 50g。

［制用法］上药共研成粗末，放于布袋内，隔水蒸煮，煮沸蒸热后，熨于患部，每日 2～3 次，连用 7～10 天为 1 个疗程。

［功效］温经化瘀，祛风止痛。

［主治］盆腔炎少腹痛、痛经等病症。

［禁忌］灼热性、跳痛性疼痛者及宫外孕、孕妇等忌用。

［方解］本方集合了众多的祛风燥湿、活血化瘀的药物，其中，千年健、地骨风、羌活、独活、白芷、五加皮、防风均是法风燥湿之品，而乳香、没药、当归、赤芍、红花、血竭等是活血化瘀、和络止痛之物。川椒、艾叶、川断、寄生温阳祛寒，补肾和络，又重用透骨草、艾叶辛温和络祛风湿。外用者，就在于用其气而不用其味，加上温热的气流，以达病所，缓解疼痛。

［运用］急慢性盆腔炎，炎症性包块，脐腹部疼痛，经行腹痛，腰痛，产后腹痛等。

［按］药物熨包，蒸热后外用，治疗急性盆腔炎早期，或者慢性盆腔炎腹痛明显者，以经行腹痛颇剧者有效。在使用本熨包时，不宜过热，以免烫伤皮肤，亦不宜过凉，以免着凉。我们认为：本熨包的作用，不外乎两个方面：一是热熨的物理作用，凡腹部疼痛者，气血不畅也，前人所谓“不通则痛”，气血得热则行，得寒则凝，凝则不畅，热则通畅，“通则不痛”，是以热熨腹部，有通畅气血，缓解疼痛的作用；二是药理作用，本方药物，主要分为三类，一类是祛风湿，利关节，一类是活血化瘀和络，再一类辛温助阳温经，三类药物，目的均在于调畅气血，和络止痛。局部外用，意在于调畅局部气血，而缓解该部疼痛。但对肝火湿热，热毒炽张，腐化气血肌肉为脓，出现跳痛、刺痛，或者出血性疼痛及孕妇疼痛者，均不宜使用。透骨草是本方的主药，始见于《救荒本草》，据考所述图形，为唇形科植物。益母草并非本品，有认为本药是益母草者，非也。《本草纲目拾遗》引《灵秘丹药笺》云：“凤仙花，一名透骨草。”故凤仙花科的凤仙即今之透骨草，辛温祛风除湿，舒筋活血，止痛，外用治阴囊湿疹，疮疡肿毒，与艾

叶相合，辛温活血调经，故有止痛作用，我们以此方配合内服药治疗，特别是秋冬季的患者，在应用时，稍冷即换之，临床上的止痛效果还是比较明显的。

（摘自《实用妇科方剂学》）

【精选验案】

1. 阴痒

案　肝肾阴虚，心肝郁火

陈某，女，45岁，干部。

病历摘要：阴痒2个月余，月经后期。初经15岁，经期5～7天，周期25～37天，量偏少，色紫红，有血块，无痛经。26岁结婚，1－3－1，上节育环10余年，因经期延长已取环年余。妇科检查有宫颈炎病史，余未见异常，曾经有霉菌性阴道炎，经治已愈。患有桥本病16年。

就诊时外阴与阴内作痒已有2个月余，并以经后为甚，剧痒之时，有灼热欲裂之感，自觉阴内外干燥，带下不多，月经以往常落后，近年来先期而至，量一般，色鲜红，有小血块，6～7天始净，伴有头晕腰酸，心烦口干，大便一般，小便色黄，夜寐甚差，舌质偏红，苔黄，脉象细数。

诊治经过：根据患者的症状主要是肝肾阴虚，心肝郁火，治疗当予滋养肝肾为主，佐以清利，方用杞菊地黄丸加减。

药用：枸杞子10g，菊花6g，钩藤15g，山药、熟地黄、炒丹皮、茯苓各10g，山萸肉6g，泽泻9g，炒白术、太子参、白芍各10g，莲子心3g。药服7剂。

症状稍有好转，但仍觉阴内阴外有热灼欲裂、干痒作痛之感，同时出现腹胀矢气，大便偏溏。所以不得不在杞菊地黄汤中合异功散治之，即在前方中去熟地黄，加入牡蛎（先煎）15g，砂仁（后下）5g。药服5剂，月经来潮，按经期论治，予以清肝调经，钩藤汤合五味调经散加减。

药用：钩藤15g，炒丹皮10g，合欢皮、丹参、赤芍、泽兰叶、五灵脂、茯苓各10g，白蒺藜12g，寄生10g，益母草15g，六曲10g。

服药7剂，经事已净，再从前方进退，杞菊地黄丸合异功散加减，同时再配合外洗方。

药用：土槿皮15g，龙胆草、黄柏各10g，甘草6g，淫羊藿、大生地各10g。如此内服外洗，调理2个月有余，外阴瘙痒消失。

病案分析：围绝经期阴痒，虽然介于老年期与青壮年之间，但本病例是以虚证为主，故与老年阴痒相一致，再从此例的月经妇科特征分析，先期、量中、色鲜红、有小血块，说明有血热，而阴痒、呈灼热干裂、带下偏少，说明阴虚火旺，但从全身症状上的分析，说明阴虚火旺是主要的，综合起来很显然是属于肝肾不足，阴虚火旺，旺而化风。正如《余听鸿医案》“阴痒”中所引“贾先生曰：高年血燥生风，诸公用利湿之品，利去一分湿，即伤其一分阴，湿愈利而血愈虚，血愈虚而风愈甚，其痒岂能止息？治法无奇，惟养血而已”。此例年龄尚较轻，但亦在45岁，所以阴血虚，火热生风，与血燥生风尚有不同，故以杞菊地黄丸（汤）治之，服药后出现腹胀、大便溏泄者，亦有脾胃虚弱的一面。故在运用杞菊地黄汤时，还必须加入异功散，才能获取得较好的效果。

[按] 围绝经期阴痒，由于此例围绝经期体弱，故相同于老年期阴痒。所以在治疗上是按老年期阴痒论治。一般来说，阴痒常与带下过多相伴见，以湿热为主，但老年期阴痒则以虚证为主，在治疗上两者完全不同。此例基本上是同于老年性阴痒，但又有一般阴痒的湿热特点，故内治法中全是从虚论治，外治法中还保留清利湿浊的特点，反映了中医学辨证论治的优势。

2. 面部黄褐斑

案 阴虚火旺，肝脾失调

赵某，女，44岁，干部。

病历摘要：面部黄褐斑已4年，近年来色斑加重。初经15岁，经期5～7天，周期30天，量一般，色质正常，无痛经，近4年来经期4～5天，周期20～30天，量一般偏多，色红，少量血块。24岁结婚，1－0－1－1，外用工具避孕。妇科检查未见异常。测量BBT，示低温相偏高，高温相欠稳定。

就诊时，两颊至鼻翼旁有蝶状褐斑，心烦易怒，夜寐不熟，大便时干时溏，现值周期第13天，已有蛋清样带下，量少，腰酸头晕，经前乳房胀痛，一般有7天，脉象细弦，舌质偏红。据述面部黄褐斑逐渐加重，经用多种祛斑的化妆品和药物少效。

诊治经过：根据诸多症状，特别是面部黄褐斑，从阴虚火旺论治，予以滋阴解郁，方取滋肾生肝饮治之。

药用：丹参、赤芍、白芍、山药、熟地黄、炒丹皮、茯苓、川断、菟丝子各10g，炒白术、泽泻、山楂各9g，醋炒柴胡、山萸肉各6g，五灵脂12g。

药服7剂，BBT上升呈高温相，遂在上方中加入紫石英（先煎）9g，绿萼梅5g，再服7剂。患者自述经前5天阴道少量漏红，BBT高温相不稳定，呈缓慢下降，经行时血量中等，色红，有血块，腹胀，腰背酸痛，经前乳房胀痛减轻，经行7天未净，腹胀便溏，脉细弦，舌质偏红，苔腻不得不从健脾滋阴，化瘀固经论治，方取参苓白术散合加味失笑散治之。

药用：太子参15g，炒白术、山药、炒丹皮、茯苓、桑寄生、五灵脂各10g，煨木香、六曲各9g，大蓟、小蓟各12g，炒蒲黄（包煎）6g，牡蛎（先煎）15g，药服7剂。

至经间排卵期时，予补肾促排卵汤治之，加重滋阴降火、理气健脾等法治之。经前期亦按上经前期方，行经期予以疏肝调经，取越鞠丸五味调经散治之。经后期如大便仍溏者，仍用参苓白术散合失笑散治之，如大便偏干者用滋肾生肝饮加减，但需要加入碧玉散、薏苡仁、焦山楂，或者再加入桑白皮、炙鳖甲等品。如法调治4个月经周期，面部黄褐斑基本消失，月经亦渐趋正常，患者十分感激，疗效亦出于医者之所料也。

病案分析：根据患者的妇科特征分析，周期超前，经量有所增多，色红有血块，此血热夹瘀滞也。全身症状上呈现阴虚火旺，肝脾失调，可见其妇科特征上的血热者，是由阴虚心肝郁火所致，而其瘀滞者以滞为主，亦由心肝气郁所致，心肝气郁化火，不仅可以导致血热与瘀滞，而且亦可致脾胃失和，这就增加了阴虚郁火的复杂性，而且亦增加了治疗上的难度，无怪乎在应用滋阴降火后，反致腹胀便溏的脾虚病变，大大影响了治疗的进展，延长了疗程。当然，在阴虚火旺的长期演变中亦必及乎阳虚，阳气虚弱，故在治疗初期时出现经前期漏红，通过不断调整方药，故在不太长的疗程中获得显效，亦属治之合度耳。

[按] 女子面部黄褐斑，在中医学属于“面部黑皯”或称“黧黑斑”、“面尘”等病证。《外科正宗》曾说：“黧黑斑者，水亏不能制火，血弱不能华肉，以致火燥结成斑黑，色枯不泽。”一般求治者，青年女子为多，但随着生活水平的提高，中老年女子有此苦衷，亦当求治。我们用调周法获效，但重点还在于滋阴降火，调复天癸功能，至于还有痰饮、血瘀、阳虚等病变者，必有其临床表现，可按此论治，当能获效。

（摘自《中医妇科理论与实践》）

门成福

（从肾治疗，二步调经，疑难杂症）

【医家简介】

参见第144页。

【主要学术思想和主张】

参见第145页。

【医论医话】

外阴病变

外阴处属肝经循行的部位，其本脏湿热毒邪可循经浸淫阴窍部位。热者当清、当泻，湿者当利、当化、当燥，毒邪当解、当除。因此用银花清热解毒为君；黄连清热燥湿为臣；红花和五倍子，一辛香走窜，甘温和畅，一酸寒收涩，敛溃降火，二者合用有利血通络，祛瘀敛溃的妙用，故为佐使。四药共奏清热燥湿，活血解毒，杀虫敛溃之功。但此基础方仅限于外阴局部红肿热痛之症，对于瘙痒难忍，溃烂、脓肿、皲裂、白斑诸症必须在此基础上灵活加减，方可取捷效，而疗效最好的是前庭大腺炎（囊肿）、急性外阴溃疡和外阴瘙痒；效差有外阴皮炎、外阴白痞；最差的是硬化性萎缩苔藓；易复发的是外阴溃疡和外阴炎，且多发生在吃辛辣制激物后或初春季节。

（摘自《门成福妇科经验精选》）

【验方效方】

方一　阴痒方

［药物组成］蛇床子30g，苦参30g，花椒15g，白矾15g，黄柏25g，苦楝皮30g。6剂，水煎熏洗。

［主治］阴痒。症见阴部瘙痒不堪，甚则痒痛，以至坐卧不安。

［用法］将药煎取熬汁液，先熏后洗，每日2次。局部溃烂者，加金银花30g，地骨皮30g，艾叶15g。查见滴虫、霉菌者，加百部30g，鹤虱30g。

方二 外阴白斑方

［药物组成］（1）生南星15g，生半夏15g，姜黄15g，苦参30g，花椒15g，白矾15g。（2）姜黄、密陀僧、雄黄各等份，共研细面，以小磨香油为糊状。

［用法］用淡盐水清洗局部，然后（1）方水煎，外洗阴部，1日1次。再以（2）方药膏外敷。经期停用。

［主治］外阴白斑。

（摘自《门成福妇科经验精选》）

【精选验案】

1. 阴痒

案 肝肾阴虚

邓某，女，60岁，2002年7月12日初诊。外阴痒1个月余，两上肢痒1天。

现病史：自述断经已10年，平时白带不多，阴道干涩。近1个月来出现外阴瘙痒，晚上痒甚，头晕，心烦，口干，烘热汗出，手足心热，腰膝相通软，昨日出现两上肢内侧瘙痒，外阴红肿，舌质红，苔少，脉细数。

证候分析：经断之后，天癸已竭，精血不足，肝肾阴虚。髓海失养，则头晕；血虚则燥，燥则生风，风动则痒，故阴痒，两上肢痒；风盛则肿，故妇检见外阴红肿；阴虚内热，津液不足，故五心烦热，阴道干涩；肾阴不足，阴不维阳，虚阳上越，故烘热汗出；腰为肾之计，肾主骨，肾之精血方少，故腰膝相通软。舌红，苔少，脉细数，均为肝肾阴虚之证。

辨证：血虚不润，肌肤失养。

治则：补益肝肾，养血滋阴，祛风止痒。

方药：六味地黄丸合二至丸加减。

山药25g，生地、熟地各25g，山萸肉15g，泽泻15g，茯苓15g，丹皮12g，女贞子15g，旱莲草25g，当归15g，赤芍15g，柴胡15g，栀子15g，鸡血藤30g，白鲜皮15g，丹参30g，防风6g。7剂，水煎服，日1剂。

辨证：血虚不润，肌肤失养。

治则：补益肝肾，养血滋阴，祛风止痒。

方药：六味地黄丸合二至丸加减。

（1）山药25g，生地、熟地各25g，山萸肉15g，泽泻15g，茯苓15g，丹皮12g，女贞子15g，旱莲草25g，当归15g，赤芍15g，柴胡15g，栀子15g，鸡血藤30g，白鲜皮15g，丹参30g，防风6g。7剂，水煎服，日1剂。

（2）苦参30g，黄柏30g，艾叶25g，蛇床子30g，地肤子30g，徐长卿305g，甘草10g。3剂，水煎外洗，2日1剂。

7月19日二诊：用上方后，上肢痒消失，阴痒及其他症状明显减轻，其他无不适，舌红，苔薄白，脉细数。上（1）方加川楝子15g，枳壳15g，7剂，水煎服。（2）方仍拟上方3剂，水煎外洗。

7月26日：断用上方后，诸症基本消失，继服上7月19日方7剂后，四诊改为知柏地黄丸成药，嘱其连续服用，2 个月后随访，阴痒未再发。

2. 外阴白斑

案 肝肾不足，升阴失养

薄某，女，52 岁，1985 年 6 月初诊。患者 2 年来无意中发现大小阴唇间有条状白斑，并未引起注意，后来自觉外阴部瘙痒，在某医院说诊时被告知为“外阴白斑”并建议做活检，显示为硬化苔癣型。经多次治疗效果不明显，近来出现隐阴瘙痒，轻微疼痛，头晕等不适。月经已断 2 年。现稍头晕，偶有心烦口干等不适，妇检：大小阴唇连接处可见数条浅白色病变区，外阴发育良好。二便正常，舌淡，苔薄白，脉沉细。

分析：前阴为厥阴肝经循行的部位，肝为风木之脏，主藏血及主疏泄；肾藏精，开窍于二阴，精血同源，精血不足，外阴失于濡养，则或白或痒或痛。

辨证：肝肾不足，升阴失养。

治则：宜调补肝肾。

方药：滋水清肝饮加味

生地、熟地各 25g，山药 25g，山萸肉 15g，丹参 25g 姜黄 15g，丹皮 15g，茯苓 15g，泽泻 15g，枸杞子 15g，当归 15g，白芍 15g，柴胡 10g，栀子 10g，酸枣仁 25g，藁本 15g，白蒺藜 25g。

同时配合外洗药：艾叶 25g，地骨皮 25g，姜黄 15g，补骨脂 25g，丹参 30g，金银花 25g，苦参 25g，黄柏 25g，蛇床子 30g。

每晚睡前洗 1 次，1 剂药可洗 2 个晚上，洗之后于患处涂沫三仙白斑膏少量。

用上法，前后共服药 70 余剂，病变部位恢复到原来本色，与周围组织一模一样，同时瘙痒症状亦随之消失。

［**按**］中医学无“外阴白斑”之名，据其临床诊现及体征可属“阴痒”、“阴痛”等疾病范畴，这些记载最早见于《金匮要略·妇人杂病脉证并治》中，以前统称外阴白斑，其表现在皮肤黏膜，根本在脏腑气血的虚损，尤经肝肾为主，故需要说明的是，本病有 1% ~3% 的癌变率，需积极防治，密切随访。

（摘自《门成福妇科经验精选》）

郭志强

（中西结合，男女同治，内外兼顾）

【医家简介】

参见第 148 页。

【主要学术思想和主张】

参见第 149 页。

【医论医话】

黄褐斑成因推理

黄褐斑俗称蝴蝶斑，是一种发生于面部的色素代谢异常、沉着性皮肤病。《外科证治全书》称为“面尘”、“黑斑”、“黑皯黯”。本病除常见于孕妇外，各年龄段妇女亦可罹患。色斑多分布在人的额、眉、鼻颊及唇上等部位，呈淡褐色，有对称性，大小不等，形状不规则，多数边界清楚，亦有模糊不清的病变。患者局部无自觉症状，但长期存在，数年不褪，日晒后往往加重。黄褐斑的发生与机体的整个功能状态密切相关，而且大多数患者伴有不同程度的月经失调、失眠、心烦、易怒等内分泌及自主神经系统功能紊乱。……黄褐斑通常在25岁以后容易出现，是后天的。其形成原因十分复杂，一般认为有以下几个原因：①用劣质化妆品，其所含色素、防腐剂与汗水相混，侵入肌肤内层，加速了黑斑的产生；②长期劳累，皮肤紧张疲倦，血液偏酸，新陈代谢减缓，皮肤无法取得充足的养分，角质层因缺乏水分而导致皮肤暗然无光；③孕时母体为了保护胎儿在子宫内的安全，大量分泌黄体素，部分孕妇面部可出现色斑，但一般在分娩后逐渐消失；④产后恶露不尽，坏血瘀阻，新血难生；⑤用脑过度，日晒过多，都是色斑增多的原因。

（摘自《妇科精华》）

【精选验案】

1. 阴痒

案　湿毒下注

林某，女，28岁，1995年7月19日初诊。

阴部瘙痒近1年，带下色黄，量多稠黏，偶尔夹血，甚气秽臭，局部灼痛，外院阴道镜检及病理学检查，确诊为“尖锐湿疣”，舌苔黄，脉滑数。妇科检查大、小阴唇及阴道壁散布疣状物，色红，触之出血，询问有不洁性交史。

辨证：湿毒下注。

治法：清热利湿，解毒止痒。

内服：萆薢渗湿汤（《疡医大全》）加减。

萆薢15g，黄柏15g，土茯苓15g，薏苡仁12g，通草6g，泽泻12g，白花蛇舌草20g，草河车15g，紫草15g，生甘草10g，车前子12g。

阴道灌洗：密陀僧15g，苦参30g，百部30g，板蓝根30g，黄柏20g，白鲜皮15g，草河车15g，黄芩15g，蛇床子15g，防风10g，煎汤阴道灌洗并坐浴。

二诊（9月3日）：上药连续使用6周，阴痒已休半个月，前来复诊，带下稍多，色白或淡黄，妇科检查阴唇及阴道壁疣状物消失，色如常，要求调理欲怀孕。

2. 外阴白斑

案1　肝肾阴虚，肝气郁结

刘某，女，42岁，2001年9月12日初诊。外阴皮肤黏膜变白年余，局部瘙痒，9月12日协和医院病理诊断为“外阴白斑”，不愿手术治疗，遂来就诊。

月经14 $\frac{5\sim6}{26\sim32}$，近3年经量递减，约减少1/3，色暗红，夹血块，经前乳房、胸胁胀痛较重，少腹胀痛。平素情绪易激动，烦躁不宁胸胁满闷，苔白脉弦。孕2产1。

专科检查：阴蒂包皮，大阴唇内侧及小阴唇上2/3段，皮肤黏膜变白、变薄少泽，弹性减低、萎缩。

辨证：肝肾阴虚，肝气郁结。

治法：（1）内服：滋肾养肝，理气解郁。

方药：生地黄15g，山茱萸12g，枸杞子15g，当归15g，女贞子15g，菟丝子15g，何首乌15g，丹参20g，醋柴胡10g，白芍20g，川芎10g，川牛膝15g，水煎服，每日1剂。

（2）坐浴：滋肾养肝，活血止痒。

方药：补骨脂15g，生地黄15g，黄精15g，丹参20g，透骨草25g，当归15g，赤芍15g，桂枝10g，何首乌15g，鸡血藤15g，川芎10g，丝瓜络10g，白芷10g，煎汤坐浴。

（3）外涂。鱼肝油、维生素 B_6 软膏、丙酸睾丸酮、维生素 B_1、全蝎、蜈蚣研极细末，以上调匀外涂，日2~3次。

治疗1个月后，阴痒减轻，2个月白色病变处呈浅粉色，4个月后白色病变范围缩小，其间有小片状，褐色皮肤可现，阴痒已微，7个月后外阴皮损已很少，阴唇皮肤黏膜光泽如常，9个月后皮损部位全部恢复正常，后断续内服、坐浴。追访至今均正常。

讨论：治疗外阴白色病变（外阴白斑），心理治疗是非常重要的，中医学认为，肝脉绕阴器，妇人由于经、胎、产、乳，数伤于血，故阴血常虚、肝血不足不能濡养肝木，则肝气易郁，使病情逐渐加重，故耐心解释，释其恐惧之心理，使患者建立治愈信心，是治疗此病之首要任务。其二，要让患者保持心情舒畅，尽量或尽可能少地生气，明示肝气郁结（恚怒）可使病情加重，并希望家属多做劝解、安慰。其三，中药内服、中药煎汤坐浴均不可缺少，坐浴药液不可过热，亦不可过凉，重者每日坐浴2次，轻者每日1次。其四，全蝎、蜈蚣、维生素 B_1，须研成极细末，以超微粉为优。其五，忌辛辣刺激性强的食物，如辣椒、胡椒、烟、酒等。

案2　肝肾亏虚

顾某，女，28岁，2008年9月17日初诊。外阴白色病变2年余。月经正常，外阴瘙痒，脉细滑，舌质正常，苔薄白。

专科检查：大小阴唇，阴蒂下方色素脱失变白，大小阴唇至后联合处萎缩，经病理诊断为外阴白斑。

辨证：肝肾亏虚。

治法：滋补肝肾、润燥止痒。

（1）生地黄15g，山茱萸12g，山药15g，黄精15g，菟丝子15g，何首乌15g，当归15g，丹参20g，淫羊藿10g，鸡血藤20g，川断20g，枸杞子15g，女贞子15g，益母草15g，生黄芪15g，川牛膝15g，水煎服，56剂（1煎25分钟，2煎35分钟）

（2）补骨脂15g，透骨草25g，桂枝10g，当归15g，生地黄15g，鸡血藤20g，赤芍15g，丹参20g，丝瓜络10g，何首乌15g，细辛4g，黄芩10g，白芷10g，生黄芪15g，皂刺10g，红藤20g，煎汤坐浴，28剂。

（3）鱼肝油滴剂或油丸，维生素 B_6 软膏，丙酸睾丸酮，维生素 B_1，蜈蚣（免煎）、全蝎（免煎）各15g，研末调匀后外涂，每日2次。

12月10日二诊：阴痒减轻，Lmp 11.25，5天净，量中，带下增多，性生活正常，乳不胀，腰腹冷痛，脉细滑，舌尖红，手凉，足凉有减，小阴唇呈粉色。

9月17日的（1）方生地黄改熟地黄15g，去黄精加柴胡10g，白芍15g，28剂，水煎服。9月17日的（2）方去黄芩加黄精15g，三棱15g，莪术15g，20剂，煎汤坐浴。9月17日的（3）方继续用。

2009年3月11日三诊：Lmp 3.10，Pmp 2.14～2.18，量较前减少四分之一，鲜红，无块。阴痒有所减轻，停药时复痒，带下一般，同房可。腰腹冷痛，手足凉，脉细弱，舌正常。查外阴白斑处，皮肤黏膜呈粉色。

方药：9月17日的（1）方加补骨脂15g，柴胡10g，白芍20g，去黄精、山药，水煎服。

9月17日的（2）方透骨草改50g，去黄芩加三棱15g，莪术15g，煎汤坐浴。

9月17日的（3）方继续用。

6月24日四诊：Lmp 6.19～23，量中鲜红，阴痒时轻时重，弹力好，质软增大，脉滑。皮肤脱色处变浅粉色。

方药：9月17日的（1）的方去益母草、山药、黄精，加柴胡10g，白芍20g，补骨脂15g，水煎服。

9月17日的（2）方透骨草改60g，去黄芩，加三棱15g，莪术15g，煎汤坐浴。

8月5日五诊：Lmp 7.29～8.3，量中鲜红，少量血块。外阴偶有瘙痒。乳胀，小腹下坠，腰胀痛，带下一般，脉细滑，舌淡。病变阴唇呈粉红色，有光泽，阴蒂触之较前敏感。

方药：（1）熟地黄15g，菟丝子15g，当归15g，黄精15g，何首乌15g，醋柴胡10g，白芍20g，丹参20g，淫羊藿12g，补骨脂12g，川芎10g，生黄芪15g，炒杜仲12g，炒白术20g，川断20g，枸杞子15g。28剂，水煎服。

（2）补骨脂15g，熟地黄15g，当归15g，赤芍15g，何首乌15g，透骨草15g，桂枝10g，细辛5g，桃仁12g，红花12g，丹参20g，丝瓜络12g，淫羊藿12g，防风10g，川芎12g，三棱15g，莪术15g，14剂，煎汤坐浴。

（3）9月17日的（3）方继续服用。

（摘自《妇科精华》）